U0189654

Psychodynamic Psychiatry in Clinical Practice
(Fifth Edition)

动力取向精神障碍治疗
—— 临 床 实 践 ——
（原著第五版）

［美］格伦·O. 加伯德（Glen O. Gabbard） 著

王洪艳 武春艳 崔界峰 李斌冰 译
徐 勇 赵丞智 审校

中国轻工业出版社

图书在版编目 (CIP) 数据

动力取向精神障碍治疗：临床实践：原著第五版／
（美）格伦·O. 加伯德 (Glen O. Gabbard) 著；王洪艳等
译. —北京：中国轻工业出版社，2024.10 (2025.5重印)
ISBN 978-7-5184-4341-3

Ⅰ.①动… Ⅱ.①格…②王… Ⅲ.①精神疗法
Ⅳ.①R749.055

中国国家版本馆CIP数据核字 (2023) 第246970号

责任编辑：孙蔚雯   责任终审：张乃柬
文字编辑：李若寒   责任校对：刘志颖
策划编辑：戴　婕   责任监印：吴维斌

出版发行：中国轻工业出版社（北京鲁谷东街5号，邮编：100040）
印　　刷：三河市鑫金马印装有限公司
经　　销：各地新华书店
版　　次：2025年5月第1版第2次印刷
开　　本：850×1092   1/16   印张：39
字　　数：670千字
书　　号：ISBN 978-7-5184-4341-3   定价：188.00元
读者热线：010-65181109
发行电话：010-85119832   010-85119912
网　　址：http://www.chlip.com.cn   http://www.wqedu.com
电子信箱：1012305542@qq.com
版权所有　侵权必究
如发现图书残缺请拨打读者热线联系调换
250553Y2C102ZYW

献给我的老师、患者和学生

作者简介

　　格伦·O.加伯德（Glen O. Gabbard），医学博士，美国纽约州立大学北部医科大学精神病学教授，美国贝勒医学院精神病学临床教授。同时他也担任美国休斯敦精神分析研究中心的培训及督导分析师，并在美国得克萨斯州贝莱尔市的加伯德中心私人执业。

审校者简介

徐勇，上海市精神卫生中心精神科副主任医师；中国心理卫生协会第八届全国理事会常务理事，团体辅导和团体治疗专业委员会主任委员，精神分析专业委员会副主任委员；国际团体治疗和团体过程协会伦理委员会委员、会士委员会委员、前常务理事；美国团体治疗协会会士（Fellow of AGPA）；国际团体治疗师认证委员会认证团体治疗师（C.G.P）。

赵丞智，北京回龙观医院精神科副主任医师；国际精神分析协会（IPA）精神分析师候选人；国际温尼科特协会副主席；中国心理卫生协会精神分析专业委员会委员；中国心理学会临床与咨询专业委员会伴侣与婚姻治疗学组副组长。

审校者序

　　相比于历史悠久的精神分析，精神动力性精神病学可以说是一门新兴的学科，它是由精神分析、心理学、神经科学和精神病学融合而成。精神分析与精神病学曾经有过很长时间相整合的历史，尤其是在第二次世界大战之后的几十年。但随着生物学，尤其是神经生物学和精神药理学的发展，精神病学与精神分析随后分道扬镳了。精神病学似乎回到了描述性的生物医学模式，而抛弃了许多在临床工作中非常有价值的精神分析或精神动力学*的理论和概念。这种"倒洗澡水把孩子一起倒掉"的分手方式，实际上给临床精神病学造成了很大的损失。

　　目前的精神病学临床实践以及精神病学住院医生培养，基本上都是建立在描述性的生物医学模式的基础之上的。精神科医生根据诊断标准［《精神障碍诊断与统计手册》（*Diagnostic and Statistical Manual of Mental Disorders*，DSM）或者《国际疾病分类》（*International Classification of Diseases*，ICD）］进行诊断，然后根据治疗指南开药。诊断标准确实可以提高临床诊断的可靠性和一致性，但也不可避免地牺牲了诊断分类内部的异质性和每位前来寻求帮助的患者的独特性。这导致了临床精神科医生在评估访谈中只关注那些提示生物学因素的症状，至多再询问一些最近的生活事件（门诊中患者过多和时间压力更强化了这种模式）。而发展性的精神病理学理论，包括精神动力学的发展理论都被忽略了，精神障碍的评估和诊断被简化为一种横断面的评估。但大量的研究表明，精神障碍患者常常在他们的童年早期暴露于不良生活事件。患者童年时对不良经历的应对，塑造了他们功能失调的和僵硬的心理结构，甚至是病理性的心理结构。这些心理结构，对于应对早期不良事件及环境来说可能是适应性的，但随着他们在成长过程中所处环境的改变，这些功能失调的、僵硬的心理结构可能会妨碍他们对新的环境做出适应性的调整和改变，从而产生

---

* Psychodynamics，也可译作"心理动力学"，本书统一译为"精神动力学"。——译者注

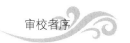

精神症状和临床综合征。精神动力学理论的一个主要贡献，就是发现并解释过去的经历与当前的问题和困难之间的联系。精神科医生不应只是进行横断面的评估，也要进行历史的和纵向的评估；不仅要就现在发生了什么形成个案概念化，同时还要预测将来会发生什么。只有这样，精神科医生才能制定出符合每位患者特定需要的治疗方案。

与精神分析分道扬镳带给临床精神病学的另一个重要的损失是，描述性的生物医学模式显然是以疾病为中心的，而不是以作为人类一员的患者为中心的。这导致了精神科医生只有诊断而没有个案概念化。考虑到潜意识性思维和感受的发展及影响，精神动力学个案概念化的一个突出特征是关注患者如何思考、感受和行动。这不仅对精神动力学心理治疗是必要的，而且对精神障碍的药物治疗同样如此。例如，尽管在过去的几十年里，抗抑郁药的进步极大地提高了抑郁症的治疗效果，但抑郁症患者治疗结果的改善并不理想。例如，有研究表明，在使用抗抑郁药物治疗的过程中，30%～60%的患者没有按医嘱服药，因此对抗抑郁药的依从性差是许多抑郁症患者治疗中的一个重要临床问题。在精神动力学个案概念化中，评估患者对抗抑郁药的态度是概念化的第一步。药物本身以及给患者开药这件事，可能对患者具有特定的意义，例如，患者可能会把它们体验为对他们的身体和自由意志的控制，或是对他们的自尊或抗挫折能力的贬低等。在患者对抗抑郁药物治疗依从性差的原因中，除了药物副作用和病耻感外，医生与患者的沟通失败是其中主要的因素。以疾病为中心的生物医学模式只关注症状，而不关注症状的意义；只是把患者当作药物治疗的被动接受者，而不是治疗过程中的积极参与者和合作者。只有全面地整合了生物、心理和社会文化视角的个案概念化，才能帮助精神科医生找到和确定最佳的治疗方案来帮助患者。

因此，精神动力学的理论和实践会对精神科医生的临床工作助益极大。在一个非评判性的环境中，通过共情来理解人类痛苦的意义，对于建立良好的医患关系、良好的治疗依从性以及临床结果都至关重要。

同时我们相信，对于非医学背景的广大心理咨询师来说，尤其是精神动力学取向的咨询师，本书也会是非常有帮助的。精神分析的理论非常庞杂，其中包括弗洛伊德的经典精神分析理论、自我心理学、客体关系理论、自体心理学、依恋理论，以及拉康的理论、荣格的分析心理学等。大量的精神分析文献以及各种各样的观点，有时是相互冲突的，常常让广大精神动力学取向的咨询师在理解和帮助来访者时不知所措。尤其是对于国内的精神动力学取向的咨询师来说，由于缺乏精神病学的临床实习和实践，如何将精神动力学理论运用到具体的各种精神障碍的个案概念化和心理咨询实践中，将是一个极大的挑战。无论是精神科医生还是心理咨询师或治疗师，我们的最终目标都是制定和开展符合患者或来访者的临床需要的药物治疗或心理咨询和治疗；而我们对患者或来访者的理解都应该是简明扼要的、与临床紧密相关的，这样才能更好地指导临床药物或心理咨询和治疗。过分强调理论流派可能对临床治疗帮助并不大，而识别涉及精神障碍发病机制的跨理论的精神动力学共同因素，可能才是最有价值的。而这本书正是为广大从业者提供了这样一个整合性思考的视角和理论框架，以及在此基础之上的实践指导。

在本书即将出版之际，我们要衷心地感谢本书的四位年轻的译者，他们都在繁忙的日常工作中克服了重重困难，抽空完成了翻译工作。精神分析或精神动力学的许多概念并没有统一或规范的翻译，针对一些术语，为了方便读者理解，尽量减少混淆和误解，我们采取了以下做法。

1. 对于许多精神分析的专有名词或概念，我们尽量在该中文后附上其英文，帮助读者进一步研究原文的含义。

2. "self"与"ego"这两个精神分析中的核心概念之间的关系错综复杂，既涉及精神分析概念发展的历史，也涉及精神分析早期从德文翻译到英文，其后又从英文翻译成中文的转换过程所带来的问题，我们不在这里赘述。我们鼓励感兴趣的读者自己查阅文献进行研究。在本书中，针对精神分析语境下的"self"，我们一般都翻译为"自体"，"ego"翻译为"自我"。针对非精神分析特有语境下的"self"，我们视情境翻译为"自我"或"自体"并在其后附上英文，以帮助读者明确其内涵。

最后，我们还要衷心地感谢中国轻工业出版社"万千心理"的策划编辑戴婕、责任编辑孙蔚雯和文字编辑李若寒。如果没有戴婕编辑的坚持和努力，很难想象本书能够和广大读者见面。李若寒编辑对本书全文认真的审校及编辑加工，对文中语句和术语高度严谨的探讨，着实令人感动，充分体现了她作为一名编辑的热情、责任心和专业精神。

徐 勇 赵丞智

2023 年 10 月

　　新版（第五版）《动力取向精神障碍治疗 ——临床实践》（*Psychodynamic Psychiatry* * *in Clinical Practice*）是在第四版面世的 9 年之后出版的。自从我 25 年前开始撰写本书，这是两次修订之间时间跨度最长的一次。美国精神病学协会出版社和我都认为最好推迟第五版的出版，直到 DSM-5 * * 得到广泛传播。一如既往，我希望章节的组织与 DSM-5 的分类能够兼容，尽管我并不赞同 DSM-5 工作组的所有决定。我主要的担心是，向受训者广泛讲授的 DSM-5 系统是有意地非理论性的。而我想帮助临床医生找到一种方法，在与患者的工作中保持精神动力学思考的活力。如果我们想最充分地帮助患者，我们就一定不能失去人的复杂性。正如希波克拉底（Hippocrates）曾经指出的，"了解患病的这个人，比了解这个人所患的疾病更重要"。因此，在第一部分介绍性章节中更新了心理治疗的理论、评估、个案概念化及形式之后，我重新组织了接下来的章节，以便它们与 DSM-5 的分类兼容。

　　在某些情况下我增加了对新诊断实体的讨论，例如在第十三章中：将精神动力学思考应用于孤独症（自闭症）谱系（autism spectrum）患者的治疗。我还删除了一些讨论，使本教材的篇幅与上一版基本相同，以降低成本。在第十章中，我将创伤后应激障碍（posttraumatic stress disorder, PTSD）和分离障碍（dissociative * * * disorders）都包括在内，使这一章围绕与创伤和应激源相关的主要精神障碍。因为 DSM-5 废除了 DSM-IV 所认可的多轴系统，所以我删除了所有关于各轴的参考文

---

* *Psychodynamic Psychiatry* 直译应为 "精神动力性精神病学"，但是鉴于本书的内容不仅限于精神科医生，也同样适用于广大的动力学取向的心理治疗师和心理咨询师，故在本书中文版书名中采用了 "动力取向精神障碍治疗" 这个译法。——译者注

** 为 *Diagnostic and Statistical Manual of Mental Disorders*（5th Edition）的简称，中文名称为《精神障碍诊断与统计手册》（第五版）。——译者注

*** 也常被译作 "解离"，本书统一译为 "分离"。——译者注

献。负责确定 DSM-5 最终版本的人选择了保留与 DSM-IV 相同的人格障碍分类方法，但它们不再位于一个单独的轴上。在我看来，这一新发展既有积极影响，也有消极影响。一方面，它消除了在一个单独的轴上把人格障碍边缘化的问题（仿佛它们对于精神科医生来说不如所有其他精神障碍那样重要）。另一方面，如果没有一个特定关注这个领域的轴，那么对于人格在精神病学中所起作用的特别认识，可能就会有所减弱。

在准备这一版本的文本时，我收集了自 2005 年的第四版出版以来多年的相关资料，以便系统地更新每一章。事实上，每一章因此都有了新的参考文献和新的材料。如上所述，为了保持篇幅依然合适，我也删除了一些材料。在一个简化主义的时代，在整个社会中，特别是在医学中，我一直努力保持心智生活的活力。动力性精神病学家必须是"生物－心理－社会"型思考者，即使我们关注的重点是诸如内在冲突、创伤对一个人的想法、潜意识幻想、内在客体关系、自体结构和防御机制的影响这样的问题。因此，我们是"火焰"的守护者，它提醒我们，我们远远不只是基因组或神经回路。精神动力性临床医生强调的是，我们每一个人的独特之处是什么，神经生物学为这种独特印记带来的影响是什么，以及环境是如何影响大脑的。

一如既往，我非常感谢美国贝勒医学院和位于锡拉丘兹的美国纽约州立大学北部医科大学的培训学员，这些年来我有幸教授他们。正如患者是一名心理治疗师最好的老师，学生也是教育者最好的老师。本书反映了我不断向年轻培训学员学习的过程，他们将成为我未来的同事。我也想对美国精神病学协会出版社的同事表达深深的感谢，他们在近 30 年的时间里始终支持我努力向全世界的临床医生传递我的思想。本书现已被翻译成 11 种语言，并在世界范围内被用作教材。我要特别感谢丽贝卡·莱因哈特（Rebecca Rinehart）、罗伯特·黑尔斯（Robert Hales）、约翰·麦克达菲（John McDuffie）、格雷格·库尼（Greg Kuny）和贝西·琼斯（Bessie Jones），感谢他们在本书出版过程中给予我的所有帮助。休斯敦的吉尔·克雷格（Jill Craig）以非凡的效率精心准备了手稿的新版本。最后，我想对我的家人，尤其是我的妻子乔伊斯（Joyce）表达我的感激，她在这本教材前后五版的整个出版过程中，为我提供在相对短的时间内集中精力整合大量信息所必需的时间、空间和支持。

格伦·O. 加伯德（Glen O. Gabbard），医学博士

美国得克萨斯州贝莱尔市

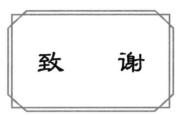

致 谢

以下材料的部分内容获得了在本书中转载使用的许可，作者在此表示衷心感谢。

American Psychiatric Association: Diagnostic and Statistical Manual of Mental Disorders, 5th Edition. Washington, DC, American Psychiatric Association, 2013. Portions reprinted with permission.

Gabbard GO: The exit line: heightened transference-countertransference manifestations at the end of the hour. J Am Psychoanal Assoc 30:579–598, 1982. Portions reprinted with permission.

Gabbard GO: The role of compulsiveness in the normal physician. JAMA 254:2926–2929, 1985. Copyright 1985, American Medical Association. Portions reprinted with permission.

Gabbard GO: The treatment of the "special" patient in a psychoanalytic hospital. Int Rev Psychoanal 13:333–347, 1986. Portions reprinted with permission.

Gabbard GO: A contemporary perspective on psychoanalytically informed hospital treatment. Hosp Community Psychiatry 39:1291–1295, 1988. Portions reprinted with permission.

Gabbard GO: Patients who hate. Psychiatry 52:96–106, 1989. Portions reprinted with permission.

Gabbard GO: Splitting in hospital treatment. Am J Psychiatry 146:444–451, 1989. Copyright 1989, American Psychiatric Association. Portions reprinted with permission.

Gabbard GO: Two subtypes of narcissistic personality disorder. Bull Menninger Clin 53:527–532, 1989. Portions reprinted with permission.

Gabbard GO: Psychodynamic psychiatry in the "decade of the brain." Am J Psychiatry 149:991–998, 1992. Copyright 1992, American Psychiatric Association. Portions reprinted with permission.

Gabbard GO, Coyne L: Predictors of response of antisocial patients to hospital treatment. Hosp Community Psychiatry 38:1181–1185, 1987. Portions reprinted with permission.

Gabbard GO, Menninger RW: The psychology of the physician, in Medical Marriages. Edited by Gabbard GO, Menninger RW. Washington, DC, American Psychiatric Press, 1988, pp 23–38. Portions reprinted with per-

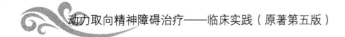
动力取向精神障碍治疗——临床实践（原著第五版）

Gabbard GO, Nemiah JC: Multiple determinants of anxiety in a patient with borderline personality disorder. Bull Menninger Clin 49:161–172, 1985. Portions reprinted with permission.

Gabbard GO, Horwitz L, Frieswyk S, et al: The effect of therapist interventions on the therapeutic alliance with borderline patients. J Am Psychoanal Assoc 36:697–727, 1988. Portions reprinted with permission.

X

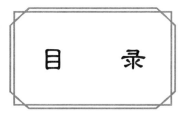

目　　录

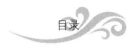
第二部分
DSM-5 障碍治疗的动力学方法

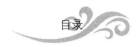

第一部分

动力性精神病学的
基本原则和治疗方法

第一章

动力性精神病学的基本原则

如果我们能够避开患者去探索精神病理学领域，那可能会容易得多；如果我们仅限于检查患者大脑里的各种生化和生理指标，将心理事件看作我们当下直接经验之外的客观事物，或将它们仅当成不具人性色彩的统计学公式中的变量，那可能会容易得多。尽管这些方法对于理解人类行为来说很重要，然而它们并不能独自揭示或解释所有相关事实。想要理解另一个人的心智，我们必须反复地将自己沉浸在这个人的联想和感受的洪流中，我们必须自己成为探测其深度的仪器。

——约翰·内米亚（John Nemiah），1961

精神动力性精神病学［psychodynamic psychiatry；在本书中，它与动力性精神病学（dynamic psychiatry）可互换使用］有着多样的思想来源，包括莱布尼兹（Leibniz）、费希纳（Fechner）、神经学家休林斯·杰克逊（Hughlings Jackson）及西格蒙德·弗洛伊德（Sigmund Freud）（Ellenberger，1970）。*"精神动力性精神病学"*这一术语，通常是指一种饱含精神分析理论和知识的方法。现代精神动力学理论，经常被视为一种将心理现象作为**冲突**（conflict）的产物来进行解释的模型。这种冲突源于强大的潜意识（unconscious）力量，这些力量既要寻求表达，同时又需要由相反的力量进行持续不断地监控来阻止其表达。这些相互作用的力量可以概括为（有些是重叠的）：（1）渴望和对该渴望的防御；（2）心理内部的不同动因（agencies）或"部分"，它们有着不同的目的和优先事项；（3）一种与被内化了的、对外部现实要求的意识性觉察相反的冲动。

但精神动力性精神病学所代表的含义，已经不限于疾病的"冲突模型（conflict model）"。当今动力性精神病学家也必须理解通常所称的疾病的"缺陷模型（deficit model）"。这种模型被应用于心理结构虚弱或缺失的患者——无论其发展性原因是什么。这种受损的状态让他们无法感受到自身的完整与安全，因此他们需要环境中其他人的过度回应来维持他们心理上的平衡。同样包含在精神动力性精神病学权限范围内的，还包括潜意识性的内在关系世界。所有患者在其内部都携带着大量有关自己和他人各个方面的不同心理表征（representation）；这其中的许多心理表征可能形成了造成人际困难的特征性模式。这些有关自己和他人的表征，组成了一个大部分为潜意识内容的内在客体关系的世界。

今天的精神动力学方向的临床医生所实践的精神病学，不再能够脱离躯体及社会文化的影响。实际上，精神动力性精神病学在今天必须要被放在**"生物－心理－社会"**型精神病学（biopsychosocial psychiatry）这一总体框架下来审视和思考。遗传学和神经科学引人瞩目的进展，反而巩固了精神动力性精神病学家的地位。我们现在拥有比以往任何时候都更具说服力的证据来证明：许多精神生活是潜意识性的；环境中的社会性力量塑造着基因的表达；以及心智（mind）反映出大脑的活动。我们现在的实践，是"兼而有之"而不是"非此即彼"的。尽管所有心理功能从根本上确实都是大脑的产物，但这并不意味着生物学的解释就是理解人类行为的最好或最合理的模型（Cloninger，2004；LeDoux，2012）。当代神经科学并没有试图将所有一切都简化为基因或生物学实体。博学的神经科学家聚焦于整合性而非简化的方法，并承认心理学数据与生物学研究发现一样，是在科学上有效的（LeDoux，2012）。

最重要的是，精神动力性精神病学是一种**思考方式**——不仅是对患者的思考，也是在患者与治疗者间的人际场域中对治疗者自己的思考。实际上，想要描述动力性精神病学的本质，可使用以下定义：**精神动力性精神病学是一种诊断和治疗方法，它以思考患者和临床医生双方心理内部结构的无意识冲突、缺陷、扭曲以及内在客体关系，并将这些要素与现代神经科学的研究发现整合起来为特征。**

这一定义为精神动力学方向的临床医生提出了一个挑战：我们如何将心智领域与大脑领域整合起来？精神病学已经远远超越了笛卡尔的"实体二元论（substance dualism）"概念。我们认识到：心智是大脑的活动（Andreasen，1997），二者紧密联系在一起。述及心智与大脑，在很大程度上已经成为一种以不同的方式思考患者及其治疗的编码形式（Gabbard，2005）。假定的两极对立，诸如基因对环境、药物治疗对心理治疗以及生物性对心理社会性，经常会未经思考地被分别归入大脑和心智的类别之下。这些二分法是有问题的，并常常在我们研究精神病学的临床问题时漏洞百出。基因和环境在塑造人类行为方面是密不可分的；人类基因组及"个性化医疗（personalized medicine）"的承诺没有实现；鉴于环境对基因的影响，例如"**遗传性**"这样的术语变得越来越没有意义和过于简化（Keller，2011）；对基因组学依据下的个性化医疗的那阵初始的兴奋，也受到一系列批评的挑战。例如，霍维茨等人（Horwitz et al.，2013）将这一趋势称为"去个性化医疗（de-personalized medicine）"，因为如果不考虑影响疾病结果的环境、社会和临床因素，单纯凭借基因组学的信息是会令人失望的，这个"人"需要被考虑进去。经历会关闭某些基因的转录功能，同时会启动某些其他基因的转录；心理社会性应激源，诸如人际创伤，可能会通过改变大脑的功能运转而产生深远的生物学效应。此外，将心理治疗视为针对"心理性基础的障碍"的治疗，同时将药物治疗视为针对"生物性基础或基于大脑的障碍"的治疗，是一种表面上看起来正确而实际上并不正确的区分。心理治疗对大脑的影响已是不争的事实（参见 Gabbard，2000）。

一个能够说明人际创伤如何对人的身心产生深远影响的例子，来自近期针对有童年受虐待史的成人进行的影像学研究（Heim et al.，2013）。在一项对照实验中，在孩童期经受过性虐待的个体，其初级躯体感觉皮质（不同的身体部位在此有相应的代表区域）上生殖器代表区域的大脑皮质变薄。我们可以推断，这种性质的神经可塑性可能保护孩子免于对具体受虐经历进行感官加工处理；但孩子长大后，生殖器区域的"麻木"可能被遗留给了作为成年人的个体。这种主观体验相应地会决定这个年轻人如何将"性"整合进一个成人的自体感中。这是一个生物学基础上的"缺陷"在发展过程中可能促成心理冲突的例子。

当我们远离心智与大脑的极化对立，将患者作为一个处于"生物－心理－社会"背景下的人来看待时，我们仍然面临着"心智与大脑并不相同"这一难题。我们的心智无疑反映着大脑的活动；但是心智并不能简化为神经科学性的解释（Edelson，1988；LeDoux，2012；McGinn，1999；Pally，1997；Searle，1992）。功能性磁共振成像（functional magnetic resonance imaging，fMRI）和正电子发射体层成像（positron emission tomography，PET）技术的使用，使我们对大脑功能运转的理解有了突破性的飞跃。然而，如果我们将自己等同于在大脑扫描中所看到的，那么这些技术就存在着一种内在的隐患：成像技术提供了一种把问题外化的方便途径——通过说"'我的大脑'出现了问题"，而不是"'我'出现了问题"。

如果我们承认心智与大脑是不相同的，那么它们的差别是什么呢？首先，大脑可以从第三者的视角被观察。尸检时它能从颅骨中被取出来并称重，它能被解剖并放在显微镜下仔细检查。而心智不是基于（尤指视觉）感官感知的，因而只能从内部去了解。心智是私密的。当代精神病学家和神经科学家常使用"**解释性二元论**（explanatory dualism）"的构想，而非诉诸过时的"实体二元论"（Kendler，2001）。前一种类型的二元论承认，存在着两种不同的了解或理解的方式，它们有赖于两种不同类型的解释方法（LeDoux，2012）。一种类型的解释方法，是第一人称的和心理性的；另一种类型，是第三人称的和生物性的。这两种方法都无法独自提供一个完整的解释。但使问题进一步复杂化的是，正如达马西奥（Damasio，2003）指出的，"意识和心智不是同义词"。大量证据表明，在许多神经系统疾病的状况下，尽管意识受损，但心智过程仍在继续。

在本书前言中我曾指出，我们将"大脑"和"心智"整合起来，用以了解"人"。毕竟前来寻求帮助的是一个人。但是何谓"**人**"呢？词典里的定义会告诉我们，人是"真实的自体或存在（the actual self or being）"。然而，定义"自体（self）"也不是件容易的事情。它很复杂，因为它既是主体（subject）又是客体（object）。在"我思考我自己（I think about myself）"这个句子里，既有哲学家描述的现象学上的"主我（I）"，也有自体的意识性表征。当然，自体的另一个方面是个人记忆的集合，这些记忆被基于高度个人化意义的个体独特视角所过滤。此外，自体的有些部分对我们来说是隐藏起来的——我们更可能意识到我们想拥有的自体部分，同时压抑或否认我们不那么喜欢的部分。动力性精神病学的一个经验是：我们都是自我欺骗（self-deception）的高手。我们中的大多数人对自己并不是那么了解。更复杂的是，并不存在一个庞大而统一的自体，大多数人的自体有很多侧面，它们会被不同的情境激发。文化是这些情境中的一种，例如，亚洲文化不以自体体验为中心，而注重社交情景的养育方式培养出互相依存的自体（Jen，2013）。

在试图定义这个"人"到底意味着什么时，我们又遇到了另一个复杂的情况，即"**自体**"和"**人**"不是一回事。这一差别可以通过主观体验到的自体和被他人观察到的自体之间的区分来说明。人们在录像带上看到自己时很少会开心。他们会对自己说，"我看起来不是那样的"或者"我的声音听起来不是那样的！"但是，如果他们问房间里的其他人，别人会告诉他们，实际上他们的相貌和声音就是录像带里那样的。真相很简单：我们不像别人看我们那样来看我们自己。哪个是"自体"更真实的版本呢？是主观体验到的自体，还是别人观察到的自体？这个问题无法得到很确切的回答，因为要了解这个"人"是谁，这两者都是必不可少的。每一个版本都是不完整的：我们看不到自己给别人以何种印象，而别人也无法总是感知到我们内心如何感受。了解一个人，需要整合内在和外在的视角。

总而言之，"人"难以被简单地归入类别。它涉及独一无二、与众不同的东西——多个变量的复杂混合体。这里是"人"的一些最主要决定因素：

1. 一个人对自己的主观体验——它们建立在独特的生活史叙事基础上，被具有特定意义的透镜所过滤；

2. 一系列意识性的和潜意识性的冲突（以及相关的防御）、表征和自我欺骗；

3. 一系列内化了的与他人的互动——它们被潜意识性地再度活现（reenact），并在他人心中形成印象；

4. 我们的身体特征；

5. 我们的大脑——它既是基因与环境力量相互作用的产物，也是累积经验下神经网络的创作；

6. 我们的社会文化背景；

7. 我们的精神信仰；

8. 我们的认知风格及能力。

贯穿这本书的始终，在对"人"的追寻中，我们强调心理学上的解释，但也关注其神经生物学的基础，并注重心理学和生物学两者之间的整合。心智领域和大脑领域有着不同的语言。现代动力性精神病学家必须努力做到双语——大脑的语言和心智的语言两者都必须掌握，以更好地理解这个"人"，并提供最佳的照护（Gabbard，2005）。

尽管动力学心理治疗是动力性精神病学家的治疗装备中最重要的工具之一，但它并不等同于动力性精神病学。动力性精神病学家会依据针对患者需求的动力学评估，使用多种不同的治疗干预措施。动力性精神病学只是为精神病学家所使用的所有治疗方法提供一个清晰一致的概念性框架。无论治疗是动力学心理治疗还是药物治疗，它都是**以动力学理解为指导**的。实际上，在动力性精神病学家的专业知识中，一个至关重要的组成部分是，要知道何时应避免探索性的心理治疗，而选择对患者的心理平衡威胁较小的治疗方式。

今天的动力性精神病学家必须在神经科学取得显著进步的背景下进行实践。执业环境的特点是文化、民族和种族群体的多元性，这些群体的文化体验已经被内化，并深刻地影响着他们思考和感受的方式，以及各种可能出现的精神病学症状的临床表现。因此，当代动力性精神病学家在不断地努力将精神分析的领悟与疾病的生物学理解及影响"这个人"最终结果的文化因素相整合。尽管如此，所有动力性精神病学家仍然受到一些历史悠久的原则所指导，这些原则源自精神分析的理论和技术，它们赋予精神动力性精神病学以独有的特征。

主观体验的独特价值

动力性精神病学，可以通过与描述性精神病学（descriptive psychiatry）的比较来得到进一步定义。后一种方法的实践者是依据常见的行为及现象学特征来对患者进行归类的。他们提出症状清单，这使他们可以根据相似的症状群来分类患者。患者的主观体验（除非是用于报告清单上的条目）是次要的。行为导向的描述性精神病学家会主张，患者的主观体验对精神病学诊断和治疗的实质无关紧要，诊断和治疗必须基于可观察的行为。最极端的行为学观点认为，行为和精神生活是同义词（Watson，1924/1930）。此外，描述性精神病学家主要感兴趣的是，一位患者如何与其他有着一致特征的患者相似，而不是他们之间如何**相异**。

与此相反，动力性精神病学家通过试图确定每位患者的独特之处来理解他们——某位特定的患者是如何由于其独特的生活经历而不同于其他患者的。症状和行为则仅被视为高度个人化的主观体验的最终共同通路——过滤掉了疾病的生物学和环境上的决定性因素。此外，动力性精神病学家将最重要的价值置于患者的内心世界——幻想、梦、恐惧、希望、冲动、愿望、自体意象（self-images）、对他人的感知，以及对症状的心理反应等。

当描述性精神病学家走近山侧一个闭塞的洞穴时，他们可能会非常详细地描述堵在洞穴口的巨型岩石的特征，同时认为岩石之后的洞穴内部是无法进入的，因而也是不可知的，所以不予考虑。相反，动力性精神病学家会对巨石之后黑暗的洞穴深处心怀好奇。和描述性精神病学家一样，他们会注意到出口的标记，但是他们会以不同的方式看待它们。他们会想知道洞穴的外部是如何反映内部的。他们可能好奇，为什么有必要在出口放一块大石头来保护里面呢？

潜意识

继续我们的洞穴比喻，动力性精神病学家会找到移除巨石的方法，进入黑暗的洞穴深处，并且可能会用一只手电筒照亮洞穴的内部。地面上的人工器物或墙上的记号会引起探索者特别的兴趣，因为它们能为了解这个特定洞穴的历史提供线索。从地下汩汩冒出的水，或许表明地下的泉水正在从下面向上施加压力。动力性精神病学家对于探索洞穴的深度尤其感兴趣，它会深入到山坡里面多远呢？后壁是确定洞穴内部空间的真正界限吗？或者，它只是一堵"假墙"，通向着更幽深之处？

正如洞穴隐喻所暗示的，第二个动力性精神病学的定义性原则，是对于心智的概念性模型，其中包括"潜意识"这一概念。弗洛伊德（Freud，1915/1963）认识到两种不同形式的潜意识性心理内容：（1）前意识（preconscious），即仅通过转移注意力就能很容易地被带入意识性觉察的心理内容；（2）严格意义上的潜意识（unconscious proper），即由于不被接受而受到审查的心理内容，它们因此被压抑并且不容易被带入意识性的觉察。

心智的潜意识、前意识和意识这三个系统，一起构成了弗洛伊德（Freud，1900/1953）所称的**"地形模型（topographic model）"**。他之所以确信潜意识的存在，是基于两个主要的临床证据：梦及动作倒错（parapraxes）。对梦的分析，揭示了潜意识性的童年期愿望通常是梦的动机性力量。

梦会伪装愿望，因此分析梦境对于辨别愿望的真实本质来说是必要的。动作倒错包括诸如口误、"意外的"行为、忘记或替换名字或词语之类的现象。例如，一位打字员想要打"母亲（mother）"这个词，却反复地打成了"谋杀（murder）"。"弗洛伊德式口误（Freudian slip）"这个概念如今已经彻底是我们文化中根深蒂固的一部分，它意味着一个人的潜意识愿望或感受在无意中被揭露出来。弗洛伊德（Freud，1901/1960）利用这些令人感觉尴尬的事件，来阐明受到压抑的愿望被突破，并展示出日常生活中的心理过程与神经症症状形成的心理过程之间的相似性。

动力性精神病学家将症状和行为视为对潜意识过程的（部分）反映，这些潜意识过程防御着被压抑的愿望和感受，正如巨石保护着洞穴里的东西不被暴露一样。而梦与动作倒错就像洞穴墙上的艺术品——它们是象征性的或以其他方式的表达，在当下传递着来自被遗忘的过去的信息。面对这个幽深的领域，动力性精神病学家必须变得足够的舒适自如，才能在探索它的时候不跌跌撞撞。

在临床情境中，潜意识显现的另一个主要途径是患者对临床医生的非言语行为。童年期形成的、与他人建立关系的某种特征性模式已经内化，并作为患者性格的一部分而自动化地、潜意识性地被活现（enact）。因此，某些患者可能始终对临床医生都表现得很恭顺，而另外一些患者则会以一种高度叛逆的方式行事。这些建立关系的形式，与斯夸尔（Squire，1987）提出的程序性记忆（procedural memory）这一概念密切相关，它们发生在意识、语言和叙事性记忆的领域之外。

对记忆系统的研究已经极大地拓展了我们在临床情境中有关患者行为的知识。一种广泛使用的、对精神动力学思考有重要意义的记忆区分方法，是将记忆分为外显型（意识性）和内隐型（潜意识性）。

外显记忆（explicit memory）可能是**一般性的**（generic），涉及有关事实或观点的知识；或者可能是**情节性的**（episodic），涉及对特定自传体事件的记忆。内隐记忆（implicit memory）涉及的是可观察到的、但行动主体对此没有意识性觉察的行为。一种类型的内隐记忆是**程序性的记忆**，它包含技能知识，比如弹钢琴，比如"如何去"和他人建立社交联系。被称为"内在客体关系（internal object relations）"的潜意识图式，在某种程度上是程序性记忆，它会在各种人际情境中一再地重复发生。另一种类型的内隐记忆是**联想性的**（associative），涉及词语、感受、想法、人、事件或事实之间以及之中的关联。例如，一个人可能在听到某一首特定的歌曲时感到莫名的悲伤，因为之前当他听到一位家人去世的消息时，广播中正在播放这首歌曲。

"大量精神生活是潜意识性的"这一观点经常受到精神分析批评者的质疑，但这一点已经得到了实验心理学文献广泛地证实（Westen，1999a，1999b）。研究发现，存在双侧海马损伤的研究受试者很难理解两个独立事件之间有联系，但是他们的情绪反应表明，他们在这两个事件之间做了潜意识上的联系（Bechara et al.，1995）。向研究受试者呈现含有情绪性或精神动力学意义的阈下刺激；结果显示，尽管受试者没有意识性地觉察到这些刺激，但它们广泛地影响了个体的行为（Weinberger & Hardaway，1990）。对大脑的事件相关电位的研究表明，情绪性词语会激发不同于中性词语的脑电图 α 波，甚至是在它们被意识性地识别出来之前。在一项研究中，一组临床医生评估了哪些冲突与患者被识别出来的症状有关。随后，反映这些冲突的词语被挑选出来，并分别以阈上和阈下的方式呈现给患者（Shevrin et al.，1996）。针对那些与患者的症状在意识层面上相关的词语，以及那些被假设在潜意识层面上与症状相关的词语，研究者记录到了受试者的不同脑电反应模式。

揭示潜意识性种族主义倾向的研究，尤其令人印象深刻地证明了潜意识在人类互动中所持续扮演的角色。关于这种现象的很多数据来自内隐联想测试（Implicit Association Test），在测试中，受试者面前闪过非裔人和欧裔人的面部图片，同时给予正性和负性的描述性形容词（Banaji & Greenwald，2013）。研究者发现，尽管受试者有意地想要将正性描述与非裔人面孔快速地联系起来，像与欧裔面孔联系起来那样快，但他们做不到。从这些研究来看，大约 75% 的美国人存在着潜意识性的、自动化的对欧裔人的偏爱。类似比例的人群容易因为性别、性取向、年龄、体重、残障和国籍而产生刻板印象。

2008 年美国总统大选带来了另一个潜意识心理功能的证明。加尔迪等人（Galdi et al.，2008）开发了一个基于计算机的快速分类任务，用来评估自动化心理联想。他们将这种联想与自我陈述式测量的结果进行比较，以评估有意识支持的信念和偏好。在政治上尚未做出决定的参与者的自动化联想，可以预测 1 周后他们在有意识地报告出的信念和个人选择上的变化。研究者发现，那些在意识层面尚未做决定的人往往已经在潜意识水平上做了决定。调查者指出，即便在政治选择这种重要事件上，人们似乎觉察不到自己没有觉察。他们会为自己的偏好找理由，但是这些理由很明显只是虚构的。即使人们不知道他们为什么那样投票，但如果有人问起，他们也很少回答"我不知道"。

弗洛伊德关于"人们主动地设法忘记不想要的过去经历"这一观念已被功能性磁共振成像研究证实（Anderson et al.，2004）。这一过程涉及前额叶与海马之间一种新的双向互动模式（参见图1-1）。当受试者控制那些不想要的记忆时，背外侧前额叶活动性增加；与此相关联地，海马区活动性降低。遗忘的程度可以通过前额叶皮质和右侧海马的活动性来预测。

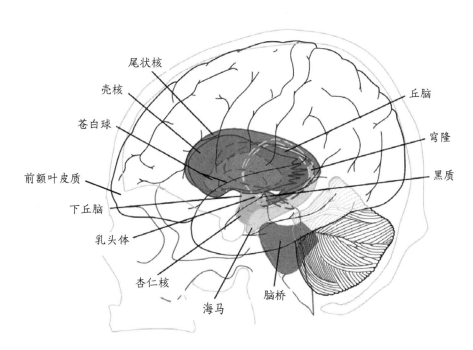

图 1-1 示意图（侧矢状面）展示前额叶皮质及海马的相对位置

来源：Reprinted from Hurley RA, Hayman LA, Taber KH: "Clinical Imaging in Neuropsychiatry," in *The American Psychiatric Publishing Text-book of Neuropsychiatry and Clinical Sciences,* 4th Edition. Edited by Yudofsky SC, Hales RE. Washington, DC, American Psychiatric Publishing, 2002, pp. 245–283. Copyright 2002, American Psychiatric Publishing. Used with permission.

精神决定论

要去断言"症状与行为是潜意识过程的外在表现"，便触及动力性精神病学的第三个原则——精神决定论（psychic determinism）。精神动力学方法主张，我们在意识层面是困惑的，在潜意识层面是被控制的。我们每天生活得好像拥有选择的自由一样，但实际上所受到的约束远比我们认为的多得多。在很大程度上，我们是生活在由潜意识所书写的剧本里的人物。我们的婚姻伴侣的选择、职业兴趣，甚至是休闲时间的娱乐爱好，都不是随机选择的，而是由与他人的动力性关系中的潜意识力量所塑造的。

举例来说，一位年轻女性在其心理治疗过程中认识到，童年事件以及她对这些事件的反应，对她选择医学作为职业起到了深刻的决定性作用。在她 8 岁的时候，母亲因为癌症去世。目睹了这场悲剧的小女孩当时感到无助与无力；而她想要成为一名医生的决定，部分是由"要去掌握和控制疾病与死亡"这一潜意识愿望决定的。在潜意识层面，成为一名医生，是主动掌控被动体验到的创伤的一种尝试；而在意识水平，她仅将医学体验为一个引人入胜、饶有趣味的领域。

当人们的行为变得有明显症状时，自由意志的受限也会更加显而易见。一个只有在自慰中通过想象被肌肉发达的施虐者羞辱才能达到性高潮的人，已经失去了选择自己性幻想的自由。动力性精神病学家带着如下的理解来处理这些症状，即这些症状代表了患者对潜意识剧本之要求的适应；而这个潜意识剧本，是由生物性力量、早期依恋问题、防御、客体关系及自体紊乱等因素混合并共同创作而成的。简言之，行为是有意义的。

但这个"意义"很少像前面讲到的医生的例子那样简单明了。更常见的是，一个单一的行为或症状具有多种功能，解决多个问题。正如舍伍德（Sherwood, 1969）所指出的：弗洛伊德明确认为，行为的原因既复杂（由多因素决定）又多样（是充分条件的一系列可互相代替的可能性）。换句话说，某些行为或症状有时是由一系列特定的心理内部因素引起的；但在其他情况下，它们是由众多其他病原学力量造成的。可以说，在精神动力学的视角下，人类行为被定义为多种不同的相互冲突的力量的最终结果，这些力量具有多种不同的功能，既对应现实的要求，也呼应潜意识的需要。

尽管精神决定论的原则无疑是一个基本原则性的概念，但有两点注意事项。第一个注意事项是，潜意识因素并不能决定所有的行为或症状。当一位阿尔茨海默病患者忘记他配偶的名字时，这大概并不是一个动作倒错。当一位部分复杂性癫痫发作的患者在发作前兆期间仪式性地扣上又解开衬衫的扣子时，这个症状可能要归因于颞叶上某个易激发的病灶。动力性精神病学家的任务是辨别整理出，哪些症状和行为能够或不能够被动力学因素所解释。第二个注意事项来自与一些患者工作的经验，这类患者不为改变他们的行为做出努力，因为他们宣称自己是潜意识力量的被动受害者。在精神决定论的概念里，是存在选择空间的。尽管这个空间可能比我们想象的更受限，但有意识地想要去改变的意图，可以是症状康复中一个具有影响力的因素（Appelbaum，1981）。动力性精神病学家必须警惕某些患者引用精神决定论来为自己保持症状进行辩护。

过去是序幕

动力性精神病学的第四个基本原则是，婴幼儿和童年期的经历与体验是成年人格的关键性决定因素。用威廉·华兹华斯（William Wordsworth）言简意赅的语言来说就是，"儿童是人之父（The child is father of the man）*"。当患者诉说童年记忆时，动力性精神病学家会专注地倾听，因为他们知道，这些童年经历可能在患者目前所呈现出来的问题中起着关键性的作用。确切地说，从动力学的视角来看，疾病的病因学及发病机制通常与童年事件相关。在一些案例中，明显的创伤（诸如乱伦或身体虐待）导致成人人格的紊乱。更为常见的是，家庭内部长期的、重复性的互动模式具有着更大的病因学意义。

动力学观点也会考虑这样一个事实，即婴幼儿通过高度主观的"滤镜"来感知他们的环境，而这个滤镜可能会歪曲他们周围人物的真实品质。类似地，无论父母多么称职，有些孩子在体质上天生就难以抚养。研究早已揭示了新生儿中几种独立的先天体质性气质（constitutional temperaments）类型（Thomas & Chess，1984）。有些精神疾病的病因可能与孩子的气质和养育者的气质"匹配"

---

* 英国诗人威廉·华兹华斯在其诗篇《我心雀跃》（*My heart leaps up*）中的这句话所表达的意义常被解读为：一个人在孩童时所形成的人格特质和价值观，很可能会延续至成年，一个孩子的表现暗示了他会成为一个什么样的人，类似于中国的谚语"三岁看小，七岁看老"。——译者注

得是否足够好有关。一个过度易激惹的孩子，可能可以与一个冷静、低调的母亲很好地相处，但是与一个神经高度紧张的母亲可能就相处得很不好。"匹配度（goodness of fit）"模型避免了为孩子未来可能发展出的精神病学问题而指责家长或孩子。

童年发展理论始终是动力性精神病学的核心。弗洛伊德假设，一个孩子在发育成熟的过程中会经历三个最主要的性心理发展阶段：口欲期（oral phase）、肛欲期（anal phase）和生殖器期（genital phase）。每个阶段与特定的身体区域相关联，弗洛伊德认为，这些特定的身体区域是孩子的力比多或性能量的集中地带。由于环境创伤、体质因素或两者兼有，儿童可能在口欲期或肛欲期出现发展阻滞，导致固着在此阶段，而这种固着被保留到了成年期。当处于压力之下时，成人可能退行到这一较为原始的发展阶段，并表现出与此阶段相关的本能满足（instinctual gratification）的心理组织。尽管弗洛伊德是基于成年患者在精神分析过程中所做的报告，回顾性地重构了童年期发展；但后来的精神分析研究者已经通过直接的婴幼儿观察，前瞻性地对发展进行了研究。这些理论在第二章中有更为详细的讨论。

近来，精神动力学思想中的发展性视角受到了基因简化论浪潮的挑战。人类基因组的解码已经成为科学上的重大突破，但是存在着一种令人不安的趋势，即将基因组视为人性（humanness）的同义词。生物伦理学家亚历克斯·莫伦（Alex Mauron，2001）强调，个人身份与基因组身份并不重叠，具有相同基因组的单卵双胞胎可能是高度不同的个体。幸运的是，这种简化论趋势引起了大多数科学家的强烈反对，他们强调，基因与环境处于持续地相互作用之中，而 DNA[*] 并不是命运。正如罗宾逊（Robinson，2004）指出的，"我们今天可以足够详细地研究基因，以超越"天性与养育之辩（nature–nurture debate）"。现在很清楚的是，DNA 既是经遗传而得的，也是对环境有响应的（p. 397）。看似互相矛盾地，当代遗传学研究与大脑可塑性研究显示，在我们的一生中，基因都受到环境信号的高度调控（Hyman，1999）。个体的遗传禀赋影响着他会受到何种类型的养育；而这种来自父母或环境中其他人物所给予的发展性输入，反过来又影响着基因组信息的进一步读出。皮质、边缘系统和自主神经系统之间的神经连接，根据正在发展中的有机体的特定经验被连接入回路。这样，由于刺激与环境带来的、始终如一的神经连接模式，情绪与记忆的神经回

---

[*] 英文"deoxyribonucleic acid"的缩写，中文为"脱氧核糖核酸"。DNA 上携带有合成 RNA（ribonucleic acid，核糖核酸）和蛋白质所必需的遗传信息，是存储、复制和传递遗传信息的主要物质基础。——译者注

路被连接在一起。这种发展性模式通常被总结为："一起放电的神经元，连接在一起（Neurons that fire together, wire together）"（Schatz，1992，p. 64）。

对灵长类动物的研究，在论证环境影响可能如何超越了遗传倾向上特别有帮助。索米（Suomi，1991）指出，猴群中被自己母亲抚养的幼猴在与母亲短暂分离时，大约有20%的幼猴出现皮质醇和促肾上腺皮质激素水平升高、抑郁反应，以及过量的去甲肾上腺素流动。这种易感性似乎是遗传性的。然而，当把猴群中那些格外善于养育的母猴与这些幼猴放在一起时，它们对于分离焦虑天生的易感性就消失了。这些猴子最终上升到猴群社会等级的顶端；这表明，这些"超级母亲"帮助幼猴将它们天生的敏感性引导向一种适应性的发展方向，使它们对于社交暗示更为敏锐，并以一种对自己更为有利的方式对这些提示信号做出回应。

在野外种群的恒河猴中，有5%～10%的个体在与群体中其他成员互动时表现出了异乎寻常的冲动、感觉迟钝和明显的攻击性（Suomi，2003）。恒河猴有将近95%的基因与人类相同，在冲动性攻击与5−羟色胺能代谢（serotonergic metabolism）水平测定之间的关联性上，也表现出与人类的共通点（Higley et al.，1991）。脑脊液（cerebrospinal fluid，CSF）中5−羟吲哚乙酸（5-hydroxyindole acetic acid，5-HIAA）的浓度水平与冲动性攻击之间存在负相关。然而，发展出冲动性攻击模式的遗传倾向，能够被包括社会依恋关系在内的早期经历大幅修正。与由母亲抚养的猴子相比，由同伴抚养的猴子的脑脊液始终显示出较低的5-HIAA浓度。

5−羟色胺转运体（serotonin transporter）基因（*5HTT*）在其启动子区域存在长度变体，导致*5HTT*表达出等位基因变体。相较于"长（long，L）"等位基因（*LL*），"短（Short，S）"等位基因（*LS*）赋予*5HTT*启动子较低的转录效率，提示较低的*5HTT*表达可能导致5−羟色胺能神经元功能下降。贝内特等人（Bennett et al.，2002）发现，在由母亲抚养的个体中，其脑脊液中5-HIAA浓度并不因*5HTT*的状态不同而有所区别；而在由同伴抚养的个体之中，携带着*LS*等位基因的个体，其脑脊液5-HIAA浓度显著地低于携带着*LL*等位基因的个体。也就是说，由母亲抚养似乎能够缓冲*LS*等位基因对5−羟色胺代谢所产生的任何潜在的有害影响。相反地，由同伴抚养并携带*LS*多态性的猴子，比同样由同伴抚养但携带*LL*多态性的猴子，表现出高得多的冲动性攻击水平；后者与由母亲抚养的猴子——无论是带有*LL*还是*LS*等位基因——一样，表现出低冲动性攻击水平。这再一次表明了母亲养育的缓冲作用。

当处于可以获得含有7%酒精的阿斯巴甜味饮料的"欢乐时光"情境中时，脑脊液中5-HIAA

浓度低的恒河猴也倾向于消费更多的酒精（Suomi，2003）。该研究中有关母亲缓冲效应的数据，也突出地反映了环境在对基因产生影响上所起的作用：由同伴抚养并携带 *LS* 等位基因的猴子，比由同伴抚养但携带 *LL* 等位基因的猴子消耗了更多的酒精；如果个体是由母亲所抚养，结果则正好相反，*LS* 等位基因实际上比 *LL* 等位基因导致了更少的酒精消耗。研究者推断，在有不良早期养育经历的恒河猴中，*5HTT* 基因中的短等位基因很可能导致产生精神病理；但对于与母亲拥有安全的早期依恋关系的猴子来说，该短等位基因可能是**适应性**的（Suomi，2003）。

米尼（Meaney）和他的同事（Francis et al.，1999；Weaver et al.，2002，2004）在一系列研究中证明了，母鼠在抚养过程中通过梳理或舔舐幼鼠来表现对幼崽更多的关爱，这为幼鼠提供了终生的压力防护。这种梳理和舔舐行为，增强了调节糖皮质激素受体的基因的表达。与这种增强的表达相呼应的，是调节促肾上腺皮质激素释放因子合成的基因受到抑制。而更引人注目的是，有高梳理和舔舐幼崽行为的母鼠，它们的雌性幼崽也会成为有高梳理和舔舐行为的母鼠。如果雌性幼鼠由低梳理和舔舐行为的母鼠所生，但由高梳理和舔舐行为的母鼠所养，它们自己也会变成有高梳理和舔舐幼崽行为的母鼠。这种母性行为，在不改变基因组的情况下，被传递给了后代。这种传递通常被称为**表观遗传性**修饰或编程（epigenetic modifying or programming），且与 DNA 甲基化（DNA methylation）的差异有关（Weaver et al.，2004）。表观遗传学（epigenetics）[*]描述了我们的身体在事实上能够改变自身遗传特性（genetic makeup）的方式。

许多在动物身上进行的、关于基因与环境之间相互作用的研究都在人类受试者中发现了相对应的现象。动物研究数据表明存在着时间上的窗口期；在这段窗口期中，一个基因有赖于某种类型的环境影响来决定它的表达。研究者在大脑形成的主要结构变化时期发现了人类发展中的类似窗口期（Ornitz，1991；Perry et al.，1995；Pynoos et al.，1997）。例如，布雷姆纳等人（Bremner et al.，1997）的研究显示，与相匹配的对照组受试者相比，经历过童年躯体和性虐待的成年创伤后应激障碍患者，其左侧海马体积减小。对此可能的解释是：大脑发育稳定时期的创伤经历可能导致产生了一种形式的退行，退回到神经功能和结构上的一个较早的发展阶段（Pynoos et al.，1997）。

---

[*] 表观遗传学，研究人的行为和环境如何导致基因工作方式发生变化，即在 DNA 序列不发生改变的情况下，由于染色体上的改变（比如化学修饰或上层结构的改变）而引起可遗传且稳定的基因表达的变化。——译者注

正如在第十七章中将会讨论的，赖斯等人（Reiss et al.，1995）证明了，父母对孩子的回应可能会影响孩子在反社会行为上的遗传易感性的表型表达。类似的还有害羞的性格，可能还有社交恐惧症，在这些性格特征上的遗传易感性似乎需要环境性影响起作用（Kagan et al.，1988）。这一现象会在第九章中得到更为详尽的讨论。

针对 5- 羟色胺转运体基因，在人类研究中也有相应的调查。5- 羟色胺转运体基因启动子区（serotonin-transporter-linked promoter region，*5-HTTLPR*）的多态性已被证明影响着基因的转录率，短（s）等位基因的转录率低于另一种长（l）等位基因的。一项荟萃分析（Karg et al.，2011）找到了有力的证据支持 *5-HTTLPR* 能够调节抑郁和应激之间的关系：短等位基因与在应激之下发展出抑郁的风险增加相关。另一项调查（Xie et al.，2009）研究了应激性生活事件与创伤后应激障碍患者身上 *5-HTTLPR* 基因型的相互作用。这些调查发现，尽管 *5-HTTLPR* 基因型不能独自预测创伤后应激障碍的起病，但它与成年创伤性事件及童年逆境相互作用，而增加了创伤后应激障碍的风险。其他荟萃分析研究得出阴性结果；对此一些评论者认为，聚焦于单一的变体意义不大，因为遗传变异与环境影响所构成的更为宽泛的网络的作用，对于得出有意义的结果来说才是必要的（Blakely & Veenstra-VanderWeele，2011；Brzustowicz & Freedman，2011）。

移　　情

童年时期的心理组织模式在成年生活中延续，意味着"过去"在现在重复着自己。也许对此最有说服力的例子就是"**移情**（transference）"这一精神动力学的核心概念。在移情中，患者将医生体验为自己过去生活中的一个重要人物。那位过去人物的品质会被认为归属于医生；而与那位人物相关联的感受也会以与过去同样的方式在医生这里被体验到。患者无意识地**再度活现**（reenact）过去的关系，而非记起它，而这可以为治疗带来关于过去关系的丰富信息。

虽然"移情"这一概念通常都与精神分析或心理治疗相关联，但这种治疗性关系只是一个实则更为普遍的现象中的一个例子。正如布伦纳（Brenner，1982）所言："**每段客体关系都是童年时期那段最初的、决定性的依恋关系的新添加。**……移情是普遍存在的，它发生、发展于每一个精神分析性情境中，是因为它发生、发展于每一个情境中——只要在一个人的生活中有另一个人是重要的"（pp. 194–195）。对于理解移情最新近的贡献，是承认治疗师的**真实**特征始终在为移情的性质做出贡献（Hoffman，1998；Renik，1993）。换句话说，如果一位治疗师是沉默的、对患者疏离的，那么患者对这位治疗师所发展出的移情可能就是冷漠、疏远和漠不关心的。尽管移情可能部分地源自童年的早期依恋，但它也受治疗师的实际行为所影响。因此，临床情境中的每段关系，都是真实关系和移情现象的一种混合。

一些精神分析师认为，移情有两个维度：（1）重复性维度（repetitive dimension）——在该维度上，患者害怕并预期治疗师像父母一样行事；（2）自体客体维度（selfobject dimension）——在该维度上，患者渴望一种在童年时曾缺失的疗愈性或修正性体验（Stolorow，1995）。移情的这两个层面在患者体验的前景与背景之间来回振荡。

动力性精神病学家认识到移情现象的普遍性，并意识到患者所抱怨的"关系问题"往往会在患者与治疗师的关系中呈现出来。医患关系在动力性精神病学中的独特之处，**不在于移情的存在**，而在于它是需要被理解的治疗材料。当受到患者的恶语谩骂时，动力性精神病学家不会像患者生活中的其他大多数人那样愤怒地抛弃患者；相反，他们会努力去确定，患者什么样的过去关系正在当下被重复着，以及治疗师自己的真实特征可能对促成这种情况的发生做了什么贡献。从这个意义上讲，动力性精神病学家既被他们"做什么"所定义，也被他们"**不做什么**"所定义。

从一种神经科学的视角来看，我们将"移情"理解为与被治疗师的真实特征所触发的自身内部客体表征产生联结（Westen & Gabbard，2002）。表征以一个可被协同激活的神经元网络的形式存在。这样，当治疗师的某些方面使患者想起了与呈现在其神经网络中的人物相类似的品质时，表征就像是等待被激活的电位。一个年轻男性看到留有胡须的年长男性治疗师，这可能会令他想起自己留有胡须的父亲，并开始将治疗师当作自己父亲一样与之建立联系。从神经科学的视角看，移情中所包含的"预期"的角色，类似于我们如何应对盲点——视神经离开眼睛的地方（Solms & Turnbull，2003）。尽管视野里有这个"洞"，但我们会基于自己预期会看到的内容来填补这个缺口。右侧眶额叶皮质（right orbitofrontal cortex）被认为在发展因情感状态而产生联结的自体及他人的内在表征方面，扮演着关键的角色（Schore，1997）。在大脑的这个区域，在皮质下进行加工处理的动机和情绪状态信息，与在皮质进行加工处理的外部环境信息发生汇合。因此，产生表征的网络接收着大量来自这部分脑区的编码信息（见图1-2）。

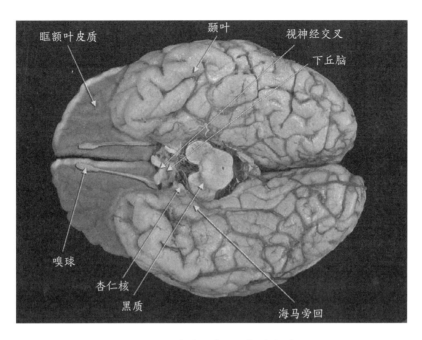

图 1–2 大脑下表面眶额叶皮质

斯科尔（Schore，2011）强调，内隐自体（implicit self）是在发育中的右脑中形成的。左侧大脑半球调节大部分语言行为；而右侧大脑半球负责直觉及潜意识中的关系层面。因此，在心理治疗中，患者的右侧大脑半球涉及调谐到治疗师的心理状态和患者自己的心理状态。顺着这一理解，我们可以认为存在着一种内隐移情（implicit transference），它在很大程度上是基于心理治疗中双方之间的非言语交流而形成的。通常，"直觉"并不是简单的随机猜想，而是基于治疗师与患者之间的内隐交流而在潜意识层面得出的结论。

反　移　情

被我们这些动力性精神病学实践者所拥抱的一个首要原则是，相比于与患者的差异，在根本上，我们与他们更为相似。处于病理性状态中的心理学机制，只是参与正常发展性功能运转的相关原则的延伸。医生与患者都是人。正如患者有移情，治疗者有反移情。因为每段当下的关系都是对原有关系的新添加；遵此逻辑，精神病学家身上的反移情和患者身上的移情，在本质上是完全相同的过程——都是潜意识地将他人体验为过去的某个人。

"**反移情**（countertransference）"这个概念自被提出以来经历了相当大的演变（Hamilton，1988；Kernberg，1965）。弗洛伊德（Freud，1912/1958）对它的狭义定义为：分析师对患者的移情或分析师对患者移情的反应。隐含在这个概念中的是分析师潜意识中未解决之冲突的显现。然而，温尼科特（Winnicott，1949）在与精神病性患者及有严重人格障碍的患者进行工作的过程中，指出了一种不同的反移情形式。他将这种反移情感受命名为"**客观的恨**（objective hate）"，因为它不是一种源于治疗师未解决的潜意识冲突的反应，而是一种对患者令人无法接受的行为的自然反应。它是客观的，因为实际上每个人都会对患者的挑衅行为做出类似的反应。

将"反移情"定义为治疗师对患者的意识性的且恰当的全部情绪性反应，这种更为广义的反移情定义正在获得更多的认可，尤其是因为它有助于描述与严重人格障碍患者的工作——这是在动力性精神科医生的实践中越来越常见的部分。这个定义有助于削弱反移情的贬义内涵——治疗师身上需要治疗的未解决之问题；并代之以这样一种概念，即将反移情视为一种重要的诊断性和治疗性工具，它告诉治疗者大量有关患者内心世界的信息。

随着定义的持续演变发展，"反移情"现在一般被认为**同时包含**狭义的特征和整体或广义的特征。大多数理论观点将反移情视为在治疗师身上必然会联合地产生的一种反应，它部分源自治疗师的过去，部分源自被患者的行为**所诱发**的感受（Gabbard，1995）。在某些情况下，可能更多地强调临床医生的贡献，多于强调患者的；在另一些情况下可能相反。反移情，既是关于患者内心世界的宝贵信息来源，也是对治疗的一种干扰。

阻　　　　抗

动力性精神病学的最后一个重要原则，涉及患者想要维持现状、对抗治疗师为产生领悟及改变而努力的愿望。弗洛伊德（Freud，1912/1958）在早期关于技术的文献中已经指出了这些强有力的对抗性力量："阻抗（resistance）一步一步地伴随着治疗。在治疗情境下，人的每一个联想、每一个动作都必须考虑到阻抗的可能性，而且它们代表了努力康复和抗拒康复的力量之间的一种妥协"（p. 103）。对治疗的阻抗如同移情现象一样普遍存在，并且可能有很多种形式，包括迟到，拒绝服药，忘记精神科医生的建议或解释，在治疗过程中保持沉默，在治疗过程中聚焦于不重要的材料，以及忘记付治疗费等，在此仅举这几个例子。阻抗可能是意识性的、前意识性的或潜意识性的。所有的阻抗都共同含有一种尝试：努力去回避不愉快的感受，无论是愤怒、内疚、恨、爱（如果是指向被禁止的客体，比如治疗师）、嫉妒、羞耻、哀伤、焦虑，或是这些感受的一些组合。

阻抗防御着患者的疾病。患者呈现的典型防御机制，旨在防范不愉快的情感体验在动力学治疗的过程中显现出来。事实上，"阻抗"也许可以被定义为：当患者在精神动力学治疗中呈现自己时，他们所做出的防御（Greenson，1967）。阻抗和防御机制之间的差异仅在于：阻抗可以被观察到，而防御机制必须要靠推断（Thomä & Kächele，1987）。防御或阻抗的强度必然与深层冲动的强度成正比。正如拉尔夫·沃尔多·爱默生（Ralph Waldo Emerson）曾观察到的，"他越大声地谈论他的荣誉，我们就越快地清点了我们的勺子*"。

动力性精神病学家预料到自己会遭遇对治疗的阻抗，并准备好去应对这种现象，将它作为治疗过程的重要组成部分。当患者不依从医生所指定的治疗时，其他治疗师可能会生气；但是动力性精神病学家会好奇，想要知道这种阻抗在保护着什么，什么样的过去情境正在被再度活现。尽管阻抗的隐含意义是，作为障碍，它必须被去除以进行治疗；但在许多情况下，理解阻抗在很大程度上**就是**治疗。弗洛伊德倾向于使用"阻抗"来指两种不同的现象：（1）患者自由联想的中断；（2）来自患者过去的非常重要的内在客体关系，被带入到当下与治疗师的相处中呈现（Friedman，1991）。患者阻抗的方式，可能是一段过去关系的重现，影响着患者现在的各种关系。例如，在反抗父母中度过童年的患者，可能会潜意识性地发现自己也在反抗自己的医生和其他权威人物。动力学取向的临床医生会帮助患者理解这些模式，以使他们变得对此完全有意识。

---

* 此句原文为"The louder he talked of his honor, the faster we counted our spoons"。在过去，勺子由纯银所制，因此非常有价值。这句话的含意是：人们越多地谈论真相、荣誉、诚实等，他们就越有可能实际上是骗子或小偷。——译者注

神经生物学和心理治疗

精神动力学心理治疗是精神动力性精神病学家身份的一个关键组成部分。而近些年，来自神经生物学的发现正在指导着我们对心理治疗的理解。对这些发现的简要概述强调着一个事实，即心理治疗对大脑产生着重要的影响，因而不能仅仅将其作为"抓手"或善意的安慰而不予理会。

在一系列使用海兔[*]的革新性试验中，坎德尔（Kandel，1979，1983，1998）证明了突触连接如何通过调节与从环境中学习有关的基因的表达，而能够被永久地改变和增强。作为学习的结果，突触的数量在这种生物体中2倍或3倍地增加。坎德尔假设，心理治疗可能在大脑突触中带来相似的改变。正如心理治疗师将自体表征和客体表征构想为能够通过心理治疗性干预而被塑造一样；坎德尔指出，大脑本身也是一个可塑的、动态变化发展的结构。如果心理治疗被视为一种学习的形式，那么发生在心理治疗中的学习过程，就可能引起基因表达的改变，从而改变突触连接的强度。一个基因的序列（模板功能）无法被环境体验所影响；但是基因的转录功能（一个基因指导特定蛋白质合成的能力）毫无疑问对环境性因素有响应，并被那些影响所调节。

精神动力学心理治疗不可或缺的一部分，是获得对一个人问题的深刻领悟（insight）。直至最近，在神经相关性上，这一获取深刻领悟的过程仍然保持着神秘。荣格·比曼等人（Jung Beeman et al.，2004）为这一过程提供了一些启示。使用功能性磁共振数据和头皮脑电图记录，他们识别出一些明显不同的模式，暗示着领悟性解决方案和非领悟性解决方案由不同的大脑半球参与。在实验中，受试者被要求解答一些口头问题，并在每次正确解答后，说明他们在解决这个问题时是否使用了领悟。研究者发现了"领悟"的两个主要神经相关物。成像显示，相对于非领悟性解决方案，在使用领悟性解决方案时，右侧大脑半球前颞上回的神经活动性增加。而头皮脑电记录则显示，从说出领悟性解答之前的0.3秒开始，在相同区域会出现一次高频（γ频段）神经活动的突然爆发。因此，领悟现象在治疗中的这种突然闪现也许可以反映在特定的神经活动中，它们发生在当之前难以描述的关联变得清晰可见时。

芬兰的研究者发现，精神动力学治疗可能对5-羟色胺（serotonin，5-HT）的代谢产生显著影

---

[*]　一种后鳃类海洋软体动物，是重要的神经生理学实验动物。——译者注

响（Karlsson et al.，2010）。这些研究者将 23 名患有重性抑郁障碍的患者随机分配入短程动力学心理治疗组或氟西汀组，总疗程为 16 周。使用正电子发射体层成像扫描，研究者评估了治疗前后 5-HT$_{1A}$ 受体的密度。他们发现，心理治疗促进了 5-HT 与 5-HT$_{1A}$ 受体的结合，但抗抑郁药没有改变这些患者身上 5-HT$_{1A}$ 受体的密度。他们得出结论，心理治疗促使重性抑郁障碍患者的突触分子结构发生改变。在对结果的进一步分析中，研究者发现，5-HT$_{1A}$ 受体密度的增加与患者社会及职业功能的提升密切相关（Karlsson et al.，2013）。

由于越来越多的证据表明，许多障碍对联合治疗的反应优于任一单一的治疗模式，因此心理治疗与药物治疗的联合应用在精神病学中越来越普遍（Gabbard & Kay，2001）。因为两种治疗都影响着大脑，从非常实际的意义上说，两者都是生物性治疗。然而，这两种治疗的作用机制可能发生在大脑非常不同的区域。戈尔德阿佩尔等人（Goldapple et al.，2004）对 17 名未用药的单相抑郁患者进行了十五到二十次认知行为治疗，并在治疗前后使用正电子发射体层成像进行扫描。他们将结果与另一组 13 名对帕罗西汀有反应的患者进行了比较。心理治疗似乎改变了药物未触及的大脑区域。心理治疗与前扣带回及海马的代谢活动增强有关，而与背侧、腹侧及内侧额叶皮质的代谢活动降低有关。相比之下，帕罗西汀组显示出前额叶皮质代谢活动的增加，以及脑干及亚属扣带回（或称膝下扣带回）代谢活动的降低。简言之，心理治疗似乎是以"自上而下"的方式工作，而药物治疗则是以"自下而上"的方式工作。

大多数关于心理治疗的神经生物学机制的研究是在相对短程的治疗基础之上进行的。然而，布赫海姆等人（Buchheim et al.，2012）研究了抑郁反复发作的未用药门诊患者，以及在性别、年龄和受教育程度上相匹配的对照组受试者，比较了他们在接受 15 个月精神动力学心理治疗前后的差异。受试者在两个时间点接受扫描，在扫描期间，以中性描写的依恋相关场景的陈述与包含描述个人信息的核心句子的描述（提取自之前进行的依恋访谈）交替出现。结果测量是个人化陈述与中性陈述之间的信号差同组别及时间的相互作用，还有这个信号差与在治疗期间获得的症状改善之间的关联。在患者身上，与处理个人依恋信息相关的信号在治疗的起点和终点之间呈现出差异；而在对照组患者中则没有这样的变化。抑郁组受试者的左前海马 / 杏仁核、亚属扣带回以及内侧前额叶皮质在治疗前显示出更高的激活状态；而在 15 个月后，这些区域显示出激活状态的降低。这种降低尤其与抑郁的改善相关，而内侧前额叶皮质激活状态的降低则与更为普遍的症状改善相关。

这部分关于最新的、与心理治疗有重要相关性的神经生物学研究的简要概述，将我们带回了本章前面讨论过的"心智－大脑两难困境（mind–brain dilemmas）"。了解大脑的哪些区域会在生物性力量引发症状时被情绪激活，丝毫不会削弱个人生活事件的个体意义以及基于过往经验对其做独特解释的重要性。在精神动力性精神病学中，我们必须将因果关系与意义相区分。失去"意义"这一范畴的精神病学是盲目的。先前已经存在的精神动力性冲突可能附着在生物性驱动的症状之上，其结果便是症状作为冲突表达的一个媒介而起作用（Gabbard，1992）。思考一个类比，当把一块磁铁放在一张放有铁屑的纸的下面时，铁屑排成了一队，并在纸面上跟随着磁铁移动。相似地，精神动力学议题经常利用如磁体一样的生物性力量，来实现自己的目的。比如，幻听症状部分是由精神分裂症患者大脑中神经递质的改变引起的；但是幻觉的内容，通常基于患者的精神动力性冲突而有着特定的含义。

动力性精神病学在现代精神病学中的角色

动力性精神病学的训练显著地拓宽了临床医生的专业知识与技能的范围。动力性方法的一个真正优势，是它对人格因素在疾病中所起作用的关注。事实上，人格以及它对患者的影响是动力性精神病学家最重要的专业领域（Michels，1988）。正如佩里等人（Perry et al.，1987）令人信服地指出，因为每个治疗都涉及对患者人格的治疗性管理和修正，因此精神动力学评估适用于所有患者，不仅仅是那些被转诊来接受长程精神分析性心理治疗的患者。性格上对治疗的阻抗经常破坏掉任何悉心设计的治疗计划。症状根植于性格结构之中，动力性精神病学家认识到，在很多情况下，如果不能首先处理性格结构，就无法治疗症状。

对药物治疗方案的不依从，通常可以沿着移情、反移情及阻抗议题的传统思路来理解。关于动力性药物治疗的实践，已经积累了相当多的文献（Appelbaum & Gutheil，1980；Book，1987；Docherty & Fiester，1985；Docherty et al.，1977；Gabbard & Kay，2001；Gutheil，1977，1982；Karasu，1982；Kay，2001；Ostow，1983；Riba & Balon，2005；Thompson & Brodie，1981；Wylie & Wylie，1987），并且已经达成了一个广泛的共识，即药物所具有的精神动力学意义可能在

对药物治疗方案的依从性方面构成巨大障碍。在本书第五章，我会较为详细地讨论药物治疗的动力学方法。

动力学治疗方法当然不是对所有精神科患者来说都是必要的。那些对药物、电休克治疗 *（electroconvulsive therapy，ECT）、短程心理治疗或行为脱敏反应良好的患者，可能不需要动力性精神病学家的服务。与精神病学的所有其他学派一样，动力学心理治疗方法也不可能对所有精神疾病或患者都有效。

严格的动力学治疗方法可能应该留给最需要它的、其他干预方法对他们无效的患者。然而，**将以动力学为指导**的方法应用于大多数（即使不是全部）患者，将丰富精神科医生的实践，并增强临床医生对人类心灵奥秘的把握感。它也会帮助动力性精神病学家识别并理解那些干扰有效诊断与治疗的日常反移情问题。精神动力学视角最重要的优势在于，它实践了那句历史悠久的公理：“人”是任何有效的精神病学干预的主要对象。正如希波克拉底很久以前所说的，“了解患病的这个人，比了解这个人所患的疾病更重要”。

参考文献

Anderson MC, Ochsner KN, Kuhl B, et al: Neural systems underlying the suppression of unwanted memories. Science 303:232–235, 2004

Andreasen NC: Linking mind and brain in the study of mental illness: a project for a scientific psychopathology. Science 275:1586–1593, 1997

Appelbaum PS, Gutheil TG: Drug refusal: a study of psychiatric inpatients. Am J Psychiatry 137:340–346, 1980

Appelbaum SA: Effecting Change in Psychotherapy. New York, Jason Aronson, 1981 Banaji MR, Greenwald AG: Blindspot: Hidden Biases of Good People. New York, Delacorte, 2013

Bechara A, Tranel D, Damasio H, et al: Double association of conditioning and declarative knowledge relative to the amygdala and hippocampus in humans.

---

* 在 2019 年经专家制定并发表的“改良电休克治疗方法专家共识（2019 版）”中强调，无麻醉的传统电休克已经不适合新时代下人民对医疗的要求，应明确废止。尽管与“休克”没有关系，但在临床上仍然习惯称为电休克或电抽搐治疗，本书统一译为“电休克治疗。”——译者注

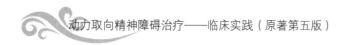
Science 269:1115–1118, 1995

Bennett AJ, Lesch KP, Heils A, et al: Early experience and serotonin transporter gene variation interact to influence primate CNS function. Mol Psychiatry 7:118–122, 2002

Blakely RD, Veenstra-VanderWeele J: Genetic indeterminism, the 5-HTTLPR, and the paths forward in neuropsychiatric genetics. Arch Gen Psychiatry 68:457–458, 2011

Book HE: Some psychodynamics of non-compliance. Can J Psychiatry 32:115–117, 1987

Bremner JD, Randall P, Vermetten E, et al: Magnetic resonance imaging–based measurement of hippocampal volume in posttraumatic stress disorder related to childhood physical and sexual abuse: a preliminary report. Biol Psychiatry 41: 23–32, 1997

Brenner C: The Mind in Conflict. New York, International Universities Press, 1982

Brzustowicz L, Freedman R: Digging more deeply for genetic effects in psychiatric illness. Am J Psychiatry 168:1017–1020, 2011

Buchheim A, Viviani R, Kessler H, et al: Changes in prefrontal-limbic function in major depression after 15 months of long-term psychotherapy. PLoS One 7: e33745

Cloninger CR: The Silence of Well-Being: Biopsychosocial Foundations. Oxford, UK, Oxford University Press, 2004

Damasio A: Looking for Spinoza: Joy, Sorrow and the Feeling Brain. New York, Harcourt, 2003

Docherty JP, Fiester SJ: The therapeutic alliance and compliance with psychopharmacology, in Psychiatry Update: American Psychiatric Association Annual Review, Vol 4. Edited by Hales RE, Frances AJ. Washington, DC, American Psychiatric Press, 1985, pp 607–632

Docherty JP, Marder SR, Van Kammen DP, et al: Psychotherapy and pharmacotherapy: conceptual issues. Am J Psychiatry 134:529–533, 1977

Dumit J: Picturing Personhood: Brain Scans and Biomedical Identity. Princeton, NJ, Princeton University Press, 2004

Edelson M: Psychoanalysis: A Theory in Crisis. Chicago, IL, University of Chicago Press, 1988

Ellenberger HF: The Discovery of the Unconscious: The History and Evolution of Dynamic Psychiatry. New York, Basic Books, 1970

Francis D, Diorio J, Liu D, et al: Non-genomic transmission across generations of maternal behavior and stress responses in the rat. Science 286:1155–1158, 1999

Freud S: The interpretation of dreams (1900), in The Standard Edition of the Complete Psychological Works of Sigmund Freud, Vols 4, 5. Translated and edited by Strachey J. London, Hogarth Press, 1953, pp 1–627

Freud S: The psychopathology of everyday life (1901), in The Standard Edition of the Complete Psychological Works of Sigmund Freud, Vol 6. Translated and edited by Strachey J. London, Hogarth Press, 1960, pp 1–279

Freud S: The dynamics of transference (1912), in The Standard Edition of the Complete Psychological Works of Sigmund Freud, Vol 12. Translated and edited by Strachey J. London, Hogarth Press, 1958, pp 97–108

Freud S: The unconscious (1915), in The Standard Edition of the Complete Psychological Works of Sigmund Freud, Vol 14. Translated and edited by Strachey J. London, Hogarth Press, 1963, pp 159–215

Friedman L: A reading of Freud's papers on technique. Psychoanal Q 60:564–595, 1991

Gabbard GO: Psychodynamic psychiatry in the "decade of the brain." Am J Psychiatry 149:991–998, 1992

Gabbard GO: Countertransference: the emerging common ground. Int J Psychoanal 76:475–485, 1995

Gabbard GO: A neurobiologically informed perspective on psychotherapy. Br J Psychiatry 177:117–122, 2000

Gabbard GO: Mind, brain, and personality disorders. Am J Psychiatry 162:648–655, 2005

Gabbard GO, Kay J: The fate of integrated treatment: whatever happened to the biopsychosocial psychiatrist? Am J Psychiatry 158:1956–1963, 2001

Galdi S, Arcuri L, Gawronski B: Automatic mental associations predict future choices of undecided decision-makers. Science 321:1100–1102, 2008

Goldapple K, Segal E, Garson C, et al: Modulation of cortical-limbic pathways in major depression: treatment-specific effects of cognitive behavior therapy. Arch Gen Psychiatry 61:34–41, 2004

Greenson RR: The Technique and Practice of Psychoanalysis. New York, International Universities Press, 1967

Gutheil TG: Psychodynamics in drug prescribing. Drug Ther 2:35–40, 1977

Gutheil TG: The psychology of psychopharmacology. Bull Menninger Clin 46:321–330, 1982

Hamilton NG: Self and Others: Object Relations Theory in Practice. Northvale, NJ, Jason Aronson, 1988

Heim CM, Mayberg HS, Mletzko T, et al: Decreased cortical representation of genital somatosensory field after childhood sexual abuse. Am J Psychiatry 170:616–623, 2013

Higley JD, Suomi S, Linnoila M: CSF monoamine metabolite concentrations vary according to age, rearing and sex, and are influenced by the stressor of social separation in rhesus monkeys. Psychopharmacology (Berl) 103:551–556, 1991

Hoffman IZ: Ritual and Spontaneity in the Psychoanalytic Process: A Dialectical-Constructivist View. Hillsdale, NJ, Analytic Press, 1998

Horwitz RI, Cullen MR, Abell J, et al: Medicine. (De)personalized medicine. Science 339:1155–1156, 2013

Hyman SE: Looking to the future: the role of genetics and molecular biology in research on mental illness, in Psychiatry in the New Millennium. Edited by Weissman S, Sabshin M, Eist H. Washington, DC, American Psychiatric Press, 1999, pp 101–122

Jen G: Art, Culture, and the Interdependent Self. Cambridge, MA, Harvard University Press, 2013

Jung-Beeman M, Bowden EM, Haberman, et al: Neural activity when people solve verbal problems with insight. PLoS Biol 2:500–510, 2004

Kagan J, Reznick JS, Snidman N: Biological bases of childhood shyness. Science 240: 167–171, 1988

Kandel ER: Psychotherapy and the single synapse: the impact of psychiatric thought on neurobiologic research. N Engl J Med 301:1028–1037, 1979

Kandel ER: From metapsychology to molecular biology: explorations into the nature of anxiety. Am J Psychiatry 140:1277–1293, 1983

Kandel ER: A new intellectual framework for psychiatry. Am J Psychiatry 155:457–469, 1998

Karasu TB: Psychotherapy and pharmacotherapy: toward an integrative model. Am J Psychiatry 139:1102–1113, 1982

Karg K, Burmeister M, Shedden K, et al: The serotonin transporter promoter variant (5-HTTLPR), stress, and depression meta-analysis revisited. Arch Gen Psychiatry 68:444–454, 2011

Karlsson H, Hirvonen J, Kajander J, et al: Psychotherapy increases brain serotonin 5-HT1A receptors in patients with major depressive disorder. Psychol Med 40: 523–528, 2010

Karlsson H, Hirvonen J, Salminen J, et al: Increased serotonin receptor 1A binding in major depressive disorder after psychotherapy, but not after SSRI pharmacotherapy, is related to improved social functioning capacity. Psychother Psychosom 82:260–261, 2013

Kay J (ed): Integrated Treatment of Psychiatric Disorders (Review of Psychiatry Series, Vol 20, No 2; Oldham JM, Riba MB, Series Editors). Washington, DC, American Psychiatric Press, 2001

Keller EF: The Mirage of a Space Between Nature and Nurture. Durham, NC, Duke University Press, 2011

Kendler KS: A psychiatric dialogue on the mind-body problem. Am J Psychiatry 158: 989–1000, 2001

Kernberg OF: Notes on countertransference. J Am Psychoanal Assoc 13:38–56, 1965 LeDoux J: Afterword. Psychoanal Rev 99:594–606, 2012

Mauron A: Is the genome the secular equivalent of the soul? Science 291:831–832, 2001

McGinn C: The Mysterious Flame: Conscious Minds in the Material World. New York, Basic Books, 1999

Michels R: The future of psychoanalysis. Psychoanal Q 57:167–185, 1988

Nemiah JC: Foundations of Psychopathology. New York, Oxford University Press, 1961, p 4

Ornitz EM: Developmental aspects of neurophysiology, in Child and Adolescent Psychiatry: A Comprehensive Textbook, 2nd Edition. Edited by Lewis M. Baltimore, MD, Williams & Wilkins, 1991, pp 39–51

Ostow M: Interactions of psychotherapy and pharmacotherapy (letter). Am J Psychiatry 140:370–371, 1983

Pally R: How brain development is shaped by genet-ic and environmental factors. Int J Psychoanal 78:587–593, 1997

Perry DB, Pollard RA, Blakeley TL, et al: Childhood trauma, the neurobiology of adaptation and "use-dependent" development of the brain: how "states" become "traits." Infant Ment Health J 16:271–291, 1995

Perry S, Cooper AM, Michels R: The psychodynamic formulation: its purpose, structure, and clinical application. Am J Psychiatry 144:543–550, 1987

Pynoos RA, Steinberg AM, Ornitz EM, et al: Issues in the developmental neurobiology of traumatic stress. Ann NY Acad Sci 821:176–193, 1997

Reiss D, Hetherington EM, Plomin R, et al: Genetic questions for environmental studies: differential parenting and psychopathology in adolescence. Arch Gen Psychiatry 52:925–936, 1995

Renik O: Analytic interaction: conceptualizing technique in light of the analyst's irreducible subjectivity. Psychoanal Q 62:553–571, 1993

Riba MB, Balon R: Competency in Combining Pharmacotherapy and Psychotherapy: Integrated and Split Treatment (Core Competencies in Psychotherapy Series, Glen O. Gabbard, Series Editor). Washington, DC, American Psychiatric Publishing, 2005

Robinson GE: Genome mix: beyond nature and nurture. Science 304:397–399, 2004

Schatz CJ: The developing brain. Sci Am 267:60–67, 1992

Schore AN: A century after Freud's project: is a rapprochement between psychoanalysis and neurobiology at hand? J Am Psychoanal Assoc 45:807–840, 1997

Schore AN: The right brain implicit self lies at the core of psychoanalysis. Psychoanal Dialogues 21:75–100, 2011

Searle JR: The Rediscovery of the Mind. Cambridge, MA, MIT Press, 1992

Sherwood M: The Logic of Explanation in Psychoanalysis. New York, Academic Press, 1969

Shevrin H, Bond J, Brakel LA, et al: Conscious and Unconscious Processes: Psychodynamic, Cognitive, and Neurophysiological Convergences. New York, Guilford, 1996

Solms M, Turnbull O: The Brain and the Inner World: An Introduction to the Neuroscience of Subjective Experience. New York, Other Press, 2003

Squire LR: Memory and Brain. New York, Oxford University Press, 1987

Stolorow RD: An intersubjective view of self psychology. Psychoanalytic Dialogues 5:393–399, 1995

Suomi SJ: Early stress and adult emotional reactivity in rhesus monkeys, in Childhood Environment and Adult Disease (CIBA Foundation Symposium No. 156). Edited by Bock GR and CIBA Foundation Symposium Staff. Chichester, UK, Wiley, 1991, pp 171–188

Suomi SJ: Social and biological mechanisms underlying impulsive aggressiveness in rhesus monkeys, in The Causes of Conduct Disorder and Severe Juvenile Delinquency. Edited by Lahey BB, Moffitt T, Caspi A. New York, Guilford, 2003, pp 345–362

Thomä H, Kächele H: Psychoanalytic Practice, Vol 1: Principles. Translated by Wilson M, Roseveare D. New York, Springer-Verlag, 1987

Thomas A, Chess S: Genesis and evolution of behavioral disorders: from infancy to early adult life. Am J Psychiatry 141:1–9, 1984

Thompson EM, Brodie HKH: The psychodynamics of drug therapy. Curr Psychiatr Ther 20:239–251, 1981

Watson JB: Behaviorism (1924). New York, WW Norton, 1930

Weaver IC, Szyf M, Meaney MJ: From maternal care to gene expression: DNA methylation and the maternal programming of stress responses. Endocr Res 28:699, 2002

Weaver ICG, Cervoni N, Champagne FA, et al: Epigenetic programming by maternal behavior. Nat Neurosci 7:847–854, 2004

Weinberger J, Hardaway R: Separating science from myth in subliminal psychodynamic activation. Clin Psychol Rev 10:727–756, 1990

Westen D: Mind, Brain, and Culture, 2nd Edition. New York, Wiley, 1999a

Westen D: The scientific status of unconscious processes: is Freud really dead? J Am Psychoanal Assoc 47:1061–1106, 1999b

Westen D, Gabbard GO: Developments in cognitive neuroscience, II: implications for theories of transference. J Am Psychoanal Assoc 50:99–134, 2002

Winnicott DW: Hate in the counter-transference. Int J Psychoanal 30:69–74, 1949

Wylie HW Jr, Wylie ML: An effect of pharmacotherapy on the psychoanalytic process: case report of a modified analysis. Am J Psychiatry 144:489–492, 1987

Xie P, Kranzler HR, Poling J, et al: Interactive effect of stressful life events and the serotonin transporter 5-HTTLPR genotype on post-traumatic stress disorder diagnosis in two independent populations. Arch Gen Psychiatry 66:1201–1209, 2009

第二章

动力性精神病学的理论基础

没有什么比一个好的理论更加实用。

——库尔特·勒温（Kurt Lewin）

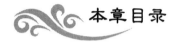

本章目录

就像没有航海定向仪的水手，一位出发航行在潜意识的深海中、但没有理论指引的精神病学家，很快就会在大海中迷失方向。精神分析理论是动力性精神病学的基础，它为看起来混乱的患者内心世界带来秩序；它让精神病学家可以补充并超越症状分类及应用诊断标签这样的描述性水平；它为我们提供了一种方法进入和理解深邃广阔的心智内部。理论，不仅指导临床医生获得诊断性理解，它还告诉我们如何为每位患者做出治疗选择。理论性理解帮助动力性精神病学家决定要说什么、何时说、如何说，以及什么最好不说。

当代动力性精神病学包括至少四大精神分析理论性框架：（1）自我心理学（ego psychology），源自弗洛伊德的经典精神分析理论；（2）客体关系理论（object relations theory），源自梅兰妮·克莱因（Melanie Klein）及"英国学派"成员，诸如费尔贝恩（Fairbairn）和温尼科特（Winnicott）的工作，也包括美国关系性/主体间性理论（relational/intersubjectivist theories）；（3）自体心理学（self psychology），由海因兹·科胡特（Heinz Kohut）创立，并被许多后继贡献者完善；（4）依恋理论（attachment theory）。

针对上述每个理论学派都已经有大量著作，在这里，我们仅仅剖析这四个理论框架最突出的特点。在后面的章节中，这些理论会被"充实"，以阐明它们在临床情境中的应用。

自我心理学

作为一名精神分析的研究者，弗洛伊德早年深受其地形模型（topographic model）的影响（描述于第一章）。癔症症状被认为是压抑对事件或想法的记忆而引发的。弗洛伊德假设，心理治疗干预能解除这种压抑，引发对记忆的唤起；继而，对被回想起来的致病性想法或事件进行详细的言语描述，同时伴随强烈的情感，这个过程会促成症状的消失。例如，一个年轻男子手臂瘫痪，这可能是他想打父亲的愿望被压抑了的结果。依据这个模型，这个男子可以通过从自己的潜意识中找回这个愿望，将它用言语表述出来，同时也表达出对自己父亲的愤怒，而重新恢复对手臂的使用。这种宣泄（catharsis）方法，又称**疏泄**（abreaction），使潜意识的致病性记忆得以意识化。

然而，地形模型很快便开始"辜负"弗洛伊德，他不断地遇到患者对他治疗策略的阻抗，一些记忆无法被带回到意识中。造成这些阻抗的防御机制本身就是潜意识的，因此也是难以触及的。这些观察使弗洛伊德推断，自我（ego）既有意识性的组成部分，也有潜意识性的组成部分。

随着《自我与本我》（*The Ego and the Id*；Freud，1923/1961）的出版，弗洛伊德首次引入了他的自我（ego）、本我（id）和超我（superego）三元结构理论（tripartite structural theory）。取代了地形模型，在结构模型（structural model）中，**自我**被认为有别于本能驱力（instinctual drives）。自我的意识部分是心灵的执行机构，负责做决定和整合感知信息；自我的潜意识部分包含防御机制，比如压抑，它们对于抵抗藏于本我之中的强大本能驱力——确切地说，是性欲（力比多）和攻击性——是不可或缺的。

本我是一个完全潜意识性的心理内部动因（agency），它只对释放紧张感兴趣。本我同时受到自我的潜意识部分及结构模型中的第三个动因超我的控制。**超我**大部分是潜意识性的，但它的某些方面必然是意识性的。超我包含道德良知及自我理想（ego ideal），前者**禁止**（比如，决定一个人基于被内化了的父母或社会价值而**不**应该做什么），后者**规定**（比如，决定一个人应该做什么或者应该是什么）。超我往往对本我的努力更为敏感，因此相较于自我，超我更多地浸在潜意识之中（图 2–1）。

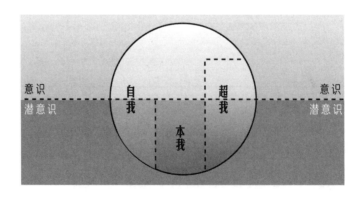

图 2–1 结构模型

注：为了简化起见，删除了前意识。

自我心理学将心理内部世界构想为一个充满动因间冲突的世界。当性欲和攻击性努力谋求表达与释放时，超我、自我和本我彼此之间便开始较量。动因之间的冲突引起焦虑。这种信号焦虑（signal anxiety，Freud，1926/1959）警示自我需要动用一种防御机制。神经症性症状的形成机制也许可以用这种方式来理解：冲突产生焦虑；焦虑引发防御；防御促使本我与自我之间达成一种妥协。也就是说，症状是一种妥协形成（compromise formation），它既抵御着产生于本我的愿望，又以伪装的形式满足了这个愿望。

例如，一个有强迫型人格障碍的会计师总是担心老板会对他生气。他私下里记恨老板，他对于"老板的愤怒"的焦虑，是他自己的愿望——他想要对老板发怒并告诉老板自己是如何看待他的——的一种投射（projection）。作为一种潜意识防御，他谄媚巴结老板，以确保自己不会因为对老板心怀愤怒而受到指责。老板觉得他的这种行为令人厌烦，导致他们两人之间经常关系紧张。换句话说，这位会计奉承讨好的风格是在防御他自己的愤怒爆发，但由于这在老板身上引发了反应，他的讨好便也包含着其攻击性愿望的一种程度减弱的表达。

这样的妥协形成是一种正常的心理过程（Brenner，1982）。各种神经症性症状只是代表了病理的多样形式。性格特质本身也可能是妥协形成的结果，并可能代表着对冲突的适应性和创造性的解决方案。

防 御 机 制

弗洛伊德承认其他防御机制的存在，但他将自己的大部分注意力都放在对"压抑（repression）"的研究上。弗洛伊德的女儿安娜在她具有里程碑意义的著作《自我和防御机制》（*The Ego and the Mechanisms of Defense*；Freud，1936/1966）中，通过详细地描述九种个体防御机制，拓展了弗洛伊德的工作：退行（regression）、反向形成（reaction formation）、抵消（undoing）、内射（introjection）、认同（identification）、投射（projection）、攻击自身（turning against the self）、反转（reversal）和升华（sublimation）。更重要的是她认识到，加强对自我的防御操作的仔细检查对治疗具有重要意义。精神分析师不能再仅仅专注于揭示本我不被接受的愿望，同等的关注也需要给予由自我推动的防御努力的变迁，它们在治疗中会表现为阻抗。

将精神分析的重点从驱力（drives）转向自我的防御（ego defenses），安娜·弗洛伊德预见了精神分析和动力性精神病学远离神经症性症状的形成，并朝向性格病理学转变的趋势。我们现在部分地根据患者典型的防御操作来定义人格障碍的多种形式。因此，动力性精神病学家必须完全熟悉各种防御机制，因为它们对于理解神经症性问题和人格障碍都非常有用。

所有防御的共同点是，保护自我以对抗来自本我的本能要求（Freud，1926/1959）。我们之中没有人没有防御机制，而我们使用何种防御，透露了非常多的关于我们的信息。防御机制通常被根据一个等级体系进行分类，从最不成熟或最病理性的，到最成熟或最健康的（Vaillant，1977）；一个人如何使用防御机制，是衡量其心理健康状态的一个很好的标志。依据这个等级体系，我们在表2–1中列出了最为常见的防御机制。

表 2–1　防御机制等级

防御机制	描述
原始性防御	
分裂（splitting）	分隔有关自己和他人的体验，使整合成为不可能。当个体面对行为、想法或情感上的矛盾时，他们会以平淡的否认或漠不关心来对待这些分歧。这种防御，旨在阻止因自己或他人身上两极化方面间的不兼容性而产生的冲突。
投射性认同（projective identification）	既是一种心理内部的防御机制，又是一种人际之间的沟通方式。这种现象涉及这样一种行为：微妙的人际压力被施加于另一个人身上，迫使这个人呈现出被投射进入其中的自体或内在客体的某方面特征。然后，作为投射目标的这个人，开始按照被投射的内容去行动、思考和感受。
投射（projection）	对难以接受的内在冲动及其衍生物进行感知和反应，仿佛它们是在自身之外的。不同于"投射性认同"的是，投射的对象在此不会被改变。
否认（denial）	通过无视感官信息，来回避对难以面对的外部现实的某些方面进行觉察。
分离（dissociation）	中断一个人在身份、记忆、意识或感知领域中的连续感，作为在面对无助和失控时保持心理掌控感假象的一种方法。尽管与分裂相似，但在极端的例子中，分离可能因为自体与事件间的联系被切断而包含对事件记忆的改变。
理想化（idealization）	把完美或近乎完美的品质归于他人，作为一种避免焦虑或消极感受（如蔑视、嫉羡或愤怒等）的方法。
付诸行动（acting out）	冲动性地实施潜意识愿望或幻想，作为一种回避痛苦情感的方法。

防御机制	描述
躯体化 （somatization）	将情绪痛苦或其他情感状态转变为躯体症状，并将个人注意力聚焦于对躯体（而非对心灵内部）的关切。
退行 （regression）	退回到一个较早期的发展或功能阶段，以回避与个人当前的发展水平相关的冲突或紧张。
分裂样幻想 （schizoid fantasy）	撤退到一个人私人的内在世界，以回避有关人际情境的焦虑。

较高水平的神经症性防御

防御机制	描述
内射 （introjection）	内化一个重要人物的某些方面，作为应对这个人的丧失的一种方法。一个人也可能内射一个有故意的或坏的客体，以此方式给予自己一种掌控该客体的假象。非防御性形式的内射是正常发展的一部分。
认同 （identification）	通过变得像某个人，而内化这个人的品质。"内射"形成的内化表征，被体验为一个"他者（other）"；而"认同"则是被体验为自体的一部分。同样，认同也能够在正常发展中发挥非防御性功能。
置换 （displacement）	将与某个想法或某个客体相关的感受转移到另一个在某些方面与原本的相似的想法或客体上。
理智化 （intellectualization）	使用过度和抽象的观念来回避面对困难的感受。
情感隔离 （isolation of affect）	将想法从与之相关的情感状态中分隔开来，以避免情绪上的动荡。
合理化 （rationalization）	为无法接受的态度、信念或行为寻找正当的理由，以使它们对于自己来说是可以忍受的。
性欲化 （sexualization）	赋予一个客体或行为以性的意义，以将一种负性体验变为一种令人兴奋的和具有刺激性的体验，或是用以抵挡与该客体有关的焦虑。
反向形成 （reaction formation）	将无法接受的愿望或冲动转变为其对立面。
压抑 （repression）	驱逐无法接受的想法或冲动，或是阻断它们进入意识。这种防御与"否认"的区别在于，后者与外部感官信息有关，而"压抑"与内在状态有关。
抵消 （undoing）	试图通过详细说明、澄清或做相反的事情，以使之前评论或行为中所具有的性、攻击性或羞耻性含意的影响失效。

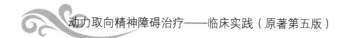

续表

防御机制	描述
成熟的防御	
幽默（humor）	在困难的情境中寻找滑稽的和 / 或讽刺的元素，以此来减少不愉快的情感及个人不适感。这种机制也允许个体对事件保持一定的距离和客观性，以便个体能够反思正在发生什么。
抑制（suppression）	有意识地决定不去注意某个特定的感受、状态或冲动。这种防御与"压抑"及"否定"的不同之处在于，它是意识性的，而非潜意识性的。
禁欲（asceticism）	试图消除体验中令人愉悦的部分，因为这种愉悦引起了内在冲突。这种机制可以服务于超凡卓越或精神信仰上的目标，如因某种信仰而独身。
利他（altruism）	将自己投身于他人的需要——将此置于自己的需要之上。利他行为可用来服务于自恋，但也可以是对社会做出伟大成就和建设性贡献的来源。
期待（anticipation）	通过计划和思考未来的成就以及如何实现它们，来延迟即刻满足。
升华（sublimation）	将社会反感或内心不能接受的目标转变为社会认可的目标。

尽管这个等级体系在临床实践和研究中都很常用，但它可能暗示着一种具有误导性的僵化。像"原始性的（primitive）"这样的术语可能带有贬义的含意。更准确地说，我们都倾向于使用多种类型的防御，当处于压力之下或在大的团体之中时，我们会使用一些被归类为原始性防御的防御。相反，一些有严重障碍的精神科患者在特定情形下也可能会使用一些较为成熟的防御。

自我的适应性方面

自我对于心灵的重要性，并不限于它的防御操作。海因茨·哈特曼（Heinz Hartmann）因关注自我的非防御性而成为对当代自我心理学最重要的贡献者之一。他将自我从本我移开，将它重新聚焦于外部世界。哈特曼（Hartmann，1939，1958）坚信，存在着独立于本我驱力和冲突的、自主发展起来的"自我的一个无冲突的领域"。如果有一个"中等程度可预期的环境"，某些出生时就存在的、自主的自我功能就可以不受冲突的妨碍而蓬勃发展；仅举几个例子来说，它们包括：

思考、学习、感知、运动控制和语言等。哈特曼的"**适应性**"观点是他"存在着一个自主的、无冲突的自我领域"这一观念的自然产物。哈特曼认为，通过对性及攻击性能量的中和，某些防御甚至可以失去它们与本我的本能驱力之间的关联，并成为继发的自主性和适应性。

大卫·拉帕波特（David Rapaport，1951）和伊迪丝·雅各布森（Edith Jacobson，1964）继续推进了哈特曼的工作，进一步完善了他对自我心理学影响深远的贡献。贝拉克等人（Bellak et al.，1973）将自我功能系统化为量表，将它同时应用于研究和临床评估。这些自我功能中最重要的包括：现实检验、冲动控制、思维加工、判断、合成—整合功能、掌握—能力，以及原始和继发的自主性（依照哈特曼的命名）。

客体关系理论

自我心理学的观点是，驱力（例如，性欲和攻击性）是首要的，而客体关系是次要的。（精神分析写作中一个已为大家所接受的传统，尽管可能是不幸的，是使用"**客体**（object）"这个术语来表示"**人**"。虽然"**客体**"这个词带有某种贬抑的隐含意义，但为了一致性和清晰性，我在这里还是会保留这种用法。）换句话说，婴儿最紧要的任务是在驱力的压力下释放紧张。而客体关系理论则认为，驱力是在一种关系情境中出现的（例如，婴儿—母亲两元体），因此它们永远不能彼此脱离。一些客体关系理论家（Fairbairn，1952）甚至认为，驱力首先指向的是寻求客体，而非降低紧张。

用最简单的术语来表述，客体关系理论涵盖了由人际之间的关系向关系的内化表征的转化。随着儿童的发展，他们不仅仅是内化了一个客体或一个人，而是内化了一段完整的"**关系**"（Fairbairn，1940/1952，1944/1952）。一个充满爱的、正性的体验原型在婴儿接受哺乳时期形成（Freud，1905/1953），这个原型包括：正性的自体体验（接受哺乳的婴儿）、正性的客体体验（专注照顾自己的母亲）以及正性的情感体验（愉快、满足）。当饥饿袭来而婴儿的母亲没有立即出现时，一个负性体验的原型出现，包括：负性的自体体验（挫败的、苛求的婴儿）、疏忽大意而令人挫败的客体体验（没有出现的母亲），以及负性的情感体验（愤怒，也许是恐怖）。最终，这两种体验被内化为客体关系的两个相互对立的系列，它们由自体表征、客体表征以及联结这两者的情感组成（Ogden，1983）。

婴儿将母亲内化，通常被称为"内射（introjection）"（Schafer，1968），开始于哺乳过程中与母亲的存在相关联的生理感觉，但直至内在与外在之间的边界形成之后，这种内化才变得有意义。大约在生命的第十六个月，单独的母亲意象逐渐整合为一个持久的心理表征（Sandler & Rosenblatt，1962）。与此同时，一个持久的自体表征开始形成，最初是作为一个身体表征，随后作为一种被感知为属于婴儿的、感觉与经验的汇集。

被内射的客体不一定与实际的外部客体相关。例如，一个没空给要吃奶的婴儿哺乳的母亲，可能只是忙于照顾哥哥或姐姐，但她会被婴儿**体验**和**内射**为是有敌意的、拒绝性的和得不到的。客体关系理论承认，在真实的客体与内化的客体表征之间，**并不是**一对一的相关性。

客体关系理论对于冲突的理解也与自我心理学不同。潜意识冲突不仅仅是冲动和防御之间的斗争，也是相互对立的内在客体关系单元对之间的碰撞（Kernberg，1983；Ogden，1983；Rinsley，1977）。换句话说，在任何时候，自体表征、客体表征及情感的不同组合都在争夺着内在客体关系之心理内部剧场中的舞台中心的位置。

客体关系的内化总是涉及将自我分裂成为潜意识性的亚组织（Ogden，1983），它们被分为两组：

> （1）自我的自体－亚组织（self-suborganizations of ego），即自我的各种方面，在这个亚组织中，一个人更为充分地将自己的观点和感受体验为自己的；（2）自我的客体－亚组织（object-suborganizations of ego），通过这个亚组织，意义在一种基于自我的某一方面与客体相认同的方式中产生。这一与客体的认同是如此彻底，以至于一个人原初的自体感几乎全部丧失。

> （Ogden，1983，p. 227）

这个模型清楚地显示出了弗洛伊德超我概念的影响，它通常被体验为似乎是一个"外来异物"（即自我的一个"客体－亚组织"，它监测着自我的"自体－亚组织"正在做什么）。奥格登（Ogden）的模型也提供了一种从"心理内部"返回到"人际之间"的途径。在这一框架中，移情可以被视为选取两种形式中的一种——或者是自我的自体分支的角色，或者是自我的客体分支的角色——可能被外化到治疗师身上。这一过程将会在本章稍后做详细地讨论。

历　史　视　角

梅兰妮·克莱因（Melanie Klein）通常被认为是客体关系运动的奠基人，她从匈牙利首都布达佩斯移居到德国柏林，后来又在 1926 年移居到英国。在英国，她的早期婴儿发展理论受到高度争议。克莱因受到弗洛伊德的影响，但也在关注内在客体方面开辟了新的天地。通过对儿童的精神分析工作，她逐步发展了一种高度依赖于心理内部潜意识幻想的理论，这种理论将经典理论的发展性时间表压缩进出生后的第一年内。例如，克莱因认为，俄狄浦斯情结（Oedipus complex）与出生后 6—12 个月时的断奶大致同时发生。

根据克莱因的理论，在生命的最初几个月里，婴儿体验到一种对与弗洛伊德所说的死亡本能（death instinct）有关的湮灭的原始恐惧。作为防御这种恐惧的一种方式，自我经受分裂，所有源于死亡本能的"坏"或攻击性都被否认，并被投射到母亲身上。然后，婴儿就生活在会被母亲迫害的恐惧之中——这可能被具体化为：婴儿害怕母亲进入自己内部并摧毁任何的"好"（源于力比多），而这种"好"也是被分裂出来的，并在婴儿内部受到保护。这后一种恐惧是被克莱因（Klein，1946/1975）称为"**偏执 – 分裂位**（paranoid-schizoid position）"的原始焦虑。这种组织经验的早期模式，从重要的防御机制"自我的分裂"（分裂）及"投射"（偏执）这里获得自己的名字。实际上，投射和内射对于理解"偏执 – 分裂位"至关重要。这些机制被用于尽可能地将"好"与"坏"分开（Segal，1964）。在迫害性的或坏的客体被投射到母亲身上，以将它们与好的或理想化的客体分开之后，它们可能会被重新内射（被带回到内部），以获得对它们的控制和掌握。同时，好的客体可能会被投射出去，以保护它们的安全不受"坏的"（此时在内部）所伤害。

投射与内射之间的这些振荡性循环会一直持续，直到婴儿开始意识到，"坏"妈妈和"好"妈妈实际上不是不同的人，而是同一个人。随着儿童将这两个"部分客体（partobjects）"整合入一个完整的客体，他们开始变得不安，担心自己针对母亲的施虐性、破坏性幻想可能摧毁了她。这个新获得的、对母亲（作为一个完整客体）的担忧被克莱因命名为"**抑郁性焦虑**（depressive anxiety）"，它预示着"**抑郁位**（depressive position）"的到来。这一经验的模式，包含对于自己可能会伤害到其他人的担忧；与之形成对比，在偏执 – 分裂位中，婴儿担心的是自己会被其他人伤害。在抑郁位中，内疚开始成为婴儿情感生活的一个重要部分，他们尝试通过**补偿**（reparation）来化解内疚。这个过程可能包括一些针对母亲的、意在修复自己在实际中或在幻想中强加于母亲身上的"伤害"而进行的补救行为。克莱因将俄狄浦斯情结重塑为一种想要通过弥补来化解抑郁性焦虑和内疚感的努力。

但是，因其完全依赖于幻想并由此淡化环境中真实的人的影响，因其过度强调死亡本能——一个在很大程度上被当代精神分析理论家认为不重要的概念，以及因其将复杂的成人认知形式归因于处于自己生命第一年中的婴儿，克莱因的构想也一直受到批评。然而，她对"偏执－分裂位"和"抑郁位"的杰出发展具有非凡的临床价值。尤其是，如果我们将这两种位态视为两种产生体验的终生模式——它们创造着一种在心智中辩证性的相互作用，而不是将它们视为经历过的或已完成的发展阶段（Ogden，1986）。这种终生经验模式的构想，减弱了克莱因的发展时间表的重要性。

对于克莱因来说，驱力是真正复杂的心理现象，它们与特定的客体关系紧密相关。驱力被视为仅仅是将身体作为表达的一种工具来使用，而非起源于身体（Greenberg & Mitchell，1983）。相似地，克莱因认为，驱力不是简单地寻求张力降低，而是出于特定的原因而被指向特定的客体。在 20 世纪 40 年代，克莱因所持有的这个观点（以及其他观点）在英国精神分析学会中引起了激烈的争论。安娜·弗洛伊德是克莱因的主要劲敌。而当这种观点上的分裂最终撕裂了英国精神分析学会时，其中一部分成员，被称为 B 团体，追随安娜·弗洛伊德的领导；而 A 团体继续忠于克莱因；第三个部分——中间团体（The Middle Group）——则拒绝加入上述任何一方。这个中间团体在某种程度上受到克莱因思想的影响，创立了我们今天所知的客体关系理论（Kohon，1986）。直到 1962 年，当他们开始被称为"独立派（Independents）"之前，与这第三个部分相关的个体都没有正式地将他们自己划定为一个团体。独立派中的一些主要人物，有时被称为客体关系的英国学派（"British School" of object relations；Sutherland，1980），包括 D. W. 温尼科特（D. W. Winnicott）、迈克尔·巴林特（Michael Balint）、W. R. D. 费尔贝恩（W. R. D. Fairbairn）、玛格丽特·里特（Margaret Little）和 哈里·冈特瑞普（Harry Guntrip）。在 1943 年和 1944 年的论战（见 King & Steiner，1992）之后，这个团体在人数上主导了精神分析学会，尽管并没有一位发表过一个清晰一致的理论的、名义上的核心领袖（Tuckett，1996）。虽然在这些学者的著作中实际上存在着明显的不同，但他们的工作有着共同的主题。他们都关注俄狄浦斯情结之前的早期发展；都聚焦于内在客体关系的曲折变迁，而非驱力理论。此外，与克莱因相似而与 B 团体不同，他们倾向于使用精神分析的方法治疗更严重的患者，也许正因此，他们获得了对原始精神状态更为密切的观察。

独立派通过强调婴儿早期环境的影响，起到了平衡克莱因过度强调幻想的作用。比如，温尼科特（Winnicott，1965）创造了 **"足够好的母亲（good-enough mother）"** 这个术语，来描述婴儿进行正常发展所需要的最低环境要求。巴林特（Balint，1979）描述了很多患者都有的一种"少了什么东西（something was missing）"的感觉，他将此命名为 **"基本缺失（basic fault）"**。他认为，这一缺失是由于母亲没能响应孩子的基本需求而导致的。费尔贝恩（Fairbairn，1963）可能是最脱离驱力理论的，他认为，分裂样患者困境的病因不在于驱力受挫，而在于他们的母亲没能提供让他们确信自己真正被爱的经验。费尔贝恩相信，本能或驱力不是去寻求快乐，而是去寻求客体。此外，费尔贝恩在引入下述观点上起了重要作用，即将早期创伤视为一种主要的致病性因素，其往往会在 3 岁前的发展关键阶段"冻结住"患者（Fonagy & Target，2003）。

令这些思想家都印象深刻的事实是，想要对人进行完整的精神分析性理解，**缺陷**理论（theory of deficit）和**冲突**理论（theory of conflict）两者都是必不可少的。除了分析冲突，分析师还有另外一项任务：作为一个可以被患者内化的新客体，以支持有缺陷的心理内部结构。这一点对于客体关系的临床理论至关重要——患者的内在客体关系，不是蚀刻在花岗岩上的；它们是开放的，可以通过新的经验来获得修正。

兴起于英国学派的另一个核心概念，是婴儿具有一种天生趋向"自体实现（self-realization）"而生长的倾向（Summers，1999）。尤其是温尼科特，他认为存在一个 **"真性自体（true self）"**，其成长发展可能被母亲及环境中其他人的反应所促进或妨碍。博拉斯（Bollas，1989）拓展了这个观点，他认为儿童内在的原始动机是一种"成为自己"的需求，这种需求被母亲的一种能力所促进，即母亲能够允许孩子在与自己的互动中表达他们真实的自己。无法发挥这种促进能力的母亲可能促使孩子发展出一个 **"假性自体（false self）"**，用来服务于迎合母亲的需要和愿望。

自体和自我

自我心理学家在寻求对自我的透彻理解的过程中，倾向于淡化自体的重要性；而客体关系理论家关注自体，因为它与客体相关联，因此他们寻求进一步澄清自体在心灵结构中的地位。正如我们在第一章中讨论过的，自体是"人"难以表述的一个方面。它由各种成分组成，包括：主体和客体双方，个人记忆的集合，潜意识中令人痛苦的和被否认的部分，在不同时期出现的与情境相关的层面，以及基于文化的现象。精神分析著作中的很多争论都是围绕着自体的地位：作为一种心理内部的表征，或是作为一个发起思考、感受和行动的施动者（agent）（Guntrip，1968，1971；Kernberg，1982；Meissner，1986；Schafer，1976；Sutherland，1983）。

自体作为表征（self-as-representation）和自体作为动因（self-as-agency），都有存在的可能。事实上，自体也许可以被视为嵌在自我之中，并且也许可以被定义为许多自体表征相整合后的最终结果（Kernberg，1982）。然而，这种被整合的终产物不应该被认为是一个连续的、不变的实体（Bollas，1987；Mitchell，1991；Ogden，1989；Schafer，1989）。尽管我们通常希望维持一个"连续自体"的假象，但现实是，我们全都由多重不连续的自体组成，它们不断地被我们与他人之间真实的及幻想的关系所塑造和定义。谢弗（Schafer，1989）将这一现象理解为我们所发展出来的一系列叙事性自体（narrative selves）或者故事线，来为我们的生活提供一种在情绪上连贯一致、条理清晰的解释。米切尔（Mitchell，1991）观察到精神分析工作的一个悖论，即当患者学会容忍自己的多重侧面时，他们便开始将自己体验为更加持久与更加连贯一致的。

防 御 机 制

由于客体关系理论与严重紊乱患者之间的历史性联系，相当多的关注重点被放在了人格障碍和精神病之特征性的原始防御上：分裂、投射性认同、内射和否认。

分裂

第一种防御机制——**分裂**是一种主动地将相互矛盾对立的感受、自体表征或客体表征相分离的潜意识过程。尽管弗洛伊德（Freud，1927/1961，1940/1964）曾零散地提及过"分裂"，但将"分裂"提升至在生命最初几个月中的情绪性生存之基石地位的，是克莱因（Klein，1946/1975）。分裂使婴儿能够将好与坏、愉快与不愉快以及爱与恨相分离，以将积极的体验、情感、自体表征和客体表征保存在一个被安全隔离的心灵隔间中，使它们免受相对应的消极内容的污染。分裂也许可以被视为一种整理经验的基础生物性模式，在此，带来危害的与受到危及的被相互隔开；其次，它才被阐释为一种心理性防御（Ogden，1986）。它也是自我虚弱的一个根本原因（Kernberg，1967，1975）。与"好"的和"坏"的内射物（introjects）有关的力比多驱力和攻击性驱力之衍生物的整合，可用以中和攻击性。但分裂阻碍了这种中和，并由此剥夺了自我用以成长的一个必不可少的能量来源。

在科恩伯格（Kernberg）看来，分裂以一定的临床表现为特征：（1）交替表达相互矛盾的行为和态度，患者对此缺乏关注并冷淡地否认；（2）将环境中的所有人划分入"全好"和"全坏"的阵营，这通常被称为**理想化和贬低**；（3）相互矛盾的自体表征共存，彼此交替。尽管科恩伯格将分裂视为边缘性人格障碍患者的关键防御操作，但有时在所有患者身上都可以观察到分裂（Rangell，1982），而且它并不能清晰地将边缘性患者从其他人格障碍患者中区分出来（Allen et al.，1988）。科恩伯格区分神经症性和边缘性特征的依据，部分是基于后者更倾向于使用分裂——多于使用压抑；但实证研究表明，这两种防御操作彼此独立地运行，并且可以共存于同一个体之中（Perry & Cooper，1986）。

投射性认同

第二种防御机制——**投射性认同**是一个包含三个步骤的潜意识过程，通过此过程，一个人自身的某些方面被否认并归于他人（参见图 2-2、图 2-3 和图 2-4）。这三个步骤如下所示。

1. 患者将一个自体或一个客体的表征投射到治疗师身上。

2. 治疗师潜意识地认同患者所投射的内容，并开始像被投射的那个自体或客体表征一样来感受或行动，以此作为对患者所施加的人际压力的回应。［投射性认同现象的这一部分有时也被称为"**投射性反认同**（projective counteridentification）"（Grinberg，1979）。］

3. 被投射的材料被治疗师"在心理上加工处理"和修正；通过重新内射（reintrojection），治疗师将它们返还给患者。对被投射材料的修正，继而修正了相应的自体或客体表征以及人际联系的模式。

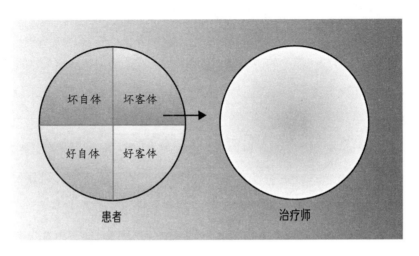

图 2-2　投射性认同——步骤 1：患者否认并将坏的内在客体投射到治疗师身上。

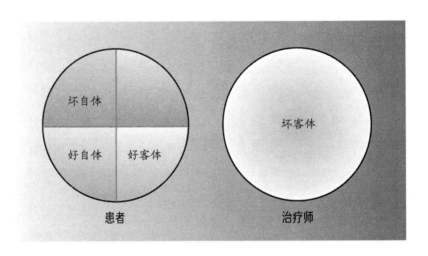

图 2-3　投射性认同——步骤 2：治疗师潜意识地开始像被投射的坏客体那样感受和 / 或行动，作为对患者所施加的人际压力的回应［投射性反认同（projective counterdentification）］。

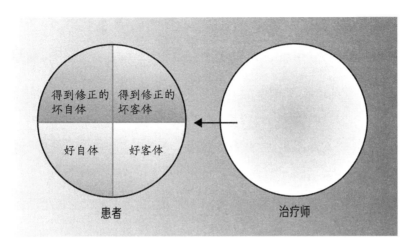

图 2-4 投射性认同——步骤 3：治疗师涵容并修正被投射的坏客体，

被修正的内容随后被患者重新内射并同化吸收〔内射性认同（introjective identification）〕。

伦敦的当代克莱因学派的分析师对投射性认同有些不同的看法。他们更倾向于将这种防御理解为并不涉及患者内在某一部分的投射，而是涉及对一个客体关系之幻想的投射（Feldman，1997）。就这一点而言，投射目标的变化便不是绝对必要的。不过，克莱因学派越来越多的共识也正在出现，即：分析师或治疗师总是在某种程度上受到患者正在投射的内容所影响；以及，对患者的"轻推"做出某种程度的反应——与患者的投射相符合，可能会帮助分析师开始意识性地觉察到"正在被投射的是什么"（Joseph，1989；Spillius，1992）。

正如第一章提到的，反移情是患者和临床医生双方的贡献共同创造的（Gabbard，1995）。患者唤起治疗师身上的某些反应；但是，是治疗师自己的冲突和内在自体及客体表征决定了反移情反应的最终形态。换句话说，这个过程需要投射的接收者身上有一个"钩子"使投射能够附着住。特定的投射与特定的接收者更相匹配（Gabbard，1995）。

将投射性认同的概念限定为一种防御机制，是过度局限性的。由于具有人际性的组成部分，它也可以被认为是：（1）一种沟通的方式，在此，患者迫使治疗师体验一系列与他们自己相似的感受；（2）一种客体联系的模式；（3）一种心理变化的途径，因为所投射的内容在被治疗师修正后又被患者重新内射，这种重新内射带来患者的改变。尽管投射性认同这个模型强调的是在临床环境中会发生什么，但投射性认同也经常发生在非治疗性情境中。在这些非临床情境中，投射可能会以完全扭曲的形式被返还回来，或者被"塞回患者的喉咙"，而不是被修正或被涵容。

内射

第三种防御——**内射**是一个外部客体被象征性地摄入，并同化吸收为自身的一部分的无意识过程。这一机制可以作为投射性认同的一个部分而存在，在此，被摄入的是最初被投射的；或者它可以独立地存在，作为投射的反向过程。在传统上，弗洛伊德（Freud，1917/1963）将"抑郁"构想为是内射了一个令人矛盾看待的客体所导致的。在抑郁患者内部，聚焦于这一内射物的愤怒导致了自体贬低（self-depreciation）及抑郁的其他症状。以当代客体关系理论的说法，作为内化最重要的两种模式之一，内射与认同是有区别的。一方面，比如，如果父母中一方被**内射**了，那么这一方父母被内化为"自我"的"客体分支"的一部分，并被体验为一个内在存在，但并不实质性地改变自体表征。而另一方面，如果发生的是**认同**，这一方父母则是被内化为"自我"的"自体分支"的一部分，并本质性地改变了自体表征（Sandler，1990）。

否认

第四种防御机制——**否认**是一种对创伤性感官信息的直接否认。压抑一般被用作防御**内在**愿望或冲动；而否认通常是防御**外在**现实世界，当那个现实令人不安到无法承受时。尽管这种机制主要与精神病和严重人格障碍相关联，但它也可能为健康个体所使用，尤其是在面对灾难性事件时。

美国的关系理论

英国的客体关系学派极大地影响了美国的关系理论。这一"两人"理论与它的近亲们——主体间性（intersubjectivity）、建构主义（constructivism）以及人际关系理论（interpersonal theory）——有一个共同的观点，即治疗师对患者的感知不可避免地受到治疗师的主观性所影响（Aron，1996；Gill，1994；Greenberg，1991；Hoffman，1992，1998；Levine，1994；Mitchell，1993，1997；Natterson，1991；Renik，1993，1998；Stolorow et al.，1987）。这种观点的一个基本特征是，治疗室中的两个人在任何时候都在彼此影响着。因此，在对患者的问题进行个案概念化时，治疗师无法超越其自身的主观性。不仅如此，治疗师的实际行为也会对患者的移情产生实质性影响。有些学者认为，这种主体间性的视角超越了任何特定的学派，并与所有心理治疗情境相关（Aron，1996；Dunn，1995；Gabbard，1997；Levine，1996）。

在过去 10 年间，美国的关系理论与英国的客体关系学派之间的差异已经变得越来越不重要。正如哈里斯（Harris，2011）指出的，"历史上的重要差异，现在看来只是一些细微差别"（p. 702）。因此，理论的地理起源变得相对不重要了，因为英国的传统与美国今天的学者之间有着相当大的重叠。反移情和两人心理学（two-person psychology）无疑是关系运动的核心。承认不确定性以及在治疗师的技术中对即兴发挥的需要，从关系性/主体间性的观点来看也至关重要（Ringstrom，2007）。自体的概念也在出身人际间和关系传统的学者这里有着显著的重要性。布朗伯格（Bromberg，2006）强调，基于羞耻感的自体状态是难以忍受的，并可能会被分裂或分离（dissociated），以致虚假的连续性和不连贯性可能是心理治疗工作的突出特征。最后，承认治疗过程中的不确定性，就要求相当程度地重视治疗师与患者之间围绕意义及治疗本身的最佳方式进行协商的需要（Bass，2007；Pizer，2004）。不像在经典精神分析的历史中经常发生的那样，在此，分析师或治疗师的观点并不凌驾于患者的主观性视角之上。

自体心理学

科　胡　特

客体关系理论强调内化的自体表征与客体表征之间的关系；而自体心理学则强调外在关系如何帮助维持自尊（self-esteem）和自体内聚性（self-cohesion）。这种理论方法源自海因茨·科胡特（Heinz Kohut，1971，1977，1984）影响深远的著作，将患者视为极度需要别人的某些回应以维持一种幸福感。

自体心理学由科胡特对他在精神分析中治疗的自恋性障碍的门诊患者所做的研究发展而来。他指出，这些患者看起来与经典的神经症性患者不同，后者表现出癔症性或强迫性症状而前来接受治疗。而这些患者则主诉在关系中有难以形容的抑郁感或不满感（Kohut，1971）。他们也以脆弱的自尊为特征，对于来自朋友、亲人、恋人、同事和其他人的怠慢高度敏感。科胡特观察到，自我心理学的结构模型似乎不足以解释这些患者所呈现之问题的发病机制及治疗。

科胡特注意到，这些患者发展出两种类型的移情：镜像移情（mirror transference）和理想化移情（idealizing transference）。在镜像移情中，患者期待分析师予以肯定性、认可性的回应，科胡特将此与"母亲眼中闪烁的光芒"——母亲在回应自己的小孩子与其发展阶段相适合的、表现欲的展现时做出的反应——相联系，而孩子的这种表现欲展现被科胡特称为"**夸大–表现性自体（grandiose-exhibitionistic self）**"。依据科胡特的观点，这些肯定性的回应对于正常发展是必不可少的，因为它们为孩子提供了一种自体价值（self-worth）感。当母亲无法共情她的孩子对于这种镜映性回应的需要时，这个孩子在维持一种整体感和自尊方面就有极大的困难。作为对这种共情失败的反应，这个孩子的自体感破碎；然后这个孩子不顾一切地试图做到完美并为父母"表演"，以期获得所渴望的认可。这种形式的"卖弄（showing off）"是夸大–表现性自体的另一种体现（Baker & Baker，1987）。相同的现象构成了前来寻求治疗的成年人的镜像移情。那些不顾一切地为了获得认可和赞赏而努力为治疗师"表演"的成年患者，可能正在发展镜像移情。

理想化移情，正如这个名称所暗示的，是指患者将治疗师视为能提供抚慰与疗愈的、无所不能的父母。希望沐浴在被理想化了的治疗师所反射出的荣耀中，是这种移情的一个表现。正如一个孩子可能因母亲的共情失败而受到创伤，因为她没有为孩子的夸大–表现性自体提供镜映性回应；这个孩子也可能因为母亲没有共情到孩子有将她理想化的需要，或者因为她没有提供一个值得理想化的榜样，而受到创伤。

无论是哪一种情况，有这种早期养育紊乱经验以及表现出这些类型的移情倾向的成年患者，都在与一个有缺陷或不足的自体做斗争——这个自体在发展上被冻结在了一个高度易于破碎的时间点。在科胡特看来，与自我心理学相关联的冲突的结构模型，不足以解释这些自恋性的、对"镜映"与"理想化"的需求。此外他注意到，从经典观点的角度来处理自恋问题的分析师，其态度里带着一种说教和贬损的语气。他相信，因为追随弗洛伊德（Freud，1914/1963）的模型已经造成了很多的伤害。弗洛伊德的模型认为，从一种原始自恋的状态到对客体之爱的过渡，是正常成熟过程的一部分。弗洛伊德思想的衍生观点是，一个人应该"因长大而不再需要"自恋性追求，并变得更加关注他人的需求。

科胡特认为这种观点是虚伪的。他主张自恋需求贯穿一生持续存在，它们与"客体之爱"的发展并行存在。他提出了一种"**双轴理论**（double-axis theory）"（见图 2-5），考虑到了"自恋性的爱"和"对客体的爱"这两个领域的持续发展（Ornstein，1974）。在婴儿成熟的过程中，通过采用两种策略中的一种——（1）夸大的自体（grandiose self），完美在这里是被捕获于自身内部的；（2）理想化的父母意象（idealized parent imago），完美在这里被分配给父母——他们尝试去俘获那个已经失去的早期母婴联结的完美状态。这两个极端构成了"**两极自体**（bipolar self）"。在他最后一本著作（在他去世后出版）中，科胡特（Kohut，1984）将这一构想扩展为"**三极自体**（tripolar self）"，增加了一个第三极"自体客体需求（selfobject needs）"——"**孪生自我**（twinship ego）"或"**分身自我**（alter ego）"。自体的这一层面，在移情中以一种"就要像治疗师一样"的需求呈现出来。其发展性起源是一种融合的愿望，这种愿望逐渐转化为模仿行为。例如，当父亲割草时，小男孩可能会玩修剪草坪的游戏。与另外两极相比，自体第三极的临床实用性有限，因此经常被排除在关于自体客体移情（selfobject transferences）的讨论之外。对于孩子所使用的这

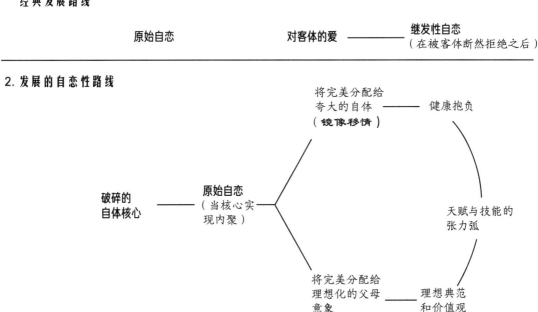

1. 通向客体之爱的经典发展路线

原始自恋 ——— 对客体的爱 ——— 继发性自恋（在被客体断然拒绝之后）

2. 发展的自恋性路线

破碎的自体核心 ——— 原始自恋（当核心实现内聚）

将完美分配给夸大的自体（**镜像移情**）——— 健康抱负

将完美分配给理想化的父母意象（**理想化移情**）——— 理想典范和价值观

天赋与技能的张力弧

图 2-5　科胡特（Kohut，1971）的双轴理论

些策略，如果父母的典型反应是共情失败，则发展性阻滞便会发生。另一方面，如果养育方式适当，夸大的自体便会转化为健康的抱负，而理想化的父母意象则会被内化为理想典范和价值观（Kohut，1971）。因此，治疗师应该能够共情患者的自恋需求，将它视为在发展上是正常的，而不是蔑视地将它视为以自我为中心的和不成熟的。经典自我心理学理论将患者构想为具有婴儿性愿望，这种愿望需要被放弃；而科胡特将患者视为怀有着必须被理解并在治疗中必须部分地予以满足的**需求**（Eagle，1990）。科胡特的第一本书提出了这个理论阐述，主要适用于自恋性性格病理学。到他最后一本书出版时，他已经极大地拓展了自体心理学的范围：

> 自体心理学现在正尝试证明……所有形式的精神病理学，或者是基于自体结构中的缺陷，或者是基于自体的歪曲，或者是基于自体的虚弱。更进一步地，它尝试表明，自体中的所有这些问题都是由于童年时期的自体－自体客体关系（self-selfobject relationships）紊乱造成的。
>
> （Kohut，1984，p. 53）

"**自体客体**（selfobject）"成为一个通用的术语，以描述其他人在镜映、理想化和孪生需求方面为"自体"扮演的角色。从自体成长与发展的角度来看，其他人不被视为独立的"人"，而是作为满足自体的这些需求的"客体"。因此，在某种意义上，自体客体可以更多地被视为功能（比如抚慰、确认）而非人。依据科胡特的观点，对自体客体的需求永远不会因为长大而停止，而是会持续一生——为了情绪性生存，我们需要环境中的自体客体；正如为了躯体的生存，我们需要大气中的氧气一样（Kohut，1984）。

科胡特最终理论陈述的一个暗含意义是，心理上的分离是一个神话。自体心理学将自体与自体客体的分离视为不可能。我们所有人终生都需要从他人那里得到肯定性的、共情性的回应，以维持我们的自尊。成熟和成长是从一种对原始自体客体的需求离开，转向一种使用更为成熟而恰当的自体客体的能力。在临床情境中，治疗的目标是壮大被削弱的自体，以使它能够忍受不太理想的自体客体体验，而不会发生自体内聚性的严重丧失（Wolf，1988）。

科胡特始终反对简单的自体的定义，他认为自体是一个如此包罗万象的结构，它难以被清晰明了地定义。然而，到1981年去世前，他对自体的理解已经清晰地从一种"自体表征"发展成一个"超维自体，作为首要的心理结构组合（psychic constellation）、体验与主动性的中心以及主要的动机性动因"（Curtis，1985，p. 343）。进一步的暗示还包括：普遍地淡化自我的重要性以及驱力与防御的发展变迁；更多地聚焦于意识性的主观经验；以及将攻击性构想为继发于自体客体的失败（比如，自恋性暴怒），而非理解为原始的或天生的驱力。在这个框架下，防御和阻抗，或者如科胡特（Kohut，1984）提到它们时的说法"防御–阻抗（defense-resistances）"，被视为完全不同的："我的个人倾向是去谈患者的'防御性（defensiveness）'——以及将他们的防御姿态理解为适应性的和具有心理价值的——而不去谈他们的'阻抗'"（p. 114）。无疑，它们是有价值的和适应性的，因为它们保存了自体的完整性。

与自我心理学家相比，科胡特认为俄狄浦斯情结是次要的。包含着性与攻击的俄狄浦斯冲突只不过是自体–自体客体矩阵（self-selfobject matrix）中早期发育失败的"故障产物"。如果一位母亲足够地满足孩子的自体客体需求，俄狄浦斯情结就能够平安度过，孩子不会出现症状。根据自体心理学理论的观点，根本性的焦虑是"解体焦虑（disintegration anxiety）"，它涉及的恐惧是：在对不能满足需求的自体客体反应所做的回应中，一个人的自体会破碎，这会导致体验到一种心理死亡的非人类状态（Baker & Baker，1987）。从自体心理学的观点来看，大多数症状性的行为（例如，药物滥用、性乱交、性变态、自残、暴食和清除行为）并**不是**产生自与阉割焦虑有关的神经症性冲突，而是反映了"一种想要为一个脆弱而不健康的自体维持和／或恢复内在凝聚与和谐的迫切努力"（Baker & Baker，1987，p. 5）。自体的这些碎片沿着一个连续体发生，从轻微的担忧或焦虑，到因感知到自己正在分崩离析而产生严重的惊恐（Wolf，1988）。

自体心理学对于养育者的失败以及由此导致的自体缺陷的强调，与英国客体关系理论产生了共鸣。与温尼科特的"足够好的母性照料（good-enough mothering）"以及巴林特的"基本缺失（basic fault）"十分相似的论述，可以在自体心理学著作的主题中看到。尽管科胡特不承认这些理论家的贡献，但他们的影响是确定无疑的。然而，客体关系理论家不会将"自体"的概念发展到科胡特那样的程度，可能是由于他们坚持一种保有道德说教潜力的心智发育成熟模型，而这正是科胡特所避免的（Bacal，1987）。科胡特还在识别出"自尊"在精神障碍发病机制中的重要意义方面做出了重大贡献。例如，人格障碍可以被视为自体的障碍，表现为不惜一切地努力保护自体的内聚，而这常常导致与他人之间的关系出现问题（Silverstein，2007）。相似地，治疗师的作用更多地转向做出持续的共情努力，而非解释性的理解；其目标是提供一种自体客体经验，通过与治疗师的修正性情绪体验而治愈人格障碍。换句话说，提供一段较长时间的共情是最佳的治疗作用形式，而不是强调对模式及对与他人关系的领悟。

后科胡特的贡献

科胡特去世后，新一代的自体心理学家详尽阐述并扩展了其理论的不同方面。沃尔夫（Wolf，1988）识别出两种其他的自体客体移情。**对抗性自体客体移情**（adversarial selfobject transference）是指患者将分析师体验为一个温和反对的个体，同时仍然保持一定程度的支持。通过接纳患者对于"对抗"的需要，分析师也被体验为在鼓励患者拥有一定程度上的自体自主性。沃尔夫所观察到的第二种自体客体移情与镜像移情有关；但由于它与实现掌控的固有动机有关，这一差别足以使这种移情应该拥有一个独有的名字。它被称为**有效性自体客体移情**（efficacy selfobject transference），涉及患者的一种感知，即分析师允许患者有效地在分析师身上引起必要的自体客体行为。

其他受自体心理学影响的分析师认为，在感知的共情—内省模式（empathic–introspective mode）之外的信息，必须被整合进分析师的知识库之中。利希滕贝格（Lichtenberg，1998；Lichtenberg & Had，1989）认为，童年期和婴儿期体验的原型"模型场景（model scenes）"知识，对重现和理解患者早期经验具有高度重要的意义。他指出，要全面地理解在患者身上起作用的力量，必须要考虑五个独立的动机系统。这些系统中的每一个，都建立在天生固有的需求以及与之相关的回应模式的基础之上。第一个系统是为响应对依恋和归属的需求而发展的。第二个系统涉及对心理性调节和生理性要求之需要的响应。第三个系统逐步形成于对坚持主张和探索之需求的响应。第四个系统是响应通过撤退和／或对抗而对令人厌恶的体验做出反应的需要。第五个系统涉及对感官享受以及最终的性兴奋之需求的响应。这些系统彼此之间处于对立统一的张力状态，并经历着持续的等级重排。每个系统都只有在来自照料者的互惠性回应（reciprocal response）存在的情况下才能够发展。利希滕贝格对科胡特的理论持有保留意见，因科胡特的理论倾向于将性以及非性的愉悦降至一个相对外围的地位。

巴卡尔和纽曼（Bacal & Newman，1990）寻求将自体心理学与客体关系理论整合起来。他们认为，自体心理学可以被理解为客体关系理论的一个变体，而科胡特未能认识到英国客体关系学派对其思想的影响。巴卡尔和纽曼指出，自体处于与其客体的联结之中，而非处于孤立之中，这才是自体心理学真正的基本单位。

其他修正主义者质疑科胡特所赞同的治疗作用模式，包括在共情性理解的背景下对患者需求的"恰当的挫败（optimal frustration）"。尽管科胡特反复强调他的技术在本质上是解释性的；但有些观察家，例如西格尔（Siegel，1996），强调科胡特的方法与弗洛伊德提出的挫败类型有着相当大的不同。在他最后一本书中，科胡特认可了修正性情绪体验的作用。然而，巴卡尔（Bacal，1985）对科胡特"恰当的挫败"的概念持批评态度，并提出"恰当的响应（optimal responsiveness）"对分析过程同样重要。林登（Lindon，1994）有类似的担忧，并提议用"**恰当的提供**（optimal provision）"这一术语来解决分析师一方过度节制的问题。然而，他并没有将这种类型的"提供"视为具有治疗作用。更确切地说，林登对于"提供"的构想涉及创造一种氛围以促进对患者潜意识的探索，而并不一定用以修复发展性缺陷。他明确说明，"提供"应该服务于推进分析工作，而不是用来破坏分析过程。

最后，后科胡特时代的自体心理学家认识到，科胡特所强调的关于生活主观经验的观点正在这个领域内发生转变。与斯特恩（Stern，2004）及波士顿改变过程研究小组（Boston Change Process Study Group，2010）的工作一致，我们对"什么是**内隐的**"以及"什么是主观上感觉到的"更为感兴趣（Coburn，2006）。就这一点而言，我们对于发展的主体间性层面，以及那些即使不被意识性地体验到的、但"铭刻在骨子里的"程序性内隐知识，有着更多的觉察。

发展性思考

在某种程度上，所有的精神分析理论都是建立在发展性思考的基础之上的。正如精神分析理论从强调驱力、防御和动因之间的心理内部冲突，演变为对自体、客体和关系的关注一样，发展性研究也在朝着这个方向发展。与自我心理学相关的早期发展理论，聚焦于力比多区域，并且在很大程度上是基于成人精神分析工作而对早期发展进行的重构。埃里克森（Erikson，1959）追随哈特曼（Hartmann）的引领，努力将动因之间的冲突编织入更为宽泛的自我心理学结构之中。他聚焦在源于环境的心理社会议题上，这使他能够逐步发展出一个后成的（epigenetic）发展图式，以每个阶段的心理社会危机为特征。例如，在发展的口欲期阶段，婴儿必然在基本的信任和基本的不信任之间做斗争。肛欲期的危机涉及自主性对抗羞耻及怀疑。在生殖器–俄狄浦斯期阶段，幼儿会在主动性和内疚之间挣扎。

俄狄浦斯期大约从 3 岁开始，与之相关联的是一种对作为快乐来源的生殖器更为强烈的关注。伴随这种兴趣的，是一种对于自己成为异性父母一方唯一的爱之客体的更为强烈的渴望。然而，与此同时，这个孩子的二元或母—婴参照系变成了三元的，幼儿开始意识到一个竞争对手在竞争异性父母的爱。

对于男孩来说，第一个爱的客体是母亲，因此他的爱慕不需要发生转变。他渴望与她一起睡，抚摩她，成为她的世界的中心。因为父亲干扰这些计划，孩子发展出对自己的竞争对手的杀害愿望。这些愿望导致内疚，对于被父亲报复的恐惧，以及对于报复即将发生的焦虑感。弗洛伊德反复观察到，在这个发展阶段，男孩焦虑的主要来源是父亲的报复会以阉割的形式发生。为了避免这种惩罚，男孩放弃对母亲的性追求，并与父亲进行认同。伴随着这种向攻击者认同的，是决定寻找一个*像*母亲一样的女性，这样，男孩就可以*像*他的父亲一样。

作为这一俄狄浦斯冲突的解决方案的一部分，在大约 5 岁或 6 岁末，报复性的父亲被内化，形成了超我，弗洛伊德将此视为俄狄浦斯情结的结果。当代关于俄狄浦斯发展期的思考已经阐明，这个时期也存在对*同性*父母的力比多渴望，与之相关联的是一种除去*异性*父母的愿望。这种观点经常被称为"**负性俄狄浦斯情结**（negative Oedipus complex）"。

弗洛伊德在解释女孩的俄狄浦斯发展上遇到了较多困难。在一系列文章（Freud，1925/1961，1931/1961，1933/1964）中，他坦率地承认他对女性心理学的困惑，尽管如此，他还是努力去描绘女性的发展。他处理这个难题的一个方法是，假定女性发展从根本上与男性发展是相似的。正如弗洛伊德看到的，在男孩身上，俄狄浦斯情结通过阉割情结而得到解决；而在女孩身上，俄狄浦斯情结则是通过一种对"阉割"的觉察而宣布它的存在。在弗洛伊德看来，在发展的前俄狄浦斯阶段，小女孩的感受在本质上与小男孩是相似的，直到她发现阴茎的存在。在那一刻，她开始感觉到自卑，并成为阴茎嫉妒（penis envy）的受害者。她倾向于把自己的自卑怪罪到母亲身上，因此她转而将父亲作为她的爱的客体，并希望从她父亲那里得到一个孩子来代替她想要阴茎的愿望。弗洛伊德相信，在小女孩发现她的"生殖器劣势（genital inferiority）"后，有三种途径可供她选择：（1）停止所有的性欲（比如，神经症）；（2）挑衅性的过度男性气质；（3）最明确的女性气质，这意味着放弃阴蒂性欲。在通常的俄狄浦斯解决方案中，不是害怕被父亲阉割，而是丧失母亲的爱被假设为关键性因素。

更多的当代精神分析学家就弗洛伊德对女性发展的构想提出了严肃的质疑。斯托勒（Stoller，1976）不同意弗洛伊德将女性气质的发展视为性别差异化、阴茎嫉妒和潜意识冲突的产物。他认为女性气质是一种天生的潜力，而出生时的性别分配、父母的态度、胎儿大脑的神经生理组织、婴儿和父母之间的早期互动，以及从环境中的学习，都汇集形成了一个复杂的核心；围绕着这个核心，一种成熟的女性气质最终得以组织起来。他将这第一步称为*初始女性气质*（primary femininity），因为它不被视为冲突的产物。泰森（Tyson，1996）强调，成熟的女性气质始于初始女性气质，但冲突的解决以及对父母双方的认同会最终决定最后的形式。

斯托勒与其他作者［例如勒纳（Lerner，1980）和托罗克（Torok，1970）］的看法一致，认为阴茎嫉妒只是女性特征发展的一个方面，而不是其起源。当代女性主义精神分析理论强调了将阴茎嫉妒视为"基石（bedrock）"现象（Freud，1937/1964）对治疗所产生的不利暗示：它难以进一步得到分析和理解。"基石"观点的一个隐患是，它可能导致治疗师被误导性地尝试去帮助女性患者接受一种将自己视为男性的劣等形式的观点。弗伦克尔（Frenkel，1996）强调，女性患者通常并不觉得其外生殖器官或生殖器唤起是不够好的，这与弗洛伊德的见解形成对比；并且阴蒂完全不被视为次等器官，而是早在4—6岁时就已经是发起强烈愉悦感和偶尔性高潮的部位。对阴道的意识也在该年龄段出现。目前关于性别建构的思考强调文化、客体关系以及与父母认同的影响，而不是狭隘地将它与解剖学上的差异联系起来（Benjamin，1990；Chodorow，1996）。

神经科学的研究也扩展了我们对男性–女性差异的认识。参与面部辨别的大脑区域，从生命的早期开始在女性中就比在男性中更为发达（McClure，2000）。事实上，女性大脑神经系统的成熟速度一般来说比男性快（Moore & Cocas，2006），女性左右大脑半球之间的连接比男性强（Friedman & Downey，2008）。因此，女性大脑更早的偏侧优势可能会使其拥有敏锐地读懂别人面部情绪的优越能力。尽管这些神经生物学上的性别差异是显著的，但它们丝毫不会掩盖早期养育环境对女性发展的非凡重要性。与父母及其他重要照料者之间的互动是塑造个体的核心——也就是说，生物学和环境在性别形成上是相互影响的（Silverman，2010）。

描述精神动力学思考中关于女性气质之当代视角的特征时，也许最好将其归纳为一种对被广为接受的观念的系统性质疑。乔多罗（Chodorow，2012）强调有许多种女性气质，正如有许多种男性气质。临床医生一定不能是为了证实某些特定的理论而倾听和对待女性患者。相反，最佳的心理治疗姿态是认识到存在着许多文化性的、心理内部的以及生物学的因素，它们带给每位女性独特的个性。乔多罗（Chodorow，2012）主张以开放的心态去发现这种定义着个体的独特性：

> 虽然任何人的性别总是包括对女性化和男性化之间差异的某些认识，但某个特定个体的个人性别活力，可能是或者也可能不是围绕着男性化－女性化差异而被组织起来的。即使是在那些性别活力围绕着这种差异而组织的情况下，生殖器意识或对两性间生殖器差异的感觉，也可能会或者可能不会构成其核心。

（p. 147）

发展，无论是涉及性别身份认同还是自体的形成，都是终生的。发展不会随着俄狄浦斯情结的解决而停止。防御机制丛随着每个后续阶段而发生改变——潜伏期、青春期、成年早期和老年期。事实上，韦兰特（Vaillant，1976）记录了成年人生活中从不成熟的防御到更为成熟的防御（例如：利他和升华）的一种有序转变，表明人格在整个生命周期中确实是动态的和可塑的。此外，分析性治疗曾经被认为对老年患者不太有用；但现在，使用精神动力学方法治疗 60 多岁、70 多岁和 80 多岁的患者是很常见的。

马　　勒

自 20 世纪 70 年代以来，精神分析中出现了更多基于经验的发展理论。玛格丽特·马勒（Margaret Mahler）及其同事（Mahler et al., 1975）的婴儿观察研究是最早的此类研究，并且通常被认为在自我心理学与客体关系理论之间架起了一座桥梁。通过观察正常的及异常的母婴对，马勒及其团队识别出了客体关系发展的三个大致阶段。

在出生后的最初 2 个月中，第一个"**自闭**（autistic）"阶段出现，在这个阶段，婴儿似乎是专注于自己的，关心生存而非联系；出生后 2—6 个月为第二阶段，被称为"**共生**（symbiosis）"，婴儿开始出现微笑反应以及跟随母亲面容的视觉能力。虽然婴儿模糊地意识到母亲是一个独立的客体，但婴儿对母婴二元体的最初体验就是一个二元统一体，而不是两个独立的人。

第三阶段是"**分离－个体化**（separation-individuation）"，以四个子阶段为特征。第一个子阶段"**分化**（differentiation）"为出生后 6—10 个月，孩子开始意识到母亲是一个独立的人。这种意识可能导致孩子对过渡性客体（transitional object）的需要（Winnicott，1953/1971），例如一条毯子或一个奶嘴，来帮助他们应对母亲不总是在身边这一事实。第二个子阶段"**实践**（practicing）"为出生后 10—16 个月。有了在这个年龄新获得的运动技能，学步的孩子喜欢自己去探索世界，尽管他们经常返回到母亲那里去"加油"。第三个子阶段"**和解**（rapprochement）"发生在出生后 16—24 个月，其特征是更清晰地觉察到母亲的分离。这一觉察带来了更为加重的、对于与母亲分离的脆弱感。

第四个也是最后一个阶段，是"分离－个体化"的一个子阶段，其标志是个体性的整合与巩固，以及客体恒常性（object constancy）的开始。这个时期（大致对应于生命的第三年）的成就是将对母亲分裂的看法整合入一个一体化的完整客体，这个客体可以被内化为一种情绪抚慰性的内在存在，在母亲不在身边时支撑着孩子。这一成就对应克莱因的"抑郁位"，为孩子步入俄狄浦斯阶段铺平了道路。

斯特恩及其后继者

然而，正如前面所指出的，科胡特认为，来自环境中他人的某些形式的自体客体回应是贯穿我们一生都必不可少的。他的观点挑战了马勒对"分离－个体化"的强调。另外，丹尼尔·斯特恩（Daniel Stern，1985，1989）的婴儿观察研究质疑了"婴儿在一种自闭式的自体专注（self-absorption）的状态中从子宫里出来"这一观点。斯特恩的研究显示，婴儿似乎从生命的最初几天就能意识到母亲或照料者的存在。与科胡特的观点一致，斯特恩观察到，从母亲或照料者那里得到肯定性、认可性的回应，对于发展中的婴儿不断演变的自体感至关重要。他进一步强调，婴儿在响应照料者的调谐回应的过程中，发展出了一种"自体与他人同在"之感（sense of self-with-other）。斯特恩与克莱因的区别之处在于，他认为幻想的意义微乎其微。相比之下，他认为婴儿主要是在体验现实。他得出的结论是，婴儿是娴熟的现实观察家，只有到了年龄较大的学步儿阶段才开始大量使用幻想和歪曲，用以努力尝试改变自己的感知。

斯特恩描述了五种不同的自体感。他没有将它们视为会由后继的且更为成熟的发展时期所取代的"阶段"，而是认为它们是自体体验的不同领域：萌芽或"身体"自体（emergent or "body" self）、核心自体（core self）、主观自体（subjective self）、言语或类别自体（verbal or categorical self）以及叙事自体（narrative self）——它们每一种都持续整个一生，并与其他共存的自体感协同运作。在出生到2个月之间，"**萌芽自体**"出现，它主要是一种生理性基础的躯体自体；在2—6个月，"**核心自体感**"出现，它与更多的人际间联系相关；"**主观自体感**"出现在7—9个月，这是一个重要的事件，因为它涉及婴儿与母亲之间心理内部状态的匹配；在15—18个月，与象征性思维能力和言语沟通能力的发展同时发生，"**言语或类别自体感**"出现了；"**叙事自体感**"在3—5岁时到来。斯特恩相信，当患者在分析性情境中讲述自己的生命故事时，我们就会遇到自体的这种历史观。

贯穿其著作始终，斯特恩（Stern，2004）都在强调人类的存在从根本上是社会性的存在。我们产生于一个"主体间性矩阵（intersubjective matrix）"之中，它是来自母亲和照料者的敏锐的情感调谐的结果。斯特恩对这种相互联结性（interconnectedness）的理解与科胡特很相像，他认为，他人对我们的回应就像是环境中的氧气。正如他所说的，"我们需要别人的眼睛来塑造和凝聚我们自己的完整"（Stern，2004，p. 107）。他坚信，以一种主体间性的方式建立联系的渴望，是一个像生物性驱力一样强大的动机系统。

发展，以一种"自体—他人（self–other）"的模式进行。这一观念已经在进一步的发展性研究中得到了广泛验证（Beebe et al.，1997；Fogel，1992）。与科胡特和温尼科特的理论观点相一致，新兴出现的是一种母婴沟通的二元系统观，其结果是一个"与客体有关的自体（self-in-relation-to-object）"的内化。换句话说，正如费尔贝恩所强调的，在发展过程中被内化的，不是一个客体，而是一段客体"关系"。被婴儿表征的是一个互动过程，完整地包括了模式化的运动序列，调节这些运动的规则，以及自我调节对婴儿的后果（Beebe et al.，1997）。与后现代主义的观点一致，发展性研究表明，所有面对面的互动都是共同构建或双向调节的（Fogel，1992）。

波斯纳和罗特巴特（Posner & Rothbart，2000）研究了生理唤醒的调节并发现，早期的父母—婴儿互动对于调节婴儿的紧张至关重要。梅恩斯等人（Meins et al.，2001）剖析了母亲如何与她们6个月大的婴儿讲话。他们得出的结论是，对孩子所做的评论，如果能够反映出孩子的心理状态以及如果能够像对待一个人一样对待孩子，这样的评论可以促进孩子的自体形成。由此，这些发展性研究证实了父母的共情对于儿童自体发展的重要性。

探究"共情"的神经基质的研究强调了在儿童的发展过程中照料者或父母敏锐的调谐能力在促进发展上的重要性。共情，需要有将另一个人的感受映射到自己的神经系统上的能力（Leslie et al.，2004）。镜像神经元（mirror neurons）——首次被发现于猴子身上——可能在此扮演着关键的角色。这种类型的神经元被发现拥有着不同寻常的特性，即在动作执行以及在观察别人做同样动作的过程中都会被激活。当一只灵长类动物观察到另一只灵长类动物或人类做某些手部动作，或者当这只灵长类动物做相同的动作时，前运动皮质中的镜像神经元便会做出反应。换句话说，它们编码定向于物体的动作，无论这些动作是自己做的还是被观察到的。在观察一个施动者以一种有目的的方式对物体采取行动的过程中，腹侧前运动皮质中的这一组神经元被激活。福加西和加莱斯（Fogassi & Gallese，2002）认为，镜像神经元可能参与目的探测，并因此参与理解另一个人的心智中正在发生什么。功能成像研究表明，右侧大脑半球的镜像系统可能对于处理他人的情绪至关重要（Leslie et al.，2004）。在有关发展的文献中越来越多的共识是，父母或照料者的回应所带来的早期经验，最初调节情感，最终则形成关系的内部工作模型（internal working models）或关系的表征（representations），它们继续执行内部调节功能（Hofer，2004）。右侧眶额区域被认为在发展关系的内化表征上是必不可少的，而内化的关系表征则最终充当生物性调节者的角色（Schore，1997）。

如第一章所述，发展一般是遗传倾向和环境影响共同作用的产物。许多精神分析的发展理论在其构想中忽视了遗传因素，当代的理论必须以来自基因—环境相互作用的实证研究的知识来补充纯粹的精神分析理论的构建。例如，赖斯等（Reiss et al.，2000）强调，孩子的遗传特征会引发父母的某些反应，而这些反应可能反过来会影响孩子的哪些基因被表达，哪些被抑制。

依恋理论

与动力性精神病学有重要相关性的第四个主要理论，是一个植根于实证研究的理论——依恋理论。虽然约翰·鲍尔比（John Bowlby）在这个主题上的开创性工作（Bowlby，1969，1993，1980）已经存在了很长时间，但直到最近，依恋理论才享有了广泛的精神分析受众。依恋

（attachment）是儿童与照料者之间一种以生物学为基础的纽带，旨在确保儿童的安全和生存。与客体关系理论相比，依恋理论认为儿童的目标不是寻求一个客体，而是通过接近母亲/客体来寻求获得一种身体状态（Fonagy，2001）。随着发展的行进，躯体目标被转化为一种更为心理性的目标，即获得一种对母亲或照料者的亲密感。安全型依恋极大地影响着关系的内部工作模型的发展，它们作为心理图式（mental schemas）被存储起来，并带来了在预期他人会对自己做出何种行为上的经验。

依恋策略（attachment strategies）大部分与遗传影响无关，它们是在婴幼儿中被采用的策略，并保持相对稳定。安斯沃思等人（Ainsworth et al.，1978）在被称为"陌生情境（Strange Situation）"的实验室场景中研究了这些策略。情境涉及学步儿与照料者的分离，这种分离通常会诱发四种行为策略中的一种。"**安全型**（secure）"的婴儿只在照料者刚返回来时寻求与她亲近，随后就感到被安抚并回到游戏中继续玩耍。"**回避型**（avoidant）"的行为见于那些在分离期间看起来不那么焦虑，并在照料者返回后也不理睬她的婴儿。相对于陌生人，这些婴儿对母亲或照料者没有表现出更多的偏爱。第三种被称为"**焦虑－矛盾型**（anxious-ambivalent）"或"**抗拒型**（resistant）"，这些婴儿在分离时表现出极大的痛苦，而当照料者返回时表现出愤怒、紧张和黏附行为。第四种，被称为**混乱－迷失型**（disorganized-disoriented），这些婴儿没有任何一致的策略来应对分离的体验。

多项研究已经表明，父母的依恋状态不仅会预测一个孩子是否将是安全依恋的，而且还能预测在"陌生情境"实验中的准确依恋类型（Fonagy，2001）。然而，以遗传学为基础的生物性气质可能会影响孩子对依恋对象所提供的照料的反应，这也是事实（Allen，2013）。反过来，气质可能受到环境的影响，并可能因照料和依恋的品质而随时间发生改变。 如第一章所述，使一个人倾向于发展为羞怯或社交焦虑的先天气质，可能受到环境照料的品质的积极影响。

有一些证据显示，这些依恋模式会延续至成年期，而且这些依恋类型可以通过复杂巧妙的访谈来测量（George et al.，1996）。对"陌生情境"的四种反应分别对应于下述成人依恋类型：（1）重视依恋关系的"安全/自主型（secure/autonomous）"个体；（2）否认、诋毁、贬低或理想化过去及当前依恋的"不安全/忽略型（insecure/dismissing）"个体；（3）对过去和现在的依恋关系感到困惑或无法承受的"先占型（preoccupied）"个体；（4）经常遭受忽视或创伤的"未解决或混乱型（unresolved or disorganized）"个体。一项调查全面考查了所有关于童年期至成人期依恋类型稳定性的纵向研究，结果显示，稳定性的范围从最小的连续性至高度的稳定性不等（George & Solomon，2008）。这项研究反映出许多可能与安全感从婴儿期到成年期发生变化有关的因素，包括应激性生活事件、父母的死亡、社会支持、家庭功能、离婚以及父母或子女的严重疾病。因此，我们必须得出结论，早期的依恋模式并不一定是被蚀刻在花岗岩上的。

依恋理论对我们理解人类动机做出了重大贡献。性欲、攻击性和自体内聚性都对理解前来寻求心理治疗的成年患者具有重要意义。然而，约瑟夫·桑德勒（Joseph Sandler，2003）认识到，寻求安全也是一个首要的动机因素。而他的这一理解便部分源自依恋理论及依恋研究的发现。此外，与克莱因强调心理内部的幻想相比，依恋理论将真实的忽视、抛弃和其他早期创伤以及对这些创伤的心理加工处理，置于精神分析理论的舞台中央。大量证据表明，混乱型依恋是日后精神障碍的一个易感因素，而依恋安全则是成人精神病理的一个保护性因素（Fonagy & Target，2003）。一些研究显示，依恋安全与否可能预测了某些类型的人格障碍。不连贯 / 混乱型（incoherent/disorganized）依恋与童年创伤史及紊乱的依恋史有着独特的相关性。因此，边缘性人格障碍与先占型和不连贯 / 混乱型依恋都有关（Westen et al.，2006）。

照料者观察婴儿的意图状态及内在世界的能力似乎会影响儿童安全依恋的发展。依恋理论中的一个核心概念是"**心智化**（mentalization）"，它是指一种理解能力，理解自己的和他人的想法在本质上是表征性的，以及自己的和他人的行为是受内在状态（比如想法和感受）所激发的（Fonagy，1998）。自身具有心智化能力的父母或照料者能够理解婴儿的主观心理状态；而婴儿最终在照料者的心智中发现自己，并将照料者的表征内化，以此形成一个核心的心理自体。以这种方式，孩子对照料者的安全依恋使孩子产生心智化的能力。换句话说，通过与照料者的互动，孩子开始明白，假设"想法与感受决定了一个人的行为"，这是理解行为的最好方法 。

进行心智化（mentalizing）常常被称为拥有"心智理论（theory of mind）"。在临床互动中，尤其是在心理治疗中，许多发生的事情都取决于临床医生理解他人心智的能力。真正的心智化在 4—6 岁成为可能；最近的神经影像学研究表明，内侧前额叶皮质、颞极、小脑以及后侧颞上沟可能都作为心智化之神经网络的组成部分而参与其中（Calarge et al.，2003；Frith & Frith，2003；Sebanz & Frith，2004）。

临床实践中理论的作用

面对一系列令人眼花缭乱的精神分析理论，人们可能选择完全否认理论的价值。谁需要它呢？为什么不与每位患者重新开始，并只坚持跟随临床资料呢？但是，提倡这种做法实际上只是在提倡形成新的理论。正如科恩伯格（Kernberg，1987）所说，"所有对临床现象的观察都依赖于理论，而当我们以为我们在忘记理论时，那只意味着我们怀有着一个自己没有意识到的理论"（pp. 181–182）。

一个更为明智的解决方案是去熟悉所有主要理论所描述的现象，并关注每个理论视角——当它在临床上适用于某个特定的患者时（Gabbard，2007）。精神分析和精神动力性精神病学非常不幸地被毫无必要的对立所困扰——这是俄狄浦斯期的还是前俄狄浦斯期的？是冲突还是缺陷？是经典理论还是自体心理学？是降低张力还是寻求客体？这样的问题往往是要从对或错的角度来判断。然而，是否有可能不同的模型在不同的临床情境中有效？俄狄浦斯期与前俄狄浦斯期、冲突与缺陷，对于理解一位个体患者来说都具有重要意义？当然有可能。

在本章讨论的所有理论观点中，某些方面将很可能在对患者的治疗中有用。从一种发展的角度来看，对于童年早期经验的某些方面，使用某一种理论比使用另一种能够得到更好的解释；而在与某些患者工作时，强调的重点会更多地指向某一个方向而非另一个，这取决于临床信息（Pine，1988）。而在大多数患者中，我们会发现既有缺陷又有冲突。正如伊格尔（Eagle，1984）就理论在精神分析中的作用进行评价时指出的，"我们在我们被剥夺的领域里最为冲突……正是被剥夺了爱的人，在给予和接受爱时最为冲突"（p. 130）。在临床实践中，临床医生发现他们自己既作为自体客体，也作为真实的、独立的客体服务于他们的患者。

然而，对有些临床医生来说，根据患者的需要从一种理论视角转向另一种，太过麻烦和不方便。沃勒斯坦（Wallerstein，1988）指出，对临床医生来说也许能做到的是，关注每种理论视角所描述的**临床现象**，而无须囊括其整个元心理学模型（metapsychological model）。例如，临床医生可以处理自体和客体表征、镜像和理想化移情，以及冲动－防御布局——当它们在临床情境中出现时，而无须去援引这些临床观察所依据的整个理论体系。而另一些人则主张更大的理论灵活性（Gabbard，1996，2007；Pine，1990；Pulver，1992），认为不同的患者以及不同类型的精神病理需要不同的理论方法。

伴随着当代动力性精神病学理论的多元化，这些方法中的每一种都会对一些临床医生来说切实可行。无论发现哪种方法更为合适，所有临床医生都应该对将理论僵硬地强加于临床资料保持警惕。临床医生必须允许患者将自己带领到任何看起来与临床资料最为匹配的理论领域。当然，另一种可能性是，临床资料通向了没有任何理论模型特别适用的未知领域。临床医生可能不得不临场对具体情况做具体分析，并在无法受益于任何可依靠的理论框架的情况下，保持贴近临床资料。在这一点上，开放的心态是最为重要的。

临床医生必须永远记住，理论是种隐喻。我们的理论努力尝试捕捉人类的心理是什么样的；但因为它们是隐喻，所以它们必须承受所有隐喻共同的命运——在某些时候，它们会不适用（Gabbard，2007）。我们能做到的最好的，是将理论作为一种工具，来帮助我们理解患者内心发生了什么，并意识到大量的试错可能是必不可少的。同时我们也必须准备好，我们可能会在一个洞穴里跌跌撞撞地行走一段时间，而并不认识前方的路。尽管如此，我们可能仍然比拿着一个完全不同的洞穴的地图的旅行者要好得多。

参考文献

Ainsworth MS, Blehar MC, Waters E, et al: Patterns of Attachment: A Psychological Study of the Strange Situation. Hillsdale, NJ, Lawrence Erlbaum, 1978

Allen JG: Mentalizing in the Development and Treatment of Attachment Trauma. London, Karnac, 2013

Allen JG, Deering CD, Buskirk JR, et al: Assessment of therapeutic alliances in the psychiatric hospital milieu. Psychiatry 51:291–299, 1988

Aron L: A Meeting of Minds: Mutuality and Psychoanalysis. Hillsdale, NJ, Analytic Press, 1996

Bacal HA: Optimal responsiveness and the therapeutic process, in Progress in Self Psychology, Vol 1. Edited by Goldberg A. New York, Guilford, 1985, pp 202–227

Bacal HA: British object-relations theorists and self psychology: some critical reflections. Int J Psychoanal 68:81–98, 1987

Bacal HA, Newman KM: Theories of Object Relations: Bridges to Self Psychology. New York, Columbia University Press, 1990

Baker HS, Baker MN: Heinz Kohut's self psychology: an overview. Am J Psychiatry 144: 1–9, 1987

Balint M: The Basic Fault: Therapeutic Aspects of Regression. New York, Brunner/Mazel, 1979

Bass A: When the frame doesn't fit the picture. Psychoanal Dialogues 17:1–27, 2007

Beebe B, Lachmann F, Jaffe J: Mother–infant interaction structures and presymbolic self and object representations. Psychoanalytic Dialogues 7:133–182, 1997

Bellak L, Hurvich M, Gedimen HK: Ego Functions in Schizophrenics, Neurotics, and Normals: A Systematic Study of Conceptual, Diagnostic, and Therapeutic Aspects. New York, Wiley, 1973

Benjamin J: An outline of intersubjectivity: the development of recognition. Psychoanalytic Psychology 7(suppl):33–46, 1990

Bion WR: Learning From Experience. New York, Basic Books, 1962

Bollas C: The Shadow of the Object: Psychoanalysis of the Unthought Known. New York, Columbia University Press, 1987

Bollas C: Forces of Destiny: Psychoanalysis and Human Idiom. Northvale, NJ, Jason Aronson, 1989

Boston Change Process Study Group: Change in Psychotherapy: A Unifying Paradigm. New York, WW Norton, 2010

Bowlby J: Attachment and Loss, Vol 1: Attachment. London, Hogarth Press/Institute of Psycho-Analysis, 1969

Bowlby J: Attachment and Loss, Vol 2: Separation: Anxiety and Anger. London, Hogarth Press/Institute of Psycho-Analysis, 1973

Bowlby J: Attachment and Loss, Vol 3: Loss: Sadness and Depression. London, Hogarth Press/Institute of Psycho-Analysis, 1980

Brenner C: The Mind in Conflict. New York, International Universities Press, 1982

Bromberg PM: Awakening the Dreamer: Clinical Journeys. Hillside, NJ, Analytic Press, 2006

Calarge C, Andreasen NC, O'Leary DS: Visualizing how one brain understands another: a PET study of theory of mind. Am J Psychiatry 160:1954–1964, 2003

Chodorow NJ: Theoretical gender and clinical gender: epistemological reflections on the psychology of women. J Am Psychoanal Assoc 44(suppl):215–238, 1996

Chodorow NJ: Individualizing Gender and Sexuality: Theory and Practice. New York, Routledge, 2012

Coburn WJ: Self psychology after Kohut—one theory or too many? Int J Psychoanal Self Psychol 1:1–4, 2006

Curtis HC: Clinical perspectives on self psychology. Psychoanal Q 54:339–378, 1985

Dunn J: Intersubjectivity in psychoanalysis: a critical review. Int J Psychoanal 76:723–738, 1995

Eagle MN: Recent Developments in Psychoanalysis: A Critical Evaluation. New York, McGraw-Hill, 1984

Eagle M: The concepts of need and wish in self psychology. Psychoanalytic Psychology 7(suppl):71–88, 1990

Erikson EH: Identity and the life cycle: selected papers. Psychol Issues 1:1–171, 1959

Fairbairn WRD: Schizoid factors in the personality (1940), in Psychoanalytic Studies of the Personality. London, Routledge & Kegan Paul, 1952, pp 3–27

Fairbairn WRD: Endopsychic structure considered in terms of object-relationships (1944), in Psychoanalytic Studies of the Personality. London, Routledge & Kegan Paul, 1952, pp 82–136

Fairbairn WRD: Psychoanalytic Studies of the Personality. London, Routledge & Kegan Paul, 1952

Fairbairn WRD: Synopsis of an object-relations theory of the personality. Int J Psychoanal 44:224–225,

1963

Feldman M: Projective identification: the analyst's involvement. Int J Psychoanal 78: 227–241, 1997

Fogassi L, Gallese V: The neurocorrelates of action understanding in nonhuman primates, in Mirror Neurons and the Evolution of Brain and Language. Edited by Stanemov MI, Gallese V. Amsterdam, John Benjamin's Publishing, 2002, pp 13–36

Fogel A: Movement and communication in human infancy: the social dynamics of development. Hum Mov Sci 11:387–423, 1992

Fonagy P: An attachment theory approach to treatment of the difficult patient. Bull Menninger Clin 62:147–169, 1998

Fonagy P: Attachment Theory and Psychoanalysis. New York, Other Press, 2001

Fonagy P, Target M: Psychoanalytic Theories: Perspectives From Developmental Psychology. London, Whurr Publishers, 2003

Frenkel RS: A reconsideration of object choice in women: phallus or fallacy. J Am Psychoanal Assoc 44(suppl):133–156, 1996

Freud A: The ego and the mechanisms of defense (1936), in The Writings of Anna Freud, Vol 2, Revised Edition. New York, International Universities Press, 1966

Freud S: Three essays on the theory of sexuality (1905), in The Standard Edition of the Complete Psychological Works of Sigmund Freud, Vol 7. Translated and edited by Strachey J. London, Hogarth Press, 1953, pp 123–245

Freud S: Inhibitions, symptoms and anxiety (1926), in The Standard Edition of the Complete Psychological Works of Sigmund Freud, Vol 20. Translated and edited by Strachey J. London, Hogarth Press, 1959, pp 75–175

Freud S: The ego and the id (1923), in The Standard Edition of the Complete Psychological Works of Sigmund Freud, Vol 19. Translated and edited by Strachey J. London, Hogarth Press, 1961, pp 1–66

Freud S: Some psychical consequences of the anatomical distinction between the sexes (1925), in The Standard Edition of the Complete Psychological Works of Sigmund Freud, Vol 19. Translated and edited by Strachey J. London, Hogarth Press, 1961, pp 241–258

Freud S: Fetishism (1927), in The Standard Edition of the Complete Psychological Works of Sigmund Freud, Vol 21. Translated and edited by Strachey J. London, Hogarth Press, 1961, pp 147–157

Freud S: Female sexuality (1931), in The Standard Edition of the Complete Psychological Works of Sigmund Freud, Vol 21. Translated and edited by Strachey J. London, Hogarth Press, 1961, pp 223–243

Freud S: On narcissism: an introduction (1914), in The Standard Edition of the Complete Psychological Works of Sigmund Freud, Vol 14. Translated and edited by Strachey J. London, Hogarth Press, 1963, pp 67–102

Freud S: Mourning and melancholia (1917), in The Standard Edition of the Complete Psychological Works of Sigmund Freud, Vol 14. Translated and edited by Strachey J. London, Hogarth Press, 1963, pp 237–260

Freud S: Femininity (1933), in The Standard Edition of the Complete Psychological Works of Sigmund Freud, Vol 22. Translated and edited by Strachey J. London, Hogarth Press, 1964, pp 112–135

Freud S: Analysis terminable and interminable (1937), in The Standard Edition of the Complete Psychological Works of Sigmund Freud, Vol 23. Translated and edited by Strachey J. London, Hogarth

Press, 1964, pp 209–253

Freud S: Splitting of the ego in the process of defence (1940), in The Standard Edition of the Complete Psychological Works of Sigmund Freud, Vol 23. Translated and edited by Strachey J. London, Hogarth Press, 1964, pp 271–278

Friedman RC, Downey JI: Sexual differentiation of behavior. J Am Psychoanal Assoc 56:147–175, 2008

Frith U, Frith CD: Development and neurophysiology of mentalizing. Philos Trans R Soc Lond B Biol Sci 358:459–473, 2003

Gabbard GO: Countertransference: the emerging common ground. Int J Psychoanal 76:475–485, 1995

Gabbard GO: Love and Hate in the Analytic Setting. New York, Jason Aronson, 1996

Gabbard GO: A reconsideration of objectivity in the analyst. Int J Psychoanal 78:15–26, 1997

Gabbard GO: "Bound in a nutshell": thoughts on complexity, reductionism, and "infinite space." Int J Psychoanal 88:559–574, 2007

George C, Solomon J: The caregiving system: behavioral systems approach to parenting, in Handbook of Attachment: Theory, Research and Clinical Applications, 2nd Edition. Edited by Cassidy J, Shaver, PR. New York, Guilford Press, 2008, pp 833–856

George C, Kaplan N, Main M: The Adult Attachment Interview. Department of Psychology, University of California, Berkeley, 1996

Gill MM: Psychoanalysis in Transition: A Personal View. Hillsdale, NJ, Analytic Press, 1994

Greenberg J: Oedipus and Beyond: A Clinical Theory. Cambridge, MA, Harvard University Press, 1991

Greenberg J, Mitchell SA: Object Relations in Psychoanalytic Theory. Cambridge, MA, Harvard University Press, 1983

Grinberg L: Countertransference and projective counteridentification, in Countertransference. Edited by Epstein L, Feiner A. New York, Jason Aronson, 1979, pp 169–191

Grotstein JS: Splitting and Projective Identification. New York, Jason Aronson, 1981

Guntrip H: Schizoid Phenomena, Object-Relations, and the Self. New York, International Universities Press, 1968

Guntrip H: Psychoanalytic Theory, Therapy, and the Self. New York, Basic Books, 1971

Harris AE: The relational tradition: landscape and canon. J Am Psychoanal Assoc 59:701–735, 2011

Hartmann H: Ego Psychology and the Problem of Adaptation (1939). Translated by Rapaport D. New York, International Universities Press, 1958

Hofer MA: Developmental psychobiology of early attachment. In Developmental Psychobiology. Edited by Casey BJ. Washington, DC, American Psychiatric Publishing, 2004, pp 1–28

Hoffman IZ: Some practical implications of a social constructivist view of the psychoanalytic situation. Psychoanalytic Dialogues 2:287–304, 1992

Hoffman IZ: Ritual and Spontaneity in the Psychoanalytic Process: A Dialectical-Constructivist View. Hillsdale, NJ, Analytic Press, 1998

Jacobson E: The Self and the Object World. New York, International Universities Press, 1964

Joseph B: Psychic Equilibrium and Psychic Change: Selected Papers of Betty Joseph. Edited by Feldman M, Spillius EB. London, Routledge, 1989

Kernberg OF: Borderline personality organization. J Am Psychoanal Assoc 15:641–685, 1967

Kernberg OF: Borderline Conditions and Pathological Narcissism. New York, Jason Aronson, 1975

Kernberg OF: Self, ego, affects, and drives. J Am Psychoanal Assoc 30:893–917, 1982

Kernberg OF: Object relations theory and character analysis. J Am Psychoanal Assoc 31(suppl):247–272, 1983

Kernberg OF: Concluding discussion, in Projection, Identification, Projective Identification. Edited by Sandler J. Madison, CT, International Universities Press, 1987, pp 179–196

King P, Steiner R: The Freud-Klein Controversies 1941–45. London, Routledge, 1992

Klein M: Notes on some schizoid mechanisms (1946), in Envy and Gratitude and Other Works, 1946–1963. New York, Free Press, 1975, pp 1–24

Kohon G: The British School of Psychoanalysis: The Independent Tradition. New Haven, CT, Yale University Press, 1986

Kohut H: The Analysis of the Self: A Systematic Approach to the Psychoanalytic Treatment of Narcissistic Personality Disorders. New York, International Universities Press, 1971

Kohut H: The Restoration of the Self. New York, International Universities Press, 1977

Kohut H: How Does Analysis Cure? Edited by Goldberg A. Chicago, IL, University of Chicago Press, 1984

Lerner HE: Penis envy: alternatives in conceptualization. Bull Menninger Clin 44: 39–48, 1980

Leslie KR, Johnson-Frey SH, Grafton ST: Functional imaging of face and hand imitation: towards a motor theory of empathy. Neuroimage 21:601–607, 2004

Levine HB: The analyst's participation in the analytic process. Int J Psychoanal 75:665–676, 1994

Levine HB: The analyst's infatuation: reflections on an instance of countertransference love. Paper presented at the annual meeting of the American Psychoanalytic Association, New York, NY, December 1996

Lichtenberg JD: Experience as a guide to psychoanalytic theory and practice. J Am Psychoanal Assoc 46:17–36, 1998

Lichtenberg JD, Hadley JL: Psychoanalysis and Motivation. Hillsdale, NJ, Analytic Press, 1989

Lindon JA: Gratification and provision in psychoanalysis: should we get rid of the "rule of abstinence?" Psychoanalytic Dialogues 4:549–582, 1994

Mahler MS, Pine F, Bergman A: The Psychological Birth of the Human Infant: Symbiosis and Individuation. New York, Basic Books, 1975

McClure EB: A meta-analysis review of sex differences in facial expression processing and their development in infants, children, and adolescents. Psychol Bull 126:423–453, 2000

Meins E, Ferryhough C, Fradley E, et al: Rethinking maternal sensitivity: mothers' comments on infants' mental processes predict security of attachment at 12 months. J Child Psychol Psychiatry 42:637–648, 2001

Meissner WW: Can psychoanalysis find its self? J Am Psychoanal Assoc 34:379–400, 1986

Mitchell SA: Contemporary perspectives on self: toward an integration. Psychoanalytic Dialogues 1:121–147, 1991

Mitchell SA: Hope and Dread in Psychoanalysis. New York, Basic Books, 1993

Mitchell SA: Influence and Autonomy in Psychoanalysis. Hillsdale, NJ, Analytic Press, 1997

Moore DS, Cocas LA: Perception precedes computation: can familiarity preferences explain apparent calculation by human babies? Dev Psychol 42:666–678, 2006

Natterson JM: Beyond Countertransference: The Therapist's Subjectivity in the Therapeutic Process. Northvale, NJ, Jason Aronson, 1991

Ogden TH: On projective identification. Int J Psycho-

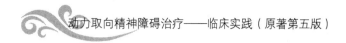
anal 60:357–373, 1979

Ogden TH: The concept of internal object relations. Int J Psychoanal 64:227–241, 1983

Ogden TH: The Matrix of the Mind: Object Relations and the Psychoanalytic Dialogue. Northvale, NJ, Jason Aronson, 1986

Ogden TH: The Primitive Edge of Experience. Northvale, NJ, Jason Aronson, 1989

Ogden TH: The dialectically constituted/decentred subject of psychoanalysis, II: the contributions of Klein and Winnicott. Int J Psychoanal 73:613–626, 1992

Ornstein PH: On narcissism: beyond the introduction, highlights of Heinz Kohut's contributions to the psychoanalytic treatment of narcissistic personality disorders. Annual of Psychoanalysis 2:127–149, 1974

Perry JC, Cooper SH: A preliminary report on defenses and conflicts associated with borderline personality disorder. J Am Psychoanal Assoc 34:863–893, 1986

Pine F: The four psychologies of psychoanalysis and their place in clinical work. J Am Psychoanal Assoc 36:571–596, 1988

Pine F: Drive, Ego, Object, and Self: A Synthesis for Clinical Work. New York, Basic Books, 1990

Pizer SA: Impasse recollected and tranquility: love, dissociation, and discipline in clinical dyads. Psychoanal Dialogues 14:289–311, 2004

Posner MI, Rothbart MK: Developing mechanisms of self-regulation. Dev Psychopathol 12:427–441, 2000

Pulver SE: Psychic change: insight or relationship? Int J Psychoanal 73:199–208, 1992

Rangell L: The self in psychoanalytic theory. J Am Psychoanal Assoc 30:863–891, 1982

Rapaport D: Organization and Pathology of Thought: Selected Sources. New York, Columbia University Press, 1951

Reiss D, Neiderhiser J, Hetherington EM, et al: The Relationship Code: Deciphering Genetic and Social Patterns in Adolescent Development. Cambridge, MA, Harvard University Press, 2000

Renik O: Analytic interaction: conceptualizing technique in light of the analyst's irreducible subjectivity. Psychoanal Q 62:553–571, 1993

Renik O: The analyst's subjectivity and the analyst's objectivity. Int J Psychoanal 79: 487–497, 1998

Ringstrom P: Scenes that write themselves: improvisational moments in relational psychoanalysis. Psychoanal Dialogues 17:69–99, 2007

Rinsley DB: An object relations view of borderline personality, in Borderline Personality Disorders. Edited by Hartocollis P. New York, International Universities Press, 1977, pp 47–70

Sandler J: On internal object relations. J Am Psychoanal Assoc 38:859–880, 1990

Sandler J: On attachment to internal objects. Psychoanalytic Inquiry 23:12–26, 2003

Sandler J, Rosenblatt B: The concept of the representational world. Psychoanal Study Child 17:128–145, 1962

Schafer R: Aspects of Internalization. New York, International Universities Press, 1968

Schafer R: A New Language for Psychoanalysis. New Haven, CT, Yale University Press, 1976

Schafer R: Narratives of the self, in Psychoanalysis: Toward the Second Century. Edited by Cooper AM, Kernberg OF, Person ES. New Haven, CT, Yale University Press, 1989, pp 153–167

Schore AN: A century after Freud's project: is a rapprochement between psychoanalysis and neurobiology at hand? J Am Psychoanal Assoc 45:807–840, 1997

Sebanz N, Frith C: Beyond simulation? Neuromechanisms for predicting the actions of others. Nat Neurosci 7:5–6, 2004

Segal H: An Introduction to the Work of Melanie Klein. New York, Basic Books, 1964

Siegel A: Heinz Kohut and the Psychology of Self. London, Routledge, 1996

Silverman DK: Our sexy brain; our compelling environment: interactionism in female development. Psychoanal Rev 97:1–19, 2010

Silverstein ML: Disorders of the Self: A Personality-Guided Approach. American Psychological Association, Washington, DC, 2007

Spillius EB: Clinical experiences of projective identification, in Clinical Lectures on Klein and Bion. Edited by Anderson R. London, Tavistock/Routledge, 1992, pp 59–73

Stern DN: The Interpersonal World of the Infant: A View from Psychoanalysis and Developmental Psychology. New York, Basic Books, 1985

Stern DN: Developmental prerequisites for the sense of a narrated self, in Psychoanalysis: Toward the Second Century. Edited by Cooper AM, Kernberg OF, Person ES. New Haven, CT, Yale University Press, 1989, pp 168–178

Stern DN: The Present Moment in Psychotherapy and Everyday Life. New York, WW Norton, 2004

Stoller RJ: Primary femininity. J Am Psychoanal Assoc 24(suppl):59–78, 1976

Stolorow RD, Brandchaft B, Atwood GE: Psychoanalytic Treatment: An Intersubjective Approach. Hillsdale, NJ, Analytic Press, 1987

Summers FL: Transcending the Self: An Object Relations Model of Psychoanalytic Therapy. Hillsdale, NJ, Analytic Press, 1999

Sutherland JD: The British object relations theorists: Balint, Winnicott, Fairbairn, Guntrip. J Am Psychoanal Assoc 28:829–860, 1980

Sutherland JD: The self and object relations: a challenge to psychoanalysis. Bull Menninger Clin 47:525–541, 1983

Torok M: The significance of penis envy in women, in Female Sexuality: New Psychoanalytic Views. Edited by Chasseguet-Smirgel J. Ann Arbor, University of Michigan Press, 1970, pp 135–170

Tuckett D: Editorial introduction to "My Experience of Analysis With Fairbairn and Winnicott" by Guntrip H. Int J Psychoanal 77:739–740, 1996

Tyson P: Female psychology: an introduction. J Am Psychoanal Assoc 44(suppl):11–20, 1996

Vaillant GE: Natural history of male psychological health, V: the relation of choice of ego mechanisms of defense to adult adjustment. Arch Gen Psychiatry 33:535–545, 1976

Vaillant GE: Adaptation to Life. Boston, MA, Little, Brown, 1977

Wallerstein RS: One psychoanalysis or many? Int J Psychoanal 69:5–21, 1988

Westen D, Nakash O, Thomas C, et al: Clinical assessment of attachment patterns and personality disorder in adolescents and adults. J Consult Clin Psychol 74:1065–1085, 2006

Winnicott DW: The Maturational Processes and the Facilitating Environment: Studies in the Theory of Emotional Development. London, Hogarth Press, 1965

Winnicott DW: Transitional objects and transitional phenomena: a study of the first not-me possession (1953), in Playing and Reality. New York, Basic Books, 1971, pp 1–25

Wolf E: Treating the Self: Elements of Clinical Self Psychology. New York, Guilford, 1988

第三章

对患者的精神动力学评估

> 每当两个人见面时，实际上有六个人在场。有他们看到的自己、对方眼中的彼此和实际上的两个人。
>
> ——威廉·詹姆斯（William James）

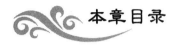

本章目录

对患者的精神动力学评估，不能脱离源于医学－精神病学传统的对病史、体征和症状的全面评估。动力性精神科医生重视这些信息，将它们作为诊断性评估的重要组成部分。然而，他们收集这些信息的方式，与用以诊断的纯粹描述性方式不同。除此之外，其他信息也是动力性精神科医生感兴趣的。因此，精神动力学评估也许可以被视为描述性医学－精神病学评估的一个重要扩展。

临床访谈

任何对精神动力学方法的临床访谈的描述，一定是从医患关系的根本重要性开始的。当精神科医生与患者第一次会面时，是两名陌生人开始接触，每个人都对另一方有着各种各样的期待。建立融洽的关系和相互的理解，必须始终是精神动力学访谈中的首要议题（MacKinnon et al.，2006；Menninger et al.，1962；Thomä & Kächele，1987）。那么，访谈者的第一个任务就是传递出：患者作为有着独特问题的独特个体是被接纳、被重视和被确认的。

尝试使自己共情性地沉浸在患者体验中的访谈者，会基于他明显的想要理解患者观点的努力，来促进他们之间的联结。这种做法不需要安慰性的评论，例如，"别担心，一切都会好起来的"。这种空洞的安慰不会减轻患者的焦虑，而是通常注定要失败，因为它们类似于过去来自朋友和家人的评论。它们只会促使患者相信，访谈者并不理解他们真正的痛苦。作为代替，访谈者可以使用如"考虑到你所经历的，我可以理解你的感受"这样的评论，来与患者建立更融洽的关系。在访谈早期质疑患者的表述，只会验证患者先前已经存在的恐惧：精神科医生是评判性的父母式人物。

精神动力学访谈和医学访谈的差异

在医学访谈中，医生执行的是一个从主诉到其病因和发病机制的直接问诊过程。患者通常会配合这一过程，因为他们渴望消除与自己疾病相关的疼痛或症状。但在临床访谈中也尝试采取一种与此类似的线性过程的精神科医生，将会处处遇到坑洼和弯路。而且，精神科医生会发现患者很少能够很快地抓住重点，因为他们无法准确描述真正困扰他们的是什么（Menninger et al.，1962）。患者也可能对于要放弃自己的症状感到高度情绪矛盾，因为精神疾病总是以某种方式具有可行的适应性。最后，精神疾病患者常常对自己的症状感到尴尬，并可能会隐瞒信息以给人留下好印象（MacKinnon et al.，2006）。这是两者间的第一个区别。

医学病史采集与精神动力学访谈的第二个主要区别，是诊断与治疗的相互关系。评估一位阑尾炎患者的医生，在进行访谈时带着一个清晰的思维模式——诊断先于治疗。然而在精神动力学访谈中，诊断与治疗之间的任何区别都是人为的（MacKinnon et al.，2006）。动力性精神科医生进行访谈时带着这样一种理解，即病史采集的方式本身可能就具治疗性。将诊断与治疗紧密联系起来的这种动力学观点是具有共情性的，因为他考虑到患者的视角。正如门宁格等人（Menninger et al.，1962）指出的，"患者前来接受治疗，所有为他做的，只要是和他有关的，就都是治疗，不管医生怎样称呼它。因此，在这个意义上，治疗总是先于诊断"（p. 3）。确切地说，在倾听和接纳患者的生活故事以及确认患者的生活有意义、有价值的过程中，毫无疑问是存在一些治疗性作用的（Gabbard，2010）。评估患者的临床医生也起到了一个见证者的作用，识别并理解所发生的事情对患者产生的情绪性影响（Poland，2000）。

医学和精神动力学访谈之间的第三个区别，在于主动和被动这一维度。在很大程度上，患者在医学诊断过程中是被动的参与者。患者通过合作性地回答问题来遵从医生的评估。而医生必须将各个诊断疑团拼凑在一起，以获得一个明确的诊断。动力性精神科医生则尝试避免这种角色的分配。相反，动力学方法涉及积极地邀请患者作为合作者参与到一个探索性的过程中来（Shevrin & Shectman，1973）。患者被视为那个对最终的诊断性理解做出巨大贡献的人。如果患者在开始访谈时感到焦虑，那么精神科医生并不会试图消除这种焦虑以促进访谈。相反，精神科医生可能会尝试邀请患者一起合作来探索这种焦虑的来源，比如询问"这个会谈有什么地方可能导致你现在感到焦虑？""这个情境让你想起了过去任何类似的、会引起你焦虑的情境吗？"或者"你听说过什么有关我或普遍地有关精神科医生的事，可能促成你的焦虑？"。

在一次富有成效的动力学访谈中，精神科医生会引出能够得出描述性诊断的症状及病史的信息。然而，为了促进患者更加开放，精神科医生必须避免过度强调诊断性标签，因为它妨碍医生与患者之间复杂关系的展开。麦金农等人（MacKinnon et al.，2006）告诫，"只以确立诊断为导向的访谈，会让患者感到自己只是一个正在被检查的病理样本，由此实际上抑制了他揭示自己的问题"（p. 6）。

临床访谈中的医学和动力学取向之间的第四个区别，是围绕相关资料的选择。赖泽（Reiser，1988）对一些精神科住院医生的一种倾向发出了警告，因为他们在收集到了满足描述性诊断类别以及可以据此开具药物治疗处方的症状清单之后，就停止收集资料了。他提醒，DSM 诊断只是诊断过程的一个方面；并且，如果住院医生缺乏将患者作为一个"人"来理解的兴趣，就形成了一个建立治疗关系的障碍。对于动力性精神科医生来说，患者的心理内部生活是信息库至关重要的一部分。

精神动力学会谈的另一个独特方面，是强调医生在这个过程中的感受。当外科或内科医生注意到愤怒、嫉妒、欲望、悲伤、仇恨或钦佩的感受时，会将它们视为麻烦，干扰了对疾病的评估。典型的医生会抑制这些感受，以保持客观性并继续进行检查。而对于动力性精神科医生来说，这些感受是关键的诊断性信息。它们告诉了临床医生一些关于"患者会诱发别人做出什么反应"的信息。这些考量将我们直接带至精神动力学评估最重要的两个方面——移情和反移情。

医学病史采集与精神动力学访谈的最后一个区别是节奏。在典型的医学访谈中，医生试图尽快地获得尽可能多的信息，以做出诊断与治疗的决定，然后继续下一位候诊患者。然而，精神动力学访谈者不应该匆忙行事。精神动力性临床医生要慢下来，以营造一种氛围；在其中，患者能够反思、停顿、感受自己所感受到的任何东西，并把它们整合在一起（Peebles，2012）。这种处理时间的方法向患者传达了一个强有力的信息：所有事情不会在一次会谈中被理解，但是经过一段时间之后，一切终将水落石出。精神科住院医生可能在急诊部或住院病房学习了病史采集，但那里的节奏是完全不同的。可能需要一段时间的调整和适应住院医生才会认识到，他们不可能获得对患者全面精神动力学理解所需的全部信息。他们只会发展出关于长期困扰患者并促使患者前来寻求帮助的一些关键主题的看法。这些最初的主题可能会随着时间的推移而在某些方面发生变化，但它们提供了一个可以开始的地方。

移情和反移情

鉴于移情在每个重要关系中都是活跃地起作用的这一事实，我们可以很确定，从医生与患者之间的第一次相遇开始就存在移情成分。实际上，移情可能甚至在初次接触之前便发生了（Thomä & Kächele，1987）。在预约好第一次会面后，准患者基于少量的事实信息、先前与精神科医生相处的经验、媒体对精神科医生的描述、过去与其他医生的积极或消极经历或者是对权威人物的普遍态度，可能开始将一些品质归于精神科医生。一位在候诊室初次见到自己的精神科医生的年轻人惊呼："怎么你完全不像我想象的那样！"当精神科医生请患者详细说明时，这位年轻人解释道，这位精神科医生的名字让他想起一位杰出长者的形象，而当他看到精神科医生实际上如此年轻时感到非常震惊。

移情是评估的一个关键维度，因为它深刻地影响患者与医生之间的合作。例如，如果患者将医生视为严厉的、总是表示不满与反对的父母，他就很少会愿意透露自己生活史中令他难堪的方面。类似地，如果患者将精神科医生视为侵入性的、爱管闲事的人，他就可能会固执地隐瞒信息，并拒绝在访谈中与医生合作。如果精神科医生在访谈中及早处理这些移情性歪曲，就可以为有效的病史采集消除障碍。

在与精神科医生会谈的最初几分钟里，一位患者在努力克服自己对于谈话的顾虑。精神科医生询问，医生的行为或话语是否使患者感到难以开口。患者坦承他一直心怀这样的想法，即精神科医生就像是会读心术的人，在这些医生面前，他需要对自己的所言所行保持谨慎。精神科医生幽默地回复道："恐怕我们没那么厉害。"两个人都笑了起来。在之后的会谈中，患者发觉自己更容易打开心扉了。

根据定义，移情是一种重复。与过去某个人物有关的感受，在当下与精神科医生相处的情境中被重复。这一假设暗示着，在临床访谈中所出现的移情模式，提供了瞥见患者过去的重要关系的机会。患者对访谈者的看法和感受是以某种方式进行的重复。此外，这些重复也揭示了有关患者目前的重要关系的大量信息。因为移情是普遍存在的，来自过去的同一模式，在患者的所有关系中一次又一次地被重复。例如，一位女性患者来看精神科医生，她抱怨男人似乎对她不感兴趣。在回答精神科医生的询问时，她能够将这种被忽视的感觉与她童年时的感知——父亲忽视她——联系起来。当精神科医生在访谈快结束时看了一眼时钟时，她指责他不关注她——就像所有其他男人一样。

　　为了避免将患者对医生的所有反应都贴上"移情"的标签，精神科医生必须牢记，医患关系始终是移情与真实关系的一种混合。看向时钟的精神科医生为患者的移情性恐惧——又一个男人正在对她失去兴趣——提供了一个现实的内核。精神动力学评估需要在整个诊断过程中持续进行自我监测。被指责为漫不经心的精神科医生，必须问问自己是否真的感到无聊（并将这种感受传递给了患者），或者是否患者在歪曲该情境。如果无聊是问题所在，那么精神科医生需要去确定：自己对患者的兴趣是否因为受到自己的个人议题的干扰而降低，或是因为患者正在做的事情唤起了医生的不专注，或是两者兼而有之。

　　这些考量当然是反移情问题。动力学访谈的构思框架是：它涉及两个人（我敢说是两个患者吗？）。每个人都将个人的过去带到当下，并将内在自体和客体表征的一些方面投射到另一个人身上（Langs，1976）。对动力性精神科医生来说很常见的是，他们发现自己在与一名患者相处时，就好像这位患者是另外一个人。精神科医生可能注意到患者与过去的某个人在外形上有惊人的相似性。结果，精神科医生将过去的这个人的品质赋予了这位患者。

　　动力性精神科医生的一项持续性任务是：监测在与患者的会谈过程中出现的自身的反移情活现与感受。反移情中有多少是临床医生自己促成的？有多少是被患者对医生所做的行为诱发的？正如我在第二章中指出的，反移情通常是由这个二元体中的双方共同创造的。将由患者所诱发的各种各样的反移情，与被临床医生自身潜意识冲突带入情境中的反移情区分开来，通常是一项具有挑战性的任务。因为这种区分能力在很大程度上取决于一个人对自己内在世界的熟悉程度，所以大多数动力性精神科医生都认识到，自己个人的治疗体验（精神分析或心理治疗）在监测和理解反移情上极具价值。

　　熟悉自己的典型反应有助于整理出这些相对贡献。例如，一名儿童精神科医生观察到，她自己能够辨别出何时在与儿童虐待的受害者打交道，因为她会发展出一种非理性的愤怒感，伴随着一种想要虐待这个孩子的冲动。换句话说，孩子内在的虐待性客体被投射到精神科医生身上；相应地，精神科医生逐渐被孩子令人反感的和挑衅性的行为激怒，直至她与被投射到她身上的内容发生认同。意识到这些感受有助于她理解患者的内在客体世界的性质，以及患者人际关系中的典型问题。

　　一种常见的、但可能没有被识别出来的反移情形式，与针对患者的种族或民族的无意识或有意识的假设有关。所有临床医生，无论他们如何承诺自己会在执业中不带任何偏见，都是生活和工作在充斥着种族与民族刻板印象的社会之中的。这些刻板印象可能会不知不觉地渗透到临床医生的诊断理解中，并可能与患者一起以微妙的活现形式表现出来（Leary，2000）。例如，一名精神科住院医生发现自己在与一位亚裔美国患者工作时，语速会放慢并且会使用简单的语言，直到患者打断她并礼貌地说："你不必说得这么慢，我生长在这里。"欧裔临床医生可能也无法理解，强加于少数民族群体成员身上的终生歧视性做法，对他们的身份认同和自尊所产生的影响。社会性诱发的创伤可能被错误地理解为纯粹是心理内部性质的问题。此外，"白人特权"可能会使欧裔临床医生意识不到，看起来很微小的怠慢会对少数族群的成员造成强烈的影响，这经常被称为"微创伤（microtraumas）"（Gabbard et al.，2012）。

病史采集的方法

会谈中的病史采集应该包括两个并行的目标：描述性诊断和动力学诊断。为了实现这些目标，精神科医生必须保持一种灵活的访谈风格，从一种结构化的、对特定事实的追寻（例如，关于症状、家族史、应激源、病程）向一种非结构化的、倾听患者思维过程之自然起伏的姿态转换。贯穿于病史采集过程的结构化和非结构化两部分之中，评估者要对患者—医生之间的互动做出细致入微的评估。科恩伯格（Kernberg，1984）将动力学访谈的一种形式——结构性访谈——的特征归纳为：系统性地从症状清单转向主动聚焦于在此时此地与访谈者的关系中的防御运作。

最初，访谈者只需创造一个让患者感到可以自由倾诉的氛围。新手精神科住院医生通常犯的错误是积极进取地询问患者，只为探明病史和症状。另一个常见的错误是呈现一种假性精神分析的态度（pseudoanalytic attitude）：节制、近乎默不作声和被动。平时可能温暖而讨人喜欢的个体在访谈患者时突然变得僵硬、过于正式和冷淡。事实上，访谈者通过成为关系中的积极参与者——通过温暖而共情性地努力寻求理解患者的观点——会获得更大的收获。

通过允许患者自由地闲谈一会儿，精神科医生能够获得很多信息。精神科医生给予的最初评论应旨在促进这样的漫谈（例如，"告诉我更多一些""请继续""我可以理解你的这种感觉""那一定很令人难过"）。通过这种类型的自由联想所产生的材料，其独特性得到了来自神经科学研究的证据支持。安德烈亚森等人（Andreasen et al.，1995）使用正电子发射体层扫描技术，来研究聚焦的情景记忆（当一个人回忆过去的经历时）和随机的情景记忆（包括对经验未经审查的思考，类似于自由联想）之间的差异。他们发现，记忆的这两种类型之间存在显著的差异；并且注意到，与随机情景记忆相关的、自由不受限的精神活动，在联合皮质中产生大量激活，且同时反映出对过去经验的主动检索取回以及对未来经验的规划。因此，在访谈中允许患者漫无边际地联想以及使患者聚焦于特定的事件，这两者的轮流交替可能产生不同类型的精神活动，并为访谈者提供不同类型的有用信息。

除了收集必要的病史和精神状态信息外，访谈者还能够分辨可能揭示了重要的潜意识联系的联想模式。患者用语言表达事件、记忆、担忧及其他心理议题的顺序很少是随机的。数学家早就知晓，任何个体都不可能生成持续的随机数字序列。在很短的时间内，这些数字就将呈现为有意义的模式。比起杂乱无章，大脑更喜欢秩序。患者的语言表达也是如此。多伊奇和墨菲（Deutsch & Murphy，1955）的访谈方法被称为"联想性回忆（associative anamnesis）"，它基于以下原则：

> 该方法……不仅记录患者说了什么，也记录他如何提供了信息。重要的不仅是患者报告他的主诉，还有他是在访谈的哪个阶段、在哪个关联点上，说出了他的想法、主诉以及对自己躯体和情绪失调的回忆。

（p. 19）

尽管患者可能在意识层面为自己的症状所困惑，但是他们联想的顺序可能为潜意识关联提供线索。例如，一名 31 岁的男子在父母的陪同下前来进行精神病学评估，早上精神科医生与他进行会谈，与此同时他的父母在另一栋楼里与社会工作者进行私人会面。这个年轻人从解释他一直没有办法坚持一份工作开始说起。突然，他开始变得焦虑不堪，因为他不确定父母具体在哪里。精神科医生告诉他，他们在隔壁的办公楼里与社工在一起。患者询问是否可以用医生的座机给他们打个电话。精神科医生默默地注意到，患者对于"父母在哪里"的焦虑，紧跟他的主诉"无法保住一份工作"之后。医生询问患者这两种担忧之间是否有关联。经过片刻反思，患者承认，当他离开父母去工作时，他就会担心父母出什么事。这一交流促成了一次富有成效的、关于患者担心"自己的成长与独立对父母来说会是毁灭性的"的讨论。

由于发展性理论在动力性精神病学中的核心作用，患者的成长史必然是一份全面详尽的动力学评估的一部分。患者是父母意外怀孕的产物吗？患者是否在哥哥或姐姐夭折之后出生？患者是否在适当的年龄完成了发展性任务，诸如说话、走路和坐起来？在人格的形成期是否发生过创伤性的分离或丧失？要获得这些有价值的信息，通常必须要对父母和其他家庭成员进行访谈——由精神科医生或由与精神科医生合作的社会工作者进行。无疑，患者会无法回忆起儿童时期的一些重要事件，也会扭曲其他事情。

尽管患者对过往事件的记忆是不完美的，但无论如何，患者都应该对童年和青少年时期的发展进行回顾。动力学访谈的一个基本原则是：过去正在当下重复着。在诊断过程中，为了使患者成为诊断过程的合作者，访谈者可以促进患者对过往事件与当下感觉之间的关联产生好奇心。各种开放式问题有助于建立这种合作性的伙伴关系："你今天体验到的这种焦虑，是否让你想起过去某个时候曾经有过的感觉？""在你的童年里是否发生过什么事情，导致你现在作为成年人觉得不能信任女性？""你现在的婚姻问题，是否与你过去在其他关系中遇到的问题有相似之处？"当患者开始合作探索过去与现在之间的联系时，评估者应该注意那些似乎对患者来说很重要的特定过往事件及时期。同样，个人发展史中明显的遗漏也值得注意。例如，患者是否将所有当下问题的原因仅归于父母中的一方，而对另一方父母完全忽略不提？患者的文化背景是什么？这些因素如何影响家庭关系以及情绪问题的接受度？

经过几分钟的开放式提问——旨在促进对当前疾病、家庭和发展议题进行自由流动的病史叙述，精神科医生随后可以用更具体、直接的问题填补空白。这些问题可能适合于描述性诊断［例如，DSM-5（American Psychiatric Association，2013）诊断所需的具体症状、疾病持续时间的信息、其他疾病的排除］；或者可能被导向一个更为完整的动力学诊断［例如，特定的发展性创伤、关系模式、反复出现的幻想和白日梦］。随着患者填补上这些空白，动力性精神科医生可以开始构建假设，以将患者过去的关系与当前的关系以及与正在显现的移情范式相互联系起来（Menninger，1958）。换句话说，过去关系模式的重复如何导致了当下问题的发生？

患者可以就他们对事件与症状之间关联的感知，提供重要的动力学信息。此处，评估者同样应该考虑，来自过去的议题是如何被当下的应激源唤起的。一位女性主管在获得晋升后感到异常焦虑。她识别出这次晋升是应激源，但无法确定它为什么会引起焦虑，因为她寻求这份新工作职位已经很多年了。在访谈的进程中，她频繁地提到她离了婚并靠一份卑微的工作养活着两个孩子的妹妹。针对姐妹间在童年时期激烈的手足竞争的进一步探索揭示出，这位主管的焦虑与她的内疚感相关。她确信自己的晋升对妹妹来说是破坏性的。这些感受与她童年时想要战胜妹妹并成为父母眼中唯一的孩子的愿望发生了共鸣。

研究者霍姆斯和拉赫（Holmes & Rahe，1967）发展出了一个量表，将多种不同生活事件的应激严重程度进行评级。虽然这样的量表有助于为特定事件所带来的影响提供一个意见一致的评价，但动力性精神科医生必须将每一位患者都作为独特的个体来对待，而不是**预先**假设某一生活事件只有一个特定的意义。例如，一个年轻人对自己父亲死亡的反应是有一种被解放的感觉，他感到自己终于可以自由地追求自己的职业生涯，而不再有持续不断的批评。因此，这个应激源带来的结果是：学业成绩的改善以及整体功能的提高。

此外，评估者应该牢记，一些应激源可能会在潜意识的水平上运作，这使得患者无法识别出任何促发事件，当他们被要求这样做时。访谈的一个功能可能是共同努力以确认是否有任何未被注意到的应激源。例如，周年纪念日反应是常见的患者可能会忽视的应激源。一名慢性抑郁的患者在其哥哥的自杀周年纪念日那天变得强烈地想要自杀。另一个例子是，当一位幸福的已婚医生在没有明显缘由的情况下开始出现婚姻问题时，他向一位精神科同事寻求建议。在电话交谈的过程中，这位医生突然意识到，他打电话这天正是他与前妻离婚十周年的日子。这份领悟揭示出他当下对现任妻子的愤怒，在一定程度上与他和第一任妻子之间冲突不断的关系有关。

精神状态检查

像描述性精神科医生一样，动力性精神科医生也对精神状态的信息感兴趣，但是他们获取这些信息的方法有些不同。首先，在合理及可能的范围内，他们倾向于将有关精神状态的问题编织入访谈的结构之中，而不是以一个正式的精神状态问题列表的形式附加在最后（MacKinnon et al.，2006）。如果一些特定的精神状态信息没有在访谈期间被引出，那么它们显然应该被附加在最后；但总体上来说，尽量减少正式的精神状态检查是有益处的。当这些问题被带入访谈中时，患者能够在一个有意义的背景中考虑自己在知觉、思维和情感上的扭曲。此外，在确定这种扭曲与疾病之间的关联时，患者会作为一个合作者更多地参与进来，而不是仅仅作为一个被动回答问题的人。

定向和感知

在病史采集的过程中，患者对时间、地点和人物的定向通常是清晰的。询问一个显然定向良好的人具体的定向问题，可能会破坏医患关系的和谐。高度警觉是一种无须直接询问也会自己显露出来的精神状态。显著的感知觉症状，例如幻听或幻视，通常在访谈刚开始询问患者为何前来寻求精神科治疗时，便清楚地显现出来。然而，动力性精神病学家感兴趣的不只是幻觉存在与否。如果一位患者听到讲话声，动力学精神病学家就会想要去了解：这些声音在说什么，是在什么情况下说的，这些声音听起来像是谁的，以及这些声音对患者来说意味着什么。

认知

思维形式障碍（formal thought disorder）的存在通常在访谈的病史采集部分便很清楚。正如前面提到的，即使是松散的联想，在患者的头脑中也是有着独特关联的。访谈者的任务是去理解这些关联的性质。相比于具体的关于"错误信念（false beliefs）"的问题，妄想（delusions）更容易通过开放性的病史问题引出。妄想的存在与否只是精神动力学评估的一部分；它们的意义与功能同样重要。偏执性患者的夸大妄想可能是用来补偿低自尊的毁灭性感受的。

由于认知影响着语言和沟通，所以精神科医生也必须注意动作倒错或口误，它们揭示了工作中对无意识的初步印象。一名被产科医生转介来进行精神科会诊的孕妇对于来看精神科医生非常不满，在某一刻，她突然喊叫道："我不想成为一名精神病父母（a psychiatric parent）——我的意思是患者（patient）！"进行评估的精神科医生可能从这一行为倒错中推断出：这位患者对于成为一名母亲有强烈的情感矛盾。

患者回答问题的方式可能会透露大量关于其潜意识性格特征的信息。强迫性患者回答问题时可能对具体细节过度关注，经常要求访谈者详细说明具体询问的信息；相比之下，被动攻击性患者可能通过要求访谈者重复问题，以及通过普遍地阻挠访谈者询问病史资料的努力，从而激怒访谈者；偏执性患者则可能持续不断地解读问题中的隐藏含义，从而使访谈者处于防御状态。

确定是否存在自杀意念，对于任何精神病学评估都是绝对必要的。对于有自杀倾向的患者，应该直截了当地询问他们是否有自杀计划，以及他们是否有支持系统——在冲动性地行动之前，可以听他们说说话的人。精神动力学评估应该辨明自杀企图的意义。有与已故爱人团圆的幻想吗？自杀是一种旨在摧毁某个曾经摧毁过自己的人的复仇行为吗？自杀实际上是为了杀死一个令人憎恨和恐惧的内部客体表征吗？在解决患者问题的许多可能方案中，为什么自杀如此具有吸引力？

情感

对患者情绪状态的观察，提供了关于防御机制信息的一座金矿。毕竟，管理情感是防御最重要的功能之一。如果患者描述自己生活中极端痛苦的事件却一点都没有难过的表现，那么他可能是正在采用情感隔离。宣称自己总是心情愉悦并且不寻常地与访谈者开玩笑的轻躁狂患者，可能在使用否认来防御比如哀伤和愤怒的感受。对自己生活中的关键人物表达蔑视和敌意的边缘性患者，可能正在使用分裂来防止针对他人的好与坏的感觉之间发生任何整合。心境（mood），情感的一个亚类别，包含一种持续的、内在的感觉基调，也应该被评估。与患者一起探索心境通常揭示出，它们与重要的自体及客体表征有关。

行为

在临床访谈中，大量的信息是通过非言语行为进行交流的。是什么特别敏感的主题引起了患者的坐立不安？什么话题引发了沉默？什么议题导致患者停止与访谈者眼神接触？尽管患者试图对进行评估的精神科医生隐藏关键信息，但他们的非言语行为会一直出卖他们。弗洛伊德在1905年做了以下观察：

> 当我给自己设定这个任务——不是通过强有力的催眠力量，而是通过观察患者说了什么和呈现出什么，来揭示人类隐藏在其自身之中的东西时，我曾把这项任务想得比实际上艰难得多。有眼睛看、有耳朵听的人都可以说服自己确信，没有凡人能够保守秘密。如果他的嘴唇不发声，他会用指尖喋喋不休；背叛会从他的每个毛孔里渗透出来。因此，使最隐秘的心灵深处得以意识化，这一任务还是很有可能完成的。
>
> （Freud，1905/1953，pp. 77–78）

正如弗洛伊德所暗示的，观察潜意识的"捷径"之一是非言语行为。弗洛伊德的观察在保罗·埃克曼（Paul Ekman，1985）的工作中得以系统化。埃克曼开发了面部动作编码系统（Facial

Action Coding System），对大约 10 000 个面部表情进行分类。埃克曼了解到，面部表情的表达植根于大脑，并且可以在受到一个刺激后约 200 毫秒时，在没有任何意识性觉察的情况下突然发生。通过研究一个人在对问题做反应时持续不到 0.5 秒的微表情，他可以辨别出这个人什么时候在撒谎。他还指出，手部动作、姿势、言语模式和"疏远性语言（distancing language）"也是撒谎的特征。虽然平常的精神动力学访谈不是在法庭的环境中进行的——在法庭上，确定真实性是至关重要的——但埃克曼的发现提醒了所有临床医生，应该研究面部表情、身体姿态和说话方式中的微妙变化，并将它们作为患者想要隐瞒的重要情绪性主题的征象。早期依恋关系被内化并被编码为内隐记忆（Amini et al.，1996；Gabbard，1997）。在与治疗师的关系中逐渐明朗的，是患者被早期依恋关系所塑造的习惯性的客体联系模式，而这种联系模式大部分是非言语性的。例如，那些羞于眼神接触、举止恭敬、姿势拘谨以及言语模式犹豫迟疑的患者，正在告诉临床医生大量关于他们潜意识性的、内化的客体关系的信息，以及他们在临床访谈之外与其他人建立联系之方式的信息。

心 理 测 试

投射性心理测试，主要是罗夏测试（Rorschach Test）和主题统觉测试（Thematic Apperception Test），可能是精神动力学评估非常有用的辅助工具。罗夏测试由 10 个对称的墨迹组成，呈现给患者一些模棱两可的刺激。面对这种不明确性，通过对墨迹中无定形形状的解读，患者会透露出大量关于自己的信息。根据对患者的精神动力学诊断性理解，高度精细复杂的罗夏测试解读指导已经对患者的可能反应进行了系统条理化的整理（Kwawer et al.，1980；Rapaport et al.，1968；Schafer，1954）。

主题统觉测试以类似的原理运作。一系列图画或木版画描绘着歧义程度不同的人物和情景，在解释上给患者以很大的自由度。患者被要求虚构一个故事来描述每张照片。在编这些故事时，患者将自己的幻想、愿望和冲突投射到图片上。对于那些在精神病学访谈中有所保留、寡言少语、不与精神科医生顺畅分享自己内心世界的患者，投射测试特别有用。然而，许多患者会在临床访谈的过程中透露很多关于自己的信息，因此作为一种辅助，心理测试不是必需的。

除了投射测试外，测量人格特质的标准心理学测试可能也非常有用。例如，米伦临床多轴清单（Millon Clinical Multiaxial Inventory；Millon，1977）目前已出版到第三版，它对于识别出患者人格中可能反映了其愿望、恐惧和防御的典型主题非常有帮助。

躯体和神经系统检查

出于显而易见的原因，患者的躯体和神经系统状态对动力性精神科医生与对描述性精神科医生一样重要。"头骨连着颈骨"，所以身体出现任何问题都会影响大脑，反之亦然。如果评估是在医院设置中进行的，动力性精神科医生可以自己做躯体和神经系统的检查，也可以不自己做。如果评估是在私人诊所为门诊患者做的，大多数动力性精神科医生更倾向于请内科医生或其他医生做身体检查。无论由谁来做，探索躯体的意义通常是有帮助的——无论是在移情议题上，还是在患者对自己身体的幻想方面。在任何情况下，如果没有这些信息，描述性或动力学评估都是不完整的。

精神动力学诊断

在完成精神动力学评估时，临床医生应做出一个描述性诊断（基于 DSM-5 的标准）以及一个精神动力学诊断（基于对患者和疾病的理解）。尽管这两种诊断都能指导治疗计划，但描述性诊断是为了分配正确的标签，而精神动力学诊断则被视为一种对理解的总结概括，它超越了标签的范畴。

描述性诊断也许可以协助临床医生规划适当的药物干预。而动力学诊断也许可以促进临床医生理解药物处方对于患者的意义，以及药物依从性是否有可能成为一个问题。

在此我想强调，动力学诊断的实用性不仅限于接受动力学心理治疗的患者。对患者人格的治疗性处理是所有精神科治疗中必不可少的一部分，在治疗计划的制订中必然始终是要被考虑在内的（Perry et al.，1987）。

一个完整的精神动力学诊断，也包含从一个或多个在第二章中讨论过的主要理论视角来评估患者：自我心理学、客体关系理论、自体心理学和依恋理论。随着材料在治疗中展开，动力学访谈者考虑多重理论模型的工作思路和方法就显示出了一个明显的优势。当临床医生动用多个视角而非偏爱一个或两个观点时，患者很可能会受益，因为更为丰富和复杂的治疗计划能够根据不同的模型被设计出来（Peebles，2012）。此外，在今天的精神分析及精神动力学的思想中，多元主义更为普遍，因为我们已经了解到，一个理论系统很少能为所有患者提供所有答案。

自我的特征

从患者的工作经历以及他们的关系模式中，我们可以了解大量有关患者整体自我力量的信息。那些能够从事工作并建立相当长时间稳定关系的人，可能比那些做不到的人拥有更具复原力的自我。

对某些关键自我功能的评估（Bellak et al.，1973）可以帮助精神科医生理解患者的（自我）力量与虚弱，从而使他们能够确定治疗方案。患者的现实检验如何？患者是否有能力区分什么是内在的，什么是外在的；或者是否存在一种持续的妄想性的错误感知模式？患者的现实检验是否在结构化的情境中完好无损，但在非结构化的情境中是受损的？患者的冲动控制如何？患者是否有足够的自我功能来延迟冲动的释放；或者患者实际上是受冲动所驱使的，以致到了对别人或对自身构成危险的地步？判断力是另一个必须评估的自我功能：患者能否充分地预测行动的后果？

在计划适当的心理治疗形式时，精神科医生也应该确定患者的心理学头脑（psychological mindedness）。患者是否理解问题有自身内在的起源；还是把所有困难都外化并归咎于环境中的其他人？患者能否综合并整合各种信息，并反思它们之间的关联，以发展出对症状及人际困难有意义的解释？患者是否使用隐喻和类比来进行思考，使不同的抽象水平之间能够建立关联？所有这些考量都有助于评估患者心理学头脑的程度。

对自我进行评估，其中很重要的一部分是聚焦于自我的防御功能。在精神分析的设置中，韦尔德（Waelder，1960）发展了一系列针对患者防御操作的问题。这些问题同样适用于动力学评估："患者的渴望是什么？患者（潜意识地）想要什么？以及他在害怕什么？……而当他害怕时，会做什么？"（pp. 182-183）。派恩（Pine，1990）还添加了额外的问题，来评估驱力与自我对驱力的反应之间的关系：

患者表达了什么愿望？这个愿望与意识之间的关系是什么？患者的幻想是什么？它如何反映了在愿望、防御和现实之间的一种妥协？这个愿望是如何被防御的？这个防御的有效性／适应性如何？那个被看到的特定的焦虑，能够被追溯到某个没能被有效防御的愿望上吗？那个被看到的特定的内疚，可以从与某个愿望有关的良知的运作的角度被理解吗？

（pp. 44–45）

派恩还建议，人们应该以类似的方式评估性格——通过观察患者的特征性防御风格，它被表达为自我协调（ego-syntonic）的功能模式。精神科医生还可以根据第二章中描述的从不成熟到成熟的连续谱，来评估防御机制。在某个困难的情境中能够使用抑制和幽默的患者，比在同样情境中使用分裂和投射性认同的患者，显示出了更强大的自我力量。

确定自我与超我的关系，是自我心理学评估中另一个至关重要的部分。患者的超我是自我严格而无情的监管者，还是在超我对自我的关系中存在着灵活性与和谐性？患者投身于务实的、能实现的理想，还是受无法企及的、幻想性的目标驱动？患者身上是否有反社会倾向——以缺失或未充分发展的超我为特征？对这些问题的回答，也提供了关于患者童年时与父母式人物相处经历的线索，因为超我是这些人物的一个内化表征。

客 体 关 系

作为精神动力学评估的最后结果，临床医生掌握了患者的人际关系在三种情境中的信息：童年关系，患者与临床评估医生的关系中真实的及移情性的方面，以及当前医患关系之外的关系。这些关系的性质，为精神科医生提供了大量有关患者在家庭和社会系统中处境的信息。然而，仍然需要评估的是，患者的家庭关系如何影响着促使患者前来就诊的临床表现的发展。青少年患者的症状表现是否反映了父母的婚姻问题？换句话说，患者是否为整个家庭充当着疾病的"承载者"？

有关患者人际关系的信息，也透露了大量关于患者内在客体关系性质的信息。对家庭成员和重要他人的访谈，可以帮助厘清在患者对其他关系的看法中固有的扭曲的程度。某些容易被识别的模式似乎贯穿于所有的关系。例如，患者是否总是在一种施虐受虐的关系中最终成为受虐的那个人？患者是否总是在照顾其他功能较差且更需要照顾的人？派恩（Pine, 1990）发展了一系列专

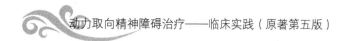

门针对客体关系的问题，临床医生可以在访谈的过程中仔细思考它们：

> 何种旧的客体关系正在被重复？主体（患者）在活现客体关系中的哪种角色——他自己的还是他人的角色？或是两者兼有？患者表现得像以前的他吗？像他曾希望在父母眼中的样子吗？像父母曾想要他成为的样子吗？患者表现得像他的父母吗？像他曾希望的父母的样子吗？以及，何种早期的被动体验正在被主动地重复着？
>
> （p. 47）

确定客体关系的成熟水平是评估不可或缺的一部分。患者是否矛盾地将他人体验为同时拥有好品质与坏品质的完整客体？抑或，患者是否视他人为要么理想化的（全好），要么被贬低的（全坏）？患者是否将他人视为满足需求的部分客体——只充当为患者提供一种功能的作用，而不将他人视为有其自身需求与关切的独立个体？最后，他们的客体恒常性（object constancy）如何？患者能否忍受与重要他人的分离——通过召唤出这个所念之人具有安抚性的内在意象？

自　　体

一份全面详细的动力学评估必须评估患者自体的几个方面。在自体心理学的宽泛框架下，精神科医生应该剖析自体的持久性（durability）和内聚性（cohesiveness）。它是否容易因朋友或同事最微小的怠慢而破碎？患者是否需要持续地处于"聚光灯"之下，以得到来自自体客体的确认性回应？患者的自体客体的成熟度也应该被评估。在有一份长期承诺的背景下，患者的自体客体需求能否通过一种相互满足的关系而得到满足？

除了自尊外，精神科医生还应评估患者自体的连续性（continuity）。无论外界情况如何，患者是否都几乎不会随时间而改变；或者存在着一种普遍的身份认同弥散（identity diffusion）？正如哈罗维茨（Harowitz，1997）强调的，如果没有一种自体的连贯一致感和连续感，一个人更有可能发展出症状，并出现心智状态的剧烈转变。哈罗维茨还指出，自体的连贯一致性（coherence）不仅仅是人际风格，它还包含一个人性格中的正直诚信和高尚品德。身份认同弥散的证据可能暗示了存在不同的自体表征，它们彼此分裂，在不断地争夺对整个人格的支配。不同自体表征的出现显然与不同的客体表征相关联，而后者高度地受到特定时刻的人际情境的影响。自体的边界也需要关注。患者是能明确地将自己的心智内容与他人的相区分，还是存在着一个普遍模糊的自体—客体边界？患者的身体边界是否完好无损？精神与身体被视为始终相互联结的，还是存在人格解体（depersonalization）发作或出体（out-of-body）体验——精神似乎独立于身体？

依恋模式和心智化

进行评估的临床医生倾听患者的依恋模式，并希望根据我们所熟悉的成人依恋类型来理解患者的内部工作模型：（1）安全/自主型；（2）不安全/忽略型；（3）先占型；（4）未解决/混乱型（见第二章）。在研究设置下，访谈者可能会使用成人依恋清单，这是一个由15个问题组成的半结构化访谈，询问个体童年时对父母或照料者的体验，以及这种体验对个体成年后的影响（Gullestad，2003）。在某些方面，它相当于成年人的"陌生情境"（Stein et al.，1998）。这个评估工具需要大量的培训和一份评分手册。而在临床设置下，临床医生只需要倾听患者的依恋模式，并思考童年经历可能如何促成了成年后的关系。此外，他们还可以评估早期依恋关系中的困难在多大程度上可能促进或损害了心智化的能力。当孩子的依恋为安全型时，他们发展出理解他人的感受、欲望、信念和期望的能力（Fonagy，2001）。在发生创伤或忽视的情况下，孩子倾向于关闭自己的思考，不敢设想父母或照料者心中的想法。这种防御性的反应可能损害心智化的能力（Fonagy，2001）。

精神动力学个案概念化

在前面讨论中所列举的不同要素，是构建精神动力学个案概念化的基础。这一尝试性的假设或工作模型阐明了要素之间如何相互作用，从而产生了患者所呈现的临床表现。精神动力学个案概念化的构建必须根植于"生物－心理－社会"的背景框架之中（Gabbard，2010）。这三个组成部分构成了一份好的个案概念化的基础（Sperry et al.，1992）。在这个框架下的个案概念化，应该从一句或两句描述临床表现，以及描述与之相关的、促使患者前来寻求帮助的一个或多个应激源的句子开始，这是第一部分；个案概念化的第二部分，是发展一套关于生物、心理内部及社会文化因素如何促成了临床表现的假设；第三部分是就这份个案概念化前两部分的特征可以如何指导治疗和预后，做一个简要说明。

在一份精神动力学个案概念化的构建中，应该包括几个基本原则。第一，生物因素可能是遗传性的，也可能是基于环境影响的，比如早期创伤或头部外伤；第二，社会文化因素可能包括家庭、宗教、文化习俗甚至是移民的影响。有些患者在一个新文化中会比在他们的祖国显得更为紊乱失常。爱的客体、文化价值观、母语和原生环境的丧失，可能会导致"文化休克"现象，这会严重损害移民的身份认同和自尊，并促发哀悼过程（Halperin，2004）。尽管这份个案概念化旨在解释患者的疾病状况，但不必解释一切。它应该简明扼要地突出主要议题，特别是它们与治疗计划的相关性。

对于有些患者，某一种理论模型似乎比另外几种更具解释性价值。而对于其他患者，在概念化患者精神病理学的各个方面时，多种理论视角可能都是有帮助的。正如第一章建议的，临床医生应该对所有主要理论框架持开放的心态，应该欣然拥抱"兼而有之"而不是"非此即彼"的态度。在发展这一份个案概念化时还应理解，随着治疗的进行，它需要经历不断地修正。在动力性精神病学中，诊断与治疗始终是一起逐步发展的。下面的个案病历记录示例说明了这些要点：

A 女士是一名 33 岁的单身女子，担任图书管理员，在带有偏执特征的精神病发作期间前来医院。她坚信母亲正在密谋杀害她，她把自己关在她与哥哥合住的公寓里。

当 A 女生在服用了几次抗精神病药后改换面貌时，她将自己展现为一个欢快、乐天的人，她评论道："我心里没有愤怒。"她说自己感觉很好，想回家。她的母亲很高兴看到她"恢复正常"，但也表达了担忧，因为 A 的哥哥还住在她的公寓里。在过去几周里，他显然通过搬进公寓的方式剥削了他的妹妹，吃她的饭，还不出租金。

据她的母亲说，A 女士过着一种隔绝的生活，除了工作中仅有的几个表面关系，几乎没有什么人际交往。此外，患者的母亲透露，18 个月之前，当她的哥哥搬进来和她住时，在同样的剥削状况下，A 女生曾有过一次精神病性发作。A 女士的母亲还报告，她们家有双相情感障碍的家族史。

　　精神科医生发展了下述精神动力学个案概念化：A 女士遗传了双相情感障碍的素质（diathesis）。她的周期性精神病性发作看起来是精神分裂症样的，可能是双相障碍的一个变体。在稳定了患者的精神病性状态后，精神科医生可以考虑使用锂盐或其他心境稳定剂来预防复发。

　　当 A 女士处于非精神病性状态时，她大量否认所有负面情绪，尤其是愤怒，以调整自己，并导致一种分裂样的状态。让她的哥哥寄生式地生活在她的公寓里，这一应激源激起了 A 女士心中如此大的愤怒，以至于她无法维持她常用的防御姿态。在这种强烈情绪的压力下，她退行到偏执－分裂位；在那里，一个心怀愤怒和凶残感受但自己不能接受的自体表征，被分裂并投射到她母亲的身上。在 A 女士的精神病性状态通过用药得到缓解之后，她重新内射了这个自体表征，它随后再一次被掩埋在她的否认之下。

　　这位患者缺乏心理学头脑，无法看到在探索性的治疗过程中有需要致力于改善的任何问题。因此需要进行社会工作或家庭治疗，以消除应激源（其哥哥），并使 A 女士恢复到她之前的适应状态，同时采用药物治疗和支持性心理治疗的后续方案，以维持她的防御并识别其他潜在的应激源。如果她哥哥返回她的公寓，我们可以预料会有另外的治疗依从性问题。

　　尽管这个案例在其概念化构思上是动力学的，但这份个案概念化符合由恩格尔（Engel，1977）、芬克（Fink，1988）和其他人所倡导的精神病学的"生物－心理－社会"模型，考虑到了遗传倾向、社会—家庭影响以及心理内部因素。

结　　　论

　　表 3-1 总结了一份全面详细的精神动力学评估所包括的步骤。归根结底，评估的目的是提示和指导整体的治疗计划。A 女士的案例说明，精神动力学诊断，特别是精神动力学个案概念化，

表 3-1　精神动力学评估

病史信息

当前的疾病，并关注联想性关联以及应激源

既往史，并强调过去是如何在当下重复自己的

发展史

家族史

文化背景

精神状态检查

定向和感知

认知

情感

行为

投射性心理测试（如果有必要）

躯体和神经系统检查

精神动力学诊断

描述性的 DSM-5 诊断

自我的特征

力量与虚弱

防御机制与冲突

与超我的关系

客体关系的质量

家庭关系

移情—反移情模式

对内在客体关系的推断

自体的特征

自尊和自体内聚性

自体连续性

自体边界

心身关系

依恋模式 / 心智化能力

应用以上信息进行精神动力学个案概念化

即使在动力学心理治疗不适用的情况下，也能有所助益。不过，治疗仍然建立在动力学理解的基础之上。动力学评估可以协助制订治疗计划的各个方面。对自我功能的评估有助于决策一个人应该住院治疗还是在门诊治疗。例如，冲动控制的程度，可能是决定患者是否应该首先被收治入院，以及如果需要住院，何时可以出院的一个关键因素。对患者的动力学理解能够帮助临床医生判断，患者是否会接受性治疗、行为矫正、家庭治疗或团体治疗的建议。最后，每位患者对任何用药方案的依从性，都会受到患者特定性格基础的影响。随后章节中所讨论的案例，将说明其他理论模型可以如何被应用于发展个案概念化，以及对患者的动力学评估如何指导治疗计划。

参考文献

American Psychiatric Association: Diagnostic and Statistical Manual of Mental Disorders, 5th Edition. Washington, DC, American Psychiatric Association, 2013

Amini F, Lewis T, Lannon R, et al: Affect, attachment, memory: contributions toward psychobiologic integration. Psychiatry 59:213–239, 1996

Andreasen NC, O'Leary DS, Cizadlo T, et al: Remembering the past: two facets of episodic memory explored with positron emission tomography. Am J Psychiatry 152:1576–1585, 1995

Bellak L, Hurvich M, Gedimen HK: Ego Functions in Schizophrenics, Neurotics, and Normals: A Systematic Study of Conceptual, Diagnostic, and Therapeutic Aspects. New York, Wiley, 1973

Deutsch F, Murphy WF: The Clinical Interview, Vol 1: Diagnosis: A Method of Teaching Associative Exploration. New York, International Universities Press, 1955

Ekman P: Telling Lies: Clues to Deceit in the Marketplace, Politics, and Marriage. New York, WW Norton, 1985

Engel GL: The need for a new medical model: a challenge for biomedicine. Science 196:129–136, 1977

Fink PJ: Response to the presidential address: is "biopsychosocial" the psychiatric shibboleth? Am J Psychiatry 145:1061–1067, 1988

Fonagy P: Attachment Theory and Psychoanalysis. New York, Other Press, 2001

Freud S: Fragment of an analysis of a case of hysteria (1905), in The Standard Edition of the Complete Psychological Works of Sigmund Freud, Vol 7. Translated and edited by Strachey J. London, Hogarth Press, 1953, pp 1–122

Gabbard GO: Challenges in the analysis of adult patients with histories of childhood sexual abuse. Canadian Journal of Psychoanalysis 5:1–25, 1997

Gabbard GO: Long-Term Psychodynamic Psychotherapy: A Basic Text, 2nd Edition. Washington, DC, American Psychiatric Publishing, 2010

Gabbard GO, Roberts LR, Crisp-Han H, et al: Professionalism in Psychiatry. Washington, DC, American Psychiatric Publishing, 2012

Gullestad SE: The Adult Attachment Interview and psychoanalytic outcome studies. Int J Psychoanal 84:651–668, 2003

Halperin S: The relevance of immigration in the psychodynamic formulation of psychotherapy with immigrants. Int J Appl Psychoanal Studies 1:99–120, 2004

Holmes TH, Rahe RH: Social Readjustment Rating Scale. J Psychosom Res 11:213–281, 1967

Horowitz MJ: Formulation as a Basis for Planning Psychotherapy Treatment. Washington, DC, American Psychiatric Press, 1997

Kernberg OF: Severe Personality Disorders: Psychotherapeutic Strategies. New Haven, CT, Yale University Press, 1984

Kwawer JS, Lerner HD, Lerner PM, et al (eds): Borderline Phenomena and the Rorschach Test. New York, International Universities Press, 1980

Langs RJ: The Bipersonal Field. New York, Jason Aronson, 1976

Leary K: Racial enactments in dynamic treatment. Psychoanalytic Dialogues 10:639–653, 2000

MacKinnon RA, Michels R, Buckley PJ: The Psychiatric Interview in Clinical Practice, 2nd Edition. Washington, DC, American Psychiatric Publishing, 2006

Menninger KA: Theory of Psychoanalytic Technique. New York, Basic Books, 1958

Menninger KA, Mayman M, Pruyser PW: A Manual for Psychiatric Case Study, 2nd Edition. New York, Grune & Stratton, 1962

Millon T: Millon Clinical Multiaxial Inventory Manual. Minneapolis, MN: National Computer Systems, 1977

Peebles MJ: Beginnings: The Art and Science of Planning Psychotherapy, 2nd Edition. New York, Routledge, 2012

Perry S, Cooper AM, Michels R: The psychodynamic formulation: its purpose, structure, and clinical application. Am J Psychiatry 144:543–550, 1987

Pine F: Drive, Ego, Object, and Self: A Synthesis for Clinical Work. New York, Basic Books, 1990

Poland WS: The analyst's witnessing and otherness. J Am Psychoanal Assoc 48:16–35, 2000

Rapaport D, Gill MM, Schafer R: Diagnostic Psychological Testing, Revised Edition. Edited by Holt RR. New York, International Universities Press, 1968

Reiser MF: Are psychiatric educators "losing the mind?" Am J Psychiatry 145:148–153, 1988

Schafer R: Psychoanalytic Interpretation in Rorschach Testing: Theory and Application. New York, Grune and Stratton, 1954

Shevrin H, Shectman F: The diagnostic process in psychiatric evaluations. Bull Menninger Clin 37:451–494, 1973

Sperry L, Gudeman JE, Blackwell B, et al: Psychiatric Case Formulations. Washington, DC, American Psychiatric Press, 1992

Stein H, Jacobs NJ, Ferguson KS, et al: What do adult attachment scales measure? Bull Menninger Clin 62:33–82, 1998

Thomä H, Kächele H: Psychoanalytic Practice, Vol 1: Principles. Translated by Wilson M, Roseveare D. New York, Springer-Verlag, 1987

Waelder R: Basic Theory of Psychoanalysis. New York, International Universities Press, 1960

第四章

动力性精神病学中的治疗：

个体心理治疗

本章目录

精通个体心理治疗也许是动力性精神科医生的标志。动力性精神病学从精神分析中演变而来，因此可以理解它对心理治疗师与患者之间治愈性关系的细致入微之处的强调。由于篇幅限制，我们只能对从大量有关个体心理治疗的文献中得出的普遍原则做一个简要概述。这些原则针对各种障碍的具体应用会在本书的第二部分进行论证和阐述。对针对个体心理治疗更全面的讨论感兴趣的读者，可以参阅一些综合性的教材（Basch，1980；Busch，1995；Cabaniss et al.，2011；Gabbard，2010；Luborsky，1984；McWilliams，2004；Roth，1987；Summers & Barber，2009）。

表达性 – 支持性连续谱

基于规范的精神分析技术原则的心理治疗，被赋予了多种不同的名称：表达性的、动力性的、精神分析取向的、领悟取向的、探索性的、揭示性的和强化性的，这里仅举了几个例子。这种旨在分析防御和探索移情的治疗方式，在传统上被视为与另一种独立存在的、被称为支持性心理治疗（supportive psychotherapy）的治疗方式完全不同。后者更倾向于抑制潜意识冲突和加强防御，这被普遍认为不如表达性治疗。这一倾向也反映在多年来指导心理治疗师的临床格言中："尽你所能地富于表达，如你所必须地予以支持"（Wallerstein，1986，p. 688）。

许多作者对这种传统的二分法表达了担忧（Gabbard，2010；Horwitz et al.，1996；Pine，1976，1986；Wallerstein，1986；Werman，1984；Winston et al.，2004）。这种区分的一个问题在于，它暗示了支持性心理治疗不是精神分析取向的。但在临床实践中，许多形式的支持性心理治疗的每一步都是受精神分析性理解所指导的。此外，这种二分法将表达性心理治疗和支持性心理治疗描绘为高度分离的实体，但事实上，在任何治疗中，它们都很少以纯粹单独的形式出现（Wallerstein，1986；Werman，1984）。最后，这种与"表达性心理治疗或精神分析具有更高的声望"相关的价值区分，总是伴随着这样的假设，即通过领悟或者心理内部冲突的解决所实现的改变，总在某种程度上优于通过支持性技术所实现的改变。但是并没有确凿可靠的数据和资料支持这一假设。

在对一项包含 42 名在门宁格基金会心理治疗研究项目（Menninger Foundation Psychotherapy Research Project）中接受治疗的患者的纵向研究进行总结时，沃勒斯坦（Wallerstein，1986）断定，所有形式的心理治疗都包含表达性和支持性要素的混合，通过支持性要素所取得的变化绝对不亚于通过表达性要素所取得的变化。与其将表达性心理治疗和支持性心理治疗看作两种截然不同的治疗模式，我们更应该将心理治疗视为在一个"表达性 - 支持性"连续谱上发生的，这与临床实践及实证研究的现实情况更为吻合。在治疗中，与某些患者工作和在某些时刻，治疗会更偏重于表达性要素；而与其他患者工作和在其他时刻，治疗需要更关注支持性因素。正如沃勒斯坦（Wallerstein，1986）指出的，"所有恰当的治疗，总是既是表达性的、也是支持性的（以不同的方式）；而在每种治疗中的任何时刻，需要关注和探讨的问题都应该是：*如何与何时*表达，以及*如何与何时*支持"（p. 689）。

符合这个连续谱的个体心理治疗，也许最好被称为"表达性 - 支持性的（expressive-supportive）"或"支持性 - 表达性的（supportive-expressive）"。即使是精神分析，它处于这一连续谱上表达性一端的最远位点，但也包含着支持性的因素；同时，处于连续谱上另一端的大多数支持性心理治疗，有时也提供领悟和理解。因此，有效的动力性治疗师会根据患者在心理治疗过程中某个特定时刻的需要，灵活地在"表达性 - 支持性"连续谱上来回地转换。

表达性 - 支持性连续谱的概念，为考量个体心理治疗的目标、特征和适应证提供了一个框架。

表达性 - 支持性心理治疗

目　　标

在历史上，领悟和理解始终被认为是精神分析以及源于精神分析性原则的心理治疗的最终目标。然而，自 20 世纪 50 年代以来，人们已经接受了这样的观点，即治疗关系本身就是疗愈性的，独立于它在提供领悟方面的作用。洛瓦尔德（Loewald，1957，1980）指出，改变的过程"不是简单地被分析师的技术性技能所启动，而是被一个事实所启动，即分析师使自己可供于在患者与分析师间发展一种新的'客体关系'之用"（p. 224）。

　　尽管大多数精神分析性治疗师都赞同治疗目标应包含领悟和治疗关系，但就哪个维度应被予以最多的强调，存在不同的观点。有些人更关注通过解释来解决冲突，而另一些人则强调发展真实性或"真性自体（true self）"的重要性（Winnicott，1962，1976）。有些治疗师对治疗结果雄心勃勃，其他人则将心理治疗的过程定义为对一个人自身真相的探寻（Grinberg，1980）。还有人相信，对一个人内在世界的反思能力应该是治疗的目标（Aron，1998）。克莱因派学者会将把之前因投射性认同而失去的自体部分重新整合起来视为目标（Steiner，1989）。而受依恋理论影响的学者（Fonagy，2001）会主张提高心智化能力是目标。

　　从客体关系的立场看，关系质量的改善是心理治疗的一个目标，无论它侧重于连续谱的支持性一端还是表达性一端。当内在客体关系在心理治疗的进程中发生变化时，个体便能够以不同的方式感知外部的他人并与他们建立联系。在当代实践中，患者更可能出于对自身关系质量的不满而寻求治疗，而不是像弗洛伊德时代那样因为各种症状前来寻求治疗。因此，这一目标的重要性再怎么强调也不为过。

　　在自体心理学取向的心理治疗中，治疗目标包括增强自体的内聚性，以及帮助患者选择更为成熟的自体客体，如第二章所述。用科胡特（Kohut，1984）的话来说，"精神分析性疗愈的本质在于，患者新获得了在其现实环境中识别和挑选出恰当的自体客体并被它支持的能力"（p. 77）。

　　心理治疗在连续谱上支持性一端的目标，主要是帮助患者适应应激和加强防御，以促进患者应对日常生活应激的适应性能力。此外，由于支持性技术经常用于治疗自我严重虚弱的患者，因此对自我的建设是支持性心理治疗的一个关键部分。例如，治疗师可以作为一个辅助性自我（auxiliary ego），帮助患者更准确地检验现实或预测他们行为的后果，从而改善他们的判断力。温斯顿等人（Winston et al.，2004）提供了一种支持性心理治疗的系统性方法，可根据患者的个体需求进行调整。

持 续 时 间

表达性－支持性心理治疗的时间长度，在本质上与它在表达性－支持性连续谱上所在的位置无关。高度支持性或高度表达性的治疗可以是短程的，也可以是长程的。虽然对短程和长程动力学心理治疗的定义并不统一，但就本书而言，我将"长程心理治疗"定义为持续时间超过 6 个月或 24 周的治疗（Gabbard，2010）。大多数长程治疗是无限期的，但有些是从一开始就确定好了治疗次数的。在本节中，我将讨论长程动力学治疗，并在本章结尾介绍短程治疗。

治 疗 频 率

与治疗持续时间相反，每周的治疗频率往往与表达性－支持性连续谱高度相关。一般来讲，1 周多次治疗是连续谱上表达性一端的特点。精神分析作为一种极端表达性的治疗，其特点是每周三到五次，并且通常是以患者躺在沙发上、分析师坐在沙发后面的形式进行的。高度表达性形式的心理治疗通常每周进行一到三次，患者是端坐着的。相比之下，以支持性目的为主的心理治疗很少 1 周超过一次，通常是按照每月一次的频率来进行。

频率问题与心理治疗过程中移情的作用有关（将在本章后面进行讨论）。临床经验已经表明，随着治疗频率的增加，移情会增强。因为表达性成分较多的治疗会聚焦于移情，这些治疗师通常希望每周至少见一次患者。相比之下，支持性的治疗过程在较少程度上与移情进行工作，因此不需要每周一次。而且，高度表达性的治疗几乎不变地每次都是 45 或 50 分钟，而支持性的过程通常在用时上更为灵活。对于需要与治疗师有更频繁的支持性联系的患者，两次 25 分钟的治疗好于一次 50 分钟的治疗。

精神病学实践的现实情况是，在决定治疗频率上，实际问题可能比理论考量更重要。有些患者可能只能负担得起每周一次的治疗，即便每周三次的治疗对他们可能更好。其他患者由于工作安排不方便或者交通问题，可能只能每周来治疗师这里一次。然而，在接受这种减量之前，治疗师应该牢记，阻抗经常会找到便利的藏身之处。一项针对这些实践限制的调查可能会揭示出，患者在时间和金钱上比他们愿意承认的有着更大的灵活性。

自 由 联 想

自由联想通常被认为是患者向分析师表达自己的主要模式。这要求患者放松他们通常对思维过程的控制，尽量说出出现在头脑里的任何内容，而不对自己的言语或想法加以审查。在实践中，当患者试着自由联想时，阻抗不可避免地会进行干扰。常说的一句话是，虽然只是半开玩笑地，当患者有能力自由联想而不受阻抗干扰时，那么他可能已经为结束治疗做好准备了。患者也可能将自由联想本身作为一种阻抗来利用，以此来抗拒聚焦于他们目前生活状况中的特定议题（Greenson，1967）。

自由联想在高度表达性的治疗中也是有用的，尽管比在分析中更具选择性。 例如，治疗师可能会要求患者对梦的各个要素进行联想，以帮助患者和治疗师理解潜意识关联，它们使对梦的解释成为可能。治疗师也可能发现，对于被卡住或者陷入沉默的患者，使用自由联想的概念是一种帮助他们的很有用的方法。若患者问道："我现在该做什么？"治疗师可以回答："就说说现在出现在你脑海里的东西。"

在连续谱上更偏向以支持性为基础的治疗中，自由联想就没那么有用了。格林森（Greenson，1967）指出，自由联想过程本身就需要一个成熟健康的自我，以维持观察性自我（observing ego）与体验性自我（experiencing ego）的分离。如果在支持性过程中允许自由联想，容易出现精神病性状态的患者可能会变得越来越退行。此外，这样的患者通常缺乏自我能力，无法反思自己的自由联想并将它们整合入一种对潜意识议题有意义且连贯一致的理解。

中立、匿名和节制

在 1912—1915 年，弗洛伊德发表了一系列技术建议，它们构成了通常被称为"经典"治疗模式的基础。诸如中立（neutrality）、匿名（anonymity）和节制（abstinence）等原则，便是从这些论文中演变而来的。然而近年来，这些概念已经变得具有高度争议性，因为越来越清晰的是，弗洛伊德实际的实践方式与他在技术论文中的一些建议有着相当大的不同（Lipton，1977；Lohser & Newton，1996）。弗洛伊德不时地告诫分析师，在治疗时要抽离情感，不要暴露有关自己的任何内容，要把自己的所有感受放在一边。然而，来自他自己的患者的书面记录显示出，就其情绪来说，他是透明可见的，他经常闲聊，说出自己对其他人、对艺术作品和当前政治议题的看法，也曾作为一个"真实的人"满腔热情地投入。他自己的主观性是显而易见的。而他所撰写的技术建议，明显是基于他对同行可能出现的反移情性付诸行动的担忧，而非基于他认为那些是推进分析进程的最佳技术。弗洛伊德并不是很"弗洛伊德派"。

"中立"可能是精神分析和心理治疗技术中最被误解的一个方面。弗洛伊德甚至没有在他的著作中使用过这个词。詹姆斯·斯坦奇（James Strachey）将德文单词 Indifferenz* 翻译成"中立（neutrality）"，尽管这个德语单词实际上暗示的是分析师情绪参与的暗流涌动（undercurrent），而非抽离（detachment）。它经常被错误地解读为冷漠或置身事外之意（Chessick，1981）。即便在最具表达性的治疗中，情感温暖也是治疗关系的一个必要部分。同样地，关心患者的独特情况，是建立良好关系必不可少的。

通过采取一种冷漠的、非参与性的态度，将自己从治疗的人际场域中脱离出来的治疗师，将自己隔绝在患者内在客体世界的体验之外，这降低了治疗的疗效（Hoffman & Gill，1988）。一个广泛的共识是，治疗师在治疗过程中是一个自发的参与者（Gabbard，1995；Hoffman & Gill，1988；Mitchell，1997；Racker，1968；Renik，1993；Sandler，1976）。正如弗洛伊德的自身实践所表明的那样，这里的主观性是无法减少的（Renik，1993），它不可能单凭一张匿名的面具就被消除。此外，能够允许自己对患者将他们转变为移情客体的潜意识努力做出回应的治疗师，会对患者的内在世界获得深刻得多的理解。治疗师只有在像患者所投射的内在客体表征或自体表征那样做出回应*之后*，他们才有可能觉察到自己的反移情感受（Sandler，1976；另见：Gabbard，1995）。正如第一章所述，由治疗师的主观性和患者所投射的内在表征共同创造的反移情，是治疗过程中宝贵的信息来源。

当代最被广为接受的"**中立**"的意义，是对患者的行为、思想、愿望和感受采取一种非评判

---

* "Indifferenz" 一词，出现在《弗洛伊德全集》（第十卷，1913—1917）（*Gesammelte Werke*，*Band X*，*Werke aus den Jahren 1913—1917*；Freud Sigmund, Frankfurt am Main: Fischer Verlag, 1946）中第十七篇"对移情爱的评注（Bemerkungen über die Übertragungsliebe）"一文中，原句为："Außerdem ist der Versuch, sich in zärtliche Gefühle gegen die Patientin gleiten zu lassen, nicht ganz ungefährlich. Man beherrscht sich nicht so gut, daß man nicht plötzlich einmal weiter gekommen wäre, als man beabsichtigt hatte. Ich meine also, man darf die Indifferenz, die man sich durch die Niederhaltung der Gegenübertragung erworben hat, nicht verleugnen." 这句话的意思是：此外，尝试让自己滑入对患者的温柔情感，并非完全没有危险。人们并不能很好地控制自己，所以不会突然一下子就比自己想要的进展得更远。我的意思是，人们不能否认自己通过对反移情的抑制而获得了一种无动于衷的状态。——译者注

性的立场。安娜·弗洛伊德（Anna Freud，1936/1966）没有使用"中立"这个术语，她建议，分析师应该与本我、自我、超我和外部现实要求保持同等的距离。然而，这种立场更多的是一种**理想的**而非现实的状况。治疗师经常会对患者的所言所行做出个人评判。一位自然流露的、投入的治疗师，有时会以非言语的方式显露出他们的判断——如果不是以对患者做出公开评论的方式。格林伯格（Greenberg，1986）将"中立"重新定义为：采取一种与患者过去的旧客体以及与治疗师当下所提供的新客体保持同等距离的立场。这一概念模型也许可以更准确地反映出治疗师的内在过程。治疗师被拖入一个由患者的内在世界所唤起的角色之中，然后努力从这个角色中摆脱出来，以此反映出患者与治疗师之间正在发生着什么。

"匿名" 在当代实践中也同样被重新定义了。弗洛伊德（Freud，1912/1958）写道，分析师应该努力成为一面不透明的镜子；但今天的分析师和分析性治疗师认识到，匿名是一个只可能存在于神话中的构想。在治疗师的治疗室里，到处是照片、书籍和其他个人感兴趣的物品。当治疗师开始讲话时，他所说的以及他如何对患者的材料进行回应，都在高度暴露治疗师的主观性。因此，一个人总是以非言语和言语的模式进行着自我暴露。然而，大多数分析师和分析性治疗师仍然认识到，克制是有价值的。暴露有关治疗师家庭或治疗师个人问题的高度私人化的细节很少会有帮助，而且可能造成角色反转，令患者认为自己必须照顾治疗师，从而增加患者的负担。同样，对患者的想法、感受或行为做出苛刻的评判，可能会加重患者的自我批判，进而造成破坏性的后果。

"节制" 是第三个被一些从业者广泛误解的术语。弗洛伊德建议，分析师应当拒绝满足移情愿望，这样，那些愿望就可以被分析而不是被满足。而今天，在整个治疗过程中部分移情会被满足，这已经得到广泛认可。治疗师听到笑话后的大笑、心理治疗本身固有的共情性倾听以及治疗师给予的温暖和理解，都为患者提供了满足。"治疗性或分析性边界"这一概念为躯体关系设立了限制，这使心理及情绪边界能够通过共情、投射性认同和内射的过程被跨越（Gabbard & Lester，2003）。良好的专业边界不应被理解为促进僵硬或冷漠（Gutheil & Gabbard，1998）。好的治疗师可以自在地与患者一起笑，听到悲伤的故事时可能会流泪。在会谈开始时，他们也会热情地问候患者。然而，对于性愿望的满足，以及任何其他形式的、出于个人自身需求而对患者潜在的剥削，他们确实会保持节制。

干　预

治疗师所做的干预，可以沿着表达性－支持性连续谱被归纳为八类：（1）解释；（2）观察；（3）面质；（4）澄清；（5）鼓励阐述；（6）共情性确认；（7）心理教育性干预；（8）建议和赞扬（图4-1）。

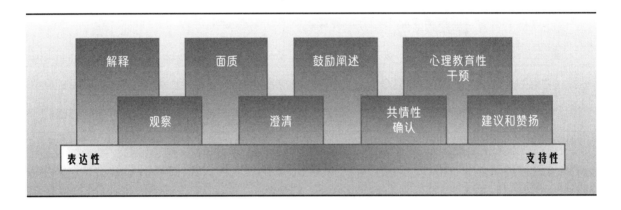

图4-1　干预的表达性－支持性连续谱

解释

在最具表达性的治疗形式中，解释被认为是治疗师手中的最终决定性的工具（Greenson，1967）。在其最简单的形式中，解释涉及使某些以前为潜意识性的内容得以意识化。解释是一种说明性表述，它将感受、想法、行为或症状与其潜意识意义或根源联系起来。例如，治疗师可能会对一个不愿意接受治疗师所说的任何内容的患者说："也许你觉得你必须反对我所观察到的内容，因为我让你想起了你爸爸。"取决于治疗的重点以及患者是否准备好倾听，解释可以聚焦于移情（如本例）、移情外的议题、患者过去或现在的境况或者患者的阻抗或幻想。作为一般性原则，直到材料几乎已经是意识性的、并因此已经相对地可以进入患者的觉察之前，治疗师不通过解释来处理潜意识内容。

观察

观察达不到解释的程度，因为它并不试图去解释潜意识层面上的意义或去建立因果上的联系。治疗师仅仅注意到一个非言语行为、治疗过程中的一个模式、患者脸上的一丝情绪，或从一个评论转移到另一个评论的顺序。例如，治疗师可能会说："我注意到了一个模式，在每次会面的开始，当你走进我的办公室时，你都看起来很害怕，而且在你坐下之前，你会将椅子往后拉到墙边。对此你有什么想法吗？"正如在这个例子中，治疗师没有推测这个行为的动机，而是邀请患者在这个问题上一起合作。

面质

下一个较具表达性的干预措施是面质，它处理患者不想接受的事情，或者识别患者的回避或有意淡化。它与观察不同，观察通常是以患者觉察之外的事物为目标，而面质通常是指出患者对其意识得到的材料的回避。面质其实通常是温和的，却不幸地承载着通俗说法中所带有的攻击或生硬的隐含意义。下面的例子说明了面质并不一定是强硬的或有敌意的：在一段长程治疗过程的最后一次会谈中，患者花了很长时间谈论他的车在来的路上遇到的问题。治疗师评论说："我想你宁愿谈论你的车，也不愿面对自己为我们最后的一次会谈而感到的伤感。"

澄清

继续沿着连续谱从表达性一端向支持性一端的干预移动，澄清涉及将患者的言语表达进行重新表述或串连成一个整体，以传达一种对于正在交流的内容更为连贯一致、条理清晰的观点。澄清与面质不同，因为它缺少否认或有意淡化的要素。澄清旨在帮助患者清晰地表述出难以用语言表达的内容。

鼓励阐述

更接近连续谱中间的干预措施，本身既非支持性，也非表达性。鼓励阐述也许可以被广泛地定义为一种请求，请求患者为他所提出的某个话题提供更多信息。它可以是一个开放性的问题，例如"对此你想到了什么？"；或者是一个更具体的请求，例如"请跟我多说说你的父亲"。这样的干预措施，通常既可用在最具表达性的治疗中，也可用在最具支持性的治疗中。

共情性确认

共情性确认是治疗师与患者的内在状态保持共情性调谐的一种表现。一个典型的确认性的评论是："我可以理解你为什么对此感到沮丧"或"当你被那样对待时，一定很受伤"。从自体心理学家的观点来看，共情性地沉浸于患者的内在体验中是不可或缺的，无论治疗在表达性-支持性连续谱中处于哪个位置（Kohut，1984；Ornstein，1986）。当患者感受到治疗师理解他们的主观体验时，他们更有可能接受解释。肯定性干预（affirmative interventions；Killingmo，1995）可能也被感知为共情性确认。例如，一位治疗童年时被虐待的患者的治疗师可能会说："你完全有权利生你父亲的气。"

心理教育性干预

心理教育性干预涉及与患者分享信息——基于治疗师自己的受训背景和知识结构。例如，治疗师可能会解释哀伤与抑郁之间的差异。

建议和赞扬

建议和赞扬这一类别包含两种相互关联的干预措施，因为他们都指定并强化某些活动。建议涉及就如何行事给予患者直接的建议；而赞扬则是通过表达对患者某些行为的公开嘉许来强化这些行为。前者的一个例子是，"我认为你应该立即停止与那个男人约会"。后者的一个例子是，"我非常高兴你能够告诉他你不会再见他了"。这些评论在连续谱上处于与传统精神分析性干预相对立的一端，因为它们偏离了中立原则，并且在某种程度上损害了患者在做决定上的自主性。

绝大部分心理治疗过程在治疗进程中的某些时候都会包含所有这些干预措施。然而，根据哪种干预措施占据主导，一个治疗可以被归类为主要是表达性的或主要是支持性的。干预措施与连续谱之间的关联并不是铁板钉钉无法变更的。

派恩（Pine，1986）和霍维茨等人（Horwitz et al.，1996）主张在对非常脆弱的患者的治疗中使用支持性技术，以减缓解释的冲击。韦尔曼（Werman，1984，p. 83）提出，对移情行为或感受进行"向上解释（upward interpretations）"，将它们与当下情境而非早年经历相联系，从而防止自我极度虚弱的患者发生退行。这些干预措施与经典的"解释"相反，因为它们为患者的行为或感受提供了意识性而非潜意识性的解释。

尽管这个干预措施的连续谱在此为了教学目的而提供，但我们作为心理治疗师必须谨慎，不要像是在对患者执行一种"程序"。技术应该是无形的。从患者的角度来看，心理治疗应该感觉起来像是一场与关心自己的人进行的对话，这个人正在努力尝试提供有帮助的理解。治疗师必须避免看上去是在做教条式的声明或是在用古老的术语讲话，这些会令患者反感。

移　情

弗洛伊德喜欢说，使治疗过程具备精神分析性质的，是对移情和阻抗的聚焦。毫无疑问，所有形式的动力学心理治疗都会仔细地关注移情状态。然而，处理（或者留而不处理）移情的具体方式差别很大，这取决于表达性－支持性维度。在正式的精神分析中，对移情的强调和理解是至关重要的，尽管当代分析师会说一组或一系列移情，而非**某个**移情（Westen & Gabbard，2002）。在对同一个患者的治疗中，母性移情、父性移情和兄弟姐妹移情治疗师可能都会遇到。

精神分析及表达性心理治疗都既使用移情外解释（extratransference interpretation），也使用移情性解释（transference interpretation）。心理治疗可能比精神分析更为局限，因为它聚焦于与当下呈现的问题最为密切相关的移情倾向（Roskin，1982）。然而，在实际的临床实践中，精神分析与表达性心理治疗之间的区别是模糊不清、难以界定的。

将解释移情视为一种用在针对高功能和神经症性组织的患者的、高度表达性心理治疗中的干预方法，有着悠久的传统。对于更为紊乱的患者，传统的理念一直是尽量少使用移情解释，因为这些患者被认为太虚弱而无法对此时此地的互动进行反思。然而，最近一项严谨的研究对这个传统观点提出了质疑。一项针对动力学心理治疗的随机对照实验（Høglend et al.，2006）随机地将100例门诊患者分为两组：使用移情解释组和不使用移情解释组。接受移情解释的治疗组在每次治疗中解释1～3个移情，为中等水平。尽管两种治疗在结果上没有总体差异，但一个出乎意料的发现与传统观点正相反。与不使用移情解释的治疗相比，那些客体关系受损的患者从使用移情解释的治疗中获益更多。这一效应在3年的随访时仍持续存在。在一项后续研究（Høglend et al.，2011）中，研究者更详细地剖析了在考虑治疗联盟和客体关系质量的情况下移情工作的效果。他们发现，对于具有牢固治疗联盟和高水平客体关系的患者，移情工作的特异性效果往往较小，且只微弱显著。而对于客体关系质量量表评分低的患者，且在治疗联盟不牢固的背景下，移情工作具有最强的特异性效果。

这项研究的一个暗示是，在治疗那些难以建立稳定及能令其满足的关系的患者时，移情工作可能就是关键性的。换句话说，治疗联盟对于这些患者来说会更具挑战性，除非治疗师能够与患者一起剖析此时此地的情境，并理解他们对于与治疗师建立治疗联盟的焦虑。这样做，治疗师也是在帮助患者理解他们在建立移情之外的稳定关系时所固有的焦虑。这项研究的另一个暗示是，具有高水平客体关系的患者可能不需要大量的移情解释。那些足智多谋且拥有积极联盟的人，可能会觉得对移情的解释令人不舒服。这种做法可能适得其反地会导致阻抗增加。这一发现，可能正是对治疗师由来已久的忠告——"移情在成为一种阻抗之前，不应被解释"——的一个体现。

如第一章所述，移情现在通常被视为具有二维属性：一方面是一种对旧客体过往经验的重复；另一方面是一种对于患者来说具有修复性和修正性的新客体或新自体客体经验的寻求。此外，将移情作为一种扭曲的观念也变得更为复杂。治疗师务必避免使用一种"指责性"的方式来解释移情，因为患者可能是在对治疗师的实际行为或态度做出合情合理的回应。治疗师必须始终不间断地进行自我审查，以厘清源于患者心理内部世界的移情中重复的、"模版化"的内容，以及治疗师对互动的实际贡献（Gabbard，1996；Hoffman，1998；Mitchell，1997）。

在以支持性为主的治疗中，治疗师同样监测移情的发展和反移情反应。治疗师的内在注意到了患者的移情，但通常不去处理或向患者解释。忍住不做解释的治疗目标在于，建立起牢固的治疗联盟以及发展正性移情（Wallerstein，1986）。正性移情性依恋与合作性治疗联盟相结合，是"移情性疗愈（transference cure）"的机制，由此，患者会努力合作参与治疗，以取悦治疗师并使治疗师感到骄傲。尽管这种模式带来的改变在传统上受到了贬低，认为它次于那些源自冲突解决而获得的改变，但是研究显示这些改变可能是稳定而持久的（Horwitz，1974；Wallerstein，1986）。

阻　　抗

如第一章指出的，阻抗涉及的是患者的性格防御在治疗情境中出现。在更具表达性的治疗中，分析和理解阻抗是治疗师日常基本工作的一部分。例如，如果患者总是迟到或在治疗过程中始终保持沉默，治疗师可能会带着兴趣和好奇来看待这些阻抗，而不是将它们贬低为挑衅和故意任性的行为。阻抗不会遭到禁止或指责。相反，治疗师会在理解阻抗的根源上赢得患者的帮助，然后通过解释来处理阻抗。

与移情议题相关的阻抗被称为"**移情性阻抗**（transference resistance）"，涉及源于移情性感知的、对治疗工作的干扰。例如，一位患者可能感到无法与治疗师谈论自慰幻想，因为他确信自己的治疗师不赞成自慰。为了防止受到来自治疗师的负面评价，患者选择保持沉默。用客体关系理论的用语来说，移情性阻抗可以被理解为患者的一种潜意识倾向，即顽固地依附于一个特定的内在客体关系。这可能表现为一种治疗僵局，在此，治疗师反复地被患者当作其他某个人而建立关系。

精神分析和精神分析性心理治疗的学生经常会问这样的问题："对什么阻抗？"弗里德曼（Friedman，1991）指出，阻抗真正重要的意义在于，与之相关的感受可能会迫使患者采取非反思性的行动，而不是反思性的观察。他指出，被阻抗的是一种特定的精神姿态（mental attitude），他将其描述为"同时意识性地激活被压抑的愿望，并且冷静地沉思它们的重要意义，以便将它们既作为冲突自体的愿望、又作为冲突自体的客观特征来经验"（p. 590）。此外，当前对主体间性（intersubjectivity）的强调也提示，患者的阻抗可能与治疗师的反向阻抗（counterresistance）并存，后者则可能与患者在获得反思空间上的困难发生共谋，而这种反思空间对于精神分析性治疗来说必不可少。

在第二章中我提到，自体心理学家对阻抗持有不同的观点。他们将阻抗视为保卫自体成长的健康心理活动（Kohut，1984）。他们不解释阻抗，而是共情患者对阻抗的需要。这种观点与他们的担心一致，即追究阻抗背后内容的经典方法具有道德色彩。然而，这种共情性的方法使一些分析师认为自体心理学的技术从根本上是支持性的。

正如上述对自体心理学的评论所暗示的，在以支持性为主导的心理治疗情境中，阻抗被认为是必要的和适应性的。阻抗通常是防御结构的表现，作为治疗的一部分，它们需要被加强。通过向患者指出，某些事情讨论起来太过令人痛苦不安而应该被推迟到一个更好的时机，治疗师甚至可能会鼓励阻抗的发生。同样地，为了支持一个被冲动困扰的虚弱自我，延迟机制可能会被强化。当患者的行动篡夺了对痛苦感受的语言表达，正如在付诸行动中，治疗师可能被迫要对患者的自毁行为设定限制，而不是像在表达性治疗中那样解释患者对于语言表达的阻抗。这种设限可能包括住院治疗或者坚决要求患者将非法药物交给治疗师。

修　　通

解释很少能带来"啊哈！"的反应和戏剧性的治愈。通常，它们受到阻抗力量的抵挡，因而需要治疗师在不同情境中频繁地重复。对移情和阻抗反复地解释，直到领悟完全整合入患者意识性的觉察之中，这个过程被称为"**修通（working through）**"。尽管治疗师的努力是必不可少的，但是患者也要完成部分工作，即在实际治疗会谈之间的时间里接纳和整合治疗师的领悟（Karasu，1977）。领悟三角（triangle of insight；Menninger，1958）是理解修通过程的一个有用的构想模型（见图4-2）。在治疗过程中，治疗师注意到（1）患者外部关系中的某些模式，然后将它们与（2）移情模式以及（3）先前和家庭成员间的关系联系起来。最终，患者将这些潜意识关联意识化。这些模式可以在整个治疗过程中被追踪，因为它们与这个三角形的三条边都有关；每当它们出现时，治疗师都可以向患者指出来。随着患者看到一种模式在新的情境中一而再、再而三地出现，它就变得不那么陌生了，而患者也获得了对它更多的掌控。

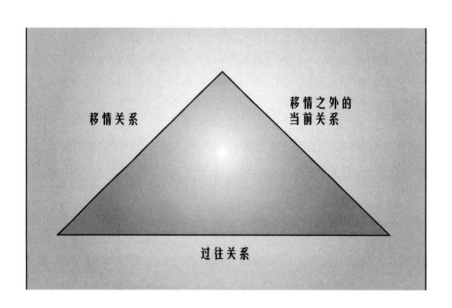

图4-2　领悟三角［以门宁格（Menninger，1985）为蓝本］

这同一个模型也可以用客体关系理论的用语重新表述。反复发生的"自体—客体—情感"组合出现在移情中、当前移情外的关系中以及在对过去关系的记忆中。用自体心理学的术语来说，这种模式可能是对镜映的期待，或者是对理想化他人的需要。然而，无论使用哪种理论模型，所有学派都认为在移情中重新体验这些核心关系模式对于取得积极治疗结果至关重要。这一修通过程几乎仅仅被应用于具有显著表达性成分的治疗中，而很少被用于描述以支持性为主的治疗过程。

梦 的 使 用

在精神分析和高度表达性的治疗形式中，对梦的解释被珍视为理解潜意识的"捷径"（Freud，1900/1953，p. 608）。患者对梦的元素的联想，被用于理解梦之外显或公开内容背后的、潜在或隐藏的内容。然后，梦的象征意义就可以被解释，以帮助患者进一步理解梦中的潜意识议题（对梦的工作更为系统性的描述，参见 Gabbard，2010）。

在连续谱支持性一端的心理治疗中，与表达性治疗师一样，支持性治疗师也仔细地聆听患者的梦，并对梦进行思考。然而，支持性治疗师会将解释性努力限制在"向上解释"的范围（Werman，1984，p. 83），这帮助患者将梦与他们自己针对治疗师（作为一个真实的人）的以及针对清醒生活中其他现实情境的意识性感受与态度联系起来。在这里，不鼓励对梦进行自由联想，因为它可能导致进一步的退行。

在连续谱的支持性和表达性两端之间存在着对梦进行选择性解释的空间，治疗师在此将梦与患者精神生活中有限领域内的意识性或潜意识性议题联系起来。焦点则更多地被放在心理表面，而非潜意识深处，并旨在实现特定的心理治疗目标（Werman，1978）。

治 疗 联 盟

弗洛伊德（Freud，1913/1958）意识到，除非恰当的良好关系首先已经被建立起来，否则患者不太可能有能力利用解释性理解。患者与分析师的这种相对无冲突的、理性的良好关系被格林森（Greenson，1965/1978）称为"**工作联盟**（working alliance）"。它涉及患者与治疗师富有成效地合作的能力，因为治疗师被感知为一个带着良好意愿的、助人的专业人士。患者与其父母的关系往往能够预测他与治疗师的工作联盟的性质（Lawson & Brossart，2003）。

针对治疗联盟的主要研究工作已经证实了它对心理治疗的过程及结果的影响（Frieswyk et al.,

1986；Hartley & Strupp，1983；Horvath & Symonds，1991；Horwitz，1974；Horwitz et al.，1996；Lawson & Brossart，2003；Luborsky et al.，1980；Martin et al.，2000；Marziali et al.，1981）。这些研究中的大部分都表明，治疗联盟的强度可能是众多治疗方法的治疗结果中共有的一个主导因素（Bordin，1979；Hartley & Strupp，1983；Horvath & Symonds，1991；Lawson & Brossart，2003；Luborsky et al.，1980；Martin et al.，2000）。

最近一项包含了 200 个研究报告以及多于 14 000 个治疗的荟萃分析（Flückiger et al.，2012）发现，治疗联盟与积极的治疗结果之间存在牢固的相关性。无论是否使用了障碍特定的专病工作手册，也无论心理治疗的类型为何，或者具体的治疗结果指标为何，这种相关性均存在。

这一广泛研究成果的一个应用提示是，在所有心理治疗中，无论它们在表达性-支持性连续谱上的位置为何，治疗师都必须尽早参与治疗联盟的建立与维护。这一工作焦点并不要求正性移情的形成，后者不允许负面感受的表达。更确切地说，治疗师必须帮助患者识别他们自己的治疗目标，然后必须让自己与患者自我中正在努力实现这些目标的健康部分结盟。患者便更有可能将他们的治疗师体验为正在与他们一起工作的**合作**者，而不是正在**对抗**他们。当更具支持性地与自我脆弱的患者进行工作时，治疗师发现联盟更难以建立和维持（Horwitz et al.，1996）。例如，边缘性患者混乱的移情反应会干扰治疗联盟的形成；而对于这类患者来说，最终能够将治疗师感知为一个为实现共同目标而合作的、有帮助的人，就是一项重大的治疗成就（Adler，1979）。

改变的机制

在更为表达性的心理治疗中，改变的机制部分取决于治疗目标。因此，有关改变机制的观点通常根据这些治疗目标而变化。领悟和疗愈性关系体验曾经一度被认为是互相排斥的；但它们现在被视为可兼容共存的过程，为治疗性改变而协同地工作（Cooper，1992；Gabbard，2010；Jacobs，1990；Pine，1998；Pulver，1992）。换句话说，除非对关系中正在发生的事情有所领悟，否则一段治疗关系可能不会持续。反过来，关系本身可能提供一种对患者的精神动力的解释性理解。

同样被广为承认的是，治疗性作用是多重模式的，根据患者的不同而不同。布拉特（Blatt，1992，2004）识别出两类患者，他们以不同的方式发生改变。**内射型**（introjective）患者是概念性的，专注于建立和维持一个切实可行的自体概念（self-concept），而非在人际领域建立亲密关系。他们似乎对通过解释性干预而获得的领悟反应更好。另一方面，**情感依附型**（anaclitic）患者更为关注关系议题，而非自体发展。相比于从解释中获益，他们从治疗关系的质量中收获更大的治疗性价值。

患者发生改变，是以各种不同的方式通过使用不同的治疗机制而实现的。认知神经科学的最新进展帮助我们明晰改变是如何发生的，以及治疗师可以做些什么以促进改变（Gabbard & Westen，2003）。作为治疗的结果，关联网络之间的连接被修改，例如一个权威性人物的表征可能在治疗之后就不会触发与治疗之前相同的情绪反应。此外，先前很弱的、新的关联性连接被强化。简而言之，持久的改变需要在被激活的网络中那些有问题的连接发生相对地去激活；与此相关地，一个新的、更具适应性的连接的激活增加。关联网络中的这些改变可以通过一些技术来促进。治疗师可以指出，患者在反思自己、反思对自己的意识性看法以及反思自己如何容忍感受并开始意识到它们上，采用不同的方式会有什么区别。治疗师也可以处理患者意识性情绪状态的频率或强度，并帮助患者剖析他们意识性的应对方式（Gabbard，2010；Gabbard & Westen，2003）。

此外，通过解释，治疗师为相互关联的大量心理事件提供了洞察与领悟：恐惧、幻想、愿望、预期、防御、冲突、移情以及关系模式。例如，治疗师可能会指出，患者当下和一位主管间的问题是如何与他过去和父母间的问题相互关联的。这种领悟可能也有助于修改神经网络节点之间的连接。

除了解释外，治疗师还提供来自外部视角的观察。他们会指出，患者的某些习惯性模式如何反映出他们内在的情绪冲突与动荡。心理治疗师的这个功能非常像一个人在录像带上观看自己，并了解这个人如何给他人留下印象。不论一位患者多么聪明或多么有领悟力，治疗师始终有一个外部的视角—— 一个与患者不同的视角（Gabbard，1997）。然而，为了有效地修通患者的问题，治疗师还必须通过共情和理解去确认患者的主观内在体验（Gabbard，2010）。因此，治疗师的最佳位置是在以下两者之间来回振荡，即从第三人称的视角进行观察，以及共情性地确认一个人物形象——调谐至第一人称视角。福纳吉（Fonagy，1999）强调，治疗性改变的关键途径可能在于患者不断提升的、在治疗师的心智中"发现自己"的能力。通过评论那些只被治疗师看到的感受及非言语交流，患者可能开始基于治疗师的观察来拼合自己的肖像。内隐模式由此变得更容易进入意识性的反思。

在一项针对比较心理治疗过程的研究文献的综述中，布拉吉斯和希尔森罗思（Blagys & Hilsenroth，2000）识别出七项将精神动力学形式的治疗与认知行为疗法相区别的技术。这些特征被总结在表 4-1 中。

迪纳等人（Diener et al.，2007）进行了一项关于治疗师如何促进患者的情绪体验——动力学治疗的一个核心推动力——的荟萃分析，如表 4-1 所示。他们发现，当包含一种以上的结果指标时，在治疗师对患者情绪体验或情绪表达的促进与积极的治疗结果之间，就存在统计学意义上的显著相关性。他们注意到，有几种特定的技术似乎在这方面是很有帮助的，包括：具体地指出患者身上的情绪信号；增加患者对自己可能正在回避的感受的觉察；以及特别聚焦于患者心境上的转变——肌肉紧张、泪水或对情绪状态的其他反映。这些研究人员指出，在为解释任何可能的意义做任何努力之前，必须先观察情感状态。

表 4-1　精神动力学心理治疗技术的区别性特征

聚焦于情感和情绪表达

探索试图回避某些体验的努力

识别反复出现的主题和模式

讨论过去的体验

聚焦于人际关系

聚焦于治疗关系

探索愿望、梦和幻想

来源：Blagys & Hilsenroth（2000）

治疗作用的另一个主要模式来自治疗关系本身的元素，它不涉及具体的领悟和理解。患者体验到一种新的关系，这可能使得患者将治疗师的情感态度内化，并认同治疗师处理问题的方式。此外，治疗师可能会被内化为一个对患者来说舒缓安慰性的内在存在。作为涵容并处理有意义的互动的某个人，治疗师的这个功能也作为治疗的结果被内化。

除了旨在培养洞察和领悟以及源自治疗关系的技术外，还有一些可能有助于带来改变的辅助策略，包括：含蓄或明确地给予建议；面质功能失调的信念；剖析患者解决问题的方法；剖析患者自我暴露的方式，以帮助患者理解自己对他人的影响；以及肯定或确认患者的体验（Gabbard & Westen，2003）。

沃勒斯坦（Wallerstein，1986）在对门宁格基金会心理治疗研究项目（The Menninger Foundation Psychotherapy Research Project）的数据分析中发现，由主要为支持性的措施所带来的改变，涉及多种机制。与未经分析的正性依赖性移情相关的移情性疗愈在前文已经提及。它的一种变体是"治疗性终身囚犯（therapeutic lifer）"，即一旦尝试终止治疗，该患者便会失去治疗中的收获；但只要与治疗师的接触无限期地继续下去，患者便可维持高水平的功能。许多患者能够将会谈频率减少至每月一次或更少；但一旦谈及终止治疗，患者就容易发生代偿失调。疗愈的另一个支持性机制是"移情的转移（transfer of the transference）"，在此，治疗关系中的正性依赖被转移至另一个人身上，通常是配偶。而另一种机制被称为"抗移情疗愈（antitransference cure）"，涉及的是通过挑战和付诸行动来对抗治疗师而带来改变。在沃勒斯坦的样本中，还有其他患者是通过狭义定义的修正性情感体验而获得改变的，在此，患者的移情行为被治疗师以稳定的、非评判性的关注所回应。最后，一些患者似乎受益于一种旨在提供直接的、非评判性的建议的支持性治疗，沃勒斯坦称这个过程为"现实检验与再教育（reality testing and reeducation）"。

在所有治疗中，治疗师与患者之间的互动都伴随着潜意识上的情感性与互动性的联结，莱昂斯－鲁斯等人（Lyons-Ruth et al.，1998）将其称为"**内隐关系知晓**（implicit relational knowing）"。这种知晓可能发生在治疗师与患者会面的某些瞬间，但这些瞬间并没有被象征性地表征出来，或者它们是一般意义上的动力性潜意识的。换句话说，治疗中的一些变化发生在程序性知识（procedural knowledge）领域，包括在特定的关系性情境中如何去行动、感受和思考。

在某些特定的解释被遗忘了很久之后，一些相互承认的具体时刻——一个对视、一点共享的幽默或一种强烈的参与感——可能还被记得。心理治疗可以被视为一种新的依恋关系，它重构了与依恋相关的内隐记忆。被存储在记忆中的原型通过与带着情感性投入的治疗师的新互动得以修正（Amini et al.，1996）。与此同时，包含意识性叙事的外显记忆被解释性理解所改变。

这一治疗作用模型的另一个隐含意义是，图4–1中所描绘的干预的表达性－支持性连续谱并不解释所有的治疗性变化。治疗师与患者之间的很多相遇的时刻发生在"技术"领域之外（Stern et al.，1998）。治疗师自发的人性反应可能具有强大的治疗性影响。

最近的研究表明，改变的另一个体现是，在长程精神动力学心理治疗的过程中防御发生了适度改善（Perry & Bond，2012）。在一项自然化研究中，21 名患有重性抑郁症和 / 或人格障碍的患者接受了中位数为 228 周的治疗；研究人员发现，防御在治疗最初的 2.5 年中的改善，与 5 年后在外部测量中其症状和生活功能的显著改善相关。更确切地说，患者变得较少依赖原始防御，而更多地依赖被认为更成熟的防御。这表明，即便是在防御中相对适中的改善，也可能与现实生活中的明显改善相关。

终　　止

心理治疗师不得不过着一种不断丧失的职业生活。患者进入治疗师的生活，分享他们最隐秘的想法和感受，然后可能再无音讯。由于丧失对我们每个人来说都是一种不愉快的体验，因此，心理治疗过程的结束容易引发移情与反移情付诸行动。虽然有序的、双方达成一致的治疗终止过程是最理想的，但是超过一半的门诊患者过早地终止了治疗（Baekeland & Lundwall，1975），只有不到 20% 的社区精神健康中心的患者会与治疗师进行相互协商的治疗终止程序（Beck et al.，1987）。

治疗终止的原因可能多种多样。治疗可能是由于治疗师或患者生活中的外部境况而被迫终止。保险公司或管理式医疗保健公司可能要求治疗结束。患者自身的经济资源可能耗尽了。或者患者可能因为对治疗师不满或对高负荷的主题内容感到焦虑而突然离开并拒绝回来。治疗师可能认为已经达到最大治疗效果，因而建议终止治疗。或者治疗师与患者可能就终止日期达成一致意见。

治疗终止的指征并不是绝对的，但一个好的经验法则是：当心理治疗的目标已经达成，以及 / 或者当患者有能力内化心理治疗的过程而无须治疗师的在场时，就是患者已经准备好停止治疗了。患者所呈现的症状可能已经消除或改善，超我可能已经被修正，患者的人际关系可能已经发生改变，以及患者可能感到一种新的独立感。在心理治疗是以支持性为主导的情况下，治疗终止的指征包括：患者功能运转稳定；各种退行过程发生逆转；以及症状整体上处于不活跃的静态。然而，临床医生必须始终认识到，一些严重紊乱的患者可能无限期地需要持续进行的、低频率的治疗（Gabbard & Wilkinson，1994；Wallerstein，1986）。

一旦治疗师与患者就终止日期达成一致，一些移情表现可能就会出现。某些最初的症状可能会重新出现（Dewald，1971；Roth，1987）。当患者意识到治疗师不会永远在那里时，负性移情可能会首次显露。治疗师可能需要协助患者，哀悼他们在移情中会获得终极满足的幻想破灭。在支持性治疗中，治疗师必须强调他们会持续积极的友好关系，并避免激活无法处理的负性移情（Dewald，1971）。由于治疗师在终止过程中会面临巨大的挑战，许多治疗师倾向于继续采用同样的治疗频率直至结束。而另一些治疗师则通过逐步减少会谈频率来给患者"断奶"。

当患者单方面终止治疗时，治疗师必须处理一种感受，即自己可能以某种方式辜负了患者。在这种情况下，治疗师一方面可能要提醒自己，患者永远有权结束治疗，并且这样的终止可能最终会带来好的结果。另一方面，治疗师只能帮助那些希望得到帮助和那些愿意在治疗过程中予以合作的患者。每位治疗师都会有失败，而且治疗师也必须承认和接受治疗的局限性。

在治疗终止是治疗师单方面决定的情况下，会出现另外一些问题。当由于治疗师的培训要求要轮转到一个新的临床任务而导致治疗被迫终止时，受训中的治疗师可能会由于内疚感而希望回避与患者讨论治疗的终止过程。一些治疗师甚至会直到最后一刻才让患者知道自己要离开了。一般而言，只要治疗过程的持续时间受到了外界的限制，都应该尽可能早地告知患者，这样患者的反应才能够作为治疗的一部分而被考虑到。当治疗师由于外部原因必须离开治疗时，患者通常会感到某种父母与自己关系中的专断性质被重现了（Dewald，1971）。无论对患者的影响可能是什么，最根本的一点是，患者的反应必须得到仔细地探索，即使治疗师可能觉得倾听患者的愤怒及怨恨很令人不安。（就围绕治疗终止阶段的复杂性，更为全面的讨论请参阅：Gabbard，2010。）

心理治疗中表达性或支持性侧重点的指征

在考虑应将心理治疗过程偏重于连续谱上表达性一端或是支持性一端的指征之前，治疗师必须理解，即使在最好的情况下，预测什么样的人会对哪种形式的心理治疗有应答也是一件充满不确定性的事情。文献中给出的一些指征认为，相比于较为严重的患者，较为健康的患者倾向于在心理治疗中获得更好的效果（"富者更富"；Luborsky et al.，1980）。一项关于谁会从心理治疗中获益的研究（Luborsky et al.，1988）得出的结论是，治疗师与患者在治疗开始时的良好关系，以及核心的冲突性关系主题与解释内容之间的一致性，是良好治疗结果的预测因素。根据针对这个主题的实证研究（Horvath & Symonds，1991；Martin et al.，2000；Morgan et al.，1982），治疗联盟在第一次或前两次会谈中的强度，可能是最终结果的最佳预测因素。然而，这个变量极大地受到患者-治疗师匹配性质的影响，而后者几乎是无法量化的。

患者的一些特点可以帮助临床医生决定，主要以表达性还是主要以支持性为焦点是适合的（表4-2）。高度表达性的治疗模式（比如精神分析）的适应证包括：（1）强烈地想要去理解自己的动机；（2）痛苦给生活带来的干扰达到如此大的程度，以至于它成为患者忍受治疗艰辛的动力；（3）不仅具有退行及放弃控制自己感受和想法的能力，还具有能快速重新掌控并反思这种退行（服务于自我的退行）的能力（Greenson，1967）；（4）对挫折的耐受；（5）具有领悟力或心理学头脑（psychological mindedness）；（6）完好的现实检验；（7）有意义且持久的客体关系；（8）相当好的控制冲动；（9）维持一份工作的能力（Bachrach & Leaff，1978）。有能力使用隐喻和类比进行思考（一系列情况因与另一个情况相类似而能够被理解），也很好地预示着适合表达性治疗。最后，在评估期间患者对尝试性解释具有反思性反应，也表明其适合表达性治疗。

表4-2　心理治疗中表达性或支持性侧重点的适应证

表达性	支持性
强烈的理解动机	慢性的、显著的自我缺陷
显著的痛苦	严重的生活危机
具备服务于自我的退行能力	低焦虑耐受力
具备挫折耐受力	低挫折耐受力
具备领悟力（心理学头脑）	缺乏心理学头脑
完好的现实检验	不良的现实检验
有意义的客体关系	严重受损的客体关系
良好的冲动控制	不良的冲动控制
有能力维持一份工作	低智商
具备使用类比和隐喻进行思考的能力	自我观察能力弱
对尝试性解释产生反思性反应	基于器质性的认知功能失调
	建立治疗联盟的能力弱

支持性心理治疗的两个普遍适应证是：慢性自我虚弱或缺陷，以及正经历严重生活危机的健康人发生退行。前者可能出现的问题包括：现实检验能力受损、冲动控制能力差和焦虑耐受性差。基于大脑的认知功能失调以及缺乏心理学头脑，是心理治疗侧重于支持性方向的其他指征。患有严重人格障碍的患者易于有大量的付诸行动，可能也需要支持性措施（Adler，1979；Luborsky，

1984）。其他经常能够在以支持性为主导的治疗中取得更好效果的患者，是那些有着严重受损的客体关系以及建立治疗联盟的能力弱的患者。正处于严重生活危机当中的个体，例如，离婚或者配偶或孩子死亡，或者受到洪水或龙卷风等灾害影响的人，往往不适合表达性或探索性的治疗方法，因为他们的自我可能被近期的创伤所淹没。然而，在开始支持性治疗过程之后，这些患者有时会转向表达性治疗的方向。

虽然这些指征集中于表达性－支持性连续谱的两端，但大多数患者会呈现出指征的混合，一些指向表达性方向，而另一些指向支持性一端。随着治疗过程的进行，治疗师必须不断地评估如何以及何时提供支持性或表达性的治疗。此外，在一项自然化的前瞻性纵向研究（Scheidt et al.，2003）中，研究人员发现，在提供精神动力学心理治疗的私人诊所中，精神病学诊断以及症状严重程度，对于治疗师是否接受患者进入治疗的决定影响很小。而治疗师对患者的情绪反应以及患者的动机，是哪些患者会被治疗师接受而获得动力学治疗的最强有力的决定性因素。

短程心理治疗

在过去的 20 年中，对源自精神分析原则的短程心理治疗形式的兴趣和研究文献迅速增加。与其他治疗模式在方法学上的细致比较表明，短程动力学心理治疗与其他心理治疗一样有效（Crits Christoph，1992）。一些杰出的文本为临床医生勾画了详细的指导原则（Book，1998；Budman，1981；Davanloo，1980；Dewan et al.，2004；Garfield，1998；Gustafson，1986；Horowitz et al.，1984a；Malan，1976，1980；Mann，1973；Sifneos，1972）。也有几篇全面的综述文章对这些方法进行了比较，并尝试对它们进行整合（Gustafson，1984；MacKenzie，1988；Ursano & Hales，1986；Winston & Muran，1996）。尽管有不同的变化形式和方法，但就短程心理治疗的实践，已经有一些领域取得了显著的共识。此处简要的讨论强调了这些意见一致的地方。

适应证和禁忌证

在许多方面，具表达性质的短程动力学心理治疗的适应证，与长程表达性心理治疗的适应证类似。重要的选择标准包括：（1）领悟能力或心理学头脑；（2）高水平的自我功能；（3）有强烈的想要理解自己的动机，而非仅仅为了缓解症状；（4）建立深入关系的能力（特别是与治疗师的最初联盟）；（5）耐受焦虑的能力。选择接受短程心理治疗的患者的另一个核心要点是焦点议题。由于其短程性，有时间限制的心理治疗在性质上必然是聚焦性的，这与精神分析及高度表达性的开放式心理治疗的宽泛性形成对比。因此，要进行短程治疗，治疗师和患者必须在第一次或第二次评估性会谈中识别出问题的动力学焦点。最后，短程治疗可能对那些相对健康的、正在经历发展性转变的个体特别有帮助，例如从家里搬出去、换工作或有了第一个孩子。

短程动力学心理治疗的禁忌证包含与表达性长程心理治疗同样的禁忌因素，但也包含并非长程治疗禁忌因素的其他特征。如果患者无法将问题限制在一个焦点的动力学议题上，则不适合短程心理治疗。不能预期更容易接受长程表达性治疗方法的人格障碍患者会对短程治疗产生应答。除非患者提出的是一种情境性主诉，例如哀伤；并且除非其目标仅限于这一暂时性的主诉（Horowitz et al.，1984a）。虽然有些作者排除了慢性恐怖症或强迫症患者，但达万洛（Davanloo，1980）认为，具有这些症状的患者高度适合他的短程心理治疗风格。

实证研究业已证实，短程动力学心理治疗的良好效果取决于对患者的仔细选择。客体关系的质量是治疗结果的最佳预测因素之一（Høglend，2003；Piper et al.，1990）。简单地说，那些具有更为成熟的客体联系能力的个体，治疗效果往往更好。另一项研究（Vaslamatzis et al.，1989）证明，并不真正适合做短程心理治疗的患者，脱落率也更高。第三个研究项目查明，动机很强、人格组织较好的丧亲患者，更适合表达性短程治疗；而动机弱、自体概念（self-concept）的组织性差的患者，用支持性方法的效果更好（Horowitz et al.，1984b）。具有人际关系问题史或被诊断为人格障碍的患者，一般不适合短程治疗。研究表明，他们需要多于三十五次的治疗才能获得稳定的动力学改变（Høglend，2003）。

会 谈 次 数

不同的作者建议了不同的方式来处理短程治疗的实际时间限制问题。曼恩（Mann，1973）将接受时间限制与放弃对魔力的预期视为治疗过程的核心，他坚持十二次的治疗时限。另一方面，达万洛（Davanloo，1980）的平均治疗次数为十五至二十五次，并且在治疗开始时不设定具体的结束时间。虽然西夫尼奥斯（Sifneos，1972）也拒绝明确规定具体的治疗次数，但他的治疗倾向于只持续十二至十六次。因此，作为一般性原则，短程治疗最短持续 2 ~ 3 个月，最长持续 5 ~ 6 个月；包含的治疗次数为十至二十四次不等。

治 疗 过 程

尽管与长程治疗有关的技术总体来说都适用于短程治疗，但两者之间最显著的差异在于它们被明显地加速了。治疗师必须更快地构建他们的核心假设，必须更早、更积极进取地推进到解释患者对领悟的阻抗。在处理阻抗时，不同的作者在面质程度上有所区别，但他们都承认这个过程的强度会激起焦虑。古斯塔夫森（Gustafson，1984）强调，面质阻抗需要有一个**共情性**的参照框架，否则患者会感觉受到攻击。马兰（Malan，1976）引用卡尔·门宁格（Karl Menninger）的"领悟三角"，认为治疗师的首要任务是：将焦点主诉与在过往关系、当前关系以及移情中的模式联系起来。

下面用一个简单的示例说明这一过程。

B 先生是一名 35 岁的军人，前来治疗的主诉是"我太专横了"。他和第二任妻子结婚 8 个月，他说他妻子已经开始抱怨他的这种性格了，就像他的第一任妻子一样。在第二次会面中，B 先生进来后就开始谈论他刚刚离开的垒球比赛。他不同意裁判判他本垒出局，但又说："你不要与裁判争论。他说的总是对的。不然你就是自找麻烦。"之后他谈到了他的父亲——一名陆军中校。在他的描述中，他的父亲是一个专制的人，你无法与他协商事情。患者一直认为自己的意见不被父亲重视。再之后，B 先生说："我认为十二次会面是不够的，但我想我们必须将它限制在十二次。你是这么说的。"

在这一点上，治疗师进行了干预——将三角关系的三个方面联系起来："听起来，你对裁判、你父亲和我的体验都是相似的——你觉得我们做的都是专断的决定，而你没有发言权。"接着，治疗师就能够针对患者对待他第一任和第二任妻子的方式做出解释。他是在将"完全被父亲所支配"这一被动地体验过的创伤，转变为一种"主动地控制妻子"的体验。他用父亲控制他的方式去控制他的妻子。

布克（Book，1998）将卢伯斯基（Luborsky，1984）的核心冲突性关系主题（core conflictual relationship theme）改为短程动力学心理治疗过程。他强调，在评估阶段，治疗师应尽可能快地识别出患者身上的三个成分：愿望、来自他人的反应和来自他自身的反应。患者会讲述描绘关系情节的故事，在这个故事里，这三个成分很快就会清晰地呈现出来。在这种构想下的精神动力学短程治疗的目标，是帮助患者通过掌控自己心中对于"他人会如何反应"的恐惧，来实现患者自己的愿望。将这种恐惧反应构想为移情性歪曲的一种形式，可以帮助他实现这种掌控。

在从长程动力学治疗向短程动力学治疗的工作模式的转换中，有一项调整通常是必要的，即更加明智而审慎地使用移情解释。十一项不同的研究发现，频繁的移情解释与即刻或长期治疗结果之间呈现出了负相关（Høglend，2003）。这个指导原则只是一个一般性原则。对于某些患者亚组来说，更经常地使用移情解释可能是更富有成效的，这取决于他们的临床特征以及在移情中工作的能力。

短程支持性心理治疗

关于具支持性质的短程心理治疗的文献要少得多。短程支持性心理治疗的主要适应证是：正在经历特定生活危机的、相对健康的人。它所包含的技术与长程支持性心理治疗的技术相似，即：自我建设（ego building），促进正性移情的发展而不予以解释，以及恢复之前的适应性防御。

如下例所说明的。

C 女士，52 岁，因对其 23 岁女儿的婚外孕感到内疚和焦虑而前来咨询。精神科医生倾听并共情患者作为父母看到自己的孩子变得与预期的不一样时所面对的艰难。患者解释说，她对这件事的内疚与焦虑让她如此心烦意乱，以至于无法像往常那样在工作中或在家里行使职责。医生尝试恢复 C 女士以往的强迫性防御，建议患者在家中建立一个结构化的日程安排，以便她能够完成她通常要做的所有家务。他指出，保持忙碌能够帮助 C 女士不去想她的女儿。C 女士听取了这个建议，并在下一次治疗时看起来有所改善。在这次会谈中，精神科医生指出，C 女士说得好像她女儿的怀孕是她的责任。患者回答说："你的意思是，这件事中没有我的责任？"医生肯定地说："对的，你没有责任。"听到医生这样说，患者感到如释重负，并感谢治疗师解除了她的内疚。在接下来的 1 周，她打来电话说她不需要再来了，因为她感觉自己"完全好了"。

在这个案例中，精神科医生首先通过鼓励患者恢复自己往常的日程安排，来帮助她恢复适应性防御。然后他利用患者的正性移情来消除她的内疚。这一赦免来自一个她所尊敬的权威人物，即使不是理想化的人物，其影响都比仅仅由她自己告诉自己同样的信息大得多。

长程和短程心理治疗的比较

确定给予长程或短程心理治疗是一项复杂的决定。显然，是否存在一个焦点议题相当重要（Ursano & Dressler，1974）。如果患者的主诉十分有限，建议采用短程心理治疗，这能够为患者减少花费和不便。另外，在一项针对一家公共心理健康诊所中患者脱落率的研究中，在治疗开始时就被明确告知具体治疗时长的患者的脱落率，是不知道明确治疗终点的患者的一半（Sledge et al.，1990）。然而，复杂的性格问题可能会妨碍患者去有效地实施任何"快速解决问题"的方法。在一个通常由第三方或第四方支付者基于成本的考虑来决定治疗时长的时代，治疗师必须留意：少，并不一定就更好。在一项针对心理治疗的"剂量—效应关系"的严谨分析中，治疗次数与患者的受益量之间呈明显的正相关（Howard et al.，1986）。

最后，如果治疗师给予的是他们认为某位患者需要的，而非这位患者想要的，这就总是存在着风险。患者是在寻求对人格最根本的剖析与重构吗？还是他的要求仅限于在某个特定问题或主诉上获得帮助？显然，在对治疗类型的确定上，患者必须是一位合作者。我们最好记住这句格言——被认为出自弗洛伊德——在某种程度上，患者总是对的。

心理治疗的有效性

个体心理治疗的有效性已经不再受到质疑。现在已有大量证据证明，心理治疗是一种有效的治疗方法（Luborsky et al.，1975；Shedler，2010；Smith et al.，1980）。事实上，研究表明，由心理治疗所带来的改变程度已经可以证明中断临床试验是正当的，因为拒绝将这种高度有效的治疗给予（对照组）患者是很不道德的（Ursano & Silberman，1994）。一项针对短程动力学心理治疗的有效性进行的荟萃分析（Crits-Christoph，1992）发现，在检查目标症状时，短程动力学治疗的患者平均优于 86% 的等待名单对照组患者。在另一项荟萃分析中，安德森和兰伯特（Anderson & Lambert，1995）发现，当在随访评估中使用人格测量时，或者当评估在治疗后 6 个月或更久后进行时，短程动力学治疗胜过其他治疗方法（p. 512）。莱希森林等人（Leichsenring et al.，2004）对 1970—2004 年间的短程动力学治疗研究进行了荟萃分析。他们发现，在目标问题、一般精神病性问题和社会功能的改变上，短程动力学治疗与认知行为疗法之间没有差异。阿巴斯等人（Abbass et al.，2006）发表了一项类似的荟萃分析，但比较的是将短程动力学治疗与最低限度治疗及非治疗对照应用于常见精神障碍成年患者的治疗结果。针对大多数障碍类别的研究结果表明，与对照组相比，治疗组保持着明显更大的改善。

尽管针对长程动力学治疗进行缜密的研究存在诸多困难，例如合适的对照、发生于其间的干扰性生活事件和非常高昂的费用（Gunderson & Gabbard，1999），但越来越多的研究证实了长程精神动力学治疗的价值。莱希森林和拉邦（Leichsenring & Rabung，2008）对长程动力学治疗的疗效进行了荟萃分析。结果表明，长程动力性治疗在治疗结果以及针对目标问题和人格功能的整体疗效上，都显著优于短程心理治疗。莱希森林和拉邦得出结论，对于有着高共病和高复杂性的难以治疗的患者来说，延长的动力学治疗可能是最好的选择。谢德勒（Shedler，2010）指出，由于最近增加的一些研究文献，现在我们可以说，实证证据支持了精神动力学心理治疗的有效性。他指出，动力学治疗的效应值与通常以"基于证据"而被推广的其他疗法所报告的效应值同样大。此外，他指出，当研究中包括随访评估时，显示接受精神动力学治疗的患者能够维持治疗获益，并且通常在治疗结束后仍然持续发生改善。精神动力学治疗似乎具有一种"缓释"效应，因为它启动了一个持续进行的自我反思的内在过程。本书的后续章节将会对应用于各特定障碍的研究进行综述。

随机对照试验经常受到批判，因为在试验中，患者是被严格挑选的、缺乏共病的，而且是在一个与"现实世界"中发生的事情不相关的、设计高度复杂巧妙的情境中接受治疗的。两项不同的研究——一项在美国由《消费者报告》（*Consumer Reports*）杂志组织，名为"心理健康：治疗有帮助吗？"（1995）；另一项在德国，使用了相似的设计（Hartmann & Zepf，2003）——尝试在自然化设置中评估心理治疗的益处。研究者给曾经接受过心理治疗的患者发放了一份问卷，让他们评价自己治疗前后的状况。在这两项研究中，长程心理治疗较之短程治疗产生了显著更多的改善，并且在治疗持续时间与症状改善率之间存在密切的相关性。如前所述，短程治疗的适应证范围相对狭窄，而大多数患者需要的不仅仅是一个短暂的干预。

诚然，针对长程精神动力学心理治疗还需要进行更多的研究（Gabbard et al.，2002）。具体来说，针对具体障碍的对照试验是被迫切需要的。这种试验在短程认知治疗的文献中很常见，而精神动力学的研究者已经在缓慢地追赶中。我们也迫切地需要研究，以识别出长程精神动力学治疗的明确适应证与禁忌证；定义出将某一种精神动力学方法与其他方法相区别的特征；以及测试哪类患者最终会从这样的治疗中获益（Gunderson & Gabbard，1999）。

参考文献

Abbass AA, Hancock JT, Henderson J, et al: Short-term psychodynamic psychotherapies for common mental disorders. Cochrane Database of Systematic Reviews 2006, Issue 4. Art. No.: CD004687

Adler G: The myth of the alliance with borderline patients. Am J Psychiatry 47:642–645, 1979

Amini F, Lewis T, Lannon R, et al: Affect, attachment, memory: contributions toward psychobiologic integration. Psychiatry 59:213–239, 1996

Anderson EM, Lambert MJ: Short-term dynamically oriented psychotherapy: a review and meta-analysis. Clin Psychol Rev 15:503–514, 1995

Aron L: Self-reflexivity and the therapeutic action of psychoanalysis. Paper presented at the annual meeting of the American Psychoanalytic Association, Toronto, Ontario, Canada, May 1998

Bachrach HM, Leaff LA: "Analyzability": a systematic review of the clinical and quantitative literature. J Am Psychoanal Assoc 26:881–920, 1978

Baekeland F, Lundwall L: Dropping out of treatment: a critical review. Psychol Bull 82:738–783, 1975

Basch MF: Doing Psychotherapy. New York, Basic Books, 1980

Beck NC, Lambert J, Gamachei M, et al: Situational factors and behavioral selfpredictions in the identification of clients at high risk to drop out of psychotherapy. J Clin Psychol 43:511–520, 1987

Blagys MD, Hilsenroth MJ: Distinctive features of short term psychodynamic interpersonal psychotherapy: a review of the comparative psychotherapy process literature. Clin Psychol 7:167–188, 2000

Blatt SJ: The differential effect of psychotherapy and psychoanalysis with anaclitic and introjective patients: the Menninger Psychotherapy Research Project revisited. J Am Psychoanal Assoc 40:691–724, 1992

Blatt S: Experiences of Depression. Washington, DC, American Psychological Association, 2004

Book HE: How to Practice Brief Psychodynamic Psychotherapy: The Core Conflictual Relationship Theme Method. Washington, DC, American Psychological Association, 1998

Bordin ES: The generalizability of the psychoanalytic concept of the working alliance. Psychotherapy: Theory, Research, and Practice 16:252–260, 1979

Budman SH (ed): Forms of Brief Therapy. New York, Guilford, 1981

Busch F: The Ego at the Center of Clinical Technique (Critical Issues in Psychoanalysis 1). Northvale, NJ, Jason Aronson, 1995

Cabaniss DL, Cherry S, Douglas CJ, et al: Psychodynamic Psychotherapy: A Clinical Manual. Hoboken, NJ, Wiley-Blackwell, 2011

Chessick RD: What is intensive psychotherapy? Am J Psychother 35:489–501, 1981

Cooper AM: Psychic change: development in the theory of psychoanalytic techniques. Int J Psychoanal 73:245–250, 1992

Crits-Christoph P: The efficacy of brief dynamic psychotherapy: a meta-analysis. Am J Psychiatry 149:151–158, 1992

Davanloo H (ed): Short-Term Dynamic Psychotherapy. New York, Jason Aronson, 1980

Dewald PA: Psychotherapy: A Dynamic Approach, 2nd Edition. New York, Basic Books, 1971

Dewan MJ, Steenbarger BN, Greenberg RP (eds): The Art and Science of Brief Psychotherapies: A Practitioner's Guide. Washington, DC, American Psychiatric Publishing, 2004

Diener MJ, Hilsenroth MJ, Weinberger J: Therapists affect focus and patient outcomes in psychodynamic psychotherapy: a meta-analysis. Am J Psychiatry 164:936–941, 2007

Flückiger C, Del Re AC, Wampold BE, et al: How central is the alliance in psychotherapy? A multi-level longitudinal meta-analysis. J Couns Psychol 59:10–17, 2012

Fonagy P: The process of change, and the change of

processes: what can change in a "good" analysis? Keynote address at the spring meeting of Division 39 of the American Psychological Association, New York, April 1999

Fonagy P: Attachment Theory and Psychoanalysis. New York, Other Press, 2001

Freud A: The ego and the mechanisms of defense (1936), in The Writings of Anna Freud, Vol 2, Revised Edition. New York, International Universities Press, 1966

Freud S: The interpretation of dreams (1900), in The Standard Edition of the Complete Psychological Works of Sigmund Freud, Vols 4, 5. Translated and edited by Strachey J. London, Hogarth Press, 1953, pp 1–627

Freud S: Recommendations to physicians practising psycho-analysis (1912), in The Standard Edition of the Complete Psychological Works of Sigmund Freud, Vol 12. Translated and edited by Strachey J. London, Hogarth Press, 1958, pp 109–120

Freud S: On beginning the treatment (1913), in The Standard Edition of the Complete Psychological Works of Sigmund Freud, Vol 12. Translated and edited by Strachey J. London, Hogarth Press, 1958, pp 121–144

Friedman L: A reading of Freud's papers on technique. Psychoanal Q 60:564–595, 1991

Frieswyk SH, Allen JG, Colson DB, et al: Therapeutic alliance: its place as a process and outcome variable in dynamic psychotherapy research. J Consult Clin Psychol 54:32–38, 1986

Gabbard GO: Countertransference: the emerging common ground. Int J Psychoanal 76:475–485, 1995

Gabbard GO: Love and Hate in the Analytic Setting. Northvale, NJ, Jason Aronson, 1996

Gabbard GO: A reconsideration of objectivity in the an-alyst. Int J Psychoanal 78:15–26, 1997

Gabbard GO: Long-Term Psychodynamic Psychotherapy: A Basic Text, 2nd Edition. Washington, DC, American Psychiatric Publishing, 2010

Gabbard GO, Lester EP: Boundaries and Boundary Violations in Psychoanalysis. Washington, DC, American Psychiatric Publishing, 2003

Gabbard GO, Westen D: Rethinking therapeutic action. Int J Psychoanal 84:823–841, 2003

Gabbard GO, Wilkinson SM: Management of Countertransference With Borderline Patients. Washington, DC, American Psychiatric Press, 1994

Gabbard GO, Gunderson JG, Fonagy P: The place of psychoanalytic treatments within psychiatry. Arch Gen Psychiatry 59:505–510, 2002

Garfield SL: The Practice of Brief Psychotherapy. New York, Wiley, 1998

Greenberg JR: Theoretical models and the analyst's neutrality. Contemporary Psychoanalysis 22:87–106, 1986

Greenson RR: The Technique and Practice of Psychoanalysis. New York, International Universities Press, 1967

Greenson RR: The working alliance and the transference neurosis (1965), in Explorations in Psychoanalysis. New York, International Universities Press, 1978, pp 119–224

Grinberg L: The closing phase of the psychoanalytic treatment of adults and the goals of psychoanalysis: "the search for truth about one's self." Int J Psychoanal 61:25–37, 1980

Gunderson JG, Gabbard GO: Making the case for psychoanalytic therapies in the current psychiatric environment. J Am Psychoanal Assoc 47:679–703, 1999

Gustafson JP: An integration of brief dynamic psychotherapy. Am J Psychiatry 141: 935–944, 1984

Gustafson JP: The Complex Secret of Brief Psychotherapy. New York, WW Norton, 1986

Gutheil T, Gabbard GO: Misuses and misunderstandings of boundary theory in clinical and regulatory settings. Am J Psychiatry 155:409–414, 1998

Hartley DE, Strupp HH: The therapeutic alliance: its relationship to outcome in brief psychotherapy, in Empirical Studies of Psychoanalytic Theories, Vol 1. Edited by Masling J. Hillsdale, NJ, Analytic Press, 1983, pp 1–37

Hartmann S, Zepf S: Defectiveness of psychotherapy in Germany: a replication of the Consumer Reports study. Psychother Res 13:235–242, 2003

Hoffman IZ: Ritual and Spontaneity in the Psychoanalytic Process: A Dialectical-Constructivist View. Hillsdale, NJ, Analytic Press, 1998

Hoffman IZ, Gill MM: Critical reflections on a coding scheme. Int J Psychoanal 69: 55–64, 1988

Høglend P: Long-term effects of brief dynamic therapy. Psychother Res 13:271–290, 2003

Høglend P, Amlo S, Marble A, et al: Analysis of the patient-therapist relationship in dynamic psychotherapy: an experimental study of transference interpretations. Am J Psychiatry 163:1739–1746, 2006

Høglend P, Hersoug AG, Bogwald KP, et al: Effects of transference work in the context of therapeutic alliance and quality of object relations. J Consult Clin Psychol 79:697–706, 2011

Horowitz MJ, Marmar C, Krupnick J, et al: Personality Styles and Brief Psychotherapy. New York, Basic Books, 1984a

Horowitz MJ, Marmar C, Weiss DS, et al: Brief psychotherapy of bereavement reactions: the relationship of process to outcome. Arch Gen Psychiatry 41:438–448, 1984b

Horvath AD, Symonds BD: Relation between working alliance and outcome in psychotherapy: a meta-analysis. J Couns Psychol 38:139–149, 1991

Horwitz L: Clinical Prediction in Psychotherapy. New York, Jason Aronson, 1974

Horwitz L, Gabbard GO, Allen JG, et al: Borderline Personality Disorder: Tailoring the Psychotherapy to the Patient. Washington, DC, American Psychiatric Press, 1996

Howard KI, Kopts SM, Krause MS, et al: The dose-effect relationship in psychotherapy. Am Psychol 41:159–164, 1986

Jacobs TJ: The corrective emotional experience: its place in current technique. Psychoanalytic Inquiry 10:433–454, 1990

Karasu TB: Psychotherapies: an overview. Am J Psychiatry 134:851–863, 1977

Killingmo B: Affirmation in psychoanalysis. Int J Psychoanal 76:503–518, 1995

Kohut H: How Does Analysis Cure? Edited by Goldberg A. Chicago, IL, University of Chicago Press, 1984

Lawson DM, Brossart DF: Link among therapies and parent relationship, working alliance, and therapy outcome. Psychother Res 13:383–394, 2003

Leichsenring F, Rabung S: Effectiveness of long term psychodynamic psychotherapy: A meta-analysis. JAMA 300:1551–1565, 2008

Leichsenring F, Rabung S, Leiding E: The efficacy of short term psychodynamic psychotherapy in specific psychiatric disorders: a meta-analysis. Arch Gen Psychiatry 61:1208–1216, 2004

Lipton SD: The advantages of Freud's technique as shown in his analysis of the Rat Man. Int J Psychoanal 58:255–273, 1977

Loewald HW: On the therapeutic action of psychoanalysis (1957), in Papers on Psychoanalysis. New Haven, CT, Yale University Press, 1980, pp 221–256

Lohser B, Newton PM: Unorthodox Freud: The View From the Couch. New York, Guilford, 1996

Luborsky L: Principles of Psychoanalytic Psychotherapy: A Manual for Supportive-Expressive Treatment. New York, Basic Books, 1984

Luborsky L, Singer B, Luborsky L: Comparative studies of psychotherapies: is it true that "everyone has won and all must have prizes?" Arch Gen Psychiatry 32:995–1008, 1975

Luborsky L, Mintz J, Auerbach A, et al: Predicting the outcome of psychotherapy: findings of the Penn Psychotherapy Project. Arch Gen Psychiatry 37:471–481, 1980

Luborsky L, Crits-Christoph P, Mitz J, et al: Who Will Benefit From Psychotherapy? Predicting Therapeutic Outcomes. New York, Basic Books, 1988

Lyons-Ruth K, Members of the Change Process Study Group: Implicit relational knowing: its role in development and psychoanalytic treatment. Infant Ment Health J 19:282–289, 1998

MacKenzie KR: Recent developments in brief psychotherapy. Hosp Community Psychiatry 39:742–752, 1988

Malan DH: The Frontier of Brief Psychotherapy: An Example of the Convergence of Research and Clinical Practice. New York, Plenum, 1976

Malan DH: Toward the Validation of Dynamic Psychotherapy: A Replication. New York, Plenum, 1980

Mann J: Time-Limited Psychotherapy. Cambridge, MA, Harvard University Press, 1973

Martin DJ, Garske JP, Davis KK: Relation of the therapeutic alliance with outcome and other variables: a meta-analytic review. J Consult Clin Psychol 68:438–450, 2000

Marziali E, Marmar C, Krupnick J: Therapeutic alliance scales: development and relationship to psychotherapy outcome. Am J Psychiatry 138:361–364, 1981

McWilliams N: Psychoanalytic Psychotherapy. New York, Guilford, 2004

Menninger KA: Theory of Psychoanalytic Technique. New York, Basic Books, 1958

Mental health: does therapy help? Consumer Reports, November 1995, pp 734–739

Mitchell SA: Influence and Autonomy in Psychoanalysis. Hillsdale, NJ, Analytic Press, 1997

Morgan R, Luborsky L, Crits-Christoph P, et al: Predicting the outcomes of psychotherapy by the Penn Helping Alliance Rating Method. Arch Gen Psychiatry 39: 397–402, 1982

Ornstein A: "Supportive" psychotherapy: a contemporary view. Clin Soc Work J 14: 14–30, 1986

Perry JC, Bond M: Change in defense mechanisms during long-term dynamic psychotherapy and a five year outcome. Am J Psychiatry 169:916–925, 2012

Pine F: On therapeutic change: perspectives from a parent-child model. Psychoanalysis and Contemporary Science 5:537–569, 1976

Pine F: Supportive psychotherapy: a psychoanalytic perspective. Psychiatric Annals 16:526–529, 1986

Pine F: Diversity and Direction in Psychoanalytic Technique. New Haven, CT, Yale University Press, 1998

Piper WE, Azim HFA, McCallum M, et al: Patient suitability and outcome in shortterm individual psychotherapy. J Consult Clin Psychol 58:475–481, 1990

Pulver SE: Psychic change: insight or relationship? Int J Psychoanal 73:199–208, 1992

Racker H: Transference and Counter-transference. New York, International Universities Press, 1968

Renik O: Analytic interaction: conceptualizing technique in light of the analyst's irreducible subjectivity. Psychoanal Q 62:553–571, 1993

Roskin G: Changing modes of psychotherapy. Journal of Psychiatric Treatment and Evaluation 4:483–487, 1982

Roth S: Psychotherapy: The Art of Wooing Nature. Northvale, NJ, Jason Aronson, 1987

Sandler J: Countertransference and role-responsiveness. International Review of Psychoanalysis 3:43–47, 1976

Scheidt CE, Burger T, Strukely S, et al: Treatment selection in private practice psychodynamic psychotherapy: a naturalistic prospective longitudinal study. Psychother Res 13:293–305, 2003

Shedler J: The efficacy of psychodynamic psychotherapy. Am Psychol 63:98–109, 2010

Sifneos PE: Short-Term Psychotherapy and Emotional Crisis. Cambridge, MA, Harvard University Press, 1972

Sledge WH, Moras K, Hartley D, et al: Effect of time-limited psychotherapy on patient dropout rates. Am J Psychiatry 147:1341–1347, 1990

Smith ML, Glass GV, Miller TI: The Benefits of Psychotherapy. Baltimore, MD, Johns Hopkins University Press, 1980

Steiner J: The aim of psychoanalysis. Psychoanal Psychother 4:109–120, 1989

Stern DN, Sander LW, Nahum JP, et al: Non-interpretive mechanisms in psychoanalytic therapy: the "something more" than interpretation. Int J Psychoanal 79: 903–921, 1998

Summers RF, Barber JP: Psychodynamic Therapy: A Guide to Evidence-Based Practice. New York, Guilford, 2009

Ursano RJ, Dressler DM: Brief versus long-term psychotherapy: a treatment decision. J Nerv Ment Dis 159:164–171, 1974

Ursano RJ, Hales RE: A review of brief individual psychotherapies. Am J Psychiatry 143:1507–1517, 1986

Ursano RJ, Silberman EK: Psychoanalysis, psychoanalytic psychotherapy, and supportive psychotherapy, in The American Psychiatric Press Textbook of Psychiatry, 2nd Edition. Edited by Hales RE, Yudofsky SC, Talbott J. Washington, DC, American Psychiatric Press, 1994, pp 1035–1060

Vaslamatzis G, Markidis M, Katsouyanni K: Study of the patients' difficulties in ending brief psychoanalytic psychotherapy. Psychother Psychosom 52:173–178, 1989

Wallerstein RS: Forty-Two Lives in Treatment: A Study of Psychoanalysis and Psychotherapy. New York, Guilford, 1986

Werman DS: The use of dreams in psychotherapy: practical guidelines. Can Psychiatr Assoc J 23:153–158, 1978

Werman DS: The Practice of Supportive Psychotherapy. New York, Brunner/Mazel, 1984

Westen D, Gabbard GO: Developments in cognitive neuroscience, II: implications for theories of transference. J Am Psychoanal Assoc 50:99–134, 2002

Winnicott DW: The aims of psychoanalytic treatment (1962), in The Maturational Processes and the Facilitating Environment. London, Hogarth, 1976, pp 166–170

Winston A, Muran C: Common factors in the time-limited therapies, in American Psychiatric Press Review of Psychiatry, Vol 15. Edited by Dickstein LJ, Riba MB, Oldham JM. Washington, DC, American Psychiatric Press, 1996, pp 43–68

Winston A, Rosenthal R, Winston E: Supportive Psychotherapy. Washington, DC, American Psychiatric Publishing, 2004

第五章

动力性精神病学中的治疗：

团体治疗、家庭/婚姻治疗和药物治疗

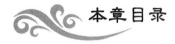

本章目录

动力性团体治疗

我们所有人都生活和工作在团体环境中。团体心理治疗为患者提供了一个学习如何在团体中发挥作用的机会——他们扮演的角色，他们对团体怀有的期望和潜意识幻想，以及他们在工作和家庭中与他人相处时遇到的阻碍。团体体验中的一些独特维度，在个体心理治疗中只能被部分地探索到。尤其是，在团体中发生的社会心理学情境是在一对一治疗中所无法获得的（Rutan & Stone，2001）。

团体体验的独特角度

关于运作于团体中的力量，我们的知识很多都源自威尔弗雷德·比昂（Wilfred Bion，1961）的工作。第一次世界大战后，比昂开始在塔维斯托克诊所（Tavistock Clinic）开展小的团体体验活动。他对团体的理解是围绕他所观察到的现象发展起来的，即每个团体中都会呈现出两个亚团体：（1）"工作团体（work group）"和（2）"基本假设团体（basic assumption group）"。前者涉及团体的实际工作任务，致力于完成任务。然而，很少有团体能够完全理性地工作，以实现他们的目标，而不受基本假设的干扰（Rioch，1970）。

基本假设是指那些导致团体以一种"似乎的方式（as-if manner）"行事的潜意识幻想（Rioch，1970）。换句话说，团体成员开始根据一种对团体的假设来采取行动，但这一假设与当前团体任务的现实状况相异。基本假设分为三类：依赖（dependency）、战斗／逃跑（fight/flight）和配对（pairing）。这几种不同的情绪状态在起源上是潜意识性的，但很容易从团体的行为中推断出来。这些假设令工作团体偏离正轨，阻碍其任务的完成。在心理治疗团体中，"理解彼此的问题"这一任务可能就会由于这种基本假设的发展而偏离航道。然而，正如弗洛伊德发现精神分析中的移情更多的是一种治疗工具而不是一个障碍；比昂发现，基本假设本身对于帮助团体中的个体成员在团体情境下理解他们自己，是非常有价值的。

比昂最初对基本假设的观察处于描述性水平，但随着他对团体动力收获了越来越多的体验，他意识到基本假设出现在每个人身上，是人对抗精神病性焦虑的防御<u>丛</u>。团体具有强烈的退行性，它们为患者提供了一个进入自己最原始恐惧的窗口。比昂意识到，与梅兰妮·克莱因（Melanie Klein，见第二章）所识别出的"偏执－分裂位"和"抑郁位"相关的机制也存在于基本假设中。

例如，"依赖"这一基本假设可以被看作对抗抑郁性焦虑的防御丛（Ganzarain，1980）。在这个基本假设中，患者表现得**似乎**很虚弱、无知、没有能力相互帮助，并且**似乎**完全依赖于他们眼中神一般的治疗师。他们深层的恐惧是：他们的贪婪（即他们的口欲需求）会吞噬治疗师，并导致自己被抛弃。为了防御这种与自己潜在可能会摧毁治疗师（即他们潜意识水平上的母亲）有关的焦虑与内疚，患者相信治疗师是一个不知疲倦、无所不知、无所不能的人，会为了他们而永远在那里，永远知道答案。

在"战斗／逃跑"这一基本假设中，团体退行到一个明显的偏执－分裂位上。所有的"坏"都被分裂和投射。战斗或逃跑的愿望是对抗偏执性焦虑的防御丛。为了回避一个被感知为来自外部的、将会摧毁他们的迫害者，团体或者与迫害者战斗，或者逃离迫害者。团体变得没有反思能力；针对所感知到的威胁，团体将行动视为唯一的解决办法。

"配对"这一基本假设是针对抑郁性焦虑的防御<u>丛</u>。在这种情况中，这种假设常常围绕着两个团体成员，他们会孕育出一个救世主来拯救团体（Rioch，1970）。团体中弥漫着一种乐观和满怀希望的氛围，相信爱终将获胜。这种盲目乐观的态度可以被视为一种躁狂性防御，防御着团体对于他们之中依然存在破坏性、仇恨和敌意的担忧。因此，依据这种观点，配对可以被视为一种躁狂性的修复努力（Ganzarain，1980）。

团体心理治疗师必须对基本假设在团体中的发展持续地保持警惕，这样，在它们对团体任务变得太过具有破坏性之前，治疗师能够对它们进行解释和剖析。未经剖析的移情可能导致某个个体退出心理治疗；未经剖析的基本假设可能导致团体治疗的解散。

除了基本假设外，团体中还有其他独特的力量在运作。当强烈的情绪几乎瞬间在一个团体中播散时，情绪传染（emotional contagion）便发生了（Rutan & Stone，2001）。我们所有人都可能发觉，悲伤、愤怒或喜悦的感受在团体的情境中是无法抗拒的。另一个强大的力量就是"角色吸附

（role suction）"现象（Redl，1963）。经常可以观察到，个体在一对一情境中的行为在进入一个团体时可能发生戏剧性的变化，例如"与错的一伙人混在一起"的"好男孩"。发现自己在群体中行为表现得与惯常不同的个体，经常将自己描述为似乎不受控制地被吸引或被卷入去扮演一个角色。团体心理治疗中的某个患者可能充当整个团体的发言人，而其他人都保持沉默。另一个人可能承担替罪羊的角色，其行为方式成为每个人愤怒的目标。"发言人现象"和"替罪羊现象"都可以被理解为投射性认同的团体版本（Horwitz，1983；Ogden，1982）。例如，在替罪羊现象中，所有团体成员自身不可接受的部分都被投射到一个人身上，然后这个人感觉到自己被迫使着像其他患者所投射出来的那部分一样去做出反应。如果治疗师支持这位"替罪羊"并解释这一团体过程，则被投射出来的部分可能会被再内射回去。

团体心理治疗的特征

大多数团体治疗为每周一次（Rutan & Stone，2001），尽管有些可能会每周两次。持续时间为 75 ~ 125 分钟，动力性心理治疗团体通常包含 6 ~ 10 名成员（Rutan & Stone，2001；Sadock，1983）。如果团体成员积极参与，更小的团体也是可行的。

动力性治疗团体的组成可能差异相当大，尽管异质性团体被认为优于同质性团体（Yalom，1985）。一方面，临床医生的共识是，团体中每位成员如果都很相似，团体的互动就很难超越肤浅的水平。另一方面，如果团体成员彼此相差太大，那么由于患者之间缺乏共同点，团体可能会功能失调；另外，如果个体由于年龄、文化背景或社会经济状况而感到与团体中的所有其他人都截然不同，他们可能会感到被孤立；最后，如果团体成员自我力量的水平差异很大，由于探索心理议题所具有的难度，团体可能无法顺利合作。

相关文献的共识是，动力性治疗团体在成员的内在冲突方面应该是异质的，但在具有相似自我力量水平方面应该是同质的（Whitaker & Lieberman，1964；Yalom，1985）。大多数动力性团体心理治疗的文献侧重于表达性－支持性连续谱的表达性一端。更具支持性的团体也可能更具同质性。动力性治疗团体通常是无期限的，并且老成员结束治疗后，新成员可以加入进来。

近年来，随着医疗保健环境中管理式医疗及问责制的压力，较为简化版的团体心理治疗变得越来越普遍，即使是异质性的团体也如此。麦肯齐（MacKenzie，1997）发展了一个"时间管理团体心理治疗"的概念，基于患者的需求以及认识到可用于治疗的资源有限，他描述了三种团体心理治疗模型：（1）危机干预（一至八次）；（2）有时限的治疗（八至二十六次）；（3）长程治疗（二十六次以上）。实证研究已经开始支持动力性团体治疗简化形式的有效性。在一项针对丧失适应不良的门诊患者的 12 周表达性治疗团体的研究（Piper et al.，1992）中，接受治疗的患者比等待名单对照组的患者显示出更大的改善，并且这种改善在 6 个月的后续随访时仍然维持，甚至有所增强。

在以团体为中心和以个体为中心两种方法的使用比重上，动力性团体心理治疗师各有不同。对以团体为中心的方法更为极端的拥护者（Ezriel，1950）认为，对团体力量的解释远比对个人冲突的解释重要得多。事实上，埃兹里耶尔（Ezriel，1950）提出，除非团体中发展出了一种共同的团体张力或主题，否则治疗师应该克制他们的解释。霍维茨（Horwitz，1977）主张一种不那么极端的做法，他提出，对个体的解释可以服务于帮助团体逐步建立对一个共同团体议题的意识，该团体议题随后也会被解释。团体中存在着每个成员都共享并且应该被解释的共同团体体验，例如：团体带领者无法满足每个人的需要，对获得支持的竞争，以及对于被忽视的焦虑。然而，如果没有对个人议题给予关注，患者可能会觉得治疗师忽视了他们寻求治疗的个人原因。大多数团体治疗师都赞成一种同时包含以个体为中心和以团体为中心的干预措施的整合模型（Slipp，1988）。

移情、反移情、阻抗和团体联盟

移情、反移情和阻抗是动力性团体心理治疗的基石，就像在个体工作中一样。然而，团体模式本身显著地改变了移情。首先，患者移情的强度可能因为被重新定向至同伴患者身上而被稀释。团体心理治疗允许形成多个同时发生的移情。这给治疗师提供了一个实验室，在这里，患者的内部客体关系在与团体成员的关系中得到外化，由此被展现给所有人看。尽管在个体治疗中也会发展不同的移情，但它们倾向于经过比较长的时间才会显现。而团体设置可以使治疗师在短得多的时间内更好地了解患者的内在客体关系。

虽然移情可能会在团体治疗中被稀释，但相反的情况也会发生。当整个团体被强烈的正性或负性感觉席卷时，移情可能会加剧。为团体成员内在的所有坏客体投射充当容器的治疗师，会迅速地意识到反移情在团体设置下也会被加剧。对团体治疗师的反移情要求可能是艰巨的。幸运的是，团体具有抗衡不良反移情付诸行动的内置保护机制，因为团体患者很容易发现治疗师身上的不当行为或错误感知。为了分散移情和反移情，一些治疗师倾向于在团体心理治疗中与一位联合治疗师一起工作——有一个伙伴帮助治疗师去处理被团体搅动起来的强烈感受。

同胞竞争以及希望成为治疗师唯一或最喜爱的孩子的移情性愿望，是所有动力学治疗中常见的发展动态。然而，这些议题在团体治疗中可能更突出，治疗师必须努力避免表现出任何对某些特定团体成员的偏袒（Yalom，1985）。

除了患者对治疗师和其他团体成员的移情外，还有真正为团体所独有的、第三种形式的移情——针对团体作为一个整体而发生的移情。这种移情形式为患者提供了一个机会，来剖析他们对生活和工作中其他团体的期望。这个团体作为一整个实体，通常被视为一个理想化的、完全使人满足的"母亲"，它会满足患者对于与一个给予无条件之爱的形象重新团聚的渴望。认识到这种倾向，谢林格（Scheidlinger，1974）将这种现象称为"母亲团体（mothergroup）"。当这种形式的移情充分发展时，治疗师可能被视为一个可怕的母性形象，与团体作为一个整体全然付出的慈爱相对比。其他作者（Gibbard & Hartman，1973）将这种对团体作为一个整体的理想化移情视为一种防御姿态，用以避免将该团体（母亲）视为施虐性的。

正如治疗联盟可能预测个体治疗的成功，团体联盟也能很好地预示团体心理治疗的良好效果。事实上，团体治疗中的患者往往比个体治疗中的患者更看重"关系－氛围"因素（Holmes & Kivlighan，2000）。尽管团体联盟比个体心理治疗中的治疗联盟更难以定义，但它通常被认为是发生在团体成员与治疗师之间、团体成员之间以及团体成员与整个团体之间的在治疗目标上的积极合作（Gillaspy et al.，2002）。在针对一个住院治疗项目中的物质滥用患者的研究中，初步的数据表明，团体联盟可能是团体治疗结果的最佳预测指标（Gillaspy et al.，2002）。最近的一项研究（Lo Coco et al.，2012）对 32 名异质性精神动力性团体中的患者进行了针对治疗联盟的评估。调查人员发现，当某位团体成员与团体中其他患者之间意见一致时，即，他们与团体作为一个整体的联盟是牢固的时，这位患者的症状减轻幅度更大。

就像在个体心理治疗中一样，对移情和阻抗的修通构成了动力性治疗师工作任务的主体。其实，甘萨兰（Ganzarain，1983）认为，修通是将精神分析性团体治疗与其他形式的团体治疗相区分的关键特征。他特别强调了对原始精神病样焦虑及其相关防御机制的修通。相比于个体治疗，团体体验所激发的退行性力量能够更快速、更深刻地使患者触及源自偏执－分裂位和抑郁位的焦虑。对移情的修通也会被其他团体成员的投入所促进。某位患者可能会通过向其他团体患者"核实"，尝试证实自己对治疗师的印象。当团体中的同伴（而非治疗师）面质患者在移情感知中的固有歪曲时，患者可能会更加愿意倾听并接受他人的反馈。

适应证和禁忌证

动力性团体心理治疗的许多适应证，与表达性－支持性个体治疗的适应证相同，它们包括：（1）强烈的动机；（2）具有心理学头脑；（3）相当高的自我力量水平；（4）足够的不适感，使患者愿意忍受治疗过程中固有的挫折；（5）人际关系中的问题（Yalom，1985）。不过，临床医生必须处理的问题是：哪些具体标准表明一位患者特别适合团体心理治疗，而不是个体心理治疗？

在心理治疗领域存在着一个令人遗憾的传统，就是将团体心理治疗视为二等治疗形式。但比较个体和团体心理治疗的综述文献并不支持这种偏见（Lambert & Bergin，1994；MacKenzie，1996）。大多数比较研究没有发现二者在治疗结果上有差异。尽管动力性团体治疗在成本效益方面具有吸引力，但它可能仍是一个未被充分利用的治疗形式。对门诊患者来说，团体心理治疗可能是一种特别有用的方式，有助于在日间治疗结束后离开医院的人格障碍患者维持治疗获益（Bateman & Fonagy，2001；Wilberg et al.，2003）。有时候，在这些患者的离院后团体治疗中，还会出现进一步的改善。

在团体设置中，有些类型的问题可能比在个体治疗中能够得到更有效地处理（Sadock，1983）。在权威形象面前特别焦虑的患者，在同伴的陪伴下可能会觉得更容易讲话和建立关系。一位主要问题似乎起源于兄弟姐妹间冲突的患者可能会发现，团体环境以一种更容易剖析和解决的方式重新激活了这个问题。反之，有时候，缺乏与兄弟姐妹相处的经验且在成人生活中难以学会分享的独生子女，可能会发现团体是处理这些议题的最佳场所。严重依赖于投射的非精神病性患者，会得益于其他团体成员的面质——他们会反复地质疑他带入到团体中的感知扭曲。在个体治疗中形成强烈负性移情的边缘性患者，可能会受益于团体工作固有的对移情的稀释作用。然而，这些患者几乎也总是同时需要个体治疗（见第十五章）。当两种方式结合使用时，对个体治疗和团体治疗均有附加效应和放大效应（Porter，1993；Sperry et al.，1996）。个体治疗提供的附加效应包括深入的心理内部探索，以及一对一的修正性情绪体验。团体治疗提供的附加效应是，探索多重移情，以及为患者提供可以冒险尝试新行为的环境设置。个体治疗的放大效应之一是它可以提供

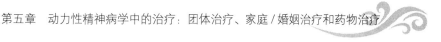

一个机会去探索在团体治疗中产生的材料，从而防止患者从团体中过早脱落。团体治疗的一个可能的放大效应是，这是一个额外的机会去分析个体治疗中的移情性阻抗。

团体治疗对人格障碍患者通常是有效的，包括癔症性、强迫性以及一些边缘性和自恋性、被动–攻击性和依赖性的人格障碍，因为团体设置可能是这些患者唯一能够获得有关他们的性格模式如何影响其他人的反馈的地方。在人格障碍患者中发现的许多精神病理都包含自我协调的（ego-syntonic）性格特征（即患者的行为令他人苦恼而非患者自己）。团体治疗中来自同伴的反馈经常会帮助这些患者反思他们的行为模式，这样，这些性格特征最终会变成自我不协调的（ego-dystonic）（即对患者自己来说也是不舒服的），这是获得足够动机去改变的第一步。团体心理治疗对特定人格障碍的治疗效果，以及个体与团体联合治疗的适应证，会在本书的第二部分中得到进一步阐述。

个体和团体心理治疗在评估适应证方面的一个明显差异在于，团体治疗师必须不断地评估某个潜在的患者与目前团体之间的匹配程度。一个边缘性患者在一个由较高自我力量水平的患者组成的团体中，可能是可以被容忍的，但是如果有两个这样的边缘性患者，团体可能就会因为他们过度要求被关注以及破坏性的付诸行动而被压垮。同样，在为某一特定团体确定适应证时，对于比如年龄和性别这样的议题，也必须均衡兼顾。

某些临床症状被公认为动力性团体心理治疗的禁忌证，这些特征包括：（1）低动机；（2）精神病性组织混乱；（3）活跃的物质成瘾；（4）反社会性人格障碍；（5）严重的躯体化；（6）器质性认知功能障碍；（7）严重的自杀风险（Yalom，1985）。但是，成瘾患者以及具有反社会特征的患者可能在一个具有对抗性的同质团体中能够得到有效的治疗（见第十二章和第十七章）。正如适应证一样，有些患者可能因某一团体的成员构成而不适合该团体；但对于另一个团体他们可能是适合的。然而，强调下面这一点很重要，研究（Chapman et al.，2012）表明，治疗师低估了病情在团体治疗的过程中会发生恶化的患者的数量，并且治疗师无法准确预测患者会如何感知团体关系。

家庭和婚姻治疗

尽管许多现在执业的家庭和婚姻治疗师不是动力取向的，但该领域起源于许多早期精神分析取向的临床医生的工作，包括西奥多·利兹（Theodore Lidz）、李曼·韦恩（Lyman Wynne）、内森·阿克曼（Nathan Ackerman）、默里·鲍恩（Murray Bowen）和弗吉尼亚·萨提亚（Virginia Satir）。在 20 世纪 50 年代和 60 年代的几十年间，由于帕洛·阿托（Palo Alto）的一个研究者小组——包括格雷戈里·贝特森（Gregory Bateson）、唐·杰克逊（Don Jackson）和杰伊·海利（Jay Haley）——的工作，早期家庭治疗师对个体心理学的关注点发生了极大的改变（Bateson et al.，1956）。系统性家庭治疗是从这个团队的工作发展起来的，由此，工作重点从个体转为家庭系统。对于家庭作为一个整体来说，个体精神病理学和个人生活史都成为次要的，家庭被视为一个具有自己生命的系统。直到目前为止，随着米纽庆（Minuchin，1974）和塞尔维尼·帕拉佐利（Selvini Palazzoli，1978）等人后续的详细阐述，这种家庭治疗的系统性方法在很大程度上主导了家庭治疗领域。

鲍恩家庭治疗（Bowen family therapy）根植于精神分析理论，但从鲍恩（Bowen，1978）的观点演变而来的技术大部分是非动力性的。在这种治疗形式中，一位个体家庭成员并不经常（通常每月一次）与治疗师会面，会面用于慎重地研究患者家庭中的代际模式。治疗师帮助患者理解，目前家庭关系中的模式如何在重复着过去若干代际的模式。该方法完全是认知性的，不鼓励患者表达感受。移情议题不被认为是重要的，也不会被解释。相反，一旦患者获得了对其家庭模式的理智性的理解，治疗师就会鼓励他们与适当的家庭成员直接去处理未解决的议题。

源于精神分析性思考的现象，如移情和反移情，在许多家庭和婚姻治疗模式中是被认可的（Glick et al.，2000；Sholevar & Schwoeri，2003）。移情的发生，可能是从配偶中的一方对另一方的，而不仅是患者对治疗师的。此外，夫妻或家庭作为一个整体可以对治疗师发展强烈的移情。与团体心理治疗类似，治疗师可能会对作为一个整体的夫妻或家庭产生反移情，而非对患者个体。

现今，客体关系理论，以及客体关系视角、自体心理学和主体间性理论的混合，形成了大多数精神动力性夫妻和家庭治疗的基础。在本章中，我们将剖析使用这些理论概念的一些主要方法，特别是在为伴侣和 / 或夫妻而设计的治疗中所使用的。

理论性理解

在 20 世纪 50 年代和 60 年代，亨利·迪克斯（Henry Dicks，1963）在塔维斯托克诊所与已婚夫妻的工作使他开始注意到，相对健康的夫妻——看起来有着令人满意的婚姻——通常会在他们的婚姻当中发展早期的客体关系。他观察到，每位配偶都倾向于将另一方感知为其他某个人。通常，丈夫感觉妻子仿佛是来自他心灵中一个内在客体的表征，常常是他自己的母亲。类似地，妻子在与丈夫建立关系时也仿佛他只是一个来自她内心世界的投射。迪克斯推断，婚姻不和的主要根源是夫妻双方均未能肯定对方的真实本性或身份。相反，夫妻双方倾向于强迫彼此以一些高度刻板和限制性的方式行事。夫妻倾向于恶化成两极化的单元，例如施虐—受虐、专横—顺从、健康—病态，以及独立—依赖。迪克斯认识到，在婚姻二元体中，每一对这种两极化的"一半"构成了一个完整的人格，但单独每个个体自身都是不完整的。正如他的同事比昂提到的，团体对个体施加了退行的力量，迪克斯发现了婚姻具有相似的退行效应。即使是在自我力量相当强的人身上，婚姻似乎也会迅速地使他们退行进入亲子关系。

　　当然，迪克斯观察到的是移情的一种形式，婚姻伴侣在当下再度活现一种过去的关系。用客体关系理论的语言来说，夫妻双方是在使用分裂和投射性认同，使一个**内在**冲突成为一个**外在**冲突，或者说成为婚姻冲突，以将这个内在冲突的对象—— 一个内在客体表征，通常是父亲或者母亲——分裂并投射到其配偶身上。投射者此时的行事方式会迫使其配偶表现得就像被投射的内在客体一样。例如，一个曾被母亲当作婴儿一样娇惯的丈夫，在他的婚姻中可能就会潜意识地通过幼稚的行为唤起妻子母爱般的回应，以此再度创造与母亲的关系情境。或者，夫妻中的一方可能将一种自我表征投射到配偶身上，迫使配偶的行为方式就像其自我表征一样，而投射方自身的行为方式则像与其互补的客体表征一样。第四章中 B 先生的案例就是这样的情况：他将一个受害的、顺从的自我表征投射到他第一任和第二任妻子的身上，而他自己的行为则表现得与他专横跋扈、具有攻击性的父亲一样。

　　婚姻冲突可以被视为通过分裂和投射性认同来重现与父母的冲突。配偶的选择明显非常受到这种过程的影响。迪克斯（Dicks，1963）认为，这样的选择"在很大程度上基于潜意识的信号或线索，以此，伴侣们从一个或多或少在核心上自我协调的人身上发现了他人的'合适'—— 适合于共同修通或重复彼此人格内部仍然未被解决的分裂或冲突；与此同时，他们又自相矛盾地感觉到，与这个人在一起，他们肯定不会被修通"（p. 128）。由此，夫妻双方因为相互冲突的欲望而被凑在一起，一方面以此来修通未解决的客体关系；另一方面又只是在重复这些客体关系。

　　一些作者将这种针对婚姻冲突的客体关系性理解扩大到整个家庭（Scharff & Scharff，1987；

Shapiro et al.，1975；Slipp，1984，1989；Stewart et al.，1975；Zinner & Shapiro，1972，1974）。这些作者指出，在一个家庭中被识别出来的患者常常是一个载体或容器，承载或容纳了被其他家庭成员所分裂的、所无法接受的那些部分。在这个意义上，这种分裂和投射性认同的布局维持了家庭的平衡。例如，一个青春期的男孩可能会出于反社会冲动而行事，而这些冲动代表了他父亲某些无法接受的自体表征——它们被父亲投射性地否认，并被他的儿子容纳。同样地，通过对自体表征或客体表征中那些积极方面的投射性认同，一个孩子可能会被理想化。客体关系理论可以很好地适用于家庭治疗，因为它的理论构想（例如分裂和投射性认同）提供了一个从心理内部到人际之间以及从个体到家庭的连接桥梁（Slipp，1984；Zinner，1976）。

技　　术

夫妻和家庭的客体关系治疗技术源于理论上的理解。其总体目标是帮助家庭成员或夫妻将通过投射性认同被外化的冲突重新进行内化（Scharff & Scharff，1991；Zinner，1976）。实际上，在仔细研究每位配偶的投射的同时，这种理论模型必然同时帮助一对夫妻处理他们真实的差异，以便每个个体最终重新拥有那些被他们投射出去的部分——作为治疗的一个结果（Polonsky & Nadelson，2003）。为了达成这一目标，客体关系治疗师通常会每周或每隔 1 周与家庭或夫妻进行一次 50 分钟的会谈（Slipp，1988）。

治疗过程，从仔细地诊断内在的自体表征和客体表征如何通过分裂和投射性认同在整个家庭中分配而开始。当这种模式变得显而易见时，治疗师会尝试去解释一个潜意识性的、共谋的系统如何在家庭成员之中被建立起来，从而使这位被识别出来的患者身上的病理性行为持续存在。家庭的稳定取决于一个或多个个体成员涵容其他家庭成员各种投射部分的能力。与动力学心理治疗的其他形式一样，这些解释性说明在初期通常会遇到阻抗。这种对抗治疗的力量可能采取的形式，是试图将治疗师"吸入"家庭系统之中。也就是说，家庭成员会潜意识地重复家庭的病理模式，而不是说出来并探索它们。例如，在婚姻治疗中，一位丈夫可能会用对妻子的方式对治疗师使用投射性认同。

由于要面对这些强有力的阻抗，客体关系家庭治疗师必须在广义或客观意义上特别熟悉自己的反移情反应。换句话说，治疗师允许自己成为家庭成员所投射部分的容器，这至关重要，这样他们才能够更充分地诊断和解释家庭内部发生了什么（Slipp，1988）。然后，治疗师才能够指出此时此地在治疗过程中的病理性共谋模式，并将它们与治疗过程之外发生的事情联系起来。

婚姻治疗初期最常见的阻抗形式是伴侣双方都指望治疗师去"修理"他们的配偶（Jones & Gabbard，1988）。因为外化到配偶身上的冲突已经很好地确立了，因此相较于修复婚姻，夫妻双方都更感兴趣于说服治疗师相信他们自己才是"正确的"（Berkowitz，1984）。治疗师必须始终避免在这样的冲突中选边站。相反，治疗师必须帮助夫妻拓宽他们的视野，包括理解他们自己对婚姻中冲突的"贡献"。

从将问题视为婚姻冲突，到将其理解为内在冲突在夫妻关系中的外化，这一转变对夫妻双方来说都是一项艰巨的任务。在婚姻二元体中的投射性认同要求有一种持续的冲突状态——分裂过程中固有的两极化对立维持了这种稳定的平衡（Zinner，1976）。任何动摇这一布局的努力对夫妻双方来说都可能具有高度威胁性。让配偶成为"坏客体"的需求可能太过无法抗拒，以至于所有治疗性努力都成为徒劳（Dicks，1963）。尽管夫妻双方理解了他们之间病理性的互动，但一些夫妻还是会选择生活在一种动荡状态中，而不愿面对改变所带来的焦虑。

当然，归根结底，婚姻治疗中的改变不是治疗师的责任——只有夫妻双方自己能够决定他们是否愿意改变他们的婚姻状况。当治疗师发现自己对某种特定结果高度投入时，他们往往是被卷入到了一种共谋性互动之中，与家庭成员所投射的部分发生了认同。此外，治疗师越急于推动改变，这对夫妻就越可能抗拒。许多阻抗的产生，是因为涉及夫妻双方或所有家庭成员行为的一种潜意识婚姻契约，受到了治疗师为改变这个系统所做努力的挑战。有时候，这个未曾被言明的契约必须被识别出来，并被暴露给参与该过程的所有参与者。当治疗由于这种阻抗而陷入僵局时，治疗师有时有必要为夫妻列明多种选择，并向他们传达：他们可以自由选择如何继续他们的生活。离婚或不做任何改变，也必须被包括在这些选择之中，并且必须被治疗师视为可接受的结果。只有这样，这对夫妻才能意识到，如何选择他们的生活最终取决于他们自己。

主体间和自体心理学婚姻治疗

近年来，自体心理学的概念也被应用于婚姻冲突。科胡特（Kohut，1984）自己在他最后一本书的脚注中指出："一段好的婚姻，是在某个特定的时刻，其中任何一方都能够迎接挑战，为另一方暂时受损的自体提供其所需的自体客体功能。"（p. 220）。他还指出，当这种对自体客体的需要不能由配偶提供时，其结果可能是离婚和无尽的痛苦——一种非常常见的慢性自恋性愤怒。

泽特纳（Zeitner，2012）关注的是进入一段伴侣关系后，自体结构的变化。对此，他融合了自体心理学和当代客体关系理论的贡献。他的"**自体二元体（selfdyad）**"概念被用于描述：当进入夫妻关系系统后，两个独特的人格是如何被改变的。这个结构体是一对夫妻所独有的，且在未来的（其他）关系中不会被重复。泽特纳注意到，"自体二元体"与科胡特的"自体客体"概念有一些共同的功能；他强调，为了保持夫妻间的亲密和稳定，每一方都需要从另一方那里得到最核心的肯定，同时也逐步发展一系列渐进的投射性认同，在这一过程中，每个人都将对方的一些方面内化。

人们需要配偶给予自体客体回应，产生于这一需求的冲突，可以构成婚姻治疗策略的基础（Ringstrom，1994，1998，in press；Shaddock，1998）。林斯特罗姆（Ringstrom，1994）指出了夫妻治疗中移情的二维性质的重要性（见第一章）。夫妻尝试从彼此那里获得自己的自体客体需求的满足，当这种尝试受挫后，他们可能会被"锁在相互对抗的、重复维度上的对彼此的移情中；与此同时，夫妻双方又在对治疗师的移情中体验着这种对自体客体的渴望"（Ringstrom，1994，p. 161）。虽然这种发展倾向在某些方面可能是有问题的，但治疗师对此保持调谐，可能会为这对夫妻重塑希望。

林斯特罗姆（Ringstrom，2014）强调了他的夫妻精神动力学理解中最重要的三个核心主题：（1）在长期、坚定承诺的亲密关系的背景下实现自体体验；（2）伴侣双方相互承认彼此的主观体验；（3）这段关系最终拥有它自己的心智。在对这些主题的思考中，他概述了一种用主体间性的方法思考和实践夫妻治疗的六步操作法。

第一步，治疗师必须与夫妻每一方的主观性均保持调谐，以此作为逐步培养希望、思考方法和重新成长的方法。在第二步中，林斯特罗姆描述了治疗的一个至关重要的方面，即治疗师需要澄清，在治疗过程中的三位参与者没有哪一方对现实拥有享受特权的或"正确"的见解。每种观点都有其自身的合理性和正当性。在第三步中，治疗师使用一种发展模型来理解，夫妻每一方的童年和青少年期经历如何为这段关系带来一些独特的东西。在第四步中，治疗师剖析夫妻双方如何再度活现他们冲突性的过去，以此既保持着不变同时也在尝试着改变。分离的自体状态在治疗中真实发生，这样它们就能够也被剖析。第五步是强调，如何在对方在场的情况下，通过内省来增强夫妻每一方的自我实现能力。第六步，帮助夫妻准备好进入主体间性工作，即在对方身上认识和商讨自己的自体感，并就他们的关系冲突达成一些妥协。一对夫妻也必须认识到，某些事情可能是不可商讨的。林斯特罗姆（Ringstrom，2014）特别指出，这些步骤让人以为这是一种比较线性的方法，但在实践中，实际发生的情况更为复杂。所有六个步骤可能会在一次会谈中出现。

林斯特罗姆还将夫妻双方的依恋背景纳入了考量。他的模型的核心是去理解夫妻双方心智化的能力，以及理解他们认识到自己和他人都是自身主动性之中心的能力。基于早期创伤性经历的心智化失败造成了夫妻间的难题，因为在确证自己观点的同时，他们没有能力理解配偶主观观点的正当性。

适应证和禁忌证

"消费者"模型是临床医生在决定一位患者需要个体治疗还是家庭／婚姻治疗时可以使用的一种常识性方法。这位患者想要什么？是一位"患者"来到治疗室，还是两位？讨论是聚焦于"我的问题"，还是"我们的问题"？这个问题被视为源于内在因素，还是源于外在因素？如果父母与他们青春期的孩子一起来，决定治疗选择的问题可能更为复杂。通常，青少年不相信他们有必要接受治疗，并且可能在首次会谈的大部分时间里保持沉默。在此期间，父母可能会不停地讲他们儿子或女儿的问题。做评估的临床医生需要就下一次预约做出快速决定。如果只见一位"患者"，是否在与家庭中的分裂和投射性认同过程共谋（Stewart et al.，1975）？当然，如果还存有疑问，临床医生可以继续进行探索性评估，直到这个家庭的动力学更加清晰。有时，夫妻中的一方或者某些家庭成员就是拒绝参与治疗过程，治疗师可能就不得不只与一名家庭成员工作，或完全不做治疗。

斯利普（Slipp，1988）强调，被识别出的这位患者与其家庭的差异化水平可以作为决定治疗选择时的一个很好的经验法则。个体心理治疗可能是与那些年长的青少年或年轻的成年人一起工作的选择，如果他们已经成功地完成了在心理上和地理位置上从自己的家庭中分离，并使用较为成熟的防御操作过着自己的生活。然而，对于处在同一年龄段但仍然住在家里的个体，或者虽然分开居住但发现自己与家庭依然有强烈而冲突性的情感卷入的个体，家庭治疗或者家庭与个体治疗相结合可能是最有帮助的。

个体心理治疗中经常出现的一个问题是，患者请求将配偶带来解决婚姻议题。如果个体治疗进程已经很好地建立起来了，那么尝试将它转化为婚姻治疗进程的努力很少有成功的。通常，被带来的配偶会感到治疗师主要对另一方忠诚，且很少能够与治疗师形成治疗联盟。一个更好的解决办法是，将这对夫妻转介给一位婚姻治疗师，同时继续原来的个体治疗进程。

今天的家庭和婚姻治疗师，必须小心谨慎地使用那些带有完全异性恋偏向的性别及角色功能的精神动力学模型。在一个只有不到 1/4 的美国人生活在类似于 20 世纪 50 年代的标准电视情景喜剧家庭中（Schwartz，2004）的时代，治疗师必须愿意去了解每个家庭和每对夫妻的独特问题。对于同性恋家庭，基于这些伴侣和家庭呈现在咨询室中的独特叙事，有关母亲身份、双亲各自的角色以及什么被投射了和被内射了的假设，都需要重新被评估。例如，一个孩子如何内化两个"妈妈"而不是一个？相同性别的两个家长之间的竞争，可能与异性配偶所经历和体验的竞争有很大的不同。在评估和治疗那些不符合传统精神动力学模型的家庭和伴侣时，所有这些因素都必须得到澄清。

动力性药物治疗

几十年前，"动力性药物治疗"会被认为是一个有矛盾的术语。多年来，心身二元论所遗留的影响将治疗精神障碍的动力学方法和药物学方法两极化。幸运的是，近来整合的趋势已经将当代的精神病学带到了这样一个发展阶段，即对于非精神病性和精神病性障碍来说，将药物治疗与心理治疗联合使用，都是今天的普遍做法（参见 Busch & Sandberg，2007；Gabbard，1999；Gabbard & Kay，2001；Thompson & Brodie，1981）。

在正式的心理治疗不是治疗组成部分的情况下，精神动力学思考在改善患者对精神药物治疗方案的依从性方面可能非常有用。大约 1/3 的患者事实上对处方药的依从性足够好；1/3 的患者或多或少有所依从；另外 1/3 的患者完全不依从。这表示，总体依从率通常徘徊在 50% 左右（Wright，1993）。在治疗 12 周后，门诊患者对抗抑郁药的依从性只有 40% 左右（Myers & Branthwaite，1992）。在精神分裂症患者中，74% 的门诊患者在出院后的 2 年内便不再依从他们的抗精神病药治疗方案了（Weiden et al.，1995）。尽管长效针剂药物的使用暂时改善了依从性，但在出院后 6 个月时，接受长效针剂药物治疗的患者与口服药物的患者之间的依从率并无差异。

正如将在第八章中讨论的，双相障碍患者对药物治疗方案的依从性也是众所周知的差。在处理不依从性时，另一个复杂的情况是患者倾向于严重地少报他们不配合治疗处方的程度。许多研究已经使用了一种基于微处理器的方法来对依从性进行持续地监测。在这种方法中，一个微型电子电路会记录药盒每次打开和关闭的日期和时间。一项使用该技术的研究表明，当通过面谈进行评估时，患者自诉的不依从性为 7%；而当通过基于微型处理器的连续监测进行评估时，不依从性为 53%（Dunbar-Jacob，1993）。

在精神病学杂志上报道的许多药物试验中，对药物治疗的依从性尚未被系统地研究过。直到最近，才有研究者开始关注心理治疗干预对药物依从性的影响。一项针对将单独使用抗抑郁药与抗抑郁药结合心理干预治疗抑郁症两者进行对比的随机临床试验进行的荟萃分析（Pampallona et al.，2004）发现，联合治疗的结果优于单独的药物治疗。此外，在较长程的治疗中，心理治疗的加入似乎也能使患者坚持接受治疗。加入心理治疗改善了研究中的脱落率。我们可以推测，即使不使用正式的心理治疗，在药物治疗中关注心理治疗性议题可能也会改善依从性。从精神动力学的角度看，诸如移情、反移情、阻抗和治疗联盟等概念，在开处方药时如同在进行心理治疗时一样重要。

移　　情

开处方药的精神科医生与心理治疗师一样，都是一个移情人物。对于患者来说，服从或者不服从医生建议的决定，激活了关于父母（对自己）之期望的潜意识议题。当患者拒绝按照处方服用药物时，精神科医生的反应通常会变得更加专制，坚持他们的指示必须毫无异议地服从。但这种做法往往会适得其反，因为它只是加剧了患者的移情倾向，将医生视为一个非常苛求的父母式人物。布施和桑德伯格（Busch & Sandberg，2007）强调，患者经常体验到与他们需要服用精神药物有关的羞耻感。当开处方的精神科医生变得越来越专制时，患者可能会体验到自己被医生羞辱了，这令其更加不太可能遵守医嘱。

一种更有成效的方法是邀请患者合作，以探索他们的担忧。下述一系列问题可能会有帮助：

"除了药物的副作用，您对服药还有什么其他的担忧吗？""您还记得过去服用药物时出现过什么问题吗？""您曾在电视上听到过或在报纸上看到过关于这种药物的什么消息吗？""您的家人对服用药物有什么特别的感受吗？""您认为是什么导致了您生病？""这种药物对您有什么特别的意义吗？""您对开处方的医生有什么感受？"

一名患者将给他开抗抑郁药这一行为体验为精神科医生对自己的共情失败。当与这位患者探索他的不依从性时，他告诉医生，"我在找一个人来确认我的感受，而你却试图用药物将它们赶走"。当精神科医生鼓励他进一步阐述时，患者能够将这种感受与早年对父亲的体验联系起来，他将父亲体验为对他的担忧漠不关心。

其他一些患者，特别是性格上倾向于控制和支配事物的患者，会将药物视为一种对自己反依赖立场的威胁。切哈诺夫斯基等人（Ciechanowski et al.，2001）应用成人依恋理论，以尝试更好地理解糖尿病患者在为他们制定的生活规则自我管理方案中的不依从性。他们发现，具有忽略型依恋风格（dismissing attachment style）的患者的糖化血红蛋白水平明显较高。此外，在忽略型依恋风格的患者之中，与觉得自己与医护人员沟通质量很好的人相比，那些感到沟通不畅的人具有较高的糖化血红蛋白水平。忽略型依恋风格的成年人通常将其照料者或父母体验为持续性地无情感回应的。因此，他们变得强迫性地自我依靠，并设法回避治疗所必需的合作性关系。尽管这项研究并不包含精神科药物，但它强调了一个事实，即遵守药物治疗方案可能意味着要屈从于一个强大的父母式人物的支配。对这样的患者，必须就"是否服药"给予他们一定的控制权（Thompson & Brodie，1981）。而与过于顺从的患者工作时，医生通常会遇到相反的情况。药片使这些患者感到"被喂养"和被照顾，以致他们可能会决定不再需要对自己的疾病承担任何方面的责任了。

与爱抱怨的"操纵性帮助拒绝者（manipulative help-rejecters）"工作时，移情性争斗可能会特别激烈（Groves，1978）。这些患者系统性地挫败每一项治疗干预，无论是药物的还是其他的。他们往往使用过一长串精神药物，但感觉没有任何帮助。探索他们的移情动力学，可能会发现他们对父母式人物的大量不满和怨恨，认为父母没有给他们足够的养育和关爱。通过拒绝别人给予他们的帮助，这些患者可能在潜意识地寻求对父母的报复（Gabbard，1988）。当这些患者感觉到他们在令自己的医生很痛苦时，他们常常会感到一种隐秘的胜利。

在动力性药物治疗中，移情的一个独特方面是对药物本身的移情（Gutheil，1982）。对药物的安慰剂反应通常具有相同的移情性质。例如，一位躁狂患者在服用 300 毫克剂量的碳酸锂之后变得明显情绪低沉，这种反应无法从药理学上得到解释。安慰剂的副作用同样很常见。对药物产生移情的另一个临床表现是慢性病患者在改变用药习惯时的反应（Appelbaum & Gutheil，1980）。在惯常的用药方案发生最轻微的改变时，这样的患者有可能失代偿性地陷入精神病性状态。

在药片代替了缺席的医生的情况下，患者对药物的移情关系最为明显。药片对某些患者来说可能起到了过渡性客体（transitional objects）的作用，使他们与自己的精神科医生保持一些联结感，即使他们很少去看医生（Book，1987）。触摸或看看药片可能对患者具有安抚作用。在培训程序中，住院医生每年轮转科室，患者可能会通过对即将离任的医生所开的药物变得强烈依附，来应对医生的丧失（Gutheil，1977）。

这种类型的移情很有影响力，并且可能导致另一种形式的不依从——患者因为药物对自己所具有的潜意识意义而拒绝停药。在给偏执性患者开精神药物时，必须始终考虑到移情议题。在一些更微妙的、不易察觉的情况下，患者表面上可能是因不良副作用而停药，而实际上是害怕被毒害。坚持让患者遵医嘱，会极大地加重患者的偏执；而对其恐惧的性质进行共情性的探索，可能帮助患者意识到他们的害怕是没有事实根据的，以及帮助他们将治疗师视为并不那么具有威胁性（Book，1987）。

反　移　情

开具药物处方与任何其他治疗干预一样，都可能受到反移情的污染。反移情的一种常见表现是开药过量。患者带着一个装满精神活性药物的棕色纸袋来到医院或急诊部是很常见的现象。一位这样的患者正在服用三种抗精神病药、两种抗抑郁药、碳酸锂和两种苯二氮䓬类药物。在医院住了几天之后，这位患者明显唤起了治疗师强烈的无力感和愤怒。过量的药物反映了精神科主治医生的反移情性绝望。

自恋损伤也可能是反移情中的一个要素。有些心理治疗师可能没有给患者开他们急需的药物，因为他们认为这样做就相当于承认他们的心理治疗技能是无效的。还有些人可能会诱发不依从的患者产生内疚感，以使患者感到有义务遵守药物治疗方案——出于一种不想去伤害自己的医生的愿望。

一些精神科医生对移情中的任何强烈情感都感到焦虑。药物可以被视为一种处理这种反移情性焦虑的方式。对药物副作用的讨论也可能受到这种焦虑情绪的影响。例如，一位精神科医生可能会避免提起选择性5-羟色胺再摄取抑制剂（selective serotonin reuptake inhibitors，SSRIs）对性功能的副作用，因为他自己对于公开讨论性议题感到不适。结果，当患者体验到这类副作用时，就可能会在不通知医生的情况下自行中断药物。

反移情性愤怒是对患者的不依从性的一种常见反应，它可能有多种形式。有些精神科医生可能会与患者的不依从共谋，以证明患者如果不遵循"医生的指示"，他的症状会变得有多么严重（Book，1987）。有些则可能会胁迫患者服用药物，或者威胁患者如果不依从治疗就让他们退出治疗。那些难以控制自己愤怒情绪的精神科医生，可能会不给要求增加用药量的患者设定限额。在这样的情况中，精神科医生希望通过满足患者的要求而将攻击性和敌意排除在治疗关系之外。但不幸的是，患者的苛刻和愤怒通常会继续升级。

阻　　抗

在药物治疗中与在心理治疗中一样，对治疗的阻抗都是一种强大的力量。出于种种原因，患病可能比健康更好。例如，众所周知，双相情感障碍的患者可能如此地享受他们的躁狂发作，以至于会停服锂盐。一项对精神分裂症患者的研究（Van Putten et al.，1976）发现了类似的阻抗原因。在这项调查中，药物副作用和继发性获益与不遵从医嘱之间关系不大。而一种自我协调的夸大性精神病（性状态），是区分精神分裂症患者是否遵从医嘱的最强有力的鉴别因素。显然，不遵从医嘱的患者更喜欢自己的精神病性夸大体验。戈德伯格和厄恩斯特（Goldberg & Ernst，2012）指出，**阴性治疗反应**（negative therapeutic reactions）的精神分析性构想可能同样适用于药物治疗。某些患者——常常是出于对早年照料者的愤怒——可能会通过挫败处方医生的努力，来获得意识性或潜意识性的施虐快感。他们以完全无益为理由，摒弃了一种又一种药物。

否认患病也是对药物治疗产生阻抗的一个突出原因。对于有些患者来说，任何精神药物都带有精神疾病的病耻感。当急性精神病性发作得到缓解时，患者可能会停止服用缓解病情的抗精神病药，因为维持治疗意味着患有一种慢性精神疾病。非常愿意接受心理治疗的非精神病性患者在被建议服用药物时会畏缩，因为他们坚信这意味着他们的失常比自己想象的严重。类似地，如果患者有一位亲属在接受精神药物治疗，那么当被给予相同的药物时，患者可能会潜意识地认同此

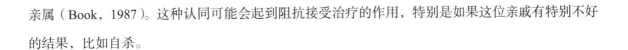

亲属（Book，1987）。这种认同可能会起到阻抗接受治疗的作用，特别是如果这位亲戚有特别不好的结果，比如自杀。

治 疗 联 盟

上述关于不依从性的讨论很清楚地表明，治疗联盟在动力性药物治疗中起着关键的作用。许多作者都强调，关照治疗联盟是处方过程的一部分（Docherty & Fiester，1985；Elkin et al.，1988；Gutheil，1982；Howard et al.，1970）。虽然很多当代精神药理学研究没有对医患关系进行量化，但许多研究人员已经注意到它对依从性的影响。一项研究（Howard et al.，1970）发现，治疗师行为的一些细微方面，包括声音中的热情、身体语言以及称呼患者的姓名，可以区分低脱落率与高脱落率的精神科医生。这项研究还表明，首次会谈中对治疗联盟的关注能够预防对药物治疗的不依从。一项最近的内科环境设置研究（Ratanawongsa et al.，2013）调查了在糖尿病患者中，良好的沟通与药物补充依从性之间的联系。调查人员发现，约30%的患者未按医嘱服药。然而，认为医生与自己已经建立了信任关系的患者，其不依从率只有4%～6%。事实上，那些更善于沟通的医生的患者有更高的坚持服药率，即使沟通并没有特别聚焦于药物本身。在非精神科的医疗环境中，医患关系对于建立对治疗计划的良好依从性可能也是至关重要的。

对抑郁症患者的研究表明，无论采用何种形式的治疗，治疗联盟都可能是一个关键因素。即使患者主要是接受抗抑郁药治疗，治疗联盟的精神动力学构想在此的意义也与患者只接受心理治疗时同样重要。一个研究团队（Krupnick et al.，1996）在美国国家精神健康研究所的抑郁症治疗合作研究项目中调查了225名抑郁症患者。临床评估人员对四个小组的治疗过程录像进行评分：16周的认知治疗、16周的人际治疗、16周的丙咪嗪加临床管理，以及16周的安慰剂加临床管理。当为这些患者进行治疗结果评估时发现，治疗联盟对所有四个小组的临床结果均有显著影响。患者对治疗联盟的贡献解释了标准化结果测量中21%的结果方差，而治疗结果中更多的方差被归因于整体的治疗联盟，而非治疗方法本身！在治疗联盟和临床结果之间的关系上，四个小组未显示出显著的组间差异。这是第一个实证研究，证明了无论治疗是心理治疗还是药物治疗，治疗联盟对于治疗结果都有着相同的影响。

对心理治疗和精神药理学治疗中脱落率的研究都强调，患者的预期可能会影响脱落

（Freedman et al., 1958；Overall & Aronson, 1963）。不同的患者带着对可获得的治疗方法的不同预期来到精神科医生这里。在第一次会谈的某个时候，精神科医生应该探索患者的期望，以便所提供的治疗在某种程度上与患者的期望相一致。如果所选择的治疗与患者预想的相违背，可能有必要尝试用心理教育使患者相信这种治疗方法的效用。

对"安慰剂效应（placebo effect）"的研究，为"患者预期"的作用提供了引人入胜的视角。在一项研究（Wager et al., 2004）中，给受试者一份非活性乳膏并告知它可用于镇痛。然后，在他们手腕上施加一个令人疼痛的热刺激或电击。那些在刺激前显示出前额叶皮质活动性增加的患者，也显示出在疼痛敏感脑区的活动性降低得最多，并报告了主观上的疼痛减轻。调查人员推断，该结果表明，预期到"疼痛会缓解"与实际的"疼痛减轻"之间密切相关。与前额叶活动相关的认知控制，可能会帮助患者采取一种与疼痛缓解相关的心态。同样地，对患者进行有关处方药的认真的心理教育以及关注医患关系，可能会提供一个积极预期的背景环境，而这可能有助于减少抑郁的认知成分。

与患者的积极预期带来的"安慰剂效应"相对应的，是由患者的消极预期带来的"反安慰剂效应（nocebo effect）"。精心设计的研究表明，来自医生的消极言语信息可以将非疼痛刺激转变为一定程度的疼痛体验，而这种体验与疼痛刺激引起的疼痛体验非常相似（Colloca & Finniss, 2012）。涉及反安慰剂效应的研究结果强调，潜在的负面影响或副作用在医患关系中如何被传递给患者，具有特别重要的意义。潜在的消极影响被呈现给患者的方式，可能对实际的临床结果产生影响。尽管医生有与知情同意相关的伦理义务，需要向患者介绍该药物可能产生的不良影响，但精神科医生必须纳入一个对结果的积极的总体展望，并提供副作用发生的百分比，以最小化患者对药物负面影响的关注（Colloca & Finniss, 2012）。

在第四章中，我们在讨论心理治疗中的治疗联盟时，强调了"合作"的概念。一个类似的概念——"参与者处方（participant prescribing）"（Gutheil, 1982）——与药物治疗相关。有些精神科医生在开处方药时，会潜意识地转换为一种更专制的模式，这种潜意识倾向很容易适得其反，引发患者的不依从。对患者的心理教育可以积极地影响药物治疗中治疗联盟的发展。

当药物被添加到正在进行的心理治疗过程中时，常常会遭遇到特殊类型的依从性问题，如下例所示。

D女士，一名39岁的已婚职业女性，由于感到抑郁、精力差、对工作不满意、睡眠困难以及性欲降低，前来寻求精神科治疗。她似乎非常感激这个能有人听她说话的机会。几周之后，经过几次心理治疗，D女士开始非常信任治疗师。在治疗会谈期间，她以一种心酸而感人的方式倾吐她的心声。她泪流满面地讲述了自己生活中遇到的极大困难，以及她在家庭和工作中遇到的问题。

大约经过6周的会谈之后，她的治疗师告诉她，她的症状足够严重，他打算为她开一种抗抑郁药。治疗师开出处方，解释了在服药过程中她可能会遇到的副作用，送她出门时嘱咐她要立即开始服药。

接下来的1周，D女士如约来做心理治疗，并开始再次谈论她的问题，但一点也没有提到药物。当她的治疗师询问，服用他开的药让她感觉怎么样时，她说自己没有时间去药房拿药，但是会在接下来的几天里去拿。治疗师再次强调尽快开始用药的重要性。D女士对于她没有去拿药这件事轻描淡写，并向治疗师保证她会在下次见面前去做。

1周过去了，D女士又来做心理治疗。再一次，她说她没有去药房拿药。因为意识到这种依从性的缺乏反映出了一些还不太明显的心理动力，她的治疗师与她探讨了她不想服药的可能原因。D女士有些不情愿地承认，她非常害怕自己需要接受药物治疗是因为她的治疗师不想听她带到每次会谈中来的所有抱怨。D女士将开药体验为就好像是要让她"闭嘴"。治疗师问她，在她的生活中是否有过相似的体验。她说她的父亲不是一个喜欢说话的人，并且，在她的整个童年期和青少年期，父亲会因为她不停地抱怨而斥责她。D女士还提到，她的丈夫也差不多是这样，而且一直催促她去看精神科医生，这样他就不用听她抱怨了。她担心，如果药物治疗对她效果很好，治疗师就不会让她再来做心理治疗了。

治疗师告诉她，药物治疗和心理治疗并不是互相排斥的，在她服用药物的同时，他仍会继续与她进行心理治疗的工作。D女士在听到治疗师的保证后，似乎松了一口气。在这次会谈之后，她就遵循医嘱规律地服药了。

今天，问题不再是心理治疗与药物的结合是否有益，而是如何结合才是有益的（Gabbard & Bartlett，1998；Gabbard & Kay，2001）。在任何特定的治疗中，两者都有无数种相互作用的形式。同样，当药物被加入心理治疗中时，患者的反应也是多样的。有些患者会觉得治疗正在被转为药物治疗，而治疗师正在放弃自己（Roose & Stern，1995）。有些患者会觉得药物帮助他们从心理治疗中收获更多。

结合不同方法的临床医生，必须意识到双重角色中固有的"双模式相关性（bimodal relatedness）"（Docherty et al.，1977）。患者必须同时被视为一个不幸的人和一个患病的中枢神经系统。前一种视角需要一种共情的、主观性的方法；后者则需要一种客观性的、医学模式的方法。临床医生必须能够优雅得体地在这两种模式之间转换，同时对这种转换对患者产生的影响保持敏锐地觉察。

将心理治疗和药物治疗相结合的精神科医生，也可能对于如何在心理治疗会谈中最周全地提出药物议题感到困惑（Gabbard & Kay，2001）。很遗憾，技术策略无法被简化为"食谱似的"指南。对某些患者来说，讨论药物会成为针对心理治疗议题进行工作的一种阻抗。而其他患者会强调精神动力学议题，旨在赢得治疗师的兴趣，同时完全避免谈到涉及药物的议题，比如药物在性功能方面的副作用——这讨论起来可能会令人感觉尴尬。与某些患者工作时，在治疗会谈开始时提出药物议题可能是最理想的；而与另外一些患者工作时，在会谈结束前留5分钟讨论药物可能更有利于治疗。还有一些患者，在与他们工作时，药物议题可能需要被交织在心理治疗主题的结构之中，间歇地贯穿于整个会谈过程中进行讨论。

生物学与精神动力学从根本上的兼容性在第一章中已经得到过强调。这种结合的一个实例就是将药物治疗与心理治疗相结合的临床实践在不断增加。这两种方法之间在概念构想上的连接桥梁仍然在建立之中，所以目前的许多实践依然是经验性的。正如在所有精神病学领域中，指导原则必须是帮助患者，而不是忠于自己的理论偏好。

参考文献

Appelbaum PS, Gutheil TG: Drug refusal: a study of psychiatric inpatients. Am J Psychiatry 137:340–346, 1980

Bateman A, Fonagy P: Treatment of borderline personality disorder with psychoanalytically oriented partial hospitalization: an 18-month follow-up. Am J Psychiatry 158:36–42, 2001

Bateson G, Jackson DD, Haley J, et al: Toward a theory of schizophrenia. Behav Sci 1: 251–264, 1956

Berkowitz DA: An overview of the psychodynamics of couples: bridging concepts, in Marriage and Divorce: A Contemporary Perspective. Edited by Nadelson CC, Polonsky DC. New York, Guilford, 1984, pp 117–126

Bion WR: Experiences in Groups and Other Papers. New York, Basic Books, 1961

Book HE: Some psychodynamics of non-compliance. Can J Psychiatry 32:115–117, 1987

Bowen M: Family Therapy in Clinical Practice. New York, Jason Aronson, 1978

Busch FN, Sandberg LS: Psychotherapy and Medication: The Challenge of Integration. New York, Analytic Press, 2007

Chapman CL, Bulingame GM, Gleave R, et al: Clinical prediction in group psychotherapy. Psychother Res 22: 673–681, 2012

Ciechanowski PS, Katon W, Russo J, et al: The patient–provider relationship: attachment theory and adherence to treatment in diabetes. Am J Psychiatry 158:29–35, 2001

Colloca L, Finniss D: Nocebo effects, patient-clinician communication, and therapeutic outcomes. JAMA 307:567–568, 2012

Dicks HV: Object relations theory and marital studies. Br J Med Psychol 36:125–129, 1963

Docherty JP, Fiester SJ: The therapeutic alliance and compliance with psychopharmacology, in Psychiatry Update: American Psychiatric Association Annual Review, Vol 4. Edited by Hales RE, Frances AJ. Washington, DC, American Psychiatric Press, 1985, pp 607–632

Docherty JP, Marder SR, Van Kammen DP, et al: Psychotherapy and pharmacotherapy: conceptual issues. Am J Psychiatry 134:529–533, 1977

Dunbar-Jacob J: Contributions to patient adherence: is it time to share the blame? Health Psychol 12:91–92, 1993

Elkin I, Pilkonis PA, Docherty JP, et al: Conceptual and methodological issues in comparative studies of psychotherapy and pharmacotherapy, I: active ingredients and mechanisms of change. Am J Psychiatry 145:909–917, 1988

Ezriel H: A psycho-analytic approach to group treatment. Br J Med Psychol 23:59–74, 1950

Freedman N, Engelhardt DM, Hankoff LD, et al: Dropout from outpatient psychiatric treatment. Arch Neurol Psychiatry 80:657–666, 1958

Gabbard GO: A contemporary perspective on psychoanalytically informed hospital treatment. Hosp Community Psychiatry 39:1291–1295, 1988

Gabbard GO: Combined pharmacotherapy and psychotherapy, in Comprehensive Textbook of Psychiatry VII, Vol 2. Edited by Kaplan HI, Sadock BJ. Baltimore, MD, Williams & Wilkins, 1999, pp

2225–2234

Gabbard GO, Bartlett AB: Selective serotonin reuptake inhibitors in the context of an ongoing analysis. Psychoanalytic Inquiry 18:657–672, 1998

Gabbard GO, Kay J: The fate of integrated treatment: whatever happened to the biopsychosocial psychiatrist? Am J Psychiatry 158:1956–1963, 2001

Ganzarain RC: Psychotic-like anxieties and primitive defenses in group analytic psychotherapy. Issues in Ego Psychology 3:42–48, 1980

Ganzarain RC: Working through in analytic group psychotherapy. Int J Group Psychother 33:281–296, 1983

Gibbard GR, Hartman JJ: The significance of utopian fantasies in small groups. Int J Group Psychother 23:125–147, 1973

Gillaspy JA Jr, Wright AR, Campbell C, et al: Group alliance and cohesion as predictors of drug and alcohol abuse treatment outcomes. Psychotherapy Research 12: 213–229, 2002

Glick ID, Berman EM, Clarkin JF, et al: Marital and Family Therapy, 4th Edition. Washington, DC, American Psychiatric Press, 2000

Goldberg JF, Ernst CL: Managing the Side Effects of Psychotropic Medication. Washington, DC, American Psychiatric Publishing, 2012

Groves J: Taking care of the hateful patient. N Engl J Med 298:883–887, 1978

Gutheil TG: Psychodynamics in drug prescribing. Drug Ther 2:35–40, 1977

Gutheil TG: The psychology of psychopharmacology. Bull Menninger Clin 46:321–330, 1982

Holmes SE, Kivlighan Jr DM: Comparison of therapeutic factors in group and individual treatment processes. J Couns Psychol 47:478–484, 2000

Horwitz L: A group-centered approach to group psycho-therapy. Int J Group Psychother 27:423–439, 1977

Horwitz L: Projective identification in dyads and groups. Int J Group Psychother 33: 259–279, 1983

Howard K, Rickels K, Mock JE, et al: Therapeutic style and attrition rate from psychiatric drug treatment. J Nerv Ment Dis 150:102–110, 1970

Jones SA, Gabbard GO: Marital therapy of physician couples, in Medical Marriages. Edited by Gabbard GO, Menninger RW. Washington, DC, American Psychiatric Press, 1988, pp 137–151

Kohut H: How Does Analysis Cure? Edited by Goldberg A. Chicago, IL, University of Chicago Press, 1984

Krupnick JL, Sotsky SM, Simmens S, et al: The role of therapeutic alliance in psychotherapy and pharmacotherapy outcome: findings in the National Institute of Mental Health Treatment of Depression Collaborative Research Program. J Consult Clin Psychol 64:532–539, 1996

Lambert MJ, Bergin AE: The effectiveness of psychotherapy, in Handbook of Psychotherapy and Behavior Change, 4th Edition. Edited by Bergin AE, Garfield SL. New York, Wiley, 1994, pp 143–189

Lo Coco G, Gullo S, Kivlighan DM: Examining patients' and other group members' agreement about their alliance to the group as a whole and changes in patient symptoms using response surface analysis. J Couns Psychol 59:197–207, 2012

MacKenzie KR: The time-limited psychotherapies: an overview, in American Psychiatric Press Review of Psychiatry, Vol 15. Edited by Dickstein LJ, Riba MB, Oldham JM. Washington, DC, American Psychiatric Press, 1996, pp 11–21

MacKenzie KR: Time-Managed Group Psychotherapy: Effective Clinical Applications. Washington, DC, American Psychiatric Press, 1997

Minuchin S: Families and Family Therapy. Cambridge,

MA, Harvard University Press, 1974

Myers ED, Branthwaite A: Out-patient compliance with antidepressant medication. Br J Psychiatry 160:83–86, 1992

Ogden TH: Projective Identification and Psychotherapeutic Technique. New York, Jason Aronson, 1982

Overall B, Aronson H: Expectations of psychotherapy in patients of lower socioeconomic class. Am J Orthopsychiatry 33:421–430, 1963

Pampallona S, Bollini P, Tibaldi G, et al: Combined pharmacotherapy and psychological treatment for depression: a systematic review. Arch Gen Psychiatry 61:714–719, 2004

Piper WE, McCallum M, Azim HFA: Adaptation to Loss Through Short-Term Group Psychotherapy. New York, Guilford, 1992

Polonsky DC, Nadelson CC: Psychodynamic couples therapy, in Textbook of Family and Couples Therapy: Clinical Applications. Edited by Sholevar GP, Schwoeri LD. Washington, DC, American Psychiatric Publishing, 2003, pp 439–459

Porter K: Combined individual and group psychotherapy, in Comprehensive Group Psychotherapy, 3rd Edition. Edited by Kaplan HI, Sadock BJ. Baltimore, MD, Williams & Wilkins, 1993, pp 314–324

Ratanawongsa N, Karter AJ, Parker MM, et al: Communication and medication refill adherence: the diabetes study of Northern California. JAMA Intern Med 173:210–218, 2013

Redl F: Psychoanalysis and group therapy: a developmental point of view. Am J Orthopsychiatry 33:135–147, 1963

Ringstrom PA: An intersubjective approach to conjoint therapy, in Progress in Self Psychology, Vol 10. Edited by Goldberg A. Hillsdale, NJ, Analytic Press, 1994, pp 159–182

Ringstrom PA: Competing selfobject functions: the bane of the conjoint therapist. Bull Menninger Clin 62:314–325, 1998

Ringstrom P: A Relational Psychoanalytic Approach to Couples Therapy. New York, Routledge, 2014

Rioch MJ: The work of Wilfred Bion on groups. Psychiatry 33:56–66, 1970

Roose SP, Stern RH: Medication use in training cases: a survey. J Am Psychoanal Assoc 43:163–170, 1995

Rutan JS, Stone WN: Psychodynamic Group Psychotherapy: Third Edition. New York, Guilford, 2001

Sadock BJ: Preparation, selection of patients, and organization of the group, in Comprehensive Group Psychotherapy, 2nd Edition. Edited by Kaplan HI, Sadock BJ. Baltimore, MD, Williams and Wilkins, 1983, pp 23–32

Scharff DE, Scharff JS: Object Relations Family Therapy. Northvale, NJ, Jason Aronson, 1987

Scharff DE, Scharff JS: Object Relations Couple Therapy. Northvale, NJ, Jason Aronson, 1991

Scheidlinger S: On the concept of the "mother-group." Int J Group Psychother 24:417–428, 1974

Schwartz AE: Ozzie and Harriet are dead: new family narratives in a postmodern world, in Uncoupling Convention: Psychoanalytic Approaches to Same-Sex Couples and Families. Edited by D'Ercole A, Drescher J. Hillsdale, NJ, Analytic Press, 2004, pp 13–29

Selvini Palazzoli M, Boscolo L, Cecchin G, et al: Paradox and Counterparadox: A New Model in the Therapy of the Family in Schizophrenic Transaction. New York, Jason Aronson, 1978

Shaddock D: From Impasse to Intimacy: How Understanding Unconscious Needs Can Transform Relationships. Northvale, NJ, Jason Aronson, 1998

Shapiro ER, Zinner J, Shapiro RL, et al: The influence

of family experience on borderline personality development. International Review of Psychoanalysis 2:399–411, 1975

Sholevar GP, Schwoeri LD: Psychodynamic family therapy, in Textbook of Family and Couples Therapy: Clinical Applications. Edited by Sholevar GP, Schwoeri LD. Washington, DC, American Psychiatric Publishing, 2003, pp 77–102

Slipp S: Object Relations: A Dynamic Bridge Between Individual and Family Treatment. New York, Jason Aronson, 1984

Slipp S: The Technique and Practice of Object Relations Family Therapy. Northvale, NJ, Jason Aronson, 1988

Sperry L, Brill PL, Howard KI, et al: Treatment Outcomes in Psychotherapy and Psychiatric Interventions. New York, Brunner/Mazel, 1996

Stewart RH, Peters TC, Marsh S, et al: An object-relations approach to psychotherapy with marital couples, families, and children. Fam Process 14:161–178, 1975

Thompson EM, Brodie HKH: The psychodynamics of drug therapy. Curr Psychiatr Ther 20:239–251, 1981

Van Putten T, Crumpton E, Yale C: Drug refusal in schizophrenia and the wish to be crazy. Arch Gen Psychiatry 33:1443–1446, 1976

Wager TD, Rilling JK, Smith EE, et al: Placebo-induced changes in fMRI in the anticipation and experience of pain. Science 303:1162–1167, 2004

Weiden P, Rapkin B, Zymunt A, et al: Postdischarge medication compliance of inpatients converted from an oral to a depot neuroleptic regimen. Psychiatr Serv 46: 1049–1054, 1995

Whitaker DS, Lieberman MA: Psychotherapy Through the Group Process. New York, Atherton Press, 1964

Wilberg T, Karterud S, Pedersen G, et al: Outpatient group psychotherapy following day treatment for patients with personality disorders. J Pers Disord 17:510–521, 2003

Wright EC: Non-compliance—or how many aunts has Matilda? Lancet 342:909–913, 1993

Yalom ID: The Theory and Practice of Group Psychotherapy, 3rd Edition. New York, Basic Books, 1985

Zeitner R: Self Within Marriage: The Foundation Basis for Lasting Relationships. New York, Routledge, 2012

Zinner J: The implications of projective identification for marital interaction, in Contemporary Marriage: Structure, Dynamics, and Therapy. Edited by Grunebaum H, Christ J. Boston, MA, Little, Brown, 1976, pp 293–308

Zinner J, Shapiro R: Projective identification as a mode of perception and behavior in families of adolescents. Int J Psychoanal 53:523–530, 1972

Zinner J, Shapiro R: The family as a single psychic entity: implications for acting out in adolescence. International Review of Psychoanalysis 1:179–186, 1974

第六章

动力性精神病学中的治疗：

多治疗者设置

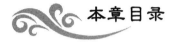

本章目录

于精神动力学原则主要是从精神分析的实践中逐步发展而来的，所以这些准则有时被狭隘地理解为仅与门诊治疗有关。一名精神科住院医生向他的督导师寻求帮助，以理解一名住院患者，却被告知："动力学只适用于门诊患者，不适用于住院患者。"当然，事实绝非如此。然而这位督导师的观点反映了现代医院精神病学中一个不幸的趋势，即只将精神科作为一个收容器使用，患者在这里等待着他们的药物起效。而如果以动力学的视角来对待住院治疗，许多患者的治疗（效果）会得到大大增强。

由于保险公司和管理式医疗公司富有侵略性的利用率审查，精神病医院的住院时长显著下降（Gabbard，1992a，1994）。因此，从严重紊乱患者的长期住院治疗中缓慢而艰难地收集到的宝贵信息，大部分被改用于其他设置之中，例如部分或日间医院治疗。而即使在住院设置中，以精神动力学为指导的策略依然相当有用，因为它们已经被修改为急性护理设置中被界定得更精确的工作重点（Gabbard，1997）。无论是在短期住院期间进行的治疗，还是在部分住院服务中更为长期的治疗，一种多治疗者的设置都有一定的优势和挑战。在本章中，我将剖析如何将精神动力学思考有益地应用于这类设置之中。在此被讨论的模型，应被认为同样可适用于涉及多个治疗者的住院治疗、日间医院和强化型门诊设置。

历史回顾

从业者可以借鉴精神分析原则应用于住院治疗的悠久传统。精神分析医院（psychoanalytic hospital）这一概念的历史始于西梅尔（Simmel，1929）在柏林泰格尔宫（Schloss Tegel）的工作，在那里他注意到某些患者由于各种症状行为（如酗酒或恐惧症）而无法在医院外接受分析。他认为医院可以培训医院工作人员，当移情和阻抗议题出现时，在环境中进行准分析性治疗（quasianalytic treatment），以延伸患者在躺椅上的时间。

在其杰出而富有创造性的"医嘱单指南（Guide to the Order Sheet）"（Menninger，1939/1982）中，威尔·曼宁格（Will Menninger）淡化了个体精神分析的模式，并尝试通过管理环境直接在医院中应用精神分析原则。从这一假设出发，即所有症状和紊乱行为皆源自两种主要本能驱力——力比多及攻击性——在适当融合与表达上的失调，曼宁格发展出了一套主要基于升华而不有赖于领悟的环境治疗系统。这种方法不是挫败或解释潜意识性的愿望和冲突，而是聚焦于将能量重新引导入危害较小的路径中。例如，曼宁格鼓励患者直接向替代客体表达敌意；给患者开出的处方可以是从拆除一栋建筑物到捶打一个拳击吊袋。但遗憾的是，这第二种模型没有考虑那些包括冲动控制问题在内的自我功能虚弱的患者，而这些患者需要的是一种旨在帮助他们对驱力表达获得更多控制的治疗方法，而不是使它们改变方向。此外，这一概念化构思受限于它将自身局限在那个时代的双重本能理论（dual instinct theory）中，倾向于忽视驱力紊乱所发生的客体关系背景，并且不允许对环境中的移情和反移情进行系统性检查和剖析。

第三种模型发展自一种觉察，即患者在与医院里的各种员工重现他与自己的家庭成员之间的冲突（Hilles，1968）。在这个模型中常见的是从过去的根源上对适应不良的行为进行解释，这越来越少地依赖于为潜意识需求提供替代的宣泄途径。住院环境没有被视为一个强调与同伴间真实的、建设性的体验的治疗性群体；而是作为一个投屏，古老的模式被投射于其上，然后接受检查和剖析。

许多作者（Gabbard，1986，1988，1989c，1992a；Harty，1979；Stamm，1985b；Wesselius，1968；Zee，1977）明确指出，对反移情的理解是该模型不可或缺的一部分。反移情的影响经常发生而非偶尔，所以对反移情进行系统性检查和剖析，就应该成为治疗团队日常工作的一部分。在以精神分析为指导的住院治疗的各种个案概念化中，一个自始至终重复出现的主题是，患者在治疗环境中重现他们自己的内在客体关系。这一观点反映在科恩伯格（Kernberg，1973）的整合性尝试中，他尝试在一个针对住院治疗的整体性方法中综合精神分析的客体关系理论、系统理论以及对团体过程的应用。这个方法的一个基本原则是，我们所有人都潜在地既拥有高水平的客体关系，也具有更原始水平的客体关系，这可能会导致在团体情境中发生退行。他的理论推测认为，较高水平的客体关系在个体治疗关系中被激活；而更为原始水平的客体关系更有可能在团体治疗模式中被激活。在住院治疗中，个体治疗与团体治疗的结合提供了在两种水平上的干预。

现代住院治疗中的动力学原则

    动力学方法提供了一个诊断性理解，它密切关注患者的自我虚弱与自我力量，患者在家庭和社会关系中表现出来的心理内部的客体关系，他们进行心理工作的能力，以及他们当下问题的童年起源。精神动力学评估有可能使临床医生得出这样一个结论，即解释性干预和对潜意识材料的揭露是不明智的。对那些有着明显的自我虚弱和／或器质性认知损伤的患者，可以推荐支持自我及旨在建立自尊的方法。

    精神分析的发展理论在设计住院患者的治疗计划时很有用。一个以精神分析为指导的医院团队会意识到，他们的大部分患者都有发展性阻滞。精神分析理论的知识使治疗团队能够在适当的发展水平上对患者做回应，接受"患者是一个在成年人身体里的小孩"这一观念。这个观点有助于工作人员避开去人格化（depersonification）的危险（Rinsley，1982），即患者尽管有着严重的精神病理，但仍被期待行为举止表现得像一个成熟而有礼貌的成年人。这种去人格化通常是严重紊乱的患者在与家庭成员互动时的生活故事。

    精神分析理论提供了符合患者恰当的阶段性发展需求的干预模型，例如共情性镜映（Kohut，1971）以及提供一个抱持性环境（Stamm，1985a；Winnicott，1965）。在这种背景下，与医院的结构化安排有关的限制，不被视为对不成熟和恼人行为的惩罚，而是作为对所缺失的心理内部结构的外部替代物。类似地，工作人员必须履行辅助自我功能，例如，现实检验、冲动控制、后果预料（判断）以及锐化自体—客体的区分。从依恋理论的角度来看，周围的工作人员为患者提供了一个安全基地。他们为患者涵容强烈的情感，直到患者能够自己调节。工作人员通过倾听患者的个人叙事并努力理解他们的观点，来培养和促进患者的依恋（Adshead，1998）。

    进入住院病房或日间医院的患者倾向于在医院环境中重复他们的家庭状况。更确切地说，患者将他们的内在客体关系外化。患者内在客体关系在医院环境的人际关系场域中的这种重现，可以通过对分裂及投射性认同这两种防御机制的剖析而得到最好的理解。虽然这些机制在神经症患者身上也在一定程度上起作用，但它们在自我组织处于边缘性和精神病性水平的患者中最为普遍，而这些特征也恰好是住院设置中最常见的患者群体的特征。此外，毫无疑问，这些机制部分地是由住院患者或者日间医院团队合作中固有的团体动力所激活的。分裂与投射性认同协同工作，以否认和外化通常与特定情感状态相关联的自体或客体表征。这种投射性否认（Projective disavowal）也是强迫环境中的人参与到一段内在客体关系的外化版本之中的一种手段。

投射性认同的运作通常是潜意识性地、自动化地，并具有不可抗拒的力量。临床医生感到"被霸凌着"或被胁迫着去服从那个被投射性地加于他们身上的角色。以精神动力学为指导的治疗的一个基本原则是，承认工作人员与患者的相似性大于与他们的差异性。患者内在的感觉、幻想、认同和内射，在治疗师那里都有对应物。由于这些对应物在工作人员那里可能被更强烈地压抑了，因此当它们被某位患者激活时，它们常常被体验为席卷治疗师的异己力量。赛明顿（Symington，1990）将这种投射性认同过程描述为一种欺凌者／受害者范式（bully/victim paradigm），在此，一个人被剥夺了思考自己想法的自由。确切地说，作为被投射内容的目标，临床医生经常感到自己以某种形式受缚于患者，令他们无法在自己惯常的治疗性角色中进行思考、感受或发挥功能。

以这种方式定义投射性认同表明，工作人员所体验到的大多数强烈的反移情，可以被理解为源于他们对患者内心世界所投射出来的内容的潜意识性认同。然而，如果认为治疗师产生的所有情绪反应都能够归因于患者的行为，就过于天真和过于简单化了。临床医生也会表现出符合经典或称狭义的反移情形式的情绪反应，在这里，治疗师对患者的反应就好像患者是治疗师过往经历中的某些人。在一个治疗团队的背景下工作的优势之一是，工作人员可以彼此帮助，将基于工作人员自身心理议题的特征性反移情模式，与那些被迫与患者所投射的内在世界的内容发生认同的特征性反移情模式相区分。理想的情况是，每个工作人员都能够各自地做出这样的区分，但这样的期望在多治疗者的设置中是不现实的。

描述分裂和投射性认同这两种机制只能为患者在环境关系中外化其内在客体关系的倾向提供部分解释。指出这种重复是潜意识性地、自动化地发生的并且具有一种强制性的力量，这并不足以解释这种重复背后的潜意识的动机性力量。对此，至少有四种不同的力量能够被识别出来，它们被认为促成了这种内在客体关系的重复（Gabbard，1992b；Pine，1990）。

主动掌控被动体验过的创伤

在住院或日间医院设置中重现被内化的关系建立模式，患者可能是在尝试主动地掌控被动体验过的创伤。通过重新激活有问题的关系，患者可能获得了一种掌握和控制过去创伤性关系的感觉，因为这次是由他们掌管的。

依恋的维持

客体关系也与治疗者一起被重新建立起来，因为新的关系充当了一种维持对童年关键人物（最主要是父母）的依恋的方式。即使童年时期与父母的关系是虐待性的和冲突性的，孩子仍然会把它们视为快乐的来源（Pine，1990）。一段施虐受虐性的关系总比完全没有关系好（Gabbard，1989b）。而且，即使是"坏的"或折磨人的关系，也可以是具有抚慰性的，因为它们是可以预测的和真实可信的，并为患者提供了一种连续感和意义感（Gabbard，1998）。否则，他们就会产生一种深刻的被抛弃感，以及与之相关的分离焦虑。

一 种 呼 救

将投射性认同仅仅视为一种防御机制，是简化论的观点（见第二章）。当被投射之材料的目标人物强有力地形成体验时，它也是一种沟通的形式（Casement，1990；Gabbard，1989a；Ogden，1982）。原始焦虑的运作方式使患者感到极大的压迫，要去摆脱难以处理的情感，包括与这些情感相关的自体和客体表征。当治疗者被迫使着去体验那些对患者来说难以承受的投射内容时，这给患者带来了一些解脱。患者可能是在无意识地向临床医生传达这样一种意思，即"我无法清楚地表达我的内在体验，但是通过在你身上创造类似的感觉，也许你能够共情到我内心的挣扎，并以某种方式帮助我。"因此，尽管投射性认同可能是旨在使自己从难以承受的感受中摆脱出来，并将这些感受在人际情境中外化；但它也是一种寻求帮助的方法，通过一种原始形式的共情寻求帮助，以处理那些感受（Casement，1990）。

一种转化的愿望

虐待性的内在客体关系也可能是怀着它们能够被转化的希望而被外化的。桑德勒夫妻二人（Sandler & Sandler，1978）观察到，患者内化了一种他们所希望的互动，一种关于自己与父母建立联系的幻想——父母以满足他们愿望的方式回应他们。从这个意义上说，人们可以推断，旧的关系是带着一种潜意识希望而被重复的，即"这一次，他们会是不同的"。（也就是说，客体与自体两者都会被转化入患者所渴望的幻想关系中。）

日间医院或住院病房可以提供一种新的、不同形式的人际联系，它会促进具有较少病理性的客体联系模式的内化。工作人员对一位患者的最初反应可能与这位患者生活环境中其他人的反应类似，但是当他们熟悉了患者的内在客体世界时，他们便努力去涵容这些投射，而不是与它们发生认同。这样做，一种恶性循环就被打破了。患者面对的是一群与其他所有人的反应都不同的人。这些人尝试去理解患者的人际过程，而不是自动化地与之共"舞"。

韦斯等人（Weiss et al., 1986）研究了分析过程的录音文字记录并得出结论：（精神）分析的一个有效治疗因素是分析师没有如被分析者所预料的那样做出回应。根据这些研究者的观点，患者基于早年与父母式人物的互动发展出了病理性的信念；然后，在分析中潜意识地寻求推翻这些信念，以便发展能够继续前行。他们的研究非常适用于多治疗者的设置，在这样的设置中，患者不断地、但是潜意识性地测试工作人员，看他们是否会与住院前生活环境中的人物有所不同。不过在这种情况下需要注意，在患者面前简单地"表现得很友好（act nice）"的工作人员，有可能会妨碍患者重新体验并修通旧的关系模式。因此，在任何治疗设置中，永远都存在着一个充当新客体与充当旧客体之间的最佳平衡（Gabbard & Wilkinson, 1994）。随着时间的推移，基于患者与治疗人员间的新体验，以及新获得的、对于自己再现旧关系的无意识需求的理解，他们建立关系的"旧客体"模式逐渐被新的关系模式所取代。

在内在客体关系这一阐释框架中，治疗任务是去仔细诊断患者的自体表征和客体表征；并在任何时间都对被投射的内部自体和客体的性质保持一种不懈的警觉。在这个任务中暗含了一种假设，即治疗者对他们自己的内在自体和客体格局足够熟悉，这样他们才能够厘清这两种不同类型的反移情。

在这种"基于移情-反移情"的治疗模式中，治疗人员必须对这些由患者所引起的强烈感受保持一种开放性。剖析反移情必须是治疗过程不可缺少的组成部分。工作人员应该允许自己充当患者自体和客体投射的容器，允许自己为患者充当与客体关系有关的情感的容器。在个体层面上，这种方法意味着要避免瑟尔斯（Searles, 1967/1979）所描述的"热忱献身的医生"的立场，在这种立场中，治疗者试图始终充满爱心，以防御自己会将施虐和恨意指向患者的倾向。如果治疗者过度控制或过度防御自己对患者的情绪反应，那么勾勒这些内在客体关系的诊断过程就会是有缺陷的。而更为重要的是，治疗过程将会显而易见是在做样子；患者将无法把治疗者视为一个参与到有血有肉的完整客体关系中的真诚可信的人。

尽管近年来要求利用工作人员会议记录行为取向的治疗计划的压力日益增加，但工作人员对患者的情绪反应必须被公开讨论并得到理解。如果工作人员会议变成仅仅是任务取向的行政会议，而没有时间处理移情－反移情范式，那么随之而来的工作人员的功能不良就将导致临床工作遭受影响。不仅如此，该团队将不再是在参与以动力学为指导的治疗，而仅仅是"案例管理"。

在为以反移情为基础的讨论设立基调方面，病房或团队领导者的态度至关重要。领导者必须通过公开剖析自己的感受，并将这些感受与患者的内在客体关系联系起来，来为其他工作人员做示范。领导者还必须重视和接纳其他工作人员表达感受，并避免将这些感受解读为工作人员个体内在尚未解决和未经分析的冲突的一个表现。当一位工作人员分享他在治疗一位患者的过程中产生的一种令人不安的感觉时，领导者需要问一些问题，例如："为什么这位患者需要在你身上唤起这种反应？""他在重复什么？""你在与患者过往的什么人物发生认同？""我们如何利用患者在你身上激起的感受，去理解其配偶或朋友必然会如何对他做反应？"治疗团队的领导者也应该熟悉每一位工作人员与患者建立关系的惯常风格。这种觉察必须包括了解他们对某些类型的患者的典型反移情反应，以及他们更具适应性和无冲突的功能发挥。对这些知识的熟悉将帮助团队领导者准确地指出，工作人员是否偏离了与患者关系的典型模式。显然，在某些情况下，一个治疗团队的领导者可能需要私下单独接触某位工作人员，询问他们是否需要接受个人治疗或改变职业。

治疗团队的成员应该被告知，他们将会体验到针对患者的强烈感受，而这种感受可以用来作为一种诊断和治疗的工具。有感受与据此行事，两者之间可以做出区分。显然，应该建议工作人员留意，并与其他工作人员讨论自己具有破坏性或色情性质的感受，但不要根据这些感受行事。应该鼓励他们在工作人员会议中处理他们的感受，并利用这些感受诊断和理解患者的内在客体关系。随着治疗的进行，工作人员会对患者的内在客体关系获得更深入的理解，这样他们就更不易于发生反移情性认同；相反，他们将能够澄清患者的歪曲以及他们内在客体世界的性质。因此，如果工作人员在对一位特定患者的治疗中被允许去体验强烈的反移情感受，并尽早地讨论它们，那么随着治疗的进展，他们将能够更加客观地对待患者。

如果治疗师倾向于否认自己反移情性的怨恨、愤怒以及出于内疚的蔑视，那么他们就总会以非言语的方式传达出他们强烈的负性情绪（Poggi & Ganzarain，1983）。患者极其熟练于检测到这些信息，并可能因此变得越来越偏执。当工作人员承认自己的矛盾心理并且更加坦诚地对待它们时，患者也将能够承认自己的矛盾心理，并且不再那么害怕自己的怨恨。只要工作人员否认自己的怨恨，他们就只是确认了患者的恐惧，即这样的感受是不可说出口的，必须不惜一切代价地加以回避。

这里所建议的工作人员—患者互动模型与第四章中为心理治疗师提出的模型正好类似。医院工作人员一定要避免冷漠，且必须以一种自然自发但有控制的方式参与到患者的人际关系领域中。这种允许自己"被吸入"——但只是部分地——的能力，是一份非凡的财富，它使治疗者能够获得对患者人际关系问题的共情性理解（Hoffman & Gill，1988）。

多治疗者设置中的分裂

相比于个体治疗，多治疗者设置的一个优势是，患者的自体和客体表征被同时全部外化到不同的工作人员身上，而不是随着时间的推移逐渐地外化到单独一位心理治疗师身上。因此，这个设置就可以作为理解分裂过程的极好的诊断性和治疗性工具（见第二章）。

在许多关于被阻抗治疗的边缘性人格障碍患者所激起的强烈反移情的论文中，医院治疗中发生的分裂已经得到了很好的描述（Burnham，1966；Gabbard，1986，1989c，1992b，1994，1997；Main，1957）。实证研究表明，分裂并不是边缘性患者所特有的，而是多种人格障碍的特征（Allen et al.，1988；Perry & Cooper，1986）。工作人员发现自己采取并捍卫着高度两极分化的立场，互相对抗，而且其激烈程度与议题的重要性不成比例。患者向一组治疗者表现出一个自体表征，而向另一组治疗者表现出另外一个自体表征（Burnham，1966；Cohen，1957；Gabbard，1986，1989c，1992b，1994，1997；Searles，1965）。通过投射性认同，每一个自体表征都唤起了治疗者身上相应的反应，这种反应可以被理解为治疗者对患者所投射的内在客体发生的一种潜意识认同。由一个自体—客体组合所产生的移情—反移情范式，可能与另一个自体—客体组合所产生的范式有很大的不同。这种差异可能首先体现在讨论患者的工作会议上。工作人员可能会对所听到的不同描述感到困惑，然后可能会互相询问："我们谈论的是同一位患者吗？"

充分发展起来的这种分裂醒目地展示了一个历史悠久的观念，即患者在医院环境中重演了他们的内在客体世界（Gabbard，1989c）。不同的治疗者潜意识性地与患者的不同内在客体发生认同，并扮演着由患者的潜意识所书写的剧本中的角色。此外，由于投射性认同中固有的控制性元素，治疗者的反应通常具有一种强制性的特征。治疗者感觉自己被迫表现得"像其他某个人一样"。如果不涉及投射性认同，那么，所产生的纯粹心理内部的分裂就几乎不会在工作人员团队中造成干扰；工作人员团队也不会将这个过程视为一个分裂的例证，因为他们可能不会感到被两极分化以及对彼此感到愤怒。

住院治疗中发生的分裂代表了一种特殊的情况，在此，心理内部的分裂与人际之间的分裂同时地发生和发展（Hamilton，1988）。工作人员团队中发生的分裂在人际间层面清晰地与患者心理内部的分裂相平行。投射性认同是将心理内部的分裂转变为人际之间的分裂的途径。

那些被挑选出来的、作为患者投射的内在客体之接收者的工作人员，不是被随机选中的。某些患者具有一种难以解释的能力，能够觉察出各种工作人员身上先前已经存在的潜在冲突，而他们的投射可能相应地受到了引导。

一个真实案例的片段（Gabbard，1989c）阐明了这个模式。

E女士是一名26岁的边缘性患者，在一次自杀危机中被她的心理治疗师F医生送进医院。入院后十天，她仍然说有自杀意念。F医生找到了病房的护士长G先生，说他想开车送E女士到当地的大学校园，这样她就可以进行新学期的报到注册。G先生回答说，根据医院的政策，处于自杀防范阶段的患者不可以离开医院。他建议F医生参加病房工作人员会议，来进一步讨论患者的管理。当G先生向E女士解释她不能离开病房去注册时，她被G先生激怒，指责他是一个不顾患者个人需要的"暴君"。她将他与F医生做了对比，她将F医生理想化，说他是"唯一理解我的人"。在随后的工作人员会议上，F医生和G先生之间爆发了一场激烈的争论，后者充当了病房工作人员的发言人。在这场冲突中，G先生告诉F医生，大家都知道他蔑视医院政策，倾向于将患者"特殊化"对待。作为对这种指责的反驳，F医生告诉G先生，在医院的所有护士中，大家都知道他是最死板和苛刻的。

这个例子展示了分裂与投射性认同并非是凭空发生的。E 女士显然选出了很容易符合她所分配的那个内部的客体—关系范式的个体。正如几位作者（Adler，1985；Burnham，1966；Shapiro et al.，1977）特别指出的，在向工作人员分配内部客体投射时，通常存在着一个现实的内核。这个案例片段也反映了伯纳姆（Burnham，1966）的一个观察，即分歧通常发生在那些强调行政参照框架（什么是对这个团体有好处的）和那些强调个体参照框架（什么是对一位个体患者有好处的）的治疗者之间。这种设置的另一个典型特征是，在心理治疗会谈中，患者可能会遗漏源于日常医院活动的信息，而只聚焦于童年记忆和移情材料（Adler，1985；Kernberg，1984）。那么，心理治疗师就觉察不到医院里面发生的有问题的互动；而当护理人员把注意力集中到这些问题上时，心理治疗师会大为吃惊。

作为这种形式的分裂结果，阿德勒（Adler，1985）指出，治疗人员可能实际上会将心理治疗师排除在制订治疗计划的进程之外。以这种方式，病房工作人员可能通过将"坏"和无能投射到病房工作团体之外的心理治疗师身上，来巩固他们自己的联盟。如果这一过程被持续地放任，病房工作人员和心理治疗师就不可能调和他们之间的差异并做出让步。正如患者的内在客体一样，治疗团队的两方无法被整合。团体的退行力量是众所周知的，并且可能导致通常整合较好的专业人士使用分裂和投射性认同（Bion，1961；Kernberg，1984；Oldham & Russakoff，1987）。

与管理式医疗相关的审查过程的密集使用，也很容易导致分裂。治疗人员可能会试图通过将所有潜在的愤怒和攻击性外化，来巩固与患者的联盟。管理式医疗审查员是在治疗师与患者之间所有可能出现的负面感受的一个自然而便利的存放处。因此，保险审查人员可能会被患者和治疗者双方都分配进入"坏客体"的角色，他们可能对审查人员带给他们伤害表达惋惜，同时回避任何对移情–反移情性愤怒和攻击的直接讨论（Gabbard et al.，1991）。

当工作人员团队达到破裂点时，患者常常被指责为在试图分裂并击败工作人员（Rinsley，1980）。在这种情形下常常被遗忘了的是，分裂是一种患者不由自主地、自动化地使用的潜意识过程，用以维持他们情绪上的生存。我们通常不会指责患者的其他防御机制。而在分裂中特有的议题，似乎是治疗者的感知——他们认为患者是在有意识地和恶意地进行破坏。一个共情性的参照框架有助于提醒工作人员，分裂是患者为了自我保护而在努力尝试抵御破坏。

总的来说，在多治疗者设置中的分裂有四个主要特征：（1）该过程发生在潜意识水平；（2）基于患者内在客体表征的投射，他们对每位个体工作人员的感知极不相同，并根据这些投射以不同的方式对待每位工作人员；（3）工作人员通过投射性认同对患者做出反应，好像他们实际上就是患者所投射的那些方面；（4）作为结果，治疗者在关于患者的工作讨论中采取高度两极分化的立场，并激烈地捍卫这些立场（Gabbard，1989c）。

多治疗者设置中分裂的管理

任何关于如何管理分裂的讨论都必然要从伯纳姆（Burnham，1966）的告诫开始，即完全防止分裂既不可能也不可取。与其他防御机制一样，分裂提供了一个安全阀，保护患者免受他们感知到的难以抵挡的危险所伤害。无论治疗师使用何种预防措施，这个过程都会发展。关键在于治疗人员必须持续地监测分裂，以防止这个过程破坏治疗，摧毁工作人员的士气，以及不可挽回地损害某些工作人员之间的关系。这样的情况曾经导致过严重精神疾病的发病，以及工作人员辞职的实例（Burnham，1966；Main，1957）。

教育是帮助工作人员应对分裂的重要方法之一。所有治疗严重精神失调患者的精神健康专业人士都应该非常熟悉"分裂"的概念及其变体。如果工作人员在分裂出现时不能将它识别出来，那么想要成功应对这种情况可能就是无望的。在讨论反移情时，可以鼓励工作人员努力涵容患者投射的部分，而不是根据它们来行事。工作人员所产生的针对患者的强烈感受，应该被视为讨论和督导的有用材料，而不是被禁止的反应，必须向督导师隐瞒。通过发展对分裂机制的理解，工作人员可以学习通过拒绝接受理想化——这可能会与患者对其他工作人员的贬低发生共谋——来避免利用它（Adler，1973；Shapiro et al.，1977）。工作人员还必须学习监测自己将自身的某些部分投射到患者身上的反移情倾向。

然而，教育只是一个开始。一种就差异进行开放交流的精神应该被建立起来并受到工作人员的监督。许多年前，斯坦顿和施瓦茨（Stanton & Schwartz，1954）令人信服地证明了，搜寻并讨论那些发生在工作人员之间的隐秘的意见分歧，具有预防性价值。心理治疗师必须将自己视为治疗团队的一部分，并与病房团队的行政决策结盟（Adler，1985）。刻板地严守对保密性的关注，可能正是在向患者的分裂倾向供给养料。

在对有严重性格病理的患者的治疗中，一个首要目标是将被分裂的自体和客体表征进行整合。为此，让与坏客体发生认同的工作人员和与好客体发生认同的治疗师共同与患者会面，并坦诚地讨论患者对于正在发生的事情的感知和看法，通常是很有用的。这一安排使患者更难以维持两极化的观点，因为这两位治疗者都表现得很人性化和通情达理。此外，面对这种情境的治疗师通常会变得不那么两极化，并转向中间立场。分裂机制所要求的那种分裂性被削弱了。虽然这种对质可能会暂时性地增加患者的焦虑，但也传递出这样一个信息，即负性感受能够在人际关系中被涵容而不会造成灾难性后果。

当情况已经如此情绪化，以至于参与者不愿意会面时，可以引入一位客观的顾问来调解他们的讨论（Gabbard，1986）。顾问可以为团体履行观察性自我的角色，并由此鼓励那些参与了分裂过程的个体认同这一功能。

这些会面以各方都承认正在持续发生分裂过程为前提。这种承认被视为成功应对分裂的重要一步。在通常情况下，工作人员会相当不情愿看到自己也卷入分裂。当召开一个专门的会议来讨论工作人员围绕某位特定患者的心理动力时，治疗者可能会强烈地反对，因为这样的会议可能会使这位患者显得过于特别（Burnham，1966）。一位被理想化的治疗师可能不会将工作人员会议视为讨论分裂过程的有效方式，而是可能坚信自己是正确的，其他人都是错误的。"被理想化"可能如此令人满足，以至于治疗者可能不希望将这种理想化作为患者防御过程的一部分去进行剖析（Finell，1985）。这种做法当然甚至会进一步激怒（其他）工作人员并扩大分裂。

当召开工作人员会议讨论潜在的分裂时，各方无疑都应该心怀这样的假设来与彼此接触，即他们全都是有理性判断力且称职的临床医生，他们都关心患者的福祉。当这种接触起作用时，这个小组的成员会感到每位工作人员都带来了一块拼图，从而使全貌变得更加清晰（Burnham，1966）。不过，有些分裂似乎是不可修复的，正如患者的内在客体不能被整合一样，外在客体也不能彼此协调。

分裂被发现得越早，它就越不那么根深蒂固，也就更容易接受改变。在工作人员会议上，应当持续地监测某些警示信号：（1）当一名治疗者一反常态地对一位患者非常苛刻时；（2）当一名治疗者异常纵容患者时；（3）当一名治疗者反复为一位患者辩护，反对其他工作人员的批评性评论时；（4）当一名工作人员认为其他人都不能理解患者时（Gabbard，1989c）。

当工作人员能够忍住他们的骄傲，并接受自己可能卷入了对患者所投射部分的潜意识认同时，他们就能够开始共情自己同事的感受和视角。这种考虑别人观点的意愿，能够带来代表患者利益的协同合作，这会促使分裂过程发生明显的改善。患者的内在分裂，通常在工作人员的外在分歧发生弥合的同时，也开始弥合（Gabbard，1986）。这些平行的发展可以被理解为投射性认同的第三步——患者先前的分裂和投射出来的客体表征，已经被治疗者涵容和修正，然后被患者在一个有意义的人际情境中（以一种被修正的形式）重新内射。通过真诚地对待他们自己的分歧，工作人员可以在住院环境中提供一种氛围，在这里，好的经验胜过了坏的经验——一个促进患者心中的爱与恨相整合的不可或缺的条件。

环境中团体治疗的角色

前面对自体和客体表征的内射与投射的描述，表明了对每个精神科病房的团体过程进行仔细监测的必要。经常召开工作人员会议对于整合在工作人员和患者之中流转传递的分裂碎片至关重要。同样，定期与患者进行团体会面能够促进工作人员与患者之间以及患者与患者之间的互动得到认真的处理；它们也服务于防止在这些关系中发展出来的冲突被付诸行动。客体关系理论为理解病房中的团体过程提供了一个很好的概念性框架（Kernberg，1973，1984；Oldham & Russakoff，1987）。斯坦顿和施瓦茨（Stanton & Schwartz，1954）阐明了患者团体中的动力学可能如何直接地反映出了工作人员团体中相似的动力学。在此尤其常见的是，个体患者将隐蔽的工作人员间的冲突付诸行动。在工作人员会议以及患者与工作人员会议中都系统性地处理人际冲突，在识别这两个团体中的平行过程方面可能非常有价值。

在医院住院病房或日间医院中，小型患者团体的实际（工作）焦点取决于一个特定病房中患者的自我力量及其诊断类别。然而，一般来说，心理治疗性团体会谈充当了患者心理内部的困境与他们在环境中的冲突之间的交界面。基布尔（Kibel，1987）认为，这样的团体的焦点应该被放在病房日常生活中出现的人际困难上。这些困难可能与患者心理内部的冲突或缺陷相关联。他建议，在这样的团体中不去强调移情，因为由于移情工作而产生的焦虑可能会压垮团体中个体的和集体的自我。另一方面，霍维茨（Horwitz，1987）认为，聚焦于移情可能在住院患者团体中是有价值的，因为它可以服务于加强团体内的治疗联盟。当小型团体会面恰当地组织实施时，它们也可能成为避风港或避难所，在这里，患者可以就做一名精神科住院患者的体验公开表达自己的感受；相应地，工作人员可以在这里确认这些感受和体验（Kibel，1987）。住院患者团体更为具体的应用，将在本书的第二部分中在不同诊断实体的背景下进行讨论。

以动力学为指导的治疗方法的适应证

针对本章所提出的治疗模型，一个可能的反对意见是：基于"修正客体关系"的构想框架不适用于短程治疗，而适用于延长的住院治疗。这个论点的谬误之处在于，将住院治疗构想为在真空之中发生，而不是作为数月或数年连续努力的一部分而存在。随着时间的推移，对患者的潜意识预期反复给予的各种不确认会发生累积效应。患者只有反复地无法在治疗者身上激起同样的反应模式，他最终才会开始吸收和内化治疗者呈现给他们的新客体关系。住院病房或部分住院服务的工作人员、心理治疗师、朋友和家人可能最终会提供足够的新经验和新回应，以强化患者的自我并改善其客体关系，使其社会功能水平得到提升。

如同在长程设置中一样，在短程设置中同样容易使患者有可能遭受严重的治疗错误。对患者细致复杂的精神动力学理解有助于治疗者努力避免技术错误。例如，他们可以避免陷入与患者消极治疗态度的共谋。一个根本性的动力学观念是：患者是治疗过程中的合作者。以精神动力学为指导的治疗鼓励患者反思他们目前的状况与童年往事之间的联系，这样他们就能够开始理解，自己是如何在使很久之前所写剧本中的模式一直延续着。与这一观点密切相关的理念是：患者有能力采取积极主动的措施来改变自己的状况。

在西格蒙德·弗洛伊德（Sigmund Freud，1914/1958）最初使用"**付诸行动**（acting out）"这个术语时，他注意到患者的移情倾向是在行动中重复过去的某个事情，而不是回忆或用语言表达它。同样的现象也出现在住院治疗或日间医院治疗中，患者重复自己与他人交往的特征性模式，以试图满足自己的需求和愿望。另一个基本的精神动力学观念是，患者必须朝着反思与谈论自己内在体验的方向前进，而不是自动化地允许这些体验推动他们采取行动。不过，那些由于认知功能失调、智力低下或精神病性退缩而无法与工作人员进行富有成效的言语交流的患者，仍然能够从新客体联系形式的非言语体验层面受益。正如奥格登（Ogden，1986）所强调的，治疗在本质上并非必须是言语性的才是精神分析性的。

越来越多的证据表明，以精神分析为指导的住院治疗是有效的，尤其是对于人格障碍来说（Dolan et al.，1997；Gabbard et al.，2000）。数据显示，出院后的治疗可能对于良好结果同等重要。基耶萨等人（Chiesa et al.，2003）比较了人格障碍的两种心理社会干预模型。患者被自然地分配到：第一组，1 年的延长住院治疗，出院后没有专科门诊治疗；第二组，6 个月的住院治疗，随后是每周两次、共 18 个月的精神分析取向门诊治疗，以及 6 个月的在社区中的心理社会外展护理；第三组是一个相匹配的人格障碍患者样本，只接受标准的精神科护理，没有心理治疗。接受精神分析取向治疗的两组患者在 2 年后显示有明显的改善；而未接受这种治疗的普通精神科护理组患者的情况保持基本不变。当仅接受延长住院治疗的患者与两阶段模型组的患者进行比较时，那些住院时间较短而随后继续接受门诊治疗的患者，有着更好的治疗结果。

贝特曼和福纳吉（Bateman & Fonagy，1991，2001）在对以精神分析为指导的日间医院治疗进行的一项最为复杂精细的研究中，将 38 位边缘性人格障碍患者随机分配到部分住院治疗或者普通精神科护理中。日间医院组的患者在所有结果指标上都表现得更好，且在治疗结束后仍持续改善。与接受普通精神科护理相比，他们的治疗也具有高度的成本效益（Bateman & Fonagy，2003）。

门诊设置中的联合治疗

本章至此，主要聚焦在住院病房或部分住院项目的多治疗者设置上，而在包含多个治疗者的门诊精神科中，最常遇到的情况是，一位精神科医生负责开处方，另一位临床医生负责心理治疗。当然，也有很多情况是一位精神科医生既开药又负责心理治疗。但是，这种"**单人**"模式可能逐渐势微。如果精神科医生实施药物干预而不是心理治疗，管理式医疗公司倾向于以更有利的费率偿付给他们。莫格塔拜和奥尔夫森（Mogtabai & Olfson，2008）在一项针对诊室精神科医生提供心理治疗的研究中发现，2004—2005 年间只有 28.9% 的门诊患者被提供了心理治疗，这一比例与 1996—1997 年间的 44.4% 相比有显著的降低。今天最常见的情况是，一位精神科医生负责开处方，而另一位精神健康专业人士进行心理治疗。

这种"**双人**"模式可能具有一些优势，因为两位治疗者能够就一些困难案例进行商讨；并且在某些情况下，移情的强度可能会被稀释。然而，在许多案例中，沟通并没有发生，因为与其他治疗者商谈所花费的时间并不会由第三方或管理式医疗公司偿付（Gabbard，2000）。因此，在临床医生必须完成的任务清单中，同事间讨论的优先级别就被降低了。此外，在一些管理式医疗设置中，心理治疗师和药物治疗师是根据谁在保险委员会中来分配的，而且两位临床医生可能从来没有见过面，可能也没有兴趣合作。

这种沟通的缺失可能会导致另一种形式的分裂，如下例所示。

H 女士是一名 29 岁的边缘性人格障碍患者，她在一名精神科医生那里接受药物治疗，并在一名心理学家那里接受心理治疗。在一次与精神科医生的会谈中，后者为她开了一种 5- 羟色胺再摄取抑制剂，而她告诉精神科医生："我可能不应该说这些，但是我的心理治疗师在治疗中冲我大喊大叫。"这位精神科医生听到一位精神健康专业同行有这种行为，感到很不安。他问 H 女士，是否允许他打电话给这位治疗师并和他谈一谈。她说她很乐意让医生这样做。

当精神科医生打电话给心理学家的时候，他告诉了这位同事 H 女士对他的评价。这位心理学家说："我很高兴你打来电话，因为我感到了我们之间正在发展着一些分裂。"然后，他用很低但听得见的声音说："你听到我现在说话的这个音量了吗？ 当我和她用这个音量说话时，她会说'不要对我大喊大叫'。"精神科医生回应道："真的吗？ 她认为这是大喊大叫？"

心理学家回答说："我知道这看起来似乎很荒谬，但是她小时候就对别人对她大喊大叫的行为非常敏感，以致她倾向于认为我与过去对她严厉斥责的父母完全一样。所以我不得不以一种几乎耳语的方式对她说话，以免让她觉得我在对她大喊大叫。"精神病学家感到这位同事处于一个真正的两难境地，并共情了他，而不是批评性地认为他需要纠正自己的行为。他说："我可以理解这可能有多么难。你允许我跟她说我们的这次谈话吗？"心理学家回答说："当然可以。我会非常感激。"在下一次会谈中，H女士的精神科医生向她转达了他从心理学家那里听到的话。H女士开始变得防御，并回应道："我感觉他就是在向我大喊大叫。"她的精神科医生回答说："我知道你确实感觉如此，但这正是重点，这是一种基于你过去经验的感知。"

在这个案例片段中，H女士的精神科医生能够注意到一个正在发展的分裂过程，然后通过打电话给自己的治疗师同行并坦诚地讨论正在发生着什么，来更有建设性地对此进行处理。在对更为困难的患者的治疗中，即使没有第三支付方为这种同行间的对话进行偿付，这种对话对于阻止破坏性的分裂过程都必不可少。也许最好的预防方法是在治疗伊始就在心理治疗师与精神科医生之间设置好明确的讨论机制（Meyer & Simon，1999；Gabbard，2000）。应该坦率地讨论由谁负责患者处于危机中时的安全和治疗；应该协商一致，当注意到治疗中发生重大变化时相互告知；以及就一方何时外出或者不方便联系建立明确的沟通。戈德伯格和厄恩斯特（Goldberg & Ernst，2012）认为，当患者提出对药物的担忧时，治疗师可以请患者去找开处方的精神科医生，从而强化关于工作分工的信息。患者必须理解，两位治疗者构成了一个治疗团队，他们必须能够自由地相互交流。因此，患者必须同意两位治疗者对话。布施和桑德伯格（Busch & Sandberg，2007）指出，保密问题有时没有与患者进行充分地讨论，而且每位临床医生都可能就是以为患者知道他们会定期对话。因此，有必要在与患者会面时明确说明这一点。布施和桑德伯格还指出，当两位临床医生依据不同的理论模型进行实践时，可能会导致治疗实施的中断。两位治疗者可能由于他们谈论患者疾病的病因及必要治疗的方式，不知不觉地向患者传递了双重疾病模型。这两种模型之间的调和，是两位治疗者之间应该进行讨论的另一个有力理由，无论是在治疗之初，还是当问题出现时。最后，两位治疗者之间应该达成一个初步的协议，如果任何一方治疗者希望退出自己在治疗中的角色，他应该为另一方临床医生提供一位接替者。

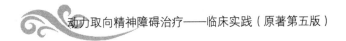
参考文献

Adler G: Hospital treatment of borderline patients. Am J Psychiatry 130:32–36, 1973

Adler G: Borderline Psychopathology and Its Treatment. New York, Jason Aronson, 1985

Adshead G: Psychiatric staff as attachment figures. Br J Psychiatry 172:64–69, 1998

Allen JG, Deering CD, Buskirk JR, et al: Assessment of therapeutic alliances in the psychiatric hospital milieu. Psychiatry 51:291–299, 1988

Bateman AW, Fonagy P: The effectiveness of partial hospitalization in the treatment of borderline personality disorder: a randomized controlled trial. Am J Psychiatry 156:1563–1569, 1991

Bateman AW, Fonagy P: Treatment of borderline personality disorder with psychoanalytically oriented partial hospitalization: an 18-month follow-up. Am J Psychiatry 158:36–42, 2001

Bateman AW, Fonagy P: Health service utilization costs for borderline personality disorder patients treated with psychoanalytically oriented partial hospitalization versus general psychiatric care. Am J Psychiatry 160:169–171, 2003

Bion WR: Experiences in Groups and Other Papers. New York, Basic Books, 1961

Burnham DL: The special-problem patient: victim or agent of splitting? Psychiatry 29:105–122, 1966

Busch FN, Sandberg LS: Psychotherapy and Medication: The Challenge of Integration. New York: Analytic Press, 2007

Casement PJ: The meeting of needs in psychoanalysis. Psychoanalytic Inquiry 10:325–346, 1990

Chiesa M, Fonagy P, Holmes J: When more is less: an exploration of psychoanalytically oriented hospital-based treatment for severe personality disorder. Int J Psychoanal 84:637–650, 2003

Cohen RA: Some relations between staff tensions and the psychotherapeutic process, in The Patient and the Mental Hospital: Contributions of Research in the Science of Social Behavior. Edited by Greenblatt M, Levinson DJ, Williams RH. Glencoe, IL, Free Press, 1957, pp 301–308

Dolan B, Warren F, Norton K: Change in borderline symptoms one year after therapeutic community treatment for severe personality disorder. Br J Psychiatry 171: 274–279, 1997

Finell JS: Narcissistic problems in analysts. Int J Psychoanal 66:433–445, 1985

Freud S: Remembering, repeating and working-through (further recommendations on the technique of psycho-analysis II) (1914), in The Standard Edition of the Complete Psychological Works of Sigmund Freud, Vol 12. Translated and edited by Strachey J. London, Hogarth Press, 1958, pp 145–156

Gabbard GO: The treatment of the "special" patient in a psychoanalytic hospital. International Review of Psychoanalysis 13:333–347, 1986

Gabbard GO: A contemporary perspective on psychoanalytically informed hospital treatment. Hosp Community Psychiatry 39:1291–1295, 1988

Gabbard GO: On "doing nothing" in the psychoanalytic treatment of the refractory borderline patient. Int J Psychoanal 70:527–534, 1989a

Gabbard GO: Patients who hate. Psychiatry 52:96–106, 1989b

Gabbard GO: Splitting in hospital treatment. Am J Psychiatry 146:444–451, 1989c

Gabbard GO: Comparative indications for brief and extended hospitalization, in American Psychiatric Press Review of Psychiatry, Vol 11. Edited by Tasman A, Riba MB. Washington, DC, American Psychiatric Press, 1992a, pp 503–517

Gabbard GO: The therapeutic relationship in psychiatric hospitalization. Bull Menninger Clin 56:4–19, 1992b

Gabbard GO: Treatment of borderline patients in a multiple-treater setting. Psychiatr Clin North Am 17:839–850, 1994

Gabbard GO: Training residents in psychodynamic psychiatry, in Acute Care Psychiatry: Diagnosis and Treatment. Edited by Sederer LI, Rothschild AJ. Baltimore, MD, Williams & Wilkins, 1997, pp 481–491

Gabbard GO: Treatment-resistant borderline personality disorder. Psychiatric Annals 28:651–656, 1998

Gabbard GO: Combining medication with psychotherapy in the treatment of personality disorders, in Psychotherapy for Personality Disorders. Edited by Gunderson JG, Gabbard GO. Washington, DC, American Psychiatric Publishing, 2000, pp 65–93

Gabbard GO, Wilkinson SM: Management of Countertransference With Borderline Patients. Washington, DC, American Psychiatric Press, 1994

Gabbard GO, Takahashi T, Davidson JE, et al: A psychodynamic perspective on the clinical impact of insurance review. Am J Psychiatry 148:318–323, 1991

Gabbard GO, Coyne L, Allen JG, et al: Evaluation of intensive inpatient treatment of patients with severe personality disorders. Psychiatr Serv 51:893–898, 2000

Goldberg JF, Ernst CL: Managing the Side Effects of Psychotropic Medication. Washington, DC, American Psychiatric Publishing, 2012

Hamilton NG: Self and Others: Object Relations Theory in Practice. Northvale, NJ, Jason Aronson, 1988

Harty MK: Countertransference patterns in the psychiatric treatment team. Bull Menninger Clin 43:105–122, 1979

Hilles L: Changing trends in the application of psychoanalytic principles to a psychiatric hospital. Bull Menninger Clin 32:203–218, 1968

Hoffman IZ, Gill MM: Critical reflections on a coding scheme. Int J Psychoanal 69:55–64, 1988

Horwitz L: Transference issues in hospital groups. Yearbook of Psychoanalysis and Psychotherapy 2:117–122, 1987

Kernberg OF: Psychoanalytic object-relations theory, group processes and administration: toward an integrative theory of hospital treatment. Annual of Psychoanalysis 1:363–388, 1973

Kernberg OF: Severe Personality Disorders: Psychotherapeutic Strategies. New Haven, CT, Yale University Press, 1984

Kibel HD: Inpatient group psychotherapy: where treatment philosophies converge. Yearbook of Psychoanalysis and Psychotherapy 2:94–116, 1987

Kohut H: The Analysis of the Self: A Systematic Approach to the Psychoanalytic Treatment of Narcissistic Personality Disorders. New York, International Universities Press, 1971

Main TF: The ailment. Br J Med Psychol 30:129–145, 1957

Menninger WC: The Menninger Hospital's Guide to the Order Sheet (1939). Bull Menninger Clin 46:1–112, 1982

Meyer DJ, Simon RI: Split treatment: clarity between psychiatrists and therapists, part I. Psychiatr Ann 29:241–245, 1999

Mogtabai R, Olfson M: National trends in psychotherapy by office-based psychiatrists. Arch Gen Psychiatry 65:962–970, 2008

Ogden TH: Projective Identification and Psychotherapeutic Technique. New York, Jason Aronson, 1982

Ogden TH: The Matrix of the Mind: Object Relations and the Psychoanalytic Dialogue. Northvale, NJ, Jason Aronson, 1986

Oldham JM, Russakoff LM: Dynamic Therapy in Brief Hospitalization. Northvale, NJ, Jason Aronson, 1987

Perry JC, Cooper SH: A preliminary report on defenses and conflicts associated with borderline personality disorder. J Am Psychoanal Assoc 34:863–893, 1986

Pine F: Drive, Ego, Object, and Self: A Synthesis for Clinical Work. New York, Basic Books, 1990

Poggi RG, Ganzarain R: Countertransference hate. Bull Menninger Clin 47:15–35, 1983

Rinsley DB: Treatment of the Severely Disturbed Adolescent. New York, Jason Aronson, 1980

Rinsley DB: Borderline and Other Self Disorders: A Developmental and Object-Relations Perspective. New York, Jason Aronson, 1982

Sandler J, Sandler AM: On the development of object relations and affects. Int J Psychoanal 59:285–296, 1978

Searles HF: Collected Papers on Schizophrenia and Related Subjects. New York, International Universities Press, 1965

Searles HF: The "dedicated physician" in the field of psychotherapy and psychoanalysis (1967), in Countertransference and Related Subjects. Madison, CT, International Universities Press, 1979, pp 71–88

Shapiro ER, Shapiro RL, Zinner J, et al: The borderline ego and the working alliance: indications for family and individual treatment in adolescence. Int J Psychoanal 58:77–87, 1977

Simmel E: Psycho-analytic treatment in a sanatorium. Int J Psychoanal 10:70–89, 1929

Stamm I: Countertransference in hospital treatment: basic concepts and paradigms. Bull Menninger Clin 49:432–450, 1985a

Stamm I: The hospital as a "holding environment." International Journal of Therapeutic Communities 6:219–229, 1985b

Stanton AH, Schwartz MS: The Mental Hospital: A Study of Institutional Participation in Psychiatric Illness and Treatment. New York, Basic Books, 1954

Symington N: The possibility of human freedom and its transmission (with particular reference to the thought of Bion). Int J Psychoanal 71:95–106, 1990

Weiss J, Sampson H, the Mount Zion Psychotherapy Research Group: The Psychoanalytic Process: Theory, Clinical Observations, and Empirical Research. New York, Guilford, 1986

Wesselius LF: Countertransference in milieu treatment. Arch Gen Psychiatry 18:47–52, 1968

Winnicott DW: The Maturational Processes and the Facilitating Environment: Studies in the Theory of Emotional Development. London, Hogarth Press, 1965

Zee HJ: Purpose and structure of a psychoanalytic hospital. J Natl Assoc Priv Psychiatr Hosp 84:20–26, 1977

第二部分

DSM-5 障碍治疗的动力学方法

第七章

精神分裂症

人类没有一个发展阶段存在于人际关系领域之外。

——哈利·斯塔克·沙利文（Harry Stack Sullivan）

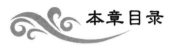

本章目录

遗传因素在精神分裂症的发病中具有重要的作用。最佳条件控制的实验研究显示，单卵双胞胎中患精神分裂症的一致性为 40% ~ 50%，而异卵双胞胎的患病一致性与一般兄弟姐妹的一致性大致相似（Kety，1996；Plomin et al.，1990）。有可能存在一些遗传异质性，换句话说，此病可能涉及一种以上的基因缺陷和一个以上的致病基因。不完全外显率也可能适用，因为低于 50% 的单卵双生子具有一致性。环境因素似乎也参与了精神分裂症的发展，尽管对这些环境损害的确切性质尚未达成共识。研究结果提示，在城市环境中长大（Pedersen & Mortensen，2001）以及儿童期有头部外伤（Abdelmalik et al.，2003）者罹患精神分裂症的风险增加。一项在人群中进行的研究表明，在妊娠的前 3 个月间母亲经历严重的压力，可能会改变后代患精神分裂症的风险（Khashan et al.，2008）。这些调查人员推测，环境中严重的应激源可能与多个易感基因的联合效应发生交互作用，在胎盘 – 母体的相互联系中影响胎儿的神经发育。

生物学的研究发现并没有削弱一个不可化简之事实的巨大影响，即精神分裂症是一种发生在具有独特心理气质的人身上的疾病。即使精神分裂症的病因 100% 是遗传因素，临床医生所面对的，仍是动力学意义上非常复杂的个体对令人极度痛苦的疾病做出反应。以复杂的精神动力学方法治疗精神分裂症患者，将永远是临床医生治疗手段的重要组成部分。

并不存在精神分裂症的治疗方法。所有治疗性干预都必须根据个体患者的独特需要而做出调整。精神分裂症是一种具有多变的临床表现的异质性疾病。针对该疾病的描述性症状学，一个很有帮助的组织分类方法是把它分为三组症状群：（1）阳性症状；（2）阴性症状；（3）紊乱的人际关系（Andreasen et al.，1982；Keith & Matthews，1984；Munich et al.，1985；Strauss et al.，1974）。该模型首先由特劳斯等人（Strauss et al.，1974）提出，区分了在精神分裂症患者中发现的三个独立的精神病理过程。该分类法是人们提出的几种方法之一。还有人提出，第三组应该包括精神或认知紊乱症状。我选择聚焦于紊乱的人际关系，因为它与以精神动力学为指导的治疗方法更具重要相关性。阳性症状包括思维内容障碍（如妄想）、感知障碍（如幻觉），以及在短期内发展并经常伴有急性精神病性发作的行为表现（如紧张症和激越）。

充分显现的阳性症状构成了不可否认的"存在"，而精神分裂症的阴性症状则更应被归类为功能上的"缺失"。这些阴性症状包括情感受限、思维贫乏、情感淡漠和快感缺乏。阴性症状占主导的患者可能以一些能够提示脑部有结构性异常的特征为特点，包括：病前适应不良，学业表现不佳，更难以保住工作，在认知测验中表现不佳，治疗反应不良，发病年龄早，以及病前在社会功能及工具使用功能方面有困难（Andreasen et al., 1990）。

卡彭特等人（Carpenter et al., 1988）建议在阴性症状中做进一步的区分。他们指出，某些形式的社会退缩、情感迟钝和明显的思维贫乏可能实际上是继发于焦虑、抑郁、环境剥夺或药物影响的。因此，这些表现不应被标记为阴性症状，因为它们存在的时间短，且是继发性的。卡彭特等人（Carpenter et al., 1988）提出了缺陷综合征（deficit syndrome）这一术语，指持续存在的原发性阴性症状。阴性症状的持续时间对预后也具有重要意义。柯克帕特里克等人（Kirkpatrick et al., 2001）强调，缺陷病理学定义了一组患者，他们所患的疾病与那种不具缺陷特征的精神分裂症在根本上是不相同的。他们指出，缺陷疾病具有不同的病程、不同的生物相关性和不同的治疗反应。

如同阴性症状，紊乱的人际关系也是倾向于在一个较长的时期内发展出来。这些问题产生于一种性格基础，包括大量的人际关系困难，如人类人格的范围一样多变。紊乱的人际关系的突出表现包括：退缩，攻击性和性欲的不恰当表达，对他人的需求缺乏认识，过度的要求，以及无法与其他人建立有意义的联系。

凯沙万和埃克（Keshavan & Eack, 2014）建议，对精神分裂症病程的典型特征性发展阶段的次序进行思考，可以辅助心理治疗计划的制订。在发病前阶段，在童年期的大部分时间里，认知和社交困难都是可以识别出来的。在疾病的前驱期阶段存在着认知和社交能力下降，以及思维、人格和心境的变化，同时伴有精神病样特征的阈下症状。在精神病性阶段，显著的阳性症状诸如妄想和幻觉出现。过渡期或康复阶段可能持续数月至数年，其特征是对治疗的矛盾心理，以及倾向于在压力下复发和与抑郁症及焦虑症共病。稳定期或慢性期阶段通常包括持续的阴性症状、精神病性症状的缓解和恶化，以及认知缺陷。研究人员强调，心理治疗的目标可能随疾病的不同阶段而异。预防精神病和减少前驱症状，是前驱期的关键治疗目标。在精神病期，降低精神病的严重程度和持续时间并提供支持是治疗的核心。对过渡阶段至关重要的，是预防复发和防止共病。最后，康复和重返社会，是病情处于稳定状态的慢性阶段的核心目标。因此，任何心理治疗方法都需要根据患者临床表现中的主要问题做出调整。

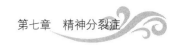

对精神分裂症的精神动力学理解

许多精神动力学模型被提出，以帮助临床医生理解精神分裂症的过程。冲突与缺陷理论的争论（见第二章）是精神分裂症理论讨论中的突出特征。随着弗洛伊德自身认识的演变，他自己在精神分裂症的冲突模型与缺陷模型之间摇摆不定（Arlow & Brenner，1969；Grotstein，1977a，1977b；London，1973a，1973b；Pao，1973）。弗洛伊德的许多概念构想（1911/1958，1914/1993，1915/1993，1924a/1961，1924b/1961）是从他的"投注（cathexis）"概念中发展出来的，它指的是依附到任何心理内部结构或客体表征的能量数量。他相信，精神分裂症的特征是对客体的"去投注（decathexis）"。有时候，他用"去投注"的概念来描述情感或力比多投入（investment）从心理内部的客体表征上的抽离（detachment）；在其他时候，他用这个术语来描述从环境中真实人物那里的社会性撤回（social withdrawal）（London，1973a）。弗洛伊德将精神分裂症定义为对强烈挫折及对与他人冲突的退行反应。这种从客体联系退行到个体发展的自体性欲（autoerotic）阶段，伴随着从客体表征和从外部人物身上情感投入的撤回，这解释了精神分裂症患者身上孤独症性退缩的表现。弗洛伊德（Freud，1914/1963）假设，患者的投注接着重新投入到自体或自我中。

一些作者（London，1973a，1973b；Wexler，1971）将弗洛伊德的"去投注理论（decathexis theory）"视为对精神分裂症的缺陷模型的承认，尽管弗洛伊德也曾明确地想要把冲突考虑在内。发展出结构模型后，他就自己对精神病（psychosis）的看法做了相应的修改（Freud，1924a/1961，1924b/1961）。他将神经症（neurosis）视为自我与本我之间的冲突，而把精神病看作自我与外部世界之间的冲突。精神病涉及对现实的否认以及随之而来的对现实的重构。但尽管做出了这样的修正，弗洛伊德仍然继续谈论投注的撤回和在自我中的再投入。他使用"客体投注的撤回（withdrawal of object cathexis）"解释他所观察到的现象：与神经症患者相比，精神分裂症患者无法形成移情。

弗洛伊德这一关于精神分裂症患者不会形成移情性依恋的看法，无疑与他并未尝试在这样的患者身上做出深入的治疗性努力有关。而哈利·斯塔克·沙利文一生致力于治疗精神分裂症，并得出了非常不同的结论。他认为，此病的病因是早期的人际关系困难（特别是儿童—父母的关系），他将"治疗"概念化构思为一个尝试解决这些早期问题的长期人际关系过程。根据沙利文

（Sullivan，1962）的见解，有缺陷的母性照料导致了婴儿充满焦虑的自体并阻碍了孩子的需求获得满足。随后，这部分自体经验被分离了，但对自尊的损害却是深刻的。在沙利文看来，精神分裂症的发病是被分离了的自体的复苏，这导致了一种惊恐状态，进而导致了精神病性的解体。沙利文始终认为，即使是最退缩的精神分裂症患者，也仍具备建立人际联系的能力。他针对精神分裂症患者的开创性工作由他的学生弗里达·弗洛姆－赖克曼（Frieda Fromm-Reichmann，1950）继续推进，后者强调，精神分裂症患者对自己的退缩状态并不满意。本质上他们是孤独的，由于早年生活中的不利经历，他们无法克服对他人的恐惧和不信任。

在沙利文及其追随者发展他们的人际理论的同时，早期的自我心理学家则观察到，错误的自我边界是精神分裂症患者的一种主要缺陷。费德恩（Federn，1952）不同意弗洛伊德的断言，即精神分裂症患者的客体投注被撤回。费德恩强调的是对自我边界投注的撤回。他指出，精神分裂症患者很典型地是在内在世界和外在世界之间没有界线，因为他们的自我边界不再得到心理上的投入（如在神经症性患者身上那样）。

这些早期的精神分析的概念构想在治疗精神分裂症的临床医生与患者家属之间造成了极大的困难。像"致精神分裂症的母亲（schizophrenogenic mother）"这样的术语制造了一种氛围，使患者母亲感到因造成子女罹患精神分裂症而被指责。在接下来的几十年中，出现了对精神分裂症更为复杂的精神动力学理解（Arlow & Brenner，1969；Blatt & Wild，1976；Grand，1982；Grotstein，1977a，1977b；Mahler，1952；Ogden，1980，1982）。这些理论大多数都是建立在对成年患者的工作进行重构的基础上。换句话说，临床医生研究了心理治疗设置中的心理过程，然后倒推至童年期的发展性议题。不幸的是，许多精神分析的概念构想并没有将生物学研究的发现整合到他们的病因学理论中。

一些心理结构反映了神经生物学和心理学的相互作用。最终发展为精神分裂症的儿童，他们怀有对客体关系的厌恶，这导致他们难以与这些客体建立紧密关系。对刺激的超敏反应以及在注意和专注上的困难，也是常见的精神分裂症病前人格特质。研究表明，中枢神经系统中的正常感觉门控区域的弥漫性缺失，可能是精神分裂症的特征（Freedman et al.，1996；Judd et al.，1992），它致使患者觉得难以筛除无关的刺激，因此产生慢性的感官超负荷感。罗宾斯（Robbins，1992）提出了精神分裂症患者在心理上被淹没的情绪状态与皮质萎缩及额叶活动减少之间的相关性。这组特征结合在一起，使父母和养育者的挑战变得复杂，他们必须适应这样的儿童的要求。一个精心设计的前瞻性研究（Cannon et al.，2002）发现，儿童期神经运动、接受性语言和认知发展的明显受损，预测了精神分裂症样障碍。

病因和发病机制的理论，必须考虑遗传因素起着关键作用的大量证据。在没有这种因素的情况下，即使是高度功能失调的家庭情境，也不会使后代患上精神分裂症（Wahlberg et al.，1997）。最有说服力的假设之一是金斯勒和伊夫斯（Kingsler & Eaves，1986）提出的。他们假设，基因控制着个体对环境中的诱发性的、使风险增加的因素对比使风险降低的和保护性的因素的敏感程度。确切地说，与对照组相比，有较高水平的精神病家族性风险的患者在面对日常生活压力时的情绪反应更为强烈（Myrin-Germeys et al.，2001）。芬兰的一项研究支持了这个对环境的敏感性的遗传控制理论。在该研究中，一组是 58 位其生母为精神分裂症患者的被收养者，一组是 96 位具普通遗传风险的被收养者，两组进行了比较（Wahlberg et al.，1997）。有证据表明，与对照组的被收养者相比，在有高度交流异常的养父母的后代中，有高度遗传风险的被收养者中更大比例的人显示出思维障碍的证据。在这个构想模型中，重点被放在孩子与家庭间的"匹配（fit）"上。有高遗传风险的被收养者亚组，与以高度交流异常为特征的养父母不"匹配"。

这种构想模型的一个暗示是，积极的养育经验可以保护高风险的个体免于未来发展出精神分裂症。这一观点得到了芬兰收养家庭研究（Finnish Adoptive Family Study；Tienari et al.，1994）的支持。在这项研究中，如果母亲患有精神分裂症，其子女积极的被收养经历保护了他们免于后来患上精神分裂症；而在进入了混乱失调的收养家庭后，具有遗传易感性的个体倾向于发展出这一障碍。在一份随后针对亲生母亲患精神分裂症谱系障碍的被收养子女的报告中，蒂耶纳里及其同事（Tienari et al.，2004）家访了这些被收养者和他们的收养家庭，并按照一个从"健康的"到"严重功能紊乱的"等级量表对家庭功能的失调进行了测量评估。研究人员的结论是，如果收养家庭有明显的功能紊乱，那么这些具有高风险的被收养儿童更有可能发展出精神分裂症。而在低遗传风险的儿童中则没有这种关联。因此，这些发现支持了这一观点，即在精神分裂症中，遗传风险与养育环境之间具有交互作用。

在一份全面的文献综述中，奥林和梅德尼克（Olin & Mednick，1996）识别出似乎是未来会罹患精神病的风险标志物的病前特征。这些特征分为两类：（1）早期病因学因素，包括：围产期并发症、精神分裂症家族史、母亲暴露于流感、神经行为缺陷、在生命第一年与父母分离、家庭功能不良和机构养育；（2）由临床医生和教师识别出的精神疾病的行为及社交前兆，以及由访谈和问卷调查揭示出的人格变量。换句话说，在遗传易感性、环境属性和个体特质之间存在着交互作用。

许多关于精神分裂症的精神动力学文献聚焦在对治疗要点的思考上。确切地说，精神动力学的理解对于精神分裂症的治疗来说具有重要意义，不管其病因为何。某些常见的理论主线贯穿着许多精神动力学理论，它们指导着临床医生治疗患者的方法。第一，精神病性症状是有意义的（Karon，1992）。例如，夸大妄想或幻觉，经常紧随在对精神分裂症患者自尊的侮辱之后（Garfield，1985；Garfield et al.，1987）。而思维或感知的夸大内容，是患者努力在补偿自恋损伤。

第二个主题是，人类联系对于这些患者来说令人充满恐惧。即使不能完全解释其病因，与和他人接触有关的强烈焦虑也是显而易见的。对个人自我边界完整性的担忧，以及对与他人融合的恐惧，意味着有一个常常通过孤立来解决的持续存在的问题。治疗关系对患者来说是一个挑战，他需要能够相信不会因为与他人联结而导致灾难。第三个普遍的思路涉及所有精神动力学取向作者的信念，即与敏锐体贴的临床医生之间以动力学为指导的治疗关系，可以从根本上改善精神分裂症患者的生活质量。在一项针对完全康复的精神分裂症患者的研究中（Rund，1990），80% 的患者接受了长期的心理治疗，并认为它非常重要。即使没有达到完全康复状态，治疗关系在患者对生活的整体适应方面，可能仍具有非凡的价值。

治疗方法

药 物 治 疗

设计良好的对照研究充分表明，抗精神病药物在应对精神分裂症的阳性症状方面非常有效。明智而审慎地使用抗精神病药物，极大地增加了精神分裂症患者获得所有其他形式的治疗性干预的机会。基思和马修斯（Keith & Matthews，1984）甚至断言："摆脱阳性症状是患者接受心理社会性治疗的必要条件"（p. 71）。而阴性症状和紊乱的人际关系受药物的影响小得多，因此需要心理社会性的方法。一些新的和非典型的抗精神病药物（如氯氮平、利培酮和奥氮平）似乎能对阴性症状群产生较大的影响。

因为有大量优秀的精神药理学教科书，此处我将重点放在心理社会性治疗方法上。如第五章所述，不遵医嘱服药是许多精神分裂症患者治疗中持续存在的问题。动力性精神科医生在对精神分裂症患者的长期管理中，必须将服药依从性问题视为治疗关切。要教育每位患者，知道停药可能导致复发，了解迟发性运动障碍的征兆以及如何管理较温和的副作用。此外，必须不时地探究药物对患者的意义，特别是在第一次出现不依从的迹象时。如第五章所强调的那样，抗精神病的处方药必须在治疗联盟的框架内进行，而这个治疗联盟是通过对患者的所有内在治疗体验保持敏锐，谨慎认真地培养起来的。

10 年前，人们热情地接纳非典型抗精神病药，幻想它们可能对精神分裂症的治疗带来一场革命性的变化。然而，随着进一步的研究积累，人们越来越意识到，这些药物在治疗精神分裂症上的确切疗效与传统的抗精神病药的疗效之间并没有太大差别；但是，它们的副作用通常更为温和，因此也使这些药物对患者和精神科医生双方都很有吸引力。在某些情况下，氯氮平似乎比其他抗精神病药更具某些优势（Lieberman et al.，2012）。例如，一项对接受氯氮平治疗与服用常规抗精神病药的患者进行比较的研究发现，氯氮平治疗的患者参与心理社会性康复治疗的可能性大得多（Rosenheck et al.，1998）。

许多精神分裂症患者发现，一些新药物令自己的病情有所改善，但他们极其难以把伴随症状改善而出现的、新获得的自体感整合起来。患有慢性精神病的患者也可能早已把自己隔绝在亲密关系可能会带来的风险之外。而精神病症状的缓解可能会使患者多年来首次尝试爱情关系和性生活。许多患者面对这种可能性时会体验到异乎寻常的焦虑。当这些患者开始接触他人时，必须面对固有的丧失与被拒绝的风险（Duckworth et al.，1997）。最后，摆脱精神病可能会给患者带来有关生活目标和意义的存在性危机。他们认识到，自己人生的很大一部分已经因为慢性疾病而失去了，他们被迫要重新评估个人和心灵的价值。在长期不能工作之后，进入劳动力市场的患者面临着需要把工作的意义整合入目标感和个人身份认同感当中的问题。

除了技能培训、康复和其他模式，对非典型抗精神病药物反应良好的患者也需一个支持性的人际关系，在这里，这些调节适应的问题可以得到探索。

个体心理治疗

尽管精神分裂症的精神分析取向个体心理治疗有着丰富的临床传统，但研究很难证明一般的精神分裂症患者有可能从这些努力中获得显著的益处。美国卡马里奥州立医院研究（The Camarillo State Hospital Study；May，1968）经常被人们引用，因为这是第一个大规模的研究，它根据患者是接受心理治疗还是抗精神病药物治疗，对精神分裂症患者的治疗结果进行了比较。药物治疗组患者显示出显著的改善，其结果明显优于未接受药物治疗的患者和仅接受心理治疗的患者。此外，没有发现心理治疗与抗精神病药物之间存在交互效应。然而这项研究也受到了批评，因为它依靠的是没有经验的治疗师，他们对被指示要对研究对象进行实践的这种类型的心理治疗并没有特别的投入。另外，该研究对结果的测量也不够敏感，不足以发现可能对心理治疗特别有反应的在人际关系和普遍心理功能上的变化（Conte & Plutchik，1986）。另外两项研究发现，心理治疗产生的益处是不能确定的，但这两项研究也存在方法学上的问题（Grinspoon et al.，1972；Rogers et al.，1967）。卡隆和范德博斯（Karon & VandenBos，1981）证实，由经验丰富的治疗师进行治疗的精神分裂症患者显示出更多的改善，优于对照组的常规吩噻嗪类药物治疗和支持性治疗。但这个研究的方法学也受到了批评，例如缺乏随机分配以及将药物治疗组的患者过早地转到慢性科（Keith & Matthews，1984；Klein，1980）。

针对动力学心理治疗对精神分裂症患者的疗效，设计得最精巧的研究是由斯坦顿、冈德森及其同事（Gunderson et al.，1984；Stanton et al.，1984）报告的波士顿心理治疗研究（Boston Psychotherapy Study）。以往研究的主要失败之处在于，缺乏对参与研究的治疗师所采用的心理治疗形式的定义。在波士顿心理治疗研究中，来自不同机构和门诊设置的非慢性精神分裂症患者被分配到适应现实的、支持性的心理治疗组或者探索性的、领悟力取向的心理治疗组。

纳入结果分析的患者（最初164位患者中的95位）在分配给他们的治疗情境中持续了至少6个月。在2年后的随访时，调查人员获得了初始样本中47位的完整数据。在进行数据分析的这个时间点，接受适应现实、支持性治疗的患者较少复发且有更好的角色表现。而接受探索性、领悟力取向治疗的患者，在认知和自我功能方面有更大的改善。研究者得出的结论是，两组之间的总体差异相对较小。

遗憾的是，尽管波士顿心理治疗研究的方法和设计精巧复杂，但有几个原因导致其结果的普遍适用性必须受到限制。首先，只有47名患者完成了该项目为期2年的研究；这样，许多最终的比较是基于每个治疗组中大约20位研究对象得出的（Carpenter，1984）。其次，数据收集在2年后停止。但许多在治疗精神分裂症方面经验丰富的治疗师认为，2年只是刚刚进入治疗中期。众所周知，精神分裂症患者难以投入到心理治疗的过程中。此外，期待治疗师在精神分裂症患者的治疗中坚持一定程度表达性的或者一定程度支持性的治疗模式，就是在被评估的治疗中加入了人为因素。然而，没有哪种治疗比精神分裂症的心理治疗更需要灵活性了。正如第四章所强调的，在自然化的设置中，心理治疗师会依据患者在某个特定时刻的需要，在表达性与支持性的干预方法间来回转换。

研究者自己（Glass et al.，1989）随后以盲法通过录音记录对实际的治疗过程进行了评估，并得出结论：之前所发现的两组间非常微小的总体差异"掩盖了治疗中一些具有重要及特定效果的独立过程"（p. 607）。被评价为在精神动力学探索方面非常熟练的治疗师，在整体的精神病理、对疾病的否认以及迟滞—冷漠方面，为患者带来了更大的改善。

最后，在解读波士顿心理治疗研究的数据时，另一个在研究需要和临床实践环境氛围之间不可化简的差异也应该被考虑在内。引领心理治疗师投入到一份可能是终身的对精神分裂症患者的治疗承诺中的动机，无论是在意识层面还是在潜意识层面，都是既神秘又高度个人化的。无论是什么力量引导治疗师和患者"选择"了彼此，都被那些需要科学严谨地把患者随机分配给治疗师的大群体设计所忽视（Müller，1984）。只有对个案进行深入的研究，才可能揭示这一促使心理治疗成功的重要因素。

在随后的报告中，冈德森（Gunderson，1987）承认了使精神分裂症患者参与长程心理治疗过程的困难。他指出，他自己和其他人的研究已经表明，作为研究的一部分，如果进行的是非特定的分配，那么大约2/3的精神分裂症患者会退出心理治疗。冈德森仔细检查了波士顿心理治疗研究的数据，以确定那些继续接受心理治疗的患者的典型特征。而他令人惊讶的发现是，这些患者以社交隔离、情感平淡和内在混乱为特征。然而，他们往往比脱落组有更一致的角色表现。他还查明，脱落率受到医院环境中的文化规范的影响。例如，研究中来自退伍军人管理局医院（Veterans Administration hospital）的患者比麦克莱恩医院（McLean Hospital）的住院患者更有可能从研究中脱落；在后者中，心理治疗是常规治疗的一部分。冈德森还得出一个结论，长期住院治疗可能有助于让患者参与心理治疗。他根据患者接受的是适应现实的、支持性的心理治疗，还是以提高领悟力为取向的、探索性的心理治疗，将患者进行分组。他发现情感疏离、思维紊乱、对病情乐观的患者，更有可能维持前一种治疗模式；而现实检验能力相当完好无损，有相当好的人际联系，而且把精神病性发作视为不幸事件的患者，更有可能继续后一种治疗。

冈德森的发现与麦格拉申（McGlashan，1984，1987）对在"栗子小屋（Chestnut Lodge）"疗养院接受治疗的患者进行的长期随访研究的结果一致。在这项研究中，163 名精神分裂症患者以前在"栗子小屋"疗养院住院，其间接受密集的精神分析取向的心理治疗，出院后平均随访 15 年。在这些患者中，约 1/3 具有中度至良好的治疗结果（McGlashan，1984）。在两组可识别出的精神病病情缓解的患者中，第一组患者尝试把精神病性体验整合到他们的生活中。他们认为自己已经从精神病性发作期获得了重要的信息，并且对自己症状的含义感到好奇。第二组患者表现出另一种通向稳定康复的途径，也就是"密封"这个疾病。这些患者倾向于对自己的疾病有一种固定的负面看法，并且对理解自己的精神病性症状不感兴趣。虽然这两组患者都已经实现了相当稳定的调节和适应，但是那些整合其自身经历的患者似乎有着更好的结果。

这些发现提示，能够将精神病性经历整合入自己生活的患者，可能会从心理治疗的探索性工作中获益；而将精神病性发作进行密封的患者，可能不会受益，甚至可能会在持续的探索性尝试中受到伤害。即使涉及一些领悟力的心理治疗，也需要治疗师重要的支持。与对功能较高的患者的治疗相比，在对精神分裂症患者的心理治疗中，表达性－支持性治疗间的区分无疑并不是那么僵硬。

事实上，许多人都认为，支持性方法对于精神分裂症患者的治疗成功至关重要。在丹麦进行的一项对 269 名先后入院患者的前瞻性纵向研究（Rosenbaum et al.，2012）将常规治疗加手册化的支持性精神动力学心理治疗与仅有常规治疗的情况进行对比，研究它们对首发精神分裂症谱系障碍患者的治疗效果。尽管研究没有随机化，但研究人员做了很大努力以减少偏差。治疗 2 年后，常规治疗加支持性动力学心理治疗组患者的症状改善和整体功能水平，明显优于仅有常规治疗组。

在对精神分裂症的个体心理社会性干预中，个人治疗*（personal therapy，PT；Hogarty et al.，1995，1997a，1997b）属于历经了最严格检验的干预方法之一。一方面，与通常不是疾病特异性的精神动力学疗法相比，个人治疗是疾病特异性的。它也是以对疾病的研究为根据的，以"应激－

---

*　特指主要由霍格蒂（Hogarty）发展的专门针对精神分裂症及相关障碍的一种疗法。——译者注

易感性模型（stress-vulnerability model）"为基础，并认为与应激相关的情感失调是症状加重的核心。与此相对，有一些精神动力性治疗师将自己对于疾病的假设建立在可能没有实证基础的精神分析理论之上。另一方面，包含一系列治疗技术是个人治疗的特征，而许多动力性治疗师在根据患者的需要调整自己的治疗方法上同样非常灵活。

个人治疗分阶段进行。在初始阶段，治疗焦点是症状的临床稳定、治疗联盟的发展以及提供基础心理教育。这个阶段通常发生在出院后的最初几个月里。在中间阶段，治疗旨在帮助患者觉察到与应激源有关的内在情感线索。有些患者此时也可能开始进行社交技能训练、放松练习以及增强社会感知的训练。而在治疗的高级阶段，治疗旨在提供内省的机会。此外，患者会得到解决冲突和应对批评的原则性指导。在每个阶段，治疗都会根据患者的个人需要进行专门调整。

霍格蒂等人（Hogarty et al.，1997a，1997b）将151名精神分裂症患者随机分配到个人治疗组，或以下两个对照组之一：家庭治疗组或支持性个体治疗组。在患者出院后，他们随访了3年。只有18%的患者提前终止了研究，其中绝大部分都不在个人治疗组。研究发现，在预防精神病性和情感症状的复发以及服药不依从性方面，个人治疗比家庭治疗和支持性治疗有效得多；然而，这种更好的疗效只有在与家人一起生活的患者身上才能看到。在那些未与家庭同住的患者中，接受个人治疗的患者情况更糟：与接受支持性治疗的患者相比，他们的精神病性代偿失调明显更多。研究人员得出的结论是，个人治疗可能应该推迟，直到患者实现居住情况稳定和症状改善之后再进行。

在这项研究中，个人治疗似乎在角色表现或社会适应方面令患者非常受益，但它对症状的影响并不显著地优于对照组的治疗。事实上，接受个人治疗的患者比那些接受支持性治疗或家庭治疗的患者**更为**焦虑。此外，个人治疗似乎比支持性治疗的效果更持久。接受个人治疗的患者在出院后的第二和第三年时，社会适应继续改善；而接受支持性治疗的患者，无论是否有家庭干预，他们体验到的适应效果在出院后的12个月达到峰值，然后保持稳定。

根据我们当代对精神分裂症最优治疗策略的理解，个人治疗在霍格蒂等人的研究中只是整体治疗计划中的一种模式。患者还接受抗精神病药物治疗，各种康复方法也与个人治疗联合使用。正如芬顿和麦格拉申（Fenton & McGlashan，1997）所指出的，个人治疗提供了理想的背景，以思考"对于这位有着特定类型的精神分裂的、处于疾病或康复的特定阶段的特定患者来说，哪一种特定的干预措施组合将会最有帮助"（p. 1495）。根据患者的具体需要量身定制干预措施的选择和组合，这种努力具有良好的临床意义。个人治疗无疑能够在精神动力学对患者的防御、客体关系和自体感的理解框架下被应用。

此外，认知行为疗法（cognitive-behavioral therapy，CBT）的随机对照研究也显示，心理治疗干预措施可以是精神分裂症整体治疗计划的有益组成部分（Kuipers et al.，1998；Tarrier et al.，1998）。在一项研究中，认知行为疗法产生的改善在 18 个月的随访时大部分仍保持着（Kuipers et al.，1998）。在本研究中，例如问题解决及复发预防训练这样的策略似乎特别有帮助，应该被纳入任何心理治疗方法之中。对目前所有认知行为疗法研究的总结提示，这种心理治疗降低了妄想、幻觉、阳性症状和阴性症状的严重程度，并改善了社会功能（Dixon et al.，2010）。但是，针对大多数有新发精神分裂症和正处于精神病性症状急性加重期的患者，尚未有用认知行为疗法进行充分研究。

在一项对具有阴性症状且极度残疾的精神分裂症患者的认知治疗随机对照研究中，格兰特等人（Grant et al.，2012）发现，使用一种阐明对失败的恐惧和旨在预防失败的相应行为的认知模型进行干预，那么即使是在该人群中持续存在着的阴性症状也可以获得改善。这一方法使用正常化（normalizing）解释来改善治疗联盟并减少污名。苏格拉底式提问也被用于发展对精神病性现象的不同解释。发展合作性的概念化阐述，例如帮助患者认识到，患者感受声音的方式而不是声音本身，才是愤怒的根源。

在对精神分裂症的心理社会性治疗的概述中，凯沙万和埃克（Keshavan & Eacke，2014）强调，持续而积极的治疗联盟的作用是治疗结果强有力的预测因素。然而，由于精神分裂症患者对自身疾病经常缺乏洞察和领悟，所以很少有任务比与他们建立治疗联盟更具挑战性的了。

塞尔泽尔和卡斯基（Selzer & Carsky，1990）强调找到一个组织性客体的重要性，它可以是一个人、一个想法或一个无生命物体，这使患者和治疗师可以去谈论他们之间发生了什么。在治疗早期阶段，患者通常无法承认自己患病且需要治疗，此时主要的焦点必须是建立联系。例如，弗里斯（Frese，1997）告诫临床医生，要避免挑战患者的妄想性信念。他指出，当患者有妄想时，他们很自然地认为它们都是真实的，即使面对相反的证据时也不例外。弗里斯自己在努力追求成为一位成功的心理治疗师的过程中曾患精神分裂症多年，他建议临床医生将患者视为正在诗意地和隐喻地诉说。他还表示，帮助患者了解别人如何看待他们的信念是很有帮助的，这样患者就能够避免做出某些可能会导致他们被送入精神病医院的行为。通过与患者避免住院的需要进行结盟，治疗师可能会赢得患者的合作，以及对治疗计划的其他方面的依从，例如药物治疗。

大部分心理治疗的早期工作必须是指导性的，旨在修复阻碍患者发展治疗联盟的缺陷（Selzer，1983；Selzer & Carsky，1990；Selzer et al.，1989）。随后建立联盟的工作可能会产生显著的回报。弗兰克和冈德森（Frank & Gunderson，1990）研究了波士顿心理治疗研究中 143 名精神分裂症患者的治疗联盟在病程发展和结果中的作用，发现这是治疗成功的关键预测因素。具有良好治疗联盟的患者，更有可能持续接受心理治疗，更有可能遵医嘱服药，更有可能在 2 年的研究结束时取得良好疗效。

通过支持和恢复患者的防御，聚焦于患者的长处，以及为患者提供一个安全港，治疗联盟也能得到促进。麦格拉申和基茨（McGlashan & Keats，1989）强调：最重要的是，心理治疗应该提供庇护。别人不理解的感觉和想法被心理治疗师所接受。退缩或怪异的行为能够被接受和理解，而不要求患者做出改变，以使别人可以接受他们。这方面的技术大多包括"与之同在（being with）"（McGlashan & Keats，1989）——愿意始终陪伴另一个人，而不提出过度的要求。如同卡隆（Karon，1992）所指出的，恐惧是精神分裂症患者的主要情感。当它们被投射到治疗师身上时，治疗师必须能够接纳这种恐惧，并避免在这样强烈的情感面前退缩和被压垮。

随着治疗联盟的巩固，治疗师就能够开始去识别个体特异性的复发因素，并帮助患者接受他患上严重疾病的事实。治疗师也必须起到患者的辅助自我的作用。当自我虚弱非常严重时，比如判断力非常差，治疗师可以帮助患者预测其行为的后果。

在对精神分裂症患者进行心理治疗时，治疗师会发现，比昂（Bion，1967）对人格中的精神病性和非精神病性部分的区分是一个有用的工具。患者心智中精神病性的部分攻击那个基于现实的、非精神病性部分的理性思维。痛苦的感觉也被投射到别人身上，因为患者的精神病性部分不能承受挫折，这样，治疗师必须在被患者唤起的反移情感受中寻找线索（Lucas，2003）。此外，无论患者的精神病性程度可能如何，都总是存在着治疗师可以处理的非精神病性部分。

治疗师必须熟悉患者的缺陷。有些患者会有大量神经认知上的局限，治疗师可以委婉地指出来。在处理这些缺陷时，治疗师可能也希望就如何弥补它们提供建议，这样患者就不会对它们感到无望。

一些基于认知行为疗法的杰出工作以实证性研究证明了自身的疗效，金登和特金顿（Kingdon & Turkington，1994）对此已有详细描述。他们的许多方法与动力学取向的支持性治疗密切相关，他们识别出患者的脆弱性，并力求加强自我功能。例如，在讨论患者的幻觉时，治疗师可能希望探索这一感知的特殊性质。治疗师可以提一些问题，比如"还有其他人能听到所说的内容吗？"。治疗师还可以询问患者对于声音来源的信念。在处理妄想时，治疗师可委婉地询问患者对他所相信的现象是否还有其他可能的解释。有没有可能是患者把事情当成了针对自己的，或是将事情解读成了他人的行为？探索患者的推理链也是非常值得的。例如，如果患者相信有一个芯片在他的大脑中，治疗师可能想知道这个芯片是如何供电的。患者的体验一般应该被接受，并且应该创造一个积极的探索氛围，这也许可以引导患者对其他可能性产生一些关键性思考。

只有牢固的联盟被建立起来，个体特异性的复发因素被指出和得到讨论，缺陷得到处理，患者与家人或其他人的居住情况已经安定下来，治疗师才应该尝试以领悟或解释为核心的表达性治疗。有些患者可能永远做不到这一点。当支持和康复策略足够时，治疗师可以适可而止。必须避免拯救精神分裂症患者的幻想——对一个治疗师来说，这种幻想可能是最糟糕的心理态度。对于患者可能会选择"他们认识的恶魔"而不愿意面对变化和改善带来的不确定性，治疗师必须对这样的可能性感到自在坦然。有效的心理治疗需要治疗师怀有一种态度，即允许患者有想要保持生病的愿望，作为心理治疗性改变之外的一种可以被接受的替代选项（Searles，1976/1979）。尽管如此，相当多的精神分裂症患者会愿意与治疗师合作，以理解自己的疾病，以及它如何粉碎了他们关于自己是谁的感觉。在专业文献中，精神分裂症患者有说服力地说出了个体心理治疗的益处（Anonymous，1986；Ruocchio，1989）。这些患者评说了有一个始终如一的人存在于自己的生活中，且历经多年来的所有逆境始终在这里，是多么重要。这些患者传达出，他们对自己的和对自己生活的主观体验如何被一段长程心理治疗性关系显著改变了，尽管结果测量可能并不敏锐到足以记录这种改变。用一位患者（Anonymous，1986）的话来说，"一个独处的脆弱自我会继续脆弱。单独的药物治疗或表面支持，不能够代替被另一个人理解的感觉"（p. 70）。

一个最清晰明确的声音是艾琳·萨克斯（Elyn Saks，2008，2009）发出的。她是一名法学教授，她相信精神分析挽救了她的生命。她令人信服地写出了药物的价值和克服对自己疾病的否认的重要性。她说，治疗关系是一切的核心，因为这帮助她摆脱了在精神分裂症中的孤立无援，有了一个人可以帮助她确定什么是真实的和什么不是真实的。她强调自恋损伤加剧了大多数的否认，她将这种否认视为一种在重新定义了一个人的灾难性疾病期间的自我保护。只有心理治疗性干预的持续帮助，以及她反复地观察到，只要自己停药，症状就会重新出现，才最终说服她克服了否认。

团体心理治疗

对精神分裂症患者的团体心理治疗研究提示，这种模式可能是有用的，但它们强调实施这种心理治疗模式的时机。最佳时机似乎是在阳性症状通过药物干预得以稳定之后（Kanas et al.，1980；Keith & Matthews，1984）。严重紊乱的患者无法筛阻环境刺激，来自团体设置中的多重输入可能会压垮患者业已受困的自我，尤其是当他正在试图重建自我时。一份针对精神分裂症患者团体治疗对照研究的综述（Kanas，1986）发现，大量证据支持团体心理治疗对住院患者的有效性，但在长期慢性病房中的治疗成果明显优于急性病房，这一趋势很明显。在阳性症状群得到控制后，随着精神分裂症患者发生重新组织，且当他们看到别人准备出院时，住院患者团体可以是高度支持性的。有效性研究提示，作为一种门诊治疗模式，团体治疗可能与个体治疗一样有效（O'Brien，1983）。对于经过药物治疗病情得到稳定的患者，每周 60 ~ 90 分钟一次的治疗可用于建立信任，并为患者提供一个支持团体，在此患者可以自由地讨论所关心的事情，例如：如何应对幻听以及如何应对有关精神疾病的病耻感。

家　庭　干　预

在心理社会性干预对精神分裂症患者有效性的实证研究文献中，没有哪种治疗方法比家庭干预获得更多的证据支持。许多研究（Falloon et al.，1982；Goldstein et al.，1978；Hogarty，1984；Leff et al.，1982）已经证明，家庭治疗加上抗精神病药在预防复发方面的疗效是单独药物治疗的三倍。这些研究使用了一个被称为"情绪表达（expressed emotion，EE）"的因素，最早由布朗等人（Brown et al.，1972）识别出来。这一术语被创造出来，用以描述家庭成员与患者之间的一种互动风格，其特征是强烈的过度卷入和过度批评。尽管这个概念并不是责怪父母导致了子女患上精神分裂症；但它承认家庭受到精神分裂症的影响，并且在与精神分裂症患者的激烈互动中，家庭可能成为促成病情复发的继发因素。简而言之，与低情绪表达的家庭相比，高情绪表达的家庭导致精神分裂症患者更高的复发率。

一项包含 27 个针对精神分裂症"情绪表达－结果"关系研究的荟萃分析证实了，情绪表达是复发的一个显著且有力的预测因素（Butzlaff & Hooley，1998）。高情绪表达与复发之间的关联似乎在更为慢性的精神分裂症患者中表现得最紧密。最近的研究提示，在神经认知脆弱性和家庭批评之间存在着一种特定的协同效应。罗森法布等人（Rosenfarb et al.，2000）证实，在 41 例新近发病的精神分裂症患者中，工作记忆的缺陷和来自家庭成员的批评共同预测了患者的精神病性思维。

对情绪表达的广泛研究，促成了针对精神分裂症患者家庭的精细的心理教育方法的发展。这些家庭接受培训，以识别预示复发的前驱体征和症状；他们接受教育，以减少批评和过度卷入；并接受帮助，以理解持续的药物治疗方案能够维护最佳的功能运转。其他心理教育领域包括：指导及管理药物的不良反应、精神分裂症的长期病程和预后，以及精神分裂症的遗传和生物学基础。使用这种方法的临床医生能够有效地赢得家庭——作为预防复发的合作者——的帮助。

对精神分裂症患者家庭干预的研究，其严谨性令人钦佩。这些研究通常使用随机化的设计、完善的纳入标准、系统化的结果收集、严格遵循干预的证据和适当的控制。对家庭治疗有效性的综述提示，长期的家庭干预对降低复发率、降低情绪表达和改善结果是有效的（Dixon & Lehman，1995；Penn & Mueser，1996）。治疗所获得的改善似乎也相当稳定，通常持续至少 2 年。考虑到严重精神疾病的社会成本，基于对高情绪表达研究的精神分裂症家庭干预也是一种非常经济有效的方法。麦克法兰（McFarlane，2002）甚至发现，这个方法对于包含多个家庭的团体也很有效。对于财力条件有限的人来说，以这种方式更能支付得起。

不过，用家庭干预的概念模型所获得的令人印象深刻的结果受到了挑战。一些研究者已经质疑，控制情绪表达是否为涉及复发预防的唯一因素。一项研究（MacMillan et al.，1986）发现，如果将定期服用抗精神病药和疾病的入院前持续时间纳入考量，它们就抵消了情绪表达在预测复发上的效果。另一项研究（Parker et al.，1988）从家庭情绪表达水平的角度研究了 57 例精神分裂症患者。单亲家庭和既往疾病的不良病程可以预测复发，但情绪表达水平并不预测。研究人员推测，那些有不良病程的患者可能会唤起高情绪表达的亲属的反应，特别是如果患者生活在单亲家庭中。法伦（Falloon，1988）指出，针对情绪表达的研究没有包括对它的连续测量，而这种连续测量可能有助于确定，是精神分裂症患者的行为紊乱**激起**了父母的高情绪表达反应，还是高情绪表达的亲属带来的应激**导致**了患者的行为紊乱。

有人对高情绪表达这一概念以及由它指导的家庭干预提出了其他问题。许多精神分裂症患者的家人感到他们被指责要为患者的复发负责，而他们只是尽他们所能地在应对一个艰难的情况（Lefley，1992）。正如坎特等人（Kanter et al.，1987）指出的，如果强烈要求家庭保持非侵扰性，那么一旦患有精神分裂症的家庭成员表现出挑衅行为和失控，家人可能就无法做出恰当的回应。此外，在某些情况下，我们也许会假设，从高情绪表达转换为低情绪表达可以促使患者病情改善；而实际上，家庭降低了其情绪表达只是患者病情改善的**结果**（Hogarty et al.，1986）。研究者还质疑，情绪表达是否为一个不随时间改变而保持稳定的概念（Lefley，1992）。其他担忧还包括：观察到高情绪表达与精神分裂症之外的其他疾病有关；事实上，只有一定比例的精神分裂症患者受到高情绪表达的影响；以及人们意识到这整个构想在本质上是与文化相关的（Jenkins & Karno，1992）。

鉴于围绕复发与情绪表达之间关系的争议，临床医生可能会对什么是对家庭最有用的干预措施感到困惑。坎特等人（Kanter et al.，1987）强调，包含有关疾病、支持和建议等信息的心理教育方面的努力，可能会产生与情绪表达研究数据一样令人印象深刻的成效。哈特菲尔德（Hatfield，1990）强调，教育可能比与家庭进行工作的治疗更有帮助，而且具体的干预不一定是必要的。但无论如何，由于精神分裂症患者常常难以应对高度刺激性的环境，所以降低环境刺激的强度是非常明智的。此外，近期研究提示，情绪表达的两个要素，即情绪过度卷入和过度批评不应该被混为一谈（King & Dixon，1996）。研究人员调查了69名患者及其108名亲属，情绪过度卷入似乎与患者较好的社交结果相关联。这提示，过度批评可能才是促进复发的因素。

心理社会性技能训练

心理社会性康复通常被定义为，一种鼓励患者通过环境支持及学习程序而发展出他们最全面能力的治疗方法（Bachrach，1992），它应该是当代对任何精神分裂症患者的治疗中的主要组成部分。这种个体化量身订制的方法包括：利用患者的优势和能力；为患者恢复希望；最大限度地提高患者的职业潜能；鼓励患者积极参与自己的治疗；以及帮助患者发展社交技能。这些不同的目标经常被归入心理社会技能训练的主题之下。霍格蒂等人（Hogarty et al.，1991）发现，接受心理社会技能训练的患者在社会适应方面获得了巨大提高；并且与对照组相比，1年随访时的复发率较低。然而，在治疗后的2年内，这种获益逐渐减弱了。

在这些策略中也纳入了认知康复（rehabilitation）或改善（remediation）。通过反复练习相关技术，多种认知缺陷获得了修正。运用荟萃分析技术的综述表明，认知改善干预措施可以改善精神分裂症患者的认知功能，同时也为造成问题的症状和其他功能领域带来更广泛的益处（Keshavan &

Eack，2014）。在社交技能训练中，患者参与角色扮演和其他练习，以改善其人际功能。但是对这些方法的有效性研究尚不具有说服力。虽然在训练时，特定的运动功能表现似乎有明显的改善，但这些技能可能随着时间的推移而逐渐丧失。而且，心理社会技能训练从临床环境推广到日常生活的证据也相当薄弱（Keshavan & Eack，2004；Penn & Mueser，1996；Scott & Dixon，1995）。然而，一个普遍的观点是，作为整体治疗计划的一部分，教授具体的技能和修正认知缺陷显示出了潜力。

住 院 治 疗

对于急性发作的精神分裂症患者来说，短期住院提供了"暂停"——一个进行重新组织并获得未来新发展方向——的机会。抗精神病药可以缓解大多数阳性症状。住院病房的结构提供了一个安全港，以预防患者伤害自己或其他人。住院环境中的护士为患者行使辅助的自我功能。此时可以开始对患者和家人进行心理健康教育，以建立最佳的住院后环境。他们应该为一个事实做好准备，即他们要面对的是一种终生的疾病，目标是尽量减少残疾，而不是为了实现持久的治愈。要强调坚持药物治疗的重要性，也可以解释情绪表达这个概念。与此同时，治疗团队需要传递一种希望感。指出尽管这种疾病是慢性的，但有相当多的研究提示，有些精神分裂症患者的功能会随着年龄的增长而变得越来越好，这种做法通常是非常有帮助的（Harding et al.，1987）。

短期住院治疗的重点是对抗退行。防御在此被修复，患者应尽快恢复功能运转。患者的全能感由于需要适应他人的需求而受到挑战。由于在患者生活中要强制执行常规作息表，他们的需求和愿望会遭遇一些挫折，这是不可避免的。这种恰当的挫折水平帮助患者改善他们的现实检验和其他自我功能（Selzer，1983）。在患者的阳性症状获得一定程度的缓解后，团体治疗可以开始进行，并且出院后在门诊还可以继续，这取决于患者对团体形式的依从性。对于一些孤独的门诊患者来说，团体会面可能是他们唯一的重要社会接触。

对于那些以阴性症状为主的患者，可以重新评估诊断和药物治疗。评估是否有继发的原因，如抑郁、焦虑和药物不良反应，可能导致阴性症状？同样，心理治疗过程如果正在进行，可以与治疗师合作，重新对此进行评估，以确定是否要改变治疗策略。家庭工作可以以心理教育的方式进行，争取家庭成员的帮助，以寻找持续存在的、妨碍常规治疗对患者产生效果的应激源。

难以治疗的精神分裂症患者可能也会呈现出人际联系紊乱的主要特征。这些患者常常有着严重的性格上的困难，与精神分裂症同时存在。临床医生有时容易忘记，每一位精神分裂症患者也有自己的人格。这些性格问题可能因此导致对服药的不依从，疏远家人及环境中其他支持性人员，否认疾病，以及无法在职业环境中行使功能。住院病房或日间医院也许是处理伴随精神分裂症的性格问题以及剖析患者不依从性原因的理想设置。

本章所描述的许多治疗原则，在以下详细描写的案例中得到了阐明。

I先生，一位22岁的单身男性，来自美国东南部，患精神分裂症3年，门诊药物治疗或短期住院治疗均无效。他被转诊至精神科住院治疗，由父母陪同办理住院。当请他描述自己的问题时，他列举了一连串躯体不适，几乎涉及他身体的每个解剖学部位，但坚决否认有任何精神问题。当他知道自己被收住在一家精神病院时，他不愿意签字入院。只有在反复保证全面的躯体和神经系统检查也是精神评估的一部分时，他才同意住院治疗。

患者对躯体的先占观念，妨碍了任何想要对他的精神障碍病史进行采集的努力。幸运的是，他的父母可以填补这些空白。I先生排行老三，父母都是非常成功的人士。他的父亲是一位受人尊敬的商业主管，母亲在学校系统内拥有一个重要的管理职位。他的哥哥毕业于一所著名的医学院，他的姐姐则是商业管理课程的荣誉毕业生。患者自己刚上大学，但因发病而被迫辍学。他抱怨说，自己对宿舍的噪声高度敏感，并表示担心别人在谈论他。最终，他要求家人接他回家，这样他就不会被宿舍里的其他年轻人羞辱了，他断言自己听到他们半夜称他为"失败者""同性恋"和"疯子"。

离开大学后，I先生回家和父母住在一起，他变得越来越多地占据他们的时间。当父亲早上要去上班的时候，患者会跟着他跑出门，有时候会跳上车盖，不让他离开。他也会半夜叫醒父亲，要求他听他一长串的躯体主诉。他反复地指责父亲忽视他，说："关于我的痛苦，你打算做些什么？"I先生看过许多专科医生，且常常是同一个领域看好几名专家，但诊断不出任何躯体疾病。他坚持要求父母持续"监测"他，这样他们就能觉察出他躯体症状的消长变化。I先生很有福气，有一对爱他、关心他的父母，他们努力长时间与他待在一起，来满足他寻求关注的要求。有一次，患者的父亲坐下来听他讲他对躯体的担忧，一共听了10个小时，中间没有休息。

I先生还不断听到有声音咒骂他。有一次，他在街上袭击了一位陌生人，因为他确信此人对他出言不逊。I先生先后两次住院，每次住院数周，医生曾在不同时间给他开过四种不同的抗精神病药。每次患者都自行停药，因为他否认有精神问题和需要服用精神药物，也因为抗胆碱能的副作用让他很烦恼。

入院后不久，精神状态检查显示患者持续遭受幻听之苦，虽然他没有抱怨"听到声音"。更准确地说，是他相信人们其实正在谈论他。在住院的最初几天里，有几次他愤怒地质问其他患者，因为他认为他们在嘲笑他。但他们都强烈地否认在议论他。此外，因为表现为思维中断（又称思维阻滞）和思维松弛（又称思维散漫或思维脱轨）的思维形式障碍，I先生觉得完成一个想法很困难。他会在句子中间停止，转换话题，然后开始说另一个句子。

I先生在医院表现得很焦虑，因为没有一个工作人员会像他父母一样"监测"他的躯体症状。不出所料，患者想要在病房环境内重新创造他的家庭生活情境。他对医生和主管护士产生了强烈的移情性依恋，期望他们每时每刻都与他在一起。当医生在查房后离开病房时，I先生试图跑出去追随他，如同跑去阻止父亲上班。

躯体和神经学检查未发现明显异常。经过仔细的精神病学评估，治疗组做出了解释性的个案概念化。患者偏执性的担忧和躯体性的先占观念掩盖了患者极低的自尊感。I先生在成长中感到自己是家庭的"败家子"，因为自身的局限妨碍了他与周围的高成就者竞争。为了在一定程度上保护自尊，他形成了一种"受害者"身份，作为残疾的躯体问题的受害者，使他不能在可被接受的水平上表现自己。然后，I先生就能够把学业上和多个工作上的失败归咎于躯体疾病。

对躯体的关注为患者的思维提供了一个具有组织性的焦点，从而防止他陷入一种更为严重的精神病性碎片化或自体瓦解的状态。这种强烈的躯体性先占观念，与通过内射和投射机制而偏执性地感知到被他人嘲笑相关联。在生命的早期，I先生内化了（作为迫害性客体的）父母的期望和要求。他将这种迫害性客体投射到环境中，于是，街上或走廊里的陌生人被他感知为正在谈论他，他们成为了那些迫害性客体。当迫害者被重新内射时，他们成为内部迫害者——以各种各样的疼痛和痛苦为形式，它们要求立即得到关注。因此，无论是在他的环境里还是在他的身体内，患者始终感到处在许多折磨者的围困之下。

在神经生理学层面，I先生无法筛选各种刺激物，这可能使他的感觉混杂了来源各异的痛苦和折磨。最后，躯体化还有另一个功能：这是患者唯一所知的维持与客体关联的方法，以此防御严重的分离焦虑。该患者对顾问医生的任何诊断评估或治疗建议显然没有兴趣。这些发现和建议对他而言并不重要，远不及他所关心的：他需要不断地"被监测"。患者的一连串躯体不适，并不是真的旨在引发周围人做出不断改善的反应；更确切地说，其目的是要维持一种持续的外部存在，使他不必面对被抛弃的焦虑。矛盾的是，他连串的抱怨倾向于引起相反的反应，即：使别人疏远他和吓跑别人。最初，治疗团队试图通过药物控制I先生的阳性症状。然而，患者坚持拒绝服药，因为他将这与之前的医生联系起来，对方曾告诉他，他的一切痛苦"都在你的头脑里"。

工作人员尊重I先生保持自尊，以及通过对躯体症状的强烈关注来组织思维的需要，他的病房医生向他保证，没有人质疑他痛苦的严重程度。医生解释说，患者的疾病既是心理性的，也是躯体性的。医生进一步解释说，疾病的一个躯体表现是难以过滤出环境中的和身体内的多种刺激。通过这种教育性的方式，医生说服I先生相信也许值得试一试抗精神病药，因为它通常能对那个"过滤"系统产生有益的影响。在患者同意服药后，他的思维障碍明显改善，使他能够更加连贯地与工作人员和其他患者交谈。尽管有药物治疗，他的幻听仍然在继续，但在频率和严重程度上有所减轻。

然后，通过充当辅助自我，治疗团队尝试修复患者的某些自我缺陷。例如有一次，一位护士在医院病房的一个封闭房间看见I先生，当时他声称人们在外面走廊里谈论他。为了证明那里没有人，护士打开门，和I先生一起走到走廊上。然后她向患者解释说，他的疾病包括一些源于内部的声音，而这些声音被感知为从外界而来。这一方法被团体会面中病友的反馈所强化。

因为团体治疗模式带有过度刺激的性质，这位患者最初未被纳入病房的团体会谈。然而，在药物治疗使病情稳定后，I先生开始参加团体并常常提出他的担心，即别人在议论他。而其他患者坚决否认这些指责，他们都鼓励他，每次听到这种声音就去"检查一下"。患者对病友和工作人员的敌意指责逐渐转为温和的询问，因为他意识到，这些声音确实发自内部。

当I先生的阳性症状得到了较好的控制时，治疗重点转移到他混乱的人际联系上。患者想要和医院医生建立与父亲一样的关系。医生发现，与自己的任何其他患者相比，自己花费了更多的时间与I先生进行互动。I先生表现出的紧急情况有腹泻、腹痛、关节痛等，使得医生难以离开他、离开病房。有一天，当I先生疯狂地跟随他离开病房并一直和他一起走在人行道上时，医生意识到了患者在病房重现家庭情境的程度。I先生感到自己应该得到医生全部的关注，忽视了同为这位医生所主管的其他患者的需要。然后医生告诉I先生，他应该降低自己对于医生会花多少时间陪他的预期。这种设定限制的方法设法解决了患者的权利感。

这种方法还为患者呈现了一种新的、用以内化的客体联系的形式。I先生的客体关系范式——与溺爱纵容的客体相关联的抱怨的、苛求的自体——在他与一个关爱他但也设立限制的新客体发生的经验中得到修正。与该新客体的经验相应地带来了患者自体表征的改变。虽然最初感到受挫，但患者变得更能容忍医生的缺席，更多地接受他对别人的期望要受到限制。此外，I先生在关系中遭遇到的限制，促使他与医生讨论他的分离焦虑。I先生开始表达他的担心：如果没有照顾他的人在，他的基本需求就不会得到满足。

这段心理治疗早期阶段的特点是患者对其躯体症状的大量报告。患者的治疗师带着兴趣和关心倾听这些报告，共情他需要聚焦于躯体而非心理。但是，治疗师会定期地评论说，他确实无法帮助患者解决任何躯体不适，因为他对治疗团队和顾问医生全面大量的工作没有任何要补充的。随着信任的发展，患者开始讨论他在家庭里深层的自卑感。他的哥哥和姐姐在学业上表现出色，而他唯一的特殊之处是他有着各种各样古怪的疾病，妨碍他取得类似的成功。患者否认患有精神疾病，缺乏心理学头脑并缺乏对自己症状的好奇心，这些都促使治疗师主要采用支持性的治疗。在这样的背景下，后来，患者最终有能力去探索一系列广泛得令人吃惊的、对于自身以及自己在家庭中地位的感受。

作为整体治疗计划的一部分，患者后来加入了一个由几位病友组成的小型社交技能团体。在这一设置中，他受到了温和地对质，针对他的卫生问题、他无法回答对话中的提问、他的自体专注以及他对别人需要的忽略。除了他的人际功能在总体上得到了改善外，他在上述所有方面都获得了改善。例如，他开始对和他打招呼的人说"早上好"，他甚至会问别人是否安好。患者还参加了职业评估与培训项目，在这里他需要在督导下执行简单的任务。负责该项目的活动治疗师会细致地准备任务的复杂程度，以适应患者的能力，从而使他的自尊心不会遭受严重威胁。最后，对患者的父母进行心理健康教育，帮助他们接受儿子的局限。他们被告知，过度的投入和过高的期望可能会适得其反，因为患者会将这些体验为强迫他必须要获得超越他能力范围的成功。

这个以动力学为指导的治疗案例片段，展示了第二章所讨论的不同理论框架可能如何在对一位患者的治疗中起作用。自体心理学原则，使治疗团队共情性地意识到患者维持自尊的需要，因此他的治疗师选择不去挑战他的躯体化。客体关系理论框架，帮助医生理解这位患者与医生之间有问题的关系。最后，自我心理学的观点，在以下两方面很有帮助：（1）自我缺陷模型，以护理人员运用自我建设技术（ego-building techniques）的形式得到了应用；（2）冲突模型，被用于理解幻听。患者所听到的、称他为"失败者"或"疯子"的迫害性声音，产生于一个痛苦的冲突——一个在内化了的父母期待（以自我理想与超我为形式）与其现实中的局限性（现实的自我功能运作）之间的痛苦冲突。每当患者在职业上体验到任何失败时，这些声音总是显得更加清晰。在当今只是为了稳定病情而短期住院的氛围中，这种多学科并且被良好整合的治疗方法在医院环境中常常是不可能的。然而，可以采纳这个方法中的原则用在不同的门诊设置中，这样，患者就可以从以动力学为指导的视角完整地得到治疗。

总体来说，精神分裂症患者需要在他们的生活中有治疗性的人物存在。他们需要有人帮助他们导航，穿越精神健康系统的复杂现实。他们也需要有人帮助他们理解恐惧和幻想，正是那些恐惧和幻想妨碍他们接纳自己的疾病，妨碍他们遵守整体治疗计划的各种组成部分。确切说来，心理治疗师的核心作用是去探索出现在其他治疗范围中的依从性问题。在当代实践中，这个角色通常被分配给临床个案管理者，这通常是因为患者对治疗不感兴趣，或者因为社区资源无法提供心理治疗。个案管理者起到了患者利益保护者的作用，指导患者利用精神健康资源，并且他们也是总体治疗计划的协调员。即使个案管理是以现实和适应为导向的，但移情和反移情议题仍然会产生；因此个案管理者必须有能力提供有效的心理治疗性干预（Kanter，1989）。精神分裂症患者最需要的是关心他们的个体，无论被称为个案管理者还是心理治疗师，这些人要能够为患者提供富有同情心的人际关系，以庇护他们远离一个令人困惑且具有威胁性的世界。

参考文献

Abdelmalik P, Husted J, Chow EWC, et al: Childhood head injury and expression of schizophrenia in multiply affected families. Arch Gen Psychiatry 60:231–236, 2003

Andreasen NC, Olsen SA, Dennert JW, et al: Ventricular enlargement in schizophrenia: relationship to positive and negative symptoms. Am J Psychiatry 139:297–302, 1982

Andreasen NC, Flaum M, Swayze VW, et al: Positive and negative symptoms in schizophrenia: a critical reappraisal. Arch Gen Psychiatry 47:615–621, 1990

Anonymous: Can we talk? The schizophrenic patient in psychotherapy: a recovering patient. Am J Psychiatry 143:68–70, 1986

Arlow JA, Brenner C: The psychopathology of the psychoses: a proposed revision. Int J Psychoanal 50:5–14, 1969

Bachrach LL: Psychosocial rehabilitation and psychiatry in the care of long-term patients. Am J Psychiatry 149:1455–1463, 1992

Bion WR: Differentiation of the psychotic from non-psychotic personalities (1957), in Second Thoughts: Selected Papers on Psycho-Analysis. New York, Jason Aronson, 1967, pp 43–64

Blatt SJ, Wild CM: Schizophrenia: A Developmental Analysis. New York, Academic Press, 1976

Brown GW, Birley JLT, Wing JK: Influence of family life on the course of schizophrenic disorders: a replication. Br J Psychiatry 121:241–258, 1972

Buztlaff RL, Hooley JM: Expressed emotion and psychiatric relapse: a meta-analysis. Arch Gen Psychiatry 55:547–552, 1998

Cannon M, Caspi A, Moffit T et al: Evidence for early childhood, pan-developmental impairment specific to schizophreniform disorder. Arch Gen Psychiatry 59:449–456, 2002

Carpenter WT Jr: A perspective on the Psychotherapy of Schizophrenia Project. Schizophr Bull 10:599–602,

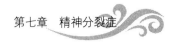

1984

Carpenter WT Jr, Henrichs DW, Wagman AMI: Deficit and nondeficit forms of schizophrenia: the concept. Am J Psychiatry 145:578–583, 1988

Conte HR, Plutchik R: Controlled research and supportive psychotherapy. Psychiatric Annals 16:530–533, 1986

Dixon LB, Lehman AF: Family interventions for schizophrenia. Schizophr Bull 21: 631–643, 1995

Dixon L, Dickerson F, Bellack AS, et al: The 2009 schizophrenia PORT psychosocial treatment recommendations and summary statements. Schizophr Bull 36:48–70, 2010

Duckworth K, Nair V, Patel JK, et al: Lost time, found hope and sorrow: the search for self, connection, and purpose during "awakenings" on the new antipsychotics. Harv Rev Psychiatry 5:227–233, 1997

Falloon IRH: Expressed emotion: current status. Psychol Med 18:269–274, 1988

Falloon IRH, Boyd JL, McGill CW, et al: Family management in the prevention of exacerbations of schizophrenia: a controlled study. N Engl J Med 306:1437–1440, 1982

Federn P: Ego Psychology and the Psychoses. New York, Basic Books, 1952

Fenton WS, McGlashan TH: We can talk: individual psychotherapy for schizophrenia. Am J Psychiatry 154:1493–1495, 1997

Frank AF, Gunderson JG: The role of the therapeutic alliance in the treatment of schizophrenia: relationship to course and outcome. Arch Gen Psychiatry 47:228–236, 1990

Freedman R, Adler LE, Myles-Worsley M, et al: Inhibitory gating of an evoked response to repeated auditory stimuli in schizophrenic and normal subjects: human recordings, computer simulation, and an animal mod-
el. Arch Gen Psychiatry 53:1114–1121, 1996

Frese FJ: Recovery: myths, mountains, and miracles. Presentation to The Menninger Clinic staff, Topeka, KS, May 30, 1997

Freud S: Psycho-analytic notes on an autobiographical account of a case of paranoia (dementia paranoides) (1911), in The Standard Edition of the Complete Psychological Works of Sigmund Freud, Vol 12. Translated and edited by Strachey J. London, Hogarth Press, 1958, pp 1–82

Freud S: The loss of reality in neurosis and psychosis (1924a), in The Standard Edition of the Complete Psychological Works of Sigmund Freud, Vol 19. Translated and edited by Strachey J. London, Hogarth Press, 1961, pp 181–187

Freud S: Neurosis and psychosis (1924b), in The Standard Edition of the Complete Psychological Works of Sigmund Freud, Vol 19. Translated and edited by Strachey J. London, Hogarth Press, 1961, pp 147–153

Freud S: On narcissism: an introduction (1914), in The Standard Edition of the Complete Psychological Works of Sigmund Freud, Vol 14. Translated and edited by Strachey J. London, Hogarth Press, 1963, pp 67–102

Freud S: The unconscious (1915), in The Standard Edition of the Complete Psychological Works of Sigmund Freud, Vol 14. Translated and edited by Strachey J. London, Hogarth Press, 1963, pp 159–215

Fromm-Reichmann F: Principles of Intensive Psychotherapy. Chicago, IL, University of Chicago Press, 1950

Garfield D: Self-criticism in psychosis: enabling statements in psychotherapy. Dynamic Psychotherapy 3:129–137, 1985

Garfield D, Rogoff M, Steinberg S: Affect-recognition and self-esteem in schizophrenia. Psychopathology

20:225–233, 1987

Glass L, Katz H, Schnitzer R, et al: Psychotherapy of schizophrenia: an empirical investigation of the relationship of process to outcome. Am J Psychiatry 146:603–608, 1989

Goldstein MJ, Rodnick EH, Evans JR, et al: Drug and family in the aftercare of acute schizophrenics. Arch Gen Psychiatry 35:1169–1177, 1978

Grand S: The body and its boundaries: a psychoanalytic view of cognitive process disturbances in schizophrenia. International Review of Psychoanalysis 9:327–342, 1982

Grant PM, Huh GA, Perivoliotis D, et al: Randomized trial to evaluate the efficacy of cognitive therapy for low functioning patients with schizophrenia. Arch Gen Psychiatry 69:121–127, 2012

Grinspoon L, Ewalt JR, Shader RI: Schizophrenia: Pharmacotherapy and Psychotherapy. Baltimore, MD, Williams & Wilkins, 1972

Grotstein JS: The psychoanalytic concept of schizophrenia, I: the dilemma. Int J Psychoanal 58:403–425, 1977a

Grotstein JS: The psychoanalytic concept of schizophrenia, II: reconciliation. Int J Psychoanal 58:427–452, 1977b

Gunderson JG: Engagement of schizophrenic patients in psychotherapy, in Attachment and the Therapeutic Process: Essays in Honor of Otto Allen Will, Jr. Edited by Sacksteder JL, Schwartz DP, Akabane Y. Madison, CT, International Universities Press, 1987, pp 139–153

Gunderson JG, Frank AF, Katz HM, et al: Effects of psychotherapy in schizophrenia, II: comparative outcome of two forms of treatment. Schizophr Bull 10:564–598, 1984

Harding CM, Zubin J, Strauss JS: Chronicity in schizophrenia: fact, partial fact, or artifact? Hosp Community Psychiatry 38:477–486, 1987

Hatfield AB: Family Education in Mental Illness. New York, Guilford, 1990

Hogarty GE: Depot neuroleptics: the relevance of psychosocial factors—a United States perspective. J Clin Psychiatry 45:36–42, 1984

Hogarty GE, Anderson CM, Reiss DJ, et al: Family psychoeducation, social skills training, and maintenance chemotherapy in the aftercare treatment of schizophrenia, I: one-year effects of a controlled study on relapse and expressed emotion. Arch Gen Psychiatry 43:633–642, 1986

Hogarty GE, Anderson CM, Reiss DJ, et al: Family psychoeducation, social skills training, and maintenance chemotherapy in the aftercare treatment of schizophrenia, II: two-year effects of a controlled study on relapse and adjustment. Arch Gen Psychiatry 48:340–347, 1991

Hogarty GE, Kornblith SF, Greenwald D, et al: Personal therapy: a disorder-relevant psychotherapy for schizophrenia. Schizophr Bull 21:379–393, 1995

Hogarty GE, Kornblith SJ, Greenwald D, et al: Three-year trials of personal therapy among schizophrenic patients living with or independent of family, I: description of study and effects on relapse rates. Am J Psychiatry 154:1504–1513, 1997a

Hogarty GE, Greenwald D, Ulrich RF, et al: Three-year trials of personal therapy among schizophrenic patients living with or independent of family, II: effects on adjustment of patients. Am J Psychiatry 154:1514–1524, 1997b

Jenkins JH, Karno M: The meaning of expressed emotion: theoretical issues raised by cross-cultural research. Am J Psychiatry 149:9–21, 1992

Judd LL, McAdams LA, Budnick B, et al: Sensory

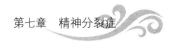

gating deficits in schizophrenia: new results. Am J Psychiatry 149:488–493, 1992

Kanas N: Group therapy with schizophrenics: a review of controlled studies. Int J Group Psychother 36:339–351, 1986

Kanas N, Rogers M, Kreth E, et al: The effectiveness of group psychotherapy during the first three weeks of hospitalization: a controlled study. J Nerv Ment Dis 168: 487–492, 1980

Kanter J: Clinical case management: definition, principles, components. Hosp Community Psychiatry 40:361–368, 1989

Kanter J, Lamb HR, Loeper C: Expressed emotion in families: a critical review. Hosp Community Psychiatry 38:374–380, 1987

Karon BP: The fear of understanding schizophrenia. Psychoanalytic Psychology 9: 191–211, 1992

Karon BP, VandenBos G: Psychotherapy of Schizophrenia. New York, Jason Aronson, 1981

Keith SJ, Matthews SM: Schizophrenia: a review of psychosocial treatment strategies, in Psychotherapy Research: Where Are We and Where Should We Go? Edited by Williams JBW, Spitzer RL. New York, Guilford, 1984, pp 70–88

Kendler KS, Eaves LJ: Models for the joint effect of genotype and environment on liability to psychiatric illness. Am J Psychiatry 143:279–289, 1986

Keshavan S, Eack SM: Psychosocial treatments for chronic psychosis, in Gabbard's Treatments of Psychiatric Disorders, 5th Edition. Edited by Gabbard GO. Washington, DC, American Psychiatric Publishing, 2014

Kety SS: Genetic and environmental factors in the etiology of schizophrenia, in Psychopathology: The Evolving Science of Mental Disorder. Edited by Matthysse H, Levy DL, Kagan J, et al. New York, Cambridge University Press, 1996, pp 477–487

Khashan KS, Abel KM, McNamee R, et al: Higher risk of offspring schizophrenia following antenatal maternal exposure to severe adverse life events. Arch Gen Psychiatry 65:146–162, 2008

King S, Dixon MJ: The influence of expressed emotion, family dynamics, and symptom type on the social adjustment of schizophrenic young adults. Arch Gen Psychiatry 53:1098–1104, 1996

Kingdon DG, Turkington D: Cognitive-Behavioral Therapy of Schizophrenia. New York, Guilford, 1994

Kirkpatrick B, Buchanan RW, Ross DE, et al: A separate disease within the syndrome of schizophrenia. Arch Gen Psychiatry 58:165–171, 2001

Klein DF: Psychosocial treatment of schizophrenia, or psychosocial help for people with schizophrenia? Schizophr Bull 6:122–130, 1980

Kuipers E, Fowler D, Garety P, et al: London–East Anglia randomised controlled trial of cognitive-behavioural therapy for psychosis, III: follow-up and economic evaluation at 18 months. Br J Psychiatry 173:61–68, 1998

Leff J, Kuipers L, Berkowitz R, et al: A controlled trial of social intervention in the families of schizophrenic patients. Br J Psychiatry 141:121–134, 1982

Lefley HP: Expressed emotion: conceptual, clinical, and social policy issues. Hosp Community Psychiatry 43:591–598, 1992

Lieberman JA, Stroup TS, Perkins DO (eds): Essentials of Schizophrenia. Washington, DC, American Psychiatric Publishing, 2012

London NJ: An essay on psychoanalytic theory: two theories of schizophrenia, part I: review and critical assessment of the development of the two theories.

Int J Psychoanal 54:169–178, 1973a

London NJ: An essay on psychoanalytic theory: two theories of schizophrenia, part II: discussion and restatement of the specific theory of schizophrenia. Int J Psychoanal 54:179–193, 1973b

Lucas R: The relationship between psychoanalysis and schizophrenia. Int J Psychoanal 84:3–15, 2003

MacMillan JF, Gold A, Crow TJ, et al: Expressed emotion and relapse. Br J Psychiatry 148:133–143, 1986

Mahler M: On child psychosis and schizophrenia: autistic and symbiotic infantile psychoses. Psychoanal Study Child 7:286–305, 1952

May PRA: Treatment of Schizophrenia: A Comparative Study of Five Treatment Methods. New York, Science House, 1968

McFarlane WR: Multifamily Groups in the Treatment of Severe Psychiatric Disorders. New York, Guilford, 2002

McGlashan TH: The Chestnut Lodge follow-up study, II: long-term outcome of schizophrenia and the affective disorders. Arch Gen Psychiatry 41:586–601, 1984

McGlashan TH: Recovery style from mental illness and long-term outcome. J Nerv Ment Dis 175:681–685, 1987

McGlashan TH, Keats CJ: Schizophrenia: Treatment Process and Outcome. Washington, DC, American Psychiatric Press, 1989

Müller C: Psychotherapy and schizophrenia: the end of the pioneers' period. Schizophr Bull 10:618–620, 1984

Munich RL, Carsky M, Appelbaum A: The role and structure of long-term hospitalization: chronic schizophrenia. Psychiatr Hosp 16:161–169, 1985

Myrin-Germeys I, van Os J, Schwartz JE: Emotional reactivity to daily life stress in psychosis. Arch Gen Psychiatry 58:1137–1144, 2001

O'Brien C: Group psychotherapy with schizophrenia and affective disorders, in Comprehensive Group Psychotherapy, 2nd Edition. Edited by Kaplan HI, Sadock BJ. Baltimore, MD, Williams & Wilkins, 1983, pp 242–249

Ogden TH: On the nature of schizophrenic conflict. Int J Psychoanal 61:513–533, 1980

Ogden TH: The schizophrenic state of nonexperience, in Technical Factors in the Treatment of the Severely Disturbed Patient. Edited by Giovacchini PL, Boyer LB. New York, Jason Aronson, 1982, pp 217–260

Olin SS, Mednick SA: Risk factors of psychosis: identifying vulnerable populations premorbidly. Schizophr Bull 22:223–240, 1996

Pao P-N: Notes on Freud's theory of schizophrenia. Int J Psychoanal 54:469–476, 1973

Parker G, Johnston P, Hayward L: Parental "expressed emotion" as a predictor of schizophrenic relapse. Arch Gen Psychiatry 45:806–813, 1988

Pedersen CB, Mortensen PB: Evidence of a dose-response relationship between urbanicity during upbringing and schizophrenia risk. Arch Gen Psychiatry 58:1039–1046, 2001

Penn DL, Mueser KT: Research update on the psychosocial treatment of schizophrenia. Am J Psychiatry 153:607–617, 1996

Plomin R, Defries JC, McClearn GE: Behavioral Genetics: A Primer, 2nd Edition. New York, WH Freeman, 1990

Robbins M: Psychoanalytic and biological approaches to mental illness: schizophrenia. J Am Psychoanal Assoc 40:425–454, 1992

Rogers CR, Gendlin ET, Kiesler DJ, et al (eds): The

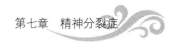

Therapeutic Relationship and Its Impact: A Study of Psychotherapy With Schizophrenics. Madison, University of Wisconsin Press, 1967

Rosenbaum B, Harder S, Knudsen P, et al: Supportive psychodynamic psychotherapy versus treatment as usual for first-episode psychosis: two-year outcome. Psychiatry 75:331–341, 2012

Rosenfarb IS, Nuechterlein KH, Goldstein MJ, et al: Neurocognitive vulnerability, interpersonal criticism, and the emergence of unusual thinking by schizophrenic patients during family transactions. Arch Gen Psychiatry 57:1174–1179, 2000

Rosenheck R, Tekell J, Peters J, et al: Does participation in psychosocial treatment augment the benefit of clozapine? Arch Gen Psychiatry 55:618–625, 1998

Rund BR: Fully recovered schizophrenics: a retrospective study of some premorbid and treatment factors. Psychiatry 53:127–139, 1990

Ruocchio PJ: How psychotherapy can help the schizophrenic patient. Hosp Community Psychiatry 40:188–190, 1989

Saks ER: The Center Cannot Hold: My Journey Through Madness. New York, Hyperion, 2008

Saks ER: Some thoughts on denial of mental illness. Am J Psychiatry 166:972–973, 2009

Scott JE, Dixon LB: Psychological interventions for schizophrenia. Schizophr Bull 21: 621– 630, 1995

Searles HF: Psychoanalytic therapy with schizophrenic patients in a private-practice context (1976), in Countertransference and Related Subjects: Selected Papers. New York, International Universities Press, 1979, pp 582–602

Selzer MA: Preparing the chronic schizophrenic for exploratory psychotherapy: the role of hospitalization. Psychiatry 46:303–311, 1983

Selzer MA, Carsky M: Treatment alliance and the chronic schizophrenic. Am J Psychother 44:506– 515, 1990

Selzer MA, Sullivan TB, Carsky M, et al: Working With the Person With Schizophrenia: The Treatment Alliance. New York, New York University Press, 1989

Stanton AH, Gunderson JG, Knapp PH, et al: Effects of psychotherapy on schizophrenic patients, I: design and implementation of a controlled study. Schizophr Bull 10:520–563, 1984

Strauss JS, Carpenter WT, Bartko JJ: The diagnosis and understanding of schizophrenia, part III: speculations on the processes that underlie schizophrenic symptoms and signs. Schizophr Bull 11:61–69, 1974

Sullivan HS: Schizophrenia as a Human Process. New York, WW Norton, 1962

Tarrier N, Yusupoff L, Kinney C, et al: Randomised controlled trial of intensive cognitive- behaviour therapy for patients with chronic schizophrenia. BMJ 317:303–307, 1998

Tienari P, Wynne LC, Moring J, et al: The Finnish Adoptive Family Study of Schizophrenia: implications for family research. Br J Psychiatry 164(suppl 23):20–26, 1994

Tienari P, Wynne LC, Sorri A, et al: Genotype-environment interaction in schizophreniaspectrum disorder: long-term follow-up study of Finnish adoptees. Br J Psychiatry 184:216–222, 2004

Wahlberg K-E, Lyman CW, Oja H, et al: Gene–environment interaction in vulnerability to schizophrenia: findings from the Finnish Adoptive Family Study of Schizophrenia. Am J Psychiatry 154:355–362, 1997

Wexler M: Schizophrenia: conflict and deficiency. Psychoanal Q 40:83–99, 1971

第八章

情感障碍

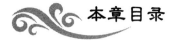

本章目录

当今，用以理解抑郁症（depression）的精神动力学方法认识到，情感障碍（affective disorders）强烈地受到遗传和生物因素的影响。事实上，抑郁性疾病是一个研究基因与环境如何相互作用而产生临床综合征的理想模型。我们现在知道单相抑郁症（unipolar depression）的病因大约 40% 在于遗传，60% 在于环境（Nemeroff, 2003）。

肯德勒及其同事（Kendler et al., 1993）追踪了 680 对已知合子型的孪生姐妹，以确定是否可以建立预测重性抑郁发作（major depressive episodes）的病因学模型。他们发现遗传因素的作用是巨大的，但并不是压倒性的。最有影响力的预测因素是近期出现应激事件。另外两个因素，人际关系和以神经质为特征的气质也具有重要的病因学作用。在很多案例中，神经质似乎使他们疏远了社会支持。

在随后的双胞胎扩大样本的研究报告中，肯德勒及其同事（Kendler et al., 1995）对抑郁症的病因学有了进一步的理解。来自研究结果的最令人信服的模型是，应激性生活事件诱导抑郁效应的敏感性似乎受到基因的控制。例如，当对重性抑郁症（major depression）遗传风险最低的个体进行检查时，在无应激性生活事件发生时，每月出现重性抑郁的概率仅为 0.5%。然而，当这些人暴露于应激源时，概率上升到 6.2%。在那些遗传风险最高的个体中，在没有暴露于生活应激源的情况下，每个月发生抑郁症的概率仅为 1.1%；但当存在应激性生活事件时，抑郁风险会急剧上升至 14.6%。

针对来自新西兰的 1037 名儿童的前瞻性研究（Caspi et al., 2003）为此模型提供了进一步的支持。研究人员发现，5-羟色胺转运蛋白基因启动子区域（5-HTTLPR）的功能多态性被发现可以减少应激性生活事件对抑郁的影响。其他研究重复了卡斯皮（Caspi）研究小组的发现，并且普遍推测，在 5-羟色胺转运蛋白基因启动子区域（5-HTTLPR）中具有两个 s 等位基因的那些个体，更可能因相对常见的和低威胁性的事件而变得抑郁（Gotlib et al., 2008）。换言之，这种基因多态性导致个体对应激性事件的影响更加敏感。然而，正如第一章所述，有关该遗传多态性的一些荟萃分析得出了负性结果。一种相抗衡的观点是，要得出有意义的结果，（研究）一个由遗传变异和环境影响所构成的更广泛的网络的作用是必要的（Blakely & Veenstra-VanderWeele et al., 2011；Brzusto-wicz &

Freedman，2011）。

在随后的分析中，肯德勒等人（Kendler et al.，1999）发现，在应激性生活事件与抑郁症发病之间的关联中，有约 1/3 是非因果性的，因为那些易患重性抑郁症的个体自己选择进入高风险环境。例如，具有神经质气质的人可能会疏远他人，从而导致重要关系破裂。研究中最强大的应激源似乎是近亲死亡、人身侵犯、严重的婚姻问题和离婚 / 分手。然而，也有相当多的证据表明，早年虐待、忽视或分离的经历可能会导致一种神经生物敏感性，使个体在成年期倾向于对应激源做出反应，发展为一次重性抑郁发作。例如，肯德勒等人（Kendler et al.，1992）证明，在童年或青少年时期经历过与母亲或父亲分离的女性，患重性抑郁的风险增加。在随后的工作中，肯德勒等人（Kendler et al.，2001）发现，应激性生活事件致抑郁效应的其他性别差异。男性对离婚 / 分手和工作问题的致抑郁效应更加敏感；而女性对与身边人际网络中的个体之间所发生的问题的致抑郁效应更加敏感。

正如内梅罗夫（Nemeroff，1999）指出的那样，弗洛伊德认为早期丧失造成了个体在成年期易患抑郁的易感性，这一点在最近的研究中得到了证实。阿吉德等人（Agid et al.，1999）报道了一项病例对照研究，该研究评估了各种成年精神障碍患者在 17 岁以前因父母死亡或永久性分离而导致的早期父母丧失率。童年期丧失父母，显著地增加了在成人期发生重性抑郁症的可能性。因永久分离所致丧失造成的影响，比死亡所致的丧失更为显著；同样地，与童年后期和青少年期的丧失相比，9 岁之前的丧失的影响更显著。另外，吉尔曼等人（Gilman et al.，2003）发现，童年早期遭遇父母离婚与较高的抑郁症终生风险有关。似乎不仅是童年早期的丧失增加了罹患抑郁的易感性，躯体虐待和性虐待都分别与成年女性抑郁症有关（Bernet & Stein，1999；Bifulco et al.，1998；Brown，1993；Brown & Eales，1993）。那些童年期有被虐待或被忽视经历的女性，在成年期具有负性人际关系和低自尊的可能性是没有这种经历的女性的 2 倍（Bifulco et al.，1998）。而那些曾受过虐待或忽视且在成年期具有这种负性人际关系和低自尊的女性，患抑郁症的可能性高出 10 倍。

与显著数量的成年抑郁患者似乎都有重要相关性的早期创伤，可能导致永久性的生物学改变。维泰林加姆等人（Vythilingam et al.，2002）发现，在儿童期受虐待的抑郁女性，其左侧海马的平均体积比未受虐待的抑郁受试者小 18%，比健康受试者小 15%。此外，大量的研究已经证明，与非抑郁对照受试者相比，在抑郁症患者的脑脊液中，诱导垂体分泌促肾上腺皮质激素（adrenocorticotropic hormone，ACTH）的促肾上腺皮质激素释放因子（corticotropin-releasing factor，CRF）的水平持续升高（Heim et al.，2000；Nemeroff，1998a）。当把 CRF 直接注射到实验动物的大脑中时，这些动物表现出与人类抑郁类似的行为。这些观察提示了一种心境障碍的"应激－素质模型（stress-diathesis model）"。具体来说，遗传基质可能起到减少突触中的单胺水平，或者增加下丘脑－垂体－肾上腺轴（hypothalamic-pituitary-adrenal axis，HPA 轴）对应激的反应性的作用。如果个体没有经历严重的应激，由基因决定的阈值不一定足以诱发抑郁症。然而，童年被忽视或被虐待的经历可能会激活应激反应，并诱导含有 CRF 的神经元活动性增强，这种神经元已知会对应激做出反应，并且在抑郁症患者中过度活跃。这些细胞可能在某些个体中变得过度敏感，即使对微小的应激源也会产生强烈的反应。哈曼等人（Hammen et al.，2000）证实，在成年女性中，儿童时期的不良境遇似乎使女性对成年生活中由应激诱导的抑郁症变得敏感。

在一项设计精妙的研究中，海姆等人（Heim et al.，2000）研究了 49 名年龄在 18—45 岁且没有服用激素或精神药物的健康女性。他们将受试者分为四组：（1）没有儿童期虐待或精神障碍史；（2）当前有重性抑郁症，童年期遭受过性或躯体虐待；（3）目前没有重性抑郁症，童年期遭受过性虐待或躯体虐待；（4）目前有重性抑郁症但没有童年虐待史。在研究中，那些有童年虐待史的女性与对照组相比，在面对应激时，她们的垂体、肾上腺和自主神经的反应增加。对于当下表现有抑郁和焦虑症状的女性，这种影响更加显著。对于有童年虐待史和目前诊断为重性抑郁症的女性，促肾上腺皮质激素对应激的反应程度是年龄匹配的对照组的 6 倍以上。研究人员的结论是，与 CRF 分泌不足相关的下丘脑－垂体－肾上腺轴和自主神经系统的高反应性，是儿童期被虐待的持续的后果，而这可能促成了成年抑郁的素质。其他研究显示，儿童虐待对成人抑郁症状的影响被促肾上腺皮质激素释放激素 I 型受体（CRHR1）基因内的遗传多态性减弱（Bradley et al.，2008）。因此，最近的一项研究提示，必须考虑基因－环境的相互作用，以理解面对童年期的虐待，哪些人会变得抑郁，哪些人不会。

存在于童年时期的早期应激源，是将成人病理视为与早年创伤有关的动力学模型本身所固有的。然而，动力学视角还考虑到特定应激源的意义。临床医生必须记住，对外界观察者来说看起来相对轻微的应激源，可能会对患者具有强大的意识性或潜意识性的意义，这会极大地放大它的影响。哈曼（Hammen，1995）指出，"该领域已经获得了相当大的共识，即重要的不仅仅是发生了负性生活事件，而是人们对事件意义的解释，以及事件在所发生背景下的重要性"（p. 98）。在针对抑郁反应与应激源之间关系的纵向研究中，哈曼等人（Hammen et al.，1985）发现，那些在内容上与患者的自我定义（self-definition）的领域相匹配的应激源，尤其可能促发抑郁发作。换言之，例如，在一个自体感部分地是由社会联结所定义的人身上，失去一个重要的人际关系可能会促发重性抑郁症。而如果一个人的自我价值（self-worth）特别与驾驭及成就相关，那么这个人更可能因为在工作或学业中感到失败而抑郁发作。

肯德勒等人（Kendler et al., 2003）最近的一份报告认为，对个体具有特殊意义的生活事件可能与成年患者重性抑郁症的发生密切相关。在对来自弗吉尼亚州双生子登记系统表（Virginia Twin Registry）的双生子样本进行访谈时，他们发现，在应激源中有更高评级的丧失和羞辱，可以预测重性抑郁症的发病。他们还指出，与单纯的丧失事件（如死亡）相比，由羞辱（由一个重要他人提出的分离）与丧失相结合的事件更容易导致抑郁。直接贬低个体核心角色的侮辱性事件，与抑郁发作的风险高度相关。因此，精神动力性临床医生会想要探索所有应激源的含义，以确定应激源影响患者的独特方式。

对抑郁症的精神动力学理解

治疗抑郁症的精神分析／精神动力学方法的历史，始于西格蒙德·弗洛伊德的经典著作《哀悼和忧郁》（*Mourning and Melancholia*；Freud, 1917/1963）。弗洛伊德的核心观点是，童年早期的丧失导致个体成年后对抑郁症的易感性。他还观察到，在抑郁症患者中很常见的明显的自我贬低，是愤怒转向内在的结果。更具体地说，他对此的概念化构想是：愤怒转向了内部，因为患者的自体已经认同了所失去的客体。用弗洛伊德的话来说，"因此，客体的阴影落在了自我上，后者从此以后可以被一个特殊的主导者（agency）评判，就好像它是一个客体，那个被遗弃的客体"（p. 249）。在1923年，弗洛伊德指出，把失去的客体纳入自身内部并与之认同，可能是一些人能够放弃他们生活中一个重要人物的唯一方式。同一年，在《自我和本我》（*The Ego and the Id*；Freud, 1923/1961）一书中，他假定忧郁的患者有一个严厉的超我，他将其与患者因对所爱之人表现出攻击性而产生的内疚感联系起来。

卡尔·亚伯拉罕（Karl Abraham, 1924/1927）通过将过去与现在联系起来而进一步详细阐述了弗洛伊德的观点。他认为，抑郁的成年人在儿童期自尊曾遭受过严重打击，而成年期抑郁症由新的丧失或失望所触发，它们搅动起患者对过去和现在人物的强烈负性情感，这些人物通过真实的或患者想象中的爱的撤回而伤害过患者。

克莱因（Klein，1940/1975）指出，躁狂性的防御（如全能、否认、蔑视和理想化）是对因"苦苦思念"所失去的爱的客体而产生的痛苦情感做出的反应。这些防御用于：（1）拯救和恢复所失去的爱的客体；（2）否认坏的内在客体；（3）否认对爱的客体盲从的依赖。临床上，患者可能通过否认针对他人的任何攻击性或破坏性—— 一种与他们实际生活情况正相反的、欣快的性情，通过理想化他人，或通过采取对他人鄙视和轻蔑的态度——用以否认对关系的需要，来表达出躁狂性的（manic）防御运作。躁狂性防御姿态中一个不可分割的方面往往是希望胜过父母，并由此反转孩子与父母的关系。这种对胜利的渴望转而会引起内疚和抑郁。在克莱因看来，这一机制是成功或晋升后经常出现抑郁的部分原因。

克莱因的构想是非常有用的，因为它可以帮助临床医生了解躁狂发作的心理功能可能如何与生物性决定因素并存。躁狂的防御性功能在焦躁不安型（dysphoric）躁狂患者中表现得最为明显（Post et al.，1989），他们的焦虑和抑郁"冲破（break through）"了躁狂发作，而这又使躁狂性否认的再次复苏成为必需。此外，在一种减弱得多的形式中，轻躁狂性的（hypomanic）防御通常都是为了防御抑郁性情感或哀伤的威胁。例如，一位患者在得知母亲死讯后感觉"兴奋（high）"。他感到强大、开朗健谈，并摆脱了依赖。尽管有这些感觉，但他能够注意到，"自己并没有感到悲伤"这件事有多么奇怪。

在20世纪50年代，对于攻击性的作用，比布林（Bibring，1953）的理解与弗洛伊德和克莱因有很大的不同。他相信抑郁最好被理解为一种主要的情感状态，这与弗洛伊德和克莱因所强调的转向内部的攻击性无关。他认为忧郁的状态是由理想与现实之间的张力所致。三个被高度投注的自恋性渴望——有价值和被爱、强大或优越、善良和有爱心——被奉为行为的标准。然而，自我在实际上或想象中觉察到自己无法达到这些标准，这导致了抑郁的产生。因此，抑郁的人感到无助和无力。他认为，对一个人自尊的任何伤害都可能促成临床抑郁。因此，在比布林的理解中，自恋脆弱性（narcissistic vulnerability）是开启抑郁过程的关键因素。他不认为超我在这个过程中具有关键作用。

桑德勒和约菲（Sandler & Joffe，1965）在研究了英国汉普斯特德诊所（Hampstead Clinic）中抑郁儿童的记录后得出结论，当孩子们感觉自己失去了一些对自尊至关重要的东西，却又感到对这种失去无能为力时，就会变得抑郁。他们强调，"丧失"失去的不仅仅是一个真实的或想象中的爱的客体，同时也是失去了该客体赋予该个体的一种幸福状态。这种状态变成了一种"失乐园"，它变得被理想化并被强烈地渴望，尽管它是无法实现的。

而雅各布森（Jacobson，1971a）在弗洛伊德构想的基础上认为，抑郁患者实际上表现得仿佛他们是那个毫无价值的、所失去的爱的客体，尽管他们没有呈现出那个所失去之人的所有特征。最终，这个坏的内部客体——或者那个所失去的外部的爱的客体——转化为施虐性的超我。一个抑郁的患者随后成为"一名超我的受害者，就像一个被残忍的、强大的母亲所折磨的小孩那样无助和无力"（p. 252）。

> J女士是一位49岁的家庭主妇，患有精神病性抑郁。她深信自己完全没有价值，整天想着小时候父亲如何打她，因为她是一个非常"坏的小女孩"。有时候，"施虐的、令人憎恨的父亲"这个坏客体被吸收进患者的自体观念（self-view）中，她会割伤自己，既是作为自我惩罚，也是作为一种攻击内在客体的方式。在其他时候，父亲会被体验为一个独立的内部客体，或一个严苛的超我，会因为她不好而指责她。在这些情况下，J女士会幻听到一个声音说："你很坏"以及"你应该去死"。

J女士的内部客体世界表明，在精神病性抑郁中，一方面可能有自体与客体的融合；另一方面存在内在客体关系的重新激活，在此，折磨人的坏客体或原始的超我在迫害一个坏自体。雅各布森认为，躁狂可以被理解为自体与严厉超我形象的一种神奇的团聚，由此将这个形象从一个惩罚性的折磨者变为一个有爱心、全好的、宽容的人物形象。然后，这个被理想化的客体可以被投射到外部世界，以与他人建立高度理想化的关系，从而否认所有的攻击和破坏。

阿里埃蒂（Arieti，1977）假设患有严重抑郁的人具有一种先存的观念。他在治疗严重抑郁的患者时观察到，他们生活的模式常常是为了别人而不是为了自己而活。他把那个他们为之而活的人称为"**主导性他者**（dominant other）"。在这一概念构想中，配偶常常是那个主导性他者，但有时一种理想或一个机构可以具有同样的功能。当一个卓越的目标或目的在个体的心理世界中占据

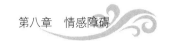

这个位置时，他会使用"**主导性目标**（dominant goal）"或"**主导性病因**（dominant etiology）"这两个术语来描述。这些个体感到为其他某人或其他某物而活对他们自己来说并不好，但他们又觉得没有能力去改变。他们可能相信，如果无法引发他们所希望从主导性他者那里得到的反应，或者如果无法实现他们不可能实现的目标，生活就是毫无价值的。

此外，我们可以从依恋理论中学到很多关于抑郁的知识。约翰·鲍尔比（John Bowlby，1969）认为，孩子对母亲的依恋是生存所必需的。当依恋因为失去父母或因为对父母的依恋不稳定而被破坏时，孩子会认为自己是不惹人喜爱的，而母亲或照料者是不可靠的、会抛弃他的。因此，这些孩子长大成人后，每当体验到丧失时就可能会变得抑郁，因为丧失重新激活了他们心中自己是一个不被人喜爱的和被抛弃的失败者的感受。

一些主题贯穿于各种精神动力学的概念构想，它们被总结在表 8-1 中。几乎所有精神分析的观点都强调，抑郁症患者身上存在一种根本的自恋脆弱性或脆弱的自尊（Busch et al.，2004）。大多数理论也涉及愤怒和攻击，特别是与它们所引起的内疚和自我诋毁相关。此外，寻求一个高度完美的照料性人物但又确信不会找到这样一个人，这是抑郁表现的一部分。一个苛刻而完美主义的超我似乎扮演着一个核心的角色，而它对个体的要求可能变得非常折磨人。在某些情况下形成了一种恶性循环（Busch et al.，2004）。抑郁的人可能会尝试通过理想化自己或一个重要他人来进行补偿。然而，这种理想化只会增加最终失望的可能性，然后触发抑郁，因为这些高标准没有被满足。这种失败也会导致对自体的贬低和指向自体的愤怒。

表 8-1　对抑郁症（depression）/恶劣心境障碍（dysthymia）的精神动力学模型的主要历史贡献

弗洛伊德 （Freud，1917/1963）	愤怒转向内部
亚伯拉罕 （Abraham，1924/1927）	当前的丧失重新激活了童年时自尊曾遭受的打击
克莱因 （Klein，1940/1975）	抑郁位上的发展失败
比布林 （Bibring，1953）	理想自我与现实自我间的张力

桑德勒和约菲 （Sandler & Joffe, 1965）	对童年期真实或想象的爱之客体的丧失所产生的反应性无助
鲍尔比 （Bowlby, 1969）	丧失重新激活了继发于不安全依恋的不被人喜爱感和被抛弃感
雅各布森 （Jacobson, 1971a/1971b）	所丧失的爱之客体转化为施虐性超我
阿里埃蒂 （Arieti, 1977）	为主导性他者而活

对抑郁症的一种当代精神动力学模型的理解是，早期创伤体验让儿童发展出有问题的自体和客体表征。在遭受躯体虐待和性虐待的情况下，儿童内化了一个应该受到虐待的坏自体，它对于受害高度警觉。客体表征很可能就是那个攻击自体的虐待性的、惩罚性的人物。这种被虐待性内在客体折磨或迫害的感觉，很符合对惩罚性超我的观察。类似地，早年丧失父亲或母亲导致儿童发展出一种被抛弃的自体感，其需求无法通过父母以通常的方式得到满足。儿童还会内化一个抛弃性的客体表征，并带着一种失落和渴望感长大，而成年后任何涉及丧失的应激源都会重新激活这些感受。因此当丧失发生在成年生活中时，其效应会被放大。因为儿童的自尊在很大程度上是基于孩子在早年家庭互动中如何被对待，脆弱的自尊因此也是儿童期丧失与创伤的一份遗赠。当儿童的人格是在与父母和其他重要人物有问题的关系背景中被塑造起来的，这很可能就会导致成年后的关系性困难。因此，具有这种成长背景的成年人可能难以建立和维持关系，并且可能更容易受到丧失和由他人带来的自恋伤害的影响。

对防御机制的研究，是与理解抑郁症的精神动力学模型有重要相关性的精神分析理论的另一个组成部分。防御机制是在生命早期建立起来的，以应对痛苦的情感状态。权的工作（Kwon, 1999；Kwon & Lemmon, 2000）提示，某些防御机制可能会导致抑郁的发展，而另一些防御机制可能有助于预防抑郁。转向自身（Turning against the self）涉及过度及持续的自我批评，这是一种不成熟的防御，在恶劣心境的发展过程中对负性归因模式具有累加效应。其他不成熟的防御机制似乎也增加了抑郁症和其他精神障碍的患病风险（Vaillant & Vaillant, 1992）。另一方面，某些更高水平的防御机制，如理智化（intellectualization 或称 principalization），涉及通过普遍及抽象的原则对现实进行重新解读，可能积极地缓和归因模式对心境恶劣程度的影响。因此，加入精神动力学有关防御的视角可能会促进对抑郁的理解和治疗（Hayes et al.，1996；Jones & Pulos，1993）。

精神动力学思考的另一个原则是关注每一位患者的独特性，而不是将患者视为一个大团体的一部分。就此而言，抑郁症的精神动力学模型考虑到每位抑郁患者的防御机制和客体关系的独特性质。例如，布拉特（Blatt，1998/2004）研究了大量抑郁症患者，并指出他的工作发现了两种深层的精神动力类型。**情感依附型**的特征是：感觉无助、孤独，以及与长期担心被抛弃和不被保护有关的虚弱无力。这些个体渴望被滋养、被保护和被爱。他们的特点是容易受到人际关系破裂的伤害，并且通常采用否认、拒绝、置换和压抑的防御机制。相比之下，**内射型**的抑郁患者主要关注自体发展，亲密关系被视为次要的，他们使用不同的防御机制：理智化、反向形成和合理化。他们过度追求完美，非常有竞争性，并且在工作和学校中被极度驱使着要去取得成就。情感依附性的抑郁主要表现为对于被抛弃、丧失和孤独的烦躁不安感。内射性的抑郁则表现为内疚感和无价值感。他们还有一种失败感以及一种感知，觉得自己丧失了自主感及控制感。

在 DSM-5 中，对抑郁症的概念化构思发生了一个重大转变。丧亲的情况不再被排除在重性抑郁障碍的诊断考量之外。当对患有与丧亲相关的抑郁症的个体进行研究时，与不是因丧亲促发的抑郁症患者相比，前者具有一些独特的特征（Kendler et al.，2008）。然而，与丧亲相关的抑郁与由其他应激性生活事件促发的抑郁之间的相似性，远远超过了它们之间的差异。此外，当将一组60 名近期丧偶者的自杀意念与 60 名相匹配的已婚受试者相比较时（Stroebe et al.，2005），很明显，与非丧亲者相比，丧亲者产生自杀意念的风险过高。在丧亲之痛中加重的自杀意念，与极度的情感孤独及严重的抑郁症状有关，因此有必要对此给与和非丧亲患者在重性抑郁发作期间同样的临床关注。

自杀的精神动力学

许多不同的精神障碍最终都会导致自杀的悲惨结局。然而，自杀与重性情感障碍之间的相关性最为显著，因此我们在本章中对此进行详细阐述。在剖析自杀的精神动力学视角之前，需要先提出一个注意事项。自杀行为的决定因素可能是生物性的，也可能是心理性的。在对自杀患者的心理治疗工作中所揭示出来的精神动力学，在某些方面可能是**继发**于神经化学的改变，因此，所有可用的躯体治疗模式都必须积极地与心理治疗方法一起使用。在许多情况下，单独的心理治疗对有严重自杀倾向的患者来说是不够的。在一项比较研究（Lesse，1978）中，只有16%的只进行心理治疗的严重抑郁患者得到了积极的结果，而83%的同时接受心理治疗和药物治疗的患者以及86%的接受电休克治疗的患者有良好的结果。挽救患者的生命远比理论的纯粹性更重要。

与所有其他行为和想法一样，自杀行为和想法也是多因素决定和多重功能原则的最终产物（参见第一章）。自杀的动机各不相同，且通常模糊不清（Meissner，1986）。因此，临床医生必须仔细地倾听每一位患者的述说，在对自杀的动力学基础得出结论之前，要注意特定的移情 – 反移情发展。

为了与对抑郁症的动力学理解保持一致，弗洛伊德（Freud，1917/1963）假设自我只有把自己当作一个客体时才能杀死自己，所以他推测自杀来自被置换的谋杀冲动——也就是说，针对内化客体的破坏性愿望转而指向了自己。在提出结构模型（Freud，1923/1961）后，弗洛伊德将自杀重新定义为：施虐性超我对自我的迫害。卡尔·门宁格（Karl Menninger，1933）对自杀的看法略为复杂。他相信至少有三个愿望可能导致自杀行为：杀人的愿望、被杀的愿望和想死的愿望。杀人的愿望不仅仅指向一个内在客体。临床经验反复地证实，自杀通常旨在摧毁幸存者的生活。例如，抑郁患者常常感到自杀是唯一能令人满意的对父母的报复。类似地，患者的配偶也可能是一次自杀所针对的"目标"。

在有自杀倾向的患者的客体关系中，反复出现的一个主题是施虐的折磨者与受折磨的受害者之间的戏剧。正如前面描述的J女士的情况一样，常常有一个迫害性的内在客体使患者痛苦不堪。或者，认同迫害者的患者可能会折磨其环境中的每个人。在某些情况下患者可能相信，这出戏剧唯一可能的结局是通过自杀向折磨者屈服（Meissner，1986）。这个内在的迫害性人物被称为"隐藏的刽子手"（Asch，1980）。

在其他情况下，攻击性在自杀动机中所扮演的角色就没有那么突出了。费尼切尔（Fenichel，1945）指出，自杀可能满足了重聚的愿望，也就是说，与失去了的所爱之人欢乐而神奇地重新相聚，或者与一个充满爱的超我形象自恋性地结合。客体丧失通常是自杀行为背后的原因，许多有自杀倾向的患者对所失去的客体表现出强烈的依赖渴望（Dorpat，1973）。在这一点上，自杀可能是一种与失去了的母亲形象重新团聚的退行性愿望。1978 年在圭亚那发生的大规模杀人和自杀事件中，吉姆·琼斯（Jim Jones）在朝自己头部开枪前最后说的话是"母亲……母亲"。自杀通常涉及病理性的哀悼过程，特别是发生在亲人死亡周年忌日里的自杀。例如，研究表明，自杀与父母死亡周年纪念日之间具有统计学意义上的显著相关性（Bunch & Barraclough，1971）。当一个人的自尊和自体完整性依赖于对所失去客体的依恋时，自杀也许似乎是恢复自体内聚性的唯一途径。

> K 女士，24 岁，精神病性抑郁，2 年前失去了因自杀去世的双胞胎兄弟。在他去世后，她开始从生活中抽离，意图杀死自己。此外，她对兄弟的认同达到了精神病性程度，以至于她认同自己是男性，并且使用了他的名字。抗抑郁药、碳酸锂和电休克治疗对她的病都难以起效。她觉得兄弟不在了自己也活不下去。K 女士最终在兄弟的周年忌日自杀了。

为了评估任何特定患者的自杀风险，必须把这些精神动力学主题放在一系列自杀风险预测因素的背景中进行考量。对 954 例患者进行的前瞻性研究（Clark & Fawcett，1992）显示，在尝试预测自杀时，区分短期与长期风险因素是非常有帮助的。有七个因素可以预测进入该项研究的 1 年内的自杀：惊恐发作；心理焦虑；严重丧失快乐和兴趣；抑郁性紊乱，包括心境从焦虑到抑郁到愤怒的快速转变，或者反之；酒精滥用；注意力降低；以及全面性的失眠。长期风险因素包括：绝望、自杀念头、自杀意图，以及有既往自杀尝试的历史。绝望，已经反复地被证明是一个比抑郁更好的自杀风险预测因素，它可能与对自己的僵化看法有关——尽管一再失望，却无法被改变。如果一个人无法符合关于自己应该是什么样子的僵硬预期，就可能导致绝望，而自杀似乎就是唯一的出路。同样地，阿里埃蒂（Arieti，1977）指出，那些不能转变自己的主导思想观念，或者不能转变自己对"主导性他者"的期望的患者，也可能有高度的自杀风险。在评估自杀意念时，当该意念**自我协调**的时候，自杀风险更高——这些患者认为自杀意念是可以接受的，并且似乎已经放弃了与杀死自己的冲动做斗争。

将自杀置于精神动力学的框架之下，临床医生必须理解：促发事件的性质；意识性和潜意识性动机；以及那些先前已经存在的、增加患者根据自杀想法行事之可能性的心理变量。通过使用投射性心理测试，研究人员（Smith，1983；Smith & Eyman，1988）已经研究和识别出自我功能与内在客体关系范式的四种模式，它们可以区分出做了认真的自杀尝试的个体和仅仅做出自杀姿态以控制重要他人的个体。严肃的自杀尝试者表现为：（1）无法放弃对养育的婴儿性的愿望，这与关于公开表现出依赖性的心理冲突相关联；（2）对死亡清醒但矛盾的看法；（3）过高的自我期望；（4）对情感尤其是对攻击性的过度控制。尽管这个模式更适用于男性（Smith & Eyman，1988），但其中对攻击性的抑制态度可以将严肃的女性自杀尝试者与那些做出轻微姿态的女性尝试者区分开来。这些测试结果提示，与在某次特定自杀行动背后的千差万别的动机相比，先前已经存在的有利于自杀的心理结构在不同的个体患者间更为一致。

有些自杀的风险因素似乎是与性别相关的。冲动攻击性人格障碍以及酒精或药物滥用，是男性重性抑郁患者身上的两个独立的自杀预测因素（Dumais et al.，2005）。而对于女性来说，性虐待与自杀尝试及自杀意图的既往史密切相关（Bebbington et al.，2009）。因此，作为对有自杀倾向的女性进行评估的一部分，受过性虐待的女性应该被识别出来，以便考虑适当的治疗焦点。对于男女两性来说，与焦虑障碍共病都会明显增加心境障碍患者的自杀尝试风险，这一点也应该被纳入考量（Sareen et al.，2005）。

治疗要点

结 果 研 究

虽然人们常说，作为对抑郁症的治疗方法，认知行为疗法比精神动力学心理治疗有广泛得多的证据基础，但其实有越来越多的文献证明了精神动力学心理治疗对抑郁症的有效性，只是很少被引用。 德里森等人（Driessen et al.，2013）在一项随机对照试验（randomized controlled trial，RCT）中，将精神动力学心理治疗与认知行为疗法的有效性进行了比较，研究对象为 341 名寻求治疗的重性抑郁症患者，这是有史以来最大样本量的动力学心理治疗随机对照试验研究。每组患者接受十六次治疗。任何测量结果均未发现有统计学意义上的差异。治疗后病情缓解率平均为

22.7%。这项研究的关键发现是，精神动力学心理治疗并不逊于认知行为疗法。

两项荟萃分析证实了精神动力学心理治疗对抑郁症的有效性，这两项研究都聚焦于短程精神动力学心理治疗（short-term psychodynamic psychotherapy，STPP）。德里森等人（Driessen et al., 2010）列出了 23 项研究，共 1365 名研究对象，发现短程精神动力学心理治疗明显比对照组更有效，治疗前与治疗后改变大，并且在 1 年后随访时仍然保持了改善。当与其他心理疗法进行比较时，在 3 个月或 12 个月的随访中未发现与其他疗法的显著差异。那些更聚焦于连续谱支持性一端的治疗与更聚焦于表达性一端的治疗同样有效。

崔杰普斯等人（Cuijpers et al., 2008）进行了 7 项荟萃分析，总共纳入 53 项研究，对轻度至中度成人抑郁症的七种主要心理治疗类型进行了相互比较。每种主要治疗类型都接受至少 5 项随机对照试验的检验，精神动力学心理治疗是其中一种治疗方法。研究人员没有发现哪一种治疗的有效性更好或更差，但人际治疗（疗效略佳）和非指导性支持治疗（疗效稍差）除外。他们的结论是，主要心理治疗方法针对轻度至中度抑郁的有效性没有显著差异。

针对轻度至中度抑郁症，短程精神动力学心理治疗可能与抗抑郁药氟西汀的疗效相似。萨尔米宁等人（Salminen et al., 2008）研究了 51 例轻度至中度的重性抑郁症患者，将他们随机分配到氟西汀治疗组（持续 16 周）或短程精神动力学心理治疗组（同样的持续时间）。两种治疗方法在减少症状以及改善功能方面都高度有效。

一项随机对照预初研究（Gibbons et al., 2012）发现，短程精神动力学心理治疗在社区精神健康系统中治疗抑郁症有效。40 名前来寻求治疗的中度至重度抑郁症患者被随机分配接受 12 周的心理治疗，治疗师或者是接受短程动力学治疗培训的社区治疗师，或者是提供常规治疗（treatment as usual，TAU）的治疗师。

在剖析结果时，盲法评估人员根据是否遵守精神动力学干预原则而能够将动力学治疗与常规治疗相区别。此外，虽然这项预初研究没有足够的统计效力去评估疗效，但结果显示，有中到大的效应值支持动力学心理治疗优于常规治疗。有 50% 的接受动力学治疗的患者在抑郁症状方面进入了标准范围，而这一比例在接受常规治疗的患者中只有 29%。

在一项针对抑郁症的短程精神动力学心理治疗的新研究中，研究者使用一种混合的疗效 / 有效性治疗研究模型（hybrid effectiveness/efficacy* treatment research model），描述了该疗法在一种自然设置下的疗效（Hilsenroth et al., 2003）。21 名重性抑郁障碍、未特定抑郁障碍、恶劣心境障碍或伴有抑郁心境的适应障碍患者每周接受一次或两次治疗。在这项研究中，与大多数以往的研究不同，患者并未因共病被排除在外。另外，治疗持续时间并不像随机对照研究中那样是固定的，而是由临床医生、患者和治疗进展决定。所有患者至少完成了 9 次治疗，平均治疗次数为 30 次，平均持续时间为 7 个月。对于 DSM-IV（*The Diagnostic and Statistical Manual of Mental Disorders*, Fourth Edition；American Psychiatric Association, 1994）所描述的抑郁症状和整体症状以及关系、社交和职业功能，研究者使用临床医生评定和自我报告在治疗前后进行了评估。在统计学意义上显著的积极变化发生在所有功能领域。在治疗技术和抑郁症状改善之间可观察到显著的直接的"过程—结果"联系。尤其是，将治疗聚焦在情感及情绪表达上似乎是最重要的。作者承认小样本量的局限性使研究价值受到轻至中度削弱。尽管如此，这是第一次在自然设置下进行的疗效研究。

最近的研究已经开始探查在抑郁症的治疗中联合使用心理治疗与抗抑郁药的效果。在荷兰的一项研究中，167 位门诊重性抑郁患者被随机分配到 6 个月的抗抑郁药或联合治疗的临床试验中（de Jonghe et al., 2001）。初始治疗使用抗抑郁药氟西汀，对无法耐受或无效的患者采取相继使用阿米替林和吗氯贝胺的方案。联合治疗增加了十六次短程动力学支持性心理治疗。治疗成功率具有统计学意义上的显著差异，研究结果始终支持联合治疗，在治疗的第八、十六和二十四周时表现明显。在 6 个月时，在单独接受抗抑郁药治疗的患者中有 40% 的人停止服药，而在接受联合治疗的患者中只有 22% 的人停止治疗。在第二十四周，药物治疗组的平均成功率为 40.7%，联合治疗组为 60%。接受联合治疗的患者停止服药或脱落的可能性比较小，因此更有可能康复。

另一项支持重性抑郁症的联合治疗优于单独药物治疗的研究是伯南德等人（Burnand et al., 2002）完成的。在这项瑞士的研究中，74 名患者被随机分配到氯米帕明单独治疗组或者氯米帕明加精神动力学心理治疗组，在急性门诊治疗设置中治疗 10 周。仅服用氯米帕明的患者所获得的

---

* 在一般情况下，effectiveness 和 efficacy 两个词都可被译为"有效性"和"疗效"。在医药卫生领域，efficacy 多被译为"有效性"或"效力"，指药物或治疗在临床对照试验中的结果，是干预措施在理想条件下所能达到的治疗作用的大小，为干预措施的最大预期效果。而 effectiveness 多被译为"效果"或"疗效"，指药物或治疗在日常医疗实践中的效果，是在现实临床条件下干预措施所能达到的治疗作用的实际大小。本书中，在涉及这两种情境处，我们将 efficacy 译为"有效性"，将 effectiveness 译为"疗效"，来区分不同的指代情境。——译者注

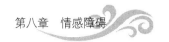

支持性护理，与联合治疗组所接受的结构化心理治疗的程度相当。两组均显示有改善。然而治疗10周后，联合治疗组患者的治疗失败率较低，能更好地适应工作。此外，该组的整体功能运转较好，研究结束时住院率更低。短程精神动力学心理治疗也被证明具有良好的成本效益：联合治疗组的每位患者节省了2311美元的费用，因为他们损失的工作天数较少、住院次数较少。这一数额超过了所提供的心理治疗的成本。

目前尚无针对抑郁症患者的长程精神动力学治疗和精神分析治疗的随机对照研究。但许多临床医生认识到，有一组抑郁症患者的亚群体可能需要这种治疗。布拉特等人（Blatt et al.，1995）重新分析了美国国家精神健康研究所抑郁症治疗合作研究项目的数据，发现以下四种治疗方法对高度完美主义和自我批评的患者（抑郁患者的内射亚型）都无效：16周的认知治疗，16周的人际治疗，16周的丙咪嗪加临床管理，和16周的安慰剂加临床管理。两项自然化设计的后续研究（Blatt，1992；Blatt et al.，1994）提示，长程精神动力学治疗可能对自我批判（self-critical）和完美主义的患者有效，短程模式对他们无效。这些患者中的许多人可能有明显的强迫性或自恋性人格特征。这些完美主义的患者可能也有很高的自杀风险（Blatt，1998；Hewitt et al.，1997），因此，对他们投入时间、精力和资源可能是有充分理由的。这一假设需要进一步的研究来证实。

治 疗 原 则

躁狂

对大多数躁狂患者来说，只有躁狂首先通过药物得到控制，他们才会从心理治疗的干预中受益。大部分后续治疗都包括通过聚焦于解决不依从治疗和对疾病缺乏理解等问题来预防复发。双相患者常见的几个主要精神动力学主题必须得到处理。与他们对疾病的普遍否认一致的是，这些患者常常会辩解他们的躁狂或轻躁狂症状并不是疾病的一部分，而是对于他们真正是谁的一种反映。众所周知，双相障碍的患者缺乏自知力。一项针对住院治疗的28例躁狂患者所做的研究（Ghaemi et al.，1995）对患者在入院和出院时的自知力进行了评估。研究人员发现，即使所有其他躁狂症状都得到改善或缓解，患者仍然明显缺乏自知力。

常与这种否认有关的另一精神动力学主题是分裂或心理不连续性（psychic discontinuity）。许多双相患者在他们情绪正常时会继续否认之前躁狂发作的意义。他们可能会声称那种行为只不过是他们没有照顾好自己的结果而已，并且常常坚决地认为以前发生的事情再也不会发生。在这种形式的分裂中，躁狂发作时的自体表征被认为与正常情绪阶段的自体完全脱节。这种自体连续性的缺乏似乎并不会烦扰患者，但可能使家庭成员和临床医生感到愤怒。负责患者的临床医生需要通过心理治疗将患者生活中的自体碎片拼合成一个连续的叙事，因此维持药物治疗对患者来说就变得更加必要。有时，将躁狂发作进行录音（在患者的许可下），并在患者情绪正常时回放这些录音，可能有助于使患者相信躁狂时的自体和正常情绪状态时的自体之间的关联。

从克莱茵的观点来看，对双相患者进行心理治疗的根本任务可能是需要促进哀悼工作。早年失去父母，特别是失去母亲，与双相障碍的发展密切相关（Mortensen et al., 2003）。事实上，5岁以前失去母亲的孩子发展出双相障碍的风险高了3倍。童年时期的躯体创伤也与成年期的躁狂密切相关（Levitan et al., 1998），而且否认攻击性的需要有可能是源于生命最早年的经历。攻击性和迫害性感受的威胁导致他们需要使用躁狂性的防御去否认它们。在躁狂发作之后，患者可能会强烈地意识到自己的破坏性，并可能会对躁狂发作期间给他人造成的伤害感到懊悔。这可能给了心理治疗师一个最佳的时刻，来帮助患者整合自己内在自体与客体表征中充满爱的一面和充满攻击性的一面。持续地分裂自身的这些方面，给患者的痛苦提供了暂时的缓解，但是没有给他们机会最终去解决抑郁性焦虑。克莱因（Klein, 1940/1975）指出，随着迫害和攻击性感受的减少，躁狂性防御就变得对患者来说不那么必要了。因此，治疗的另一个目标是帮助患者变得更有能力内化一段关系，在这种关系中，好胜过坏，爱胜过恨。

在一项为期2年的针对61例门诊双相障碍患者的复发情况进行的前瞻性研究（Ellicott et al., 1990）中，患者的复发无法用锂盐水平或药物依从性的变化做出解释。不过，应激性生活事件与复发显著相关。研究人员的结论是，在高度应激时进行心理干预对于预防复发至关重要。动力性精神科医生必须了解患者生活中特定应激源的重要意义，并在使用好情绪稳定剂的同时监测这些应激源。

锂盐和其他情绪稳定剂通常对双相障碍患者具有特殊意义。对一些患者来说，药物代表一种剥夺他们躁狂发作时期自我协调的欣快体验的方法。药物也可能让患者想到患有双相障碍的家庭成员，他们有过不好的结果，比如自杀。贾米森（Jamison, 1995）描述了她自己与双相障碍的斗争，评价了心理治疗在帮助自己继续服用锂盐以及理解自己对于遵守用药方案的恐惧心理方面的非凡价值。通过心理治疗，她发现了自己对药物隐藏的恐惧："事实上，在这一切之下，我实际上暗自害怕锂盐可能会不起作用：如果我服用它但还是生病，怎么办？而如果我不服药，我就不必看到我最害怕的事情成为现实"（p. 103）。

虽然必须积极处理不依从性问题，但双相障碍的药物治疗随着时间推移在预防复发方面作用有限。接受锂盐治疗的患者中仅有约 40% 的人在第五年随访时未复发（Maj，1999）。高比例的就业问题及家庭困难是普遍规律而非例外（Miklowitz & Frank，1999）。因此，一个共识是，心理治疗必须有更广泛的目标，而非仅仅是改善依从性；它应该包括识别应激源，加强家庭功能，以及处理疾病对患者和其他人的影响。米克洛维茨等人（Miklowitz et al.，2003）用一项设计严格的研究表明，在药物治疗中增加家庭心理教育可以改善发作后阶段的药物依从性和症状调节。米克洛维茨（Miklowitz，2008）在回顾双相障碍的辅助心理治疗的证据时发现，辅助心理治疗在超过2年间改善了双相障碍在症状和功能上的结果。强调药物依从性和对心境症状早期识别的治疗，对躁狂更有效。而米克洛维茨发现，强调认知及人际应对策略的治疗对抑郁的效果更好。这些数据基于十八项研究，包括个体和团体心理教育、系统性护理、家庭治疗、人际治疗和认知行为治疗。

萨尔兹曼（Salzman，1998）曾经令人信服地给出了在双相障碍患者的治疗中将药物治疗与心理治疗相结合的理由。建立治疗联盟是第一要务，这是通过心理治疗性探索、共情和教育来实现的，而不是通过使用辩论策略。创建心境曲线图可能也有帮助。从理想化向贬低的移情转变很常见，而对挫折和愤怒做出反移情性付诸行动的反应是一个持续存在的风险。

贾米森（Jamison，1995）也有同样的观点，即联合治疗是必要的："难以言表，心理治疗可以疗愈。它会带来一些困惑感，驾驭可怕的想法和感受，恢复一些控制和希望，以及从所有这些之中学习的机会……没有药片可以帮助我应对不想吃药的问题；同样，单独的心理治疗，即使做再多次也不能阻止我的躁狂和抑郁。两者我都需要"（p. 89）。

抑郁

无论是住院患者还是门诊患者，对抑郁症进行心理治疗的第一步都是建立治疗联盟。为了建立必要的融洽关系，临床医生必须真正地倾听并共情患者的观点。也许家庭成员和新手精神健康专业人士最常犯的错误是试图通过聚焦于积极面而让患者高兴起来。"你没有理由抑郁——你有这么多优秀品质"或者"你为什么要自杀？有那么多活着的理由"，这样的评论可能会适得其反。这些啦啦队式的评论会被抑郁患者体验为严重的共情失败，这可能导致患者更加感到被误解和孤独，因此更想自杀。

相反，与这些患者一起工作的临床医生必须传递出他们的理解——抑郁确实是有理由的。他们可以共情抑郁的痛苦，与此同时赢得患者的帮助以合作探索其深层潜藏的原因。最初的接触必须是支持性的，但要坚定有力（Arieti，1977；Lesse，1978）。过早的解释，比如"你不是真的抑郁——你是愤怒"，也会被患者体验为不共情和不符合事实。临床医生只需通过倾听并尝试理解患者对疾病的理解，就是对患者最大的帮助。

精神动力性治疗师会仔细评估那些似乎触发了抑郁的应激源的性质。这个应激源是否涉及羞辱和丧失？它是否重新唤醒了童年早期的丧失或创伤？该应激源对这位患者的特殊意义是什么？动力性治疗师会想要知道患者对该应激源的联想是什么。该事件是否使患者想起了自己头脑中已经存在的其他感受、想法或幻想？动力性治疗师也可能会鼓励患者讲述自己的梦，这些梦可能揭示出患者潜意识里发生了什么。总结来说，正如第一章指出的，精神动力性治疗师更多地是在寻求理解这个"人"，而不是试图消灭这个"疾病"。

在采集病史和评估应激源的过程中，精神动力性治疗师也仔细地倾听与患者的关系模式及自尊有关的主题。他们会考量上面列举的各种精神动力学主题，因为他们要评估哪些主题可能最准确地参与到了这位患者抑郁症的病理机制中。他们的愤怒转向了内部吗？他们是否担心自己的破坏性或贪婪伤害了自己所爱的人？是否有一种似乎无法实现的完美主义的自我观念？患者是否被一个恶毒无情的超我所折磨，他对患者期望的一直超过患者实际能做到的？患者是否极度思念现在或过去失去的所爱之人，而这让他感觉很无望？患者是否为了一个"主导性他者"而活，而不是为了实现自己独特的梦想和愿望而活？患者的抑郁更多的是情感依附性，其突出感受是无助、无力和孤独；还是更多的是内射性，其自身的发展似乎比找到一个滋养性和保护性的爱的客体更为重要？类似地，患者采用哪些防御机制来应对痛苦的情感状态？

在探索患者生命叙事中的这些主题的同时，精神动力性心理治疗师也会仔细观察移情、反移情和阻抗现象。患者与治疗师建立关系的方式以及患者在治疗师身上所引发的感受，会为了解发生在治疗之外的关系问题的常见模式提供线索。阻抗模式也可以反映出患者在其他生活情境下的防御。最终，治疗师会发展出既涉及早期发展问题、又涉及当前情况的关于患者困境的个案概念化构想。应激源的意义可能会在个案概念化构想中突出地体现出来。

个案概念化尝试探讨如下问题：什么事件似乎促发了抑郁症？患者没有实现什么自恋性珍视

的抱负？患者的主导思想观念是什么？谁是患者为之而活的主导性他者，但从他那里患者没有得到自己所渴望的反应？是否有与攻击或愤怒有关的内疚？如果有，患者对谁感到愤怒？自体在努力寻求自体客体反应时是否受挫？患者主要患有情感依附性抑郁吗（Blatt et al.，1995）——在此，治疗性改变涉及人际间的关系？还是患者主要患有内射性抑郁——其中，自我定义和自我价值更为核心？

在临床医生倾听患者的故事，并发展出有关抑郁症之精神动力学基础的假设的同时，患者形成了一种对治疗师的移情性依恋。用阿列蒂（Arieti，1977）的话说，除了患者生活中的主导性他者之外，治疗师成为一个"主导性的第三方（dominant third）"。在患者的主要关系中存在的许多问题同样也将在移情中显露出来。阿列蒂指出，为建立治疗联盟，可能需要治疗师在心理治疗的初始阶段顺应患者的一些期望，以促进患者的病理性表现在治疗关系中重复。当收集到足够的信息时，治疗师可能必须转向更为表达性的方法，并向患者解释导致了如此多困难的"主导性他者"模式。阿列蒂观察到，"患者必须在意识层面认识到，他并不知道如何为自己而活。他从未倾听过他自己；在有重要情感意义的情境中，他从未能坚持自己的主张。他只关心获得来自主导性他者的认可、喜爱、爱、赞赏或关心"（p. 866）。在认识到这些之后，对主导性他者的大量愤怒才可能浮出水面。

在主导性思想观念暴露出来之后，治疗师接下来的任务是帮助患者设想新的生活方式。用比布林（Bibring，1953）的话说，患者或者必须充分地修正自己理想化的愿望，使之能够被实现；或者必须放弃它们，并用其他目的和目标取而代之。在设想发展新的生活模式和目标时，这些患者可能会依赖治疗师获得答案。如果治疗师与患者共谋，告诉他们要去做什么，则只会强化患者的低自尊感和无效感（Betcher，1983；Maxmen，1978）。治疗师可以向患者解释，他们自己现在处于制订替代性生活计划的最佳位置，以此把患者恳请治疗师帮助解决困境的请求返还给他们。

治疗抑郁症患者的精神动力学方法的核心，是建立患者抑郁的人际意义和人际背景。不幸的是，患者通常会固执地抗拒这些人际含义（Betcher，1983）。他们常常更想将自己的抑郁和自杀愿望视为发生在真空之中，强烈地坚持认为没有人可以责怪，除了他们自己。仔细地关注移情－反移情的发展，可能会带来与这种形式的阻抗工作时的重大突破。在心理治疗和住院治疗中，患者都会重现他们的内在客体关系，以及他们与外在人物建立关系的模式。抑郁的患者尤其会激起强烈的感受——在这样的治疗进程中，治疗师可能会体验到绝望、愤怒、想要摆脱患者的愿望、强烈的拯救幻想以及无数其他感受。所有这些情绪反应可能也反映出了患者生活中其他人的感受。抑郁的这些人际维度可能在导致或维持疾病上起作用。为了剖析患者的疾病对他人的影响，治疗师必须通过在治疗关系中建设性地利用这些感受，来赢得患者的合作。许多难以治疗的抑郁症个案变成了陷入重复一种典型客体联系模式的僵局，这种模式有着强大的性格基础，因此难以改变。

　　L先生是一位受人尊敬的化学家，在他41岁时因为抑郁到想要自杀而要求住院治疗。L先生曾经是门诊患者，已经服用过所有已知的抗抑郁药，均达到治疗剂量，并监测了血药浓度，在住院的最初几周也接受了电休克治疗。这些躯体干预丝毫没有减轻他的抑郁。尽管如此，患者坚持认为自己是"化学失衡"的受害者，而恢复平衡是医生的责任。L先生主诉自我怀疑，无价值感，无法入睡，无法工作或集中注意力，对未来不抱希望。他觉得他所有的成就都毫无意义，他不断地要求妻子安慰他，这令她心烦意乱。L夫人感到绝望，因为她为她丈夫所做的一切似乎都毫无帮助。每当她尝试为丈夫指出他生活中的积极方面时，他都会以"是的，但是……"来反驳，认为它们无关紧要而不加理会。

　　负责L先生治疗的住院医生与治疗团队中的其他病房工作人员遭遇了和L夫人同样的挫折。L先生要求他们关注自己的需要，但随之又把他们所有的建议和见解都视为毫无用处而不加理会。在L先生的抑郁症面前，整个治疗团队都感到技艺不精、无能为力、精疲力竭。每当不同的住院医生晚上值班查房时，L先生就与他们长时间讨论自己的抑郁。他会罗列已经服用过的药物，并阐述神经递质在抑郁症中的作用。然后他会就他的病情征求意见。不可避免地，查房的住院医生会被拖入他的讨论，试图减轻这个显然聪明博学之人的痛苦。然而，任何住院医生给出的任何建议都被L先生贬低为"没有帮助"。在这些讨论结束的时候，值班的住院医生会觉得花在L先生身上的时间都是徒劳的，让他们感到精疲力竭和被贬低。

　　治疗团队向住院医生的督导报告了他们与L先生的治疗困境，督导指出了患者的内在世界是如何在治疗环境中被重新创造的。通过扮演"拒绝帮助的抱怨者"，L先生重建了一种内在客体关系，其特征是一个长期痛苦、受害的自体表征，以及与之相关联的一个无能为力、无用的客体表征。L先生利用对这一内在客体关系的重新激活来折磨周围的每个人。这样，他就能够释放源自童年时期与母亲互动时所积累的大量愤怒——他感到他的母亲在童年时未能满足他的需要。

经过这次督导咨询，治疗团队在治疗方法上发生了明显的转变。负责L先生的住院医生和护士开始能够放下他们英雄般的治疗性努力，并去争取患者的合作以弄清楚发生了什么。患者不再是一个"医学"治疗的被动接受者，而是作为一个积极主动的合作者，参与到反思与理解的心理学过程当中。

治疗人员向患者澄清并描述了被患者在环境中付诸行动了的客体关系范式。与此同时，该个案的社工基于精神分析的理解向L夫人解释了L先生的情况，以帮助她缓解极大的内疚感，并帮助她理解，目前的情况是L先生的一段未解决的童年经历的重演。当治疗小组成员不再像L先生的内在客体表征那样回应他时，L先生也开始以不同的方式呈现自己。最初，对于他们建议他应该为自己的患病状况承担责任，他感到愤怒。不过住院医生向他解释，所有可能的药物干预都已经尝试过了，现在L先生应该考虑，对于自己"深陷"绝望的感受，他自己的"贡献"是什么。方法上的这一改变给L先生提供了一个他需要应对的新的客体关系。在经历了一开始的倔强后，他完成了大量心理上的工作。他触及了自己对母亲的愤怒，因为她没有把他觉得自己需要的认可与爱给予他；也触及了自己在折磨妻子的过程中报复母亲的快乐。

L先生的例子说明了，传统的躯体疗法难以治疗的严重抑郁症，可能如何与可怕的性格阻抗相关联，这种阻抗导致患者"卡"在一种未解决的自体—客体关系中。如第六章所述，当治疗人员不满足患者的期望——他们期待治疗人员会像被投射的客体表征那样做出反应——突破就可能在这样的治疗中出现；作为替代，工作人员提供了一种新的理解模型，以及一系列新的、可供患者内化的客体及互动。

与L先生的工作取得的另一个突破是，工作人员意识到，他不仅是疾病的受害者，也是他身边人的加害者。在讨论经常与抑郁症相关联的继发性获益（secondary gain）时，比布林（Bibring，1953）指出，一些抑郁症患者利用他们的疾病来合理化他们隐蔽的、针对他人的、破坏性和施虐性冲动的表达。L 先生迫使他的妻子进入母亲的角色，只是为去证明她母亲般地对待他是毫无价值的。在评论抑郁症患者身上经常发现的隐藏的施虐性时，雅各布森（Jacobson，1971b）指出，"抑郁症患者在令他的伴侣，往往是他的整个环境，尤其是令他的孩子们感到强烈内疚这件事上，从来没有失败过，他把他们也拖入越来越抑郁的状态"（p. 295）。确实，整个治疗团队都和 L 夫人有了同样的感受。他们感到越来越内疚，因为他们找不到任何方式治疗 L 先生。因为每一次的失败，他们感到越来越抑郁和精疲力竭。雅各布森还指出，一些抑郁症患者（如 L 先生）可能会形成一个恶性循环，在他们最需要伴侣的爱的时候，反而把伴侣赶走。这类患者的配偶很快就觉得受够了，因为感到自己不够好而可能开始表现得无情或怠慢，于是，在患者最需要关怀和最脆弱的时候伤害他们。因为患者反复拒绝治疗者的帮助，治疗者可能也会陷入同样的模式，对患者变得尖刻和冷淡。

L 先生的临床案例片段也强调了治疗严重抑郁症患者时让家属参与的重要性。关于抑郁症患者家庭的文献清楚地表明，复发率、抑郁病程及自杀行为都受到家庭功能的影响（Keitner & Miller，1990）。在一项研究（Hooley & Teasdale，1989）中，复发的一个最佳预测因素是：抑郁症患者感到自己的配偶非常挑剔。与对精神分裂症患者家属的研究类似，研究也表明抑郁症患者家属的高情感表达可能对复发有很大影响（Hooley et al.，1986；Vaughn & Leff，1976）。抑郁患者在他们的家庭成员身上激起了大量的敌意和施虐性，临床医生必须帮助亲属克服对这些反应的内疚感，使他们能够明白，他们对一位抑郁的家庭成员的这些反应是可以理解的。

适应证和禁忌证

对于许多抑郁症或恶劣心境障碍的患者来说，心理治疗联合药物治疗似乎是最佳的选择。内梅罗夫（Nemeroff，1998b）指出，虽然约 65% 的抑郁症患者对单一抗抑郁药有效，且在严重程度量表上的评分有 50% 的下降；但是根据他们在这些标准量表上的评分，只有 30% 的患者恢复到了完全正常的状态。萨斯等人（Thase et al., 1997）发现，心理治疗与药物联合使用对更为严重的复发性抑郁具有高度显著的优势。然而，在对较为轻型的抑郁症进行研究时，联合治疗并不比单一的心理治疗更有效。药物治疗通常对轻度抑郁症无效，这些患者可能需要心理治疗来帮助他们恢复至正常的功能运转。

研究已经开始尝试确定，哪些形式的抑郁症尤其对心理治疗有反应。内梅罗夫等人（Nemeroff et al., 2003）研究了与童年创伤有关的慢性重性抑郁症。有 681 例患者接受了单独的抗抑郁药（奈法唑酮）治疗、单独的认知心理治疗或者联合治疗。在那些有早期童年创伤史的患者中，单独的心理治疗优于抗抑郁药的单一治疗。此外，在有童年虐待史的患者当中，药物治疗与心理治疗的联合治疗仅略微优于单独的心理治疗。因此，研究人员认为，在对伴有童年创伤史的慢性重性抑郁症的治疗中，心理治疗可能是绝对不可或缺的组成部分。

一些抑郁症患者由于各种原因不遵从给他们的处方药物治疗，包括他们觉得自己不值得好转，或者他们觉得服用药物会让他们因为罹患精神疾病而蒙羞。德扬等人（de Jonge et al., 2001）认为，与单独药物治疗相比，联合治疗对重性抑郁症患者的优势明显。联合治疗组明显更遵从药物治疗及整个治疗，因此更有可能康复。那么，联合治疗的一个主要优势就是作为心理治疗过程的一部分，能够更有效地和更及时地直接处理不依从性问题。

有些患者坚决拒绝服药，由于先前存在的躯体疾病不能服药，或者不能忍受药物的副作用。在这些情况下，精神动力学治疗可能就是必需的，以理解药物的含义以及拒绝服药的原因。临床经验显示，有些患者在精神动力学心理治疗最开始的准备阶段后，就会接受药物治疗。

其他患者可能处于一种任何躯体性治疗对他们只有部分效果或完全无效的情况。多次药物治疗尝试和 / 或短期治疗失败的情况，可能提示这些个案需要长程精神动力学心理治疗。评估这些个案的临床医生应该对三个不同的类别高度警觉（Gabbard, 2000）：（1）重性抑郁症共病人格障碍；（2）抑郁性人格；（3）人格障碍背景下的性格性抑郁。关于第一类，有几项研究（Duggan et al., 1991; Reich & Green, 1991; Shea et al., 1990）提示，一旦抑郁发生，某些人格障碍可能促成了一种维持抑郁的倾向，而性格因素也可能是服药依从性差的原因。为有效地治疗这一群体，精神动力学心理治疗结合药物治疗可能是必不可少的。

至于第二类，围绕抑郁性人格障碍（depressive personality disorder）是否真的有别于恶劣心境障碍，存在很多争议。资料表明，这两者之间的区分是有根据的且在临床上是有帮助的（Phillips et al.，1998）；并且抑郁性人格障碍患者的心理治疗持续时间显著长于无该人格障碍的患者。恶劣心境的患者可能也需要联合治疗以获得最佳疗效。精神动力学心理治疗的尝试，可能有助于为这样的个案澄清诊断、明确共病和促进康复。

第三类主要是指有严重人格障碍的患者，特别是边缘性人格障碍，他们会主诉"抑郁"，然而并不符合 DSM-5（American Psychiatric Association，2013）的标准。这些患者为心理治疗师和药物治疗师都提出了独特的挑战，美国精神病学协会实践指南（American Psychiatric Association practice guidelines；American Psychiatric Association，2001）推荐联合治疗。

治疗自杀患者

在精神科医生的职业生涯中，几乎没有什么事件比患者自杀更令人不安。在一项研究（Chemtob et al.，1988）中，在有患者因自杀而死亡的精神科医生中，大约有一半人体验到的压力水平与正在从父母的死亡中恢复的人相当。进一步的研究（Hendin et al.，2004）表明，一些特定的因素可能导致心理治疗师在患者自杀后体验到痛苦。在 34 名在一位患者自杀后接受研究的治疗师中，有 38% 的人报告有严重的痛苦。造成痛苦的四个关键因素是：未能把有迫切自杀倾向且后来自杀死亡的患者收住入院；做出了自己觉得促成了患者自杀的治疗决定；收到治疗师所在机构的负面反应；担心患者家属提起诉讼。一次被完成的自杀执行是对我们的职业技能中所固有的局限性的一个提醒。无论是在医院实践中还是在心理治疗中，临床医生很自然地都会不遗余力地防止自杀。采取合理的措施来预防患者自杀，从临床的角度来看无疑是良好的判断，从伦理的角度来看是非常负责任的行为，从法医学的角度来看是合理的防御性医疗。然而，当拯救者的角色让治疗师耗尽心力时，其结果可能是反治疗性的。

首先，临床医生必须始终牢记一个无可置疑的事实：真正想杀死自己的患者最终就会这样做。即使有再多的身体约束、仔细观察和临床技能，也无法阻止真正下定决心想自杀的患者。曾有一个这样的患者被安置在一个隔离室里，除了一张床垫别无他物。他所有的衣物和个人用品都被拿走了，工作人员每天全天候地每隔 15 分钟检查他一次。在 15 分钟的工作人员查房间隙，患者开始在床垫上使劲地向上跳，以使自己能够反复地将头撞向天花板，直至最终撞断了脖子。此类事件表明，医院工作人员必须承认，他们不能阻止所有发生在病房的自杀事件。奥林（Olin，1976）甚至建议，如果某家医院从未发生过自杀事件，那么在这里工作的医务人员可能为患者的行为承担了过多的责任。作为替代，临床医生应该反复强调这最终是每位患者自己的责任，即要去学习用言语表达自杀冲动，而非依此采取行动。

在患者自杀后，临床医生常常为没有发现预兆信号而感到内疚，那些信号本应让他们可以预测出即将发生的自杀尝试。尽管积累了许多关于自杀的短期和长期风险因素的文献，但我们预测某一位个体患者自杀行为的能力仍然极为有限。戈尔茨坦等人（Goldstein et al.，1991）研究了1906 位情感障碍住院患者。使用风险因素的数据，研究人员应用逐步多元逻辑回归法（stepwise multiple logistic regression）建立了一个有可能成功预测自杀的统计学模型。但是，该模型连一名实施自杀的患者都未能识别出来。研究者很不情愿地得出结论：基于我们目前对现象的理解，即使是在高风险的住院患者中，想要预测自杀也是不可能的。在临床环境中评估即将发生的自杀风险，主要是凭借患者用言语传达出的自杀意图或者做出的有明显自杀意图的行为。如果没有明确的言语或非言语自杀指征呈现出来，临床医生是无法读取患者头脑中的信息的，也不必为他们自己认为的失败而自责。一项研究（Isometsä et al.，1995）发现，在 571 例自杀案例中，在接受精神科护理的患者中只有 36% 的人传达了自杀意图。

治疗有自杀倾向的抑郁症患者的方法，通常包括最佳药物治疗或电休克治疗。以下几项风险因素应该得到评估：无望感、严重焦虑或惊恐发作、物质滥用、近期负性事件、经济困难或失业、独居、丧偶或离婚、男性以及年龄在 60 岁或以上（Clark & Fawcett，1992；Hirschfeld & Russell，1997）。如果患者有明确的计划且似乎有意立即采取行动，则需要紧急开始精神科住院治疗。如果自杀的风险很大但并不迫在眉睫，那么应该让家庭成员或其他亲近的人参与进来。应该评估家中或其他地方是否有枪支。文献综述（Cummings & Koepsell，1998；Miller & Hemenway，1999）提供了强有力的证据，表明枪支的可获得性在很大程度上增加了自杀的风险。在这样的情况下，定期沟通是必不可少的，同时也要调查物质滥用的情况。在有强烈焦虑或惊恐的情况中，应考虑使用苯二氮䓬类药物（Hirschfeld & Russell，1997）。心理治疗可能在理解患者为什么想死以及他们预期死后会发生什么上尤其重要。

任何患者的自杀风险都是一项艰巨的挑战。许多患者会否认任何风险因素，因为他们不想被阻止。不过，研究人员最近开发了一项内隐联想测试，它提供了一些建立在患者潜意识联想基础上的实证数据。该测试要求个体对代表着"死亡""生命"以及"我"和"非我"概念的刺激进行分类。"死亡"或"自杀"与"自己"之间的内隐联想，与在未来 6 个月内做出自杀尝试的概率增加将近 6 倍有关（Nock et al.，2010）。研究者表示，这超过了已知风险因素的预测效度。

精神动力取向的临床医生们倾向于同意这一观点，即被自己能够挽救患者免于自杀的幻想所困的治疗者，实际上正在降低挽救患者的机会（Hendin，1982；Meissner，1986；Richman & Eyman，1990；Searles，1967/1979；Zee，1972）。在有严重自杀倾向的患者身上，一个突出的心理关切是渴望被一个无条件地爱着自己的母亲所照顾（Richman & Eyman，1990；Smith & Eyman，1988）。一些治疗师错在试图通过满足患者的所有需求来满足这个幻想。他们会在白天或晚上的任何时候以及整个假期接听患者的电话。他们可能 1 周 7 天都在诊室与患者会面。有些甚至与患者发生性关系，不顾一切地努力去满足患者与抑郁症有关的无休止的要求（Twemlow & Gabbard，1989）。这种类型的行为加剧了亨丁（Hendin，1982）所描述的有自杀倾向的患者最致命的特征之一，即倾向于让别人为他们继续活着负责。通过试图满足这些不断升级的要求，治疗师与患者的幻想共谋，即在某个地方确实存在着一个与众不同的、无条件地爱着自己的母亲。但治疗师不可能无限期地维持这个错觉，那些试图这样做的人最终会令患者极度失望，而这可能增加患者自杀的风险。

被拖入有自杀倾向的患者的拯救者角色的临床医生，常常意识性地或潜意识性地假设，他们能够提供其他人无法提供的爱和关怀，从而神奇地将患者想死的愿望转化为对生的渴望。然而，这种幻想是一个陷阱，正如亨丁（Hendin，1982）所指出的那样，"患者隐藏的意图是，试图证明治疗师再怎么做都不够。治疗师希望把自己视为有自杀倾向的患者的拯救者，这可能使他们无法看到这一事实，即患者已经在让他扮演刽子手的角色了"（pp. 171-172）。当治疗师认真地尝试理解并分析患者自杀愿望的起源，而不是令自己受缚于患者时，这对有自杀倾向的患者来说才是更有帮助的。

治疗师应该关注理想化移情，当患者寻找拯救者时，理想化移情会迅速形成。在治疗进程的早期对移情性失望进行预测和解释，可能会有帮助。一些治疗师公开承认自己无法阻止患者实施自杀，而是能够提供机会去理解患者为什么认为自杀是唯一的选择（Henseler，1991）。通常，这种承认有一种镇静的作用，并可能给心理治疗工作带来更大的合作。

区分对有自杀倾向的患者的"治疗"与"管理"是有帮助的。后者包括持续观察、身体约束以及从环境中取走尖锐物品等措施。虽然这些干预措施有助于防止患者把自杀冲动付诸实施，但这些"管理"技术并不必然地降低患者未来诉诸自杀行为的易感性。因此，"治疗"有自杀倾向的患者——由药物治疗以及旨在理解令患者想要自杀的内部因素和外部应激源的心理治疗所组成——是必需的，以改变患者想要去死的根本愿望。

被有自杀倾向的患者激起的反移情，会给治疗带来巨大的阻碍。有些临床医生会回避为处于自杀风险中的严重抑郁患者承担任何责任。而那些确实努力治疗这种患者的医生常常觉得，他们存在的理由被患者想死的愿望所否定。一位患者的自杀对治疗者来说也是最终极的自恋损伤。临床医生围绕患者自杀所产生的焦虑，可能更多地来源于担心其他人因为患者的死亡而责怪他们，超过了对个体患者福祉的关切（Hendin，1982；Hendin et al.，2004）。治疗师为他人设定一种标准，而为自己设定另一种标准，这很常见。向其他临床医生担保，自己对患者的自杀没有责任的治疗师，在确保自己的患者活着这件事上可能感受到一种夸大的责任感，他们常常心怀这种假设，即如果一位患者死了，其他治疗师会批判他们。

治疗有严重自杀倾向的患者的治疗师，最终会因为自身的努力一再被否定而开始感到备受折磨。反移情性的恨在这样的时候可能会发展出来，治疗者通常会怀有一种潜意识愿望：希望患者死去，这样折磨才会结束。马尔茨伯格和布伊（Maltsberger & Buie，1974）指出，恶意（malice）与厌恶（aversion）的感觉，是与治疗有严重自杀倾向的患者有关的、最常见的反移情反应。无法容忍自己对这样的患者有施虐性愿望，可能导致治疗者将反移情感受付诸行动。作者告诫，虽然恶意更令人难以接受、更令人不舒服；但厌恶可能更为致命，因为它可能导致临床医生忽视自己的患者，并为自杀尝试提供了机会。在住院病房，这种形式的反移情可能就是表现为"忘记"按照自杀观察程序的规定检查患者。

作为对有自杀倾向的患者的治疗体验的一部分，治疗师必须接纳反移情性的恨。它通常产生于治疗师面对患者攻击性时的直接反应。自杀的威胁像神话中达摩克利斯之剑一样悬挂在治疗师的头顶，日夜折磨和控制着治疗师。同样，患者的家属也深受困扰，担心如果做出一个错误的举动或一个非共情的评论，就要为患者的自杀负责。如果反移情性的恨被治疗师分裂和否认，它就可能被投射到患者身上，那么除了先前存在的自杀冲动之外，患者还必须处理治疗师的谋杀性愿望。临床医生也可能通过反向形成来处理自己的攻击性感觉，这可能导致产生拯救幻想以及为防止自杀而做出夸大的努力。瑟尔斯（Searles，1967/1979）就这种防御方式的危险向治疗师提出警告：

> 有自杀倾向的患者，发现我们是如此难以觉察到那种谋杀性感受——那种他们通过使我们产生内疚与焦虑的自杀威胁而在我们身上培养出来感受，因而感到自己越来越受到治疗师的限制，也许甚至到了要自杀的地步；当以反向形成来对抗自己不断加强的、想要杀死患者的潜意识愿望的治疗师越来越"具保护性地"守候在患者身边时，他们感觉到自己对患者有一种全能性的医生关怀。因此，自相矛盾的是，最焦虑性地担忧着想要让患者活下去的医生，恰恰倾向于最有力地在潜意识水平上驱使患者去采取自己似乎唯一能采取的自主行动，即自杀。
>
> （p. 74）

治疗有自杀倾向的患者，心理治疗师必须帮助他们学习应对自己的主导思想观念（Arieti，1977）和固执持有的生活幻想（Richman & Eyman，1990；Smith & Eyman，1988）。当现实与患者关于生活应该是什么样子的局限想法不一致时，治疗师可以帮助患者哀悼这个生活幻想的丧失。这项技术看似矛盾，却可能正确地要求了治疗师要去承认患者的无望，这样，所失去的梦想就能够被哀悼，并被一个新的、更可能实现的梦想所代替。例如，当一名 23 岁的男子意识到自己永远不会被哈佛大学录取——而这是他从小就一直怀揣的梦想，他感觉不想活了。治疗师承认被哈佛大学录取的可能性极小，然后帮助患者接受这个梦想的丧失。与此同时，他还帮助患者思考能够建立患者自尊的、其他接受教育的替代途径。这样，治疗师帮助患者理解了有多少痛苦是由不切实际的过高期望所导致的（Richman & Eyman，1990）。

为了有效地治疗有自杀倾向的患者，临床医生必须将患者的责任与治疗者的责任区分开。医生，尤其是精神科医生，在性格上易于有过度的责任感（Gabbard，1985）。在这一点上，将部分保持安全的责任交予患者是有益的。患者所签署的表明他们不会实施自杀的协议并没有法律效力，也很少有任何临床价值。一种替代的方法是，由治疗师与患者共同制订一份安全计划（Stanley et al.，2009）。当自杀想法出现时，这份计划为患者提供了一系列可以使用的明确而具体的应对策略和支持资源。这份计划的视角是基于这一认识，即自杀的冲动起起伏伏而非保持不变。这份安全

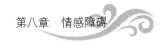

计划也建立在以下假设的基础之上，即患者不是简单地受到"想自杀"的感觉所支配，而是他们也能够发展应对这些感受的计划，从而避免频繁地去急诊室。

在这个模型中，患者必须识别出自杀倾向再度出现的警示标志，然后自动地执行一系列与治疗师合作制订好的步骤。这些步骤可能包括：与特定的家庭成员或朋友进行联系；移除家中任何可能用于自杀尝试的物品；让自己参与活动，比如锻炼身体或者打扫办公室或家里，这会分散患者的想法；或者玩游戏或上网搜索让患者感到开心满足的东西。

另一方面，治疗师必须冷静地平衡自己对患者的关切，不要过于焦虑。实事求是至关重要。治疗师需要发展对自杀倾向的承受能力，因为如果治疗师是冷静的，患者就会不那么焦虑。最后，治疗师必须完成合作计划中自己的那一部分职责。

我们倾向于为超出我们控制范围的不良后果而自责。从根本上说，我们必须接受有些精神疾病是无法挽回的这一事实。患者必须承担做决定的责任，决定自己是要实施自杀，还是与自己的治疗师合作，以理解自己这种想死的愿望。幸运的是，绝大多数患者是带着某种矛盾的心理考虑自杀的。有自杀倾向的个体内心对"自杀"这种解决方案有所质疑的部分，可能会引导这些患者选择生，而不是死。

参考文献

Abraham K: A short study of the development of the libido, viewed in light of mental disorders (1924), in Selected Papers on Psychoanalysis. London, Hogarth, 1927, pp 418–501

Agid O, Shapiro B, Zislan J, et al: Environment and vulnerability to major psychiatric illness: a case control study of early parental loss in major depression, bipolar disorder, and schizophrenia. Mol Psychiatry 4:163–172, 1999

American Psychiatric Association: Diagnostic and Statistical Manual of Mental Disorders, 4th Edition.

Washington, DC, American Psychiatric Association, 1994

American Psychiatric Association: Diagnostic and Statistical Manual of Mental Disorders, 5th Edition. Washington, DC, American Psychiatric Association, 2013

American Psychiatric Association: Practice Guideline for the Treatment of Patients With Borderline Personality Disorder. Washington, DC, American Psychiatric Association, 2001

Arieti S: Psychotherapy of severe depression. Am J Psychiatry 134:864–868, 1977

Asch SS: Suicide and the hidden executioner. International Review of Psychoanalysis 7:51–60, 1980

Bebbington PE, Cooper C, Minot S, et al: Suicide attempts, gender, and sexual abuse: data from the 2000 British Psychiatric Morbidity Survey. Am J Psychiatry 166:1135–1140, 2009

Bernet CZ, Stein MB: Relationship of childhood maltreatment to the onset and course of major depression in adulthood. Depress Anxiety 9:169–174, 1999

Betcher RW: The treatment of depression in brief inpatient group psychotherapy. Int J Group Psychother 33:365–385, 1983

Bibring E: The mechanism of depression, in Affective Disorders: Psychoanalytic Contributions to Their Study. Edited by Greenacre P. New York, International Universities Press, 1953, pp 13–48

Bifulco A, Brown GW, Moran P, et al: Predicting depression in women: the role of past and present vulnerability. Psychol Med 28:39–50, 1998

Blakely RD, Veenstra-VanderWeele J: Genetic indeterminism, the 5-HTTLPR, and the paths forward in neuropsychiatric genetics. Arch Gen Psychiatry 68:457–458, 2011

Blatt SJ: The differential effect of psychotherapy and psychoanalysis with anaclitic and introjective patients: the Menninger Psychotherapy Research Project revisited. J Am Psychoanal Assoc 40:691–724, 1992

Blatt SJ: Contributions of psychoanalysis to the understanding and treatment of depression. J Am Psychoanal Assoc 46:723–752, 1998

Blatt SJ: Experiences of Depression: Theoretical, Clinical and Research Perspectives. Washington, DC, American Psychological Association, 2004

Blatt SJ, Ford R, Berman WH, et al: Therapeutic Change: An Object Relations Perspective. New York, Plenum, 1994

Blatt SJ, Quinlan DM, Pilkonis PA, et al: Impact of perfectionism and the need for approval in the brief treatment of depression: the National Institute of Mental Health Treatment of Depression Collaborative Research Program revised. J Consult Clin Psychol 63:125–132, 1995

Bowlby J: Attachment and Loss, Vol 1: Attachment. New York, Basic Books, 1969

Bradley RG, Binder EB, Epstein MP, et al: Influence of child abuse on adult depression: moderation by the corticotropin-releasing hormone receptor gene. Arch Gen Psychiatry 65:190–200, 2008

Brown G: Life events and affective disorder: replications and limitations. Psychosom Med 55:248–259, 1993

Brown G, Eales M: Etiology of anxiety and depressive disorders in an inner-city population. Psychol Med 23:155–165, 1993

Brzustowicz L, Freedman R: Digging more deeply for genetic effects in psychiatric illness. Am J Psychiatry 168:1017–1020, 2011

Bunch J, Barraclough B: The influence of parental death and anniversaries upon suicide dates. Br J Psychiatry 118:621–626, 1971

Burnand Y, Andreoli A, Kolatte E et al: Psychodynamic psychotherapy and clomipramine in the treatment of depression. Psychiatr Serv 53:585–590, 2002

Busch FN, Rudden M, Shapiro T: Psychodynamic Treatment of Depression. Washington, DC, American Psychiatric Publishing, 2004

Caspi A, Sugden K, Moffitt TE, et al: Influence of life stress on depression: moderation by a polymorphism in the 5-HTT gene. Science 301:386–389,

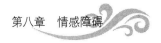

2003

Chemtob CM, Hamada RS, Bauer G, et al: Patients' suicides: frequency and impact on psychiatrists. Am J Psychiatry 145:224–228, 1988

Clark DC, Fawcett J: An empirically based model of suicide risk assessment for patients with affective disorder, in Suicide and Clinical Practice. Edited by Jacobs D. Washington, DC, American Psychiatric Press, 1992, pp 55–73

Cuijpers P, van Straten A, Andersson G, et al: Psychotherapy for depression in adults: a meta-analysis of comparative outcome studies. J Consult Clin Psychol 76:909–922, 2008

Cummings P, Koepsell TD: Does owning a firearm increase or decrease the risk of death? JAMA 280:471–473, 1998

de Jonghe F, Kool S, van Aalst G, et al: Combining psychotherapy and antidepressants in the treatment of depression. J Affect Disord 64:217–229, 2001

Dorpat TL: Suicide, loss, and mourning. Suicide Life Threat Behav 3:213–224, 1973

Driessen E, Cuijpers P, de Maat SCM, et al: The efficacy of short-term psychodynamic psychotherapy for depression: a meta-analysis. Clin Psychol Rev 30:25–36, 2010

Driessen E, Van HL, Don FJ, et al: The efficacy of cognitive-behavioral therapy and psychodynamic therapy in the outpatient treatment of major depression: a randomized linical trial. Am J Psychiatry 170:1041–1050, 2013

Duggan CF, Lee AS, Murray RM: Do different subtypes of hospitalized depressives have different long-term outcomes? Arch Gen Psychiatry 48:308–312, 1991

Dumais A, Lesage AD, Alda M: Risk factors for suicide completion in major depression: a case-control study of impulsive and aggressive behaviors in men. Am J Psychiatry 162:2116–2124, 2005

Ellicott A, Hammen C, Gitlin M, et al: Life events and the course of bipolar disorder. Am J Psychiatry 147:1194–1198, 1990

Fenichel O: The Psychoanalytic Theory of Neurosis. New York, WW Norton, 1945

Freud S: The ego and the id (1923), in The Standard Edition of the Complete Psychological Works of Sigmund Freud, Vol 19. Translated and edited by Strachey J. London, Hogarth Press, 1961, pp 1–66

Freud S: Mourning and melancholia (1917), in The Standard Edition of the Complete Psychological Works of Sigmund Freud, Vol 14. Translated and edited by Strachey J. London, Hogarth Press, 1963, pp 237–260

Gabbard GO: The role of compulsiveness in the normal physician. JAMA 254:2926–2929, 1985

Gabbard GO: Psychodynamic Psychotherapy in Clinical Practice, 3rd Edition. Washington, DC, American Psychiatric Press, 2000

Ghaemi SN, Stoll SL, Pope HG: Lack of insight in bipolar disorder: the acute manic episode. J Nerv Ment Dis 183:464–467, 1995

Gibbons MBC, Thompson SM, Scott K, et al: Supportive-expressive dynamic psychotherapy in the community mental health system: a pilot effectiveness trial for the treatment of depression. Psychotherapy 49:303–316, 2012

Gilman SE, Kawachi I, Fitzmaurice GM, et al: Family disruption in childhood and risk of adult depression. Am J Psychiatry 160:939–946, 2003

Goldstein RB, Black DW, Nasrallah A, et al: The prediction of suicide: sensitivity, specificity, and predictive value of a multimyriad model applied to suicide among 1,906 patients with affective disorders. Arch Gen Psychiatry 48:418–422, 1991

Gotlib IH, Joormann J, Minor KL, et al: HPA axis re-activity: a mechanism underlying the associations among 5-HTTLPR, stress, and depression. Biol Psychiatry 63:847–851, 2008

Hammen CL: Stress and the course of unipolar and bipolar disorders, in Does Stress Cause Psychiatric Illness? Edited by Mazure CM. Washington, DC, American Psychiatric Press, 1995, pp 87–110

Hammen C, Marks T, Mayol A, et al: Depressive self-schemas, life stress, and vulnerability to depression. J Abnorm Psychol 94:308–319, 1985

Hammen C, Henry R, Daley S: Depression and sensitization to stressors among young women as a function of childhood adversity. J Consult Clin Psychol 68: 782–787, 2000

Hayes AM, Castonguay LG, Goldfried MR: Effectiveness of targeting vulnerability factors of depression in cognitive therapy. J Consult Clin Psychol 64:623–627, 1996

Heim C, Newport DJ, Heit S, et al: Pituitary-adrenal and autonomic responses to stress in women after sexual and physical abuse in childhood. JAMA 284:592–597, 2000

Hendin H: Psychotherapy and suicide, in Suicide in America. New York, WW Norton, 1982, pp 160–174

Hendin H, Haas AP, Maltsberger JT: Factors contributing to therapists' distress after the suicide of a patient. Am J Psychiatry 161:1442–1446, 2004

Henseler H: Narcissism as a form of relationship, in Freud's On Narcissism: An Introduction. Edited by Sandler J, Person ES, Fonagy P. New Haven, CT, Yale University Press, 1991, pp 195–215

Hewitt PL, Newton J, Flett GL, et al: Perfectionism and suicide ideation in adolescent psychiatric patients. J Abnorm Child Psychol 25:95–101, 1997

Hilsenroth MJ, Ackerman SJ, Blagys MD, et al: Short-term psychodynamic psychotherapy for depression: an examination of statistical, clinically significant, and technique-specific change. J Nerv Ment Dis 191:349–357, 2003

Hirschfeld RMA, Russell JM: Assessment and treatment of suicidal patients. N Engl J Med 337:910–915, 1997

Hooley JM, Teasdale JD: Predictors of relapse in unipolar depressives: expressed emotion, marital distress, and perceived criticism. J Abnorm Psychol 98:229–235, 1989

Hooley JM, Orley J, Teasdale JD: Levels of expressed emotion and relapse in depressed patients. Br J Psychiatry 148:642–647, 1986

Isometsä ET, Heikkinen ME, Marttunen MJ, et al: The last appointment before suicide: is suicide intent communicated? Am J Psychiatry 152:919–922, 1995

Jacobson E: Psychotic identifications, in Depression: Comparative Studies of Normal, Neurotic, and Psychotic Conditions. Edited by Jacobson E. New York, International Universities Press, 1971a, pp 242–263

Jacobson E: Transference problems in depressives, in Depression: Comparative Studies of Normal, Neurotic, and Psychotic Conditions. Edited by Jacobson E. New York, International Universities Press, 1971b, pp 284–301

Jamison KR: An Unquiet Mind. New York, Vintage Books, 1995

Jones EE, Pulos SM: Comparing the process of psychodynamic and cognitive behavioral therapies. J Consult Clin Psychol 61:306–316, 1993

Keitner GI, Miller IW: Family functioning and major depression: an overview. Am J Psychiatry

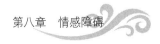

147:1128–1137, 1990

Kendler KS, Neale MC, Kessler RC, et al: Childhood parental loss and adult psychopathology in women: a twin study perspective. Arch Gen Psychiatry 49:109–116, 1992

Kendler KS, Kessler RC, Neale MC: The prediction of major depression in women: toward an integrated etiological model. Am J Psychiatry 150:1139–1148, 1993

Kendler KS, Kessler RC, Walters EE, et al: Stressful life events, genetic liability, and onset of an episode of major depression in women. Am J Psychiatry 152:833–842, 1995

Kendler KS, Karkowski LM, Prescott CA: Causal relationship between stressful life events and the onset of major depression. Am J Psychiatry 156:837–841, 1999

Kendler KS, Thornton LM, Prescott CA: Gender differences in the rates of exposure to stressful life events and sensitivity to their depressogenic effects. Am J Psychiatry 158:587–593, 2001

Kendler KS, Hettema JM, Butera F, et al: Life event dimensions of loss, humiliation, entrapment, and danger in the prediction of onsets of major depression and generalized anxiety. Arch Gen Psychiatry 60:789–796, 2003

Kendler KS, Myers J, Zisook S: Does bereavement-related major depression differ from major depression associated with other stressful life events? Am J Psychiatry 165:1449–1455, 2008

Klein M: Mourning and its relation to manic-depressive states (1940), in Love, Guilt and Reparation and Other Works 1921–1945. New York, Free Press, 1975, pp 344–369

Kwon P: Attributional style and psychodynamic defense mechanisms: toward an integrative model of depression. J Pers 67:645–658, 1999

Kwon P, Lemmon KE: Attributional style and defense mechanisms: a synthesis of cognitive and psychodynamic factors in depression. J Clin Psychol 56:723–735, 2000

Lesse S: Psychotherapy in combination with antidepressant drugs in severely depressed outpatients: 20-year evaluation. Am J Psychother 32:48–73, 1978

Levitan RD, Parikh SV, Lesage AD, et al: Major depression in individuals with a history of childhood physical or sexual abuse: relationship to neurovegetative features, mania and gender. Am J Psychiatry 155:1746–1752, 1998

Maj M: Lithium prophylaxis of bipolar disorder in ordinary clinical conditions: patterns of long-term outcome, in Bipolar Disorders: Clinical Course and Outcome. Edited by Goldberg JF, Harrow M. Washington, DC, American Psychiatric Press, 1999, pp 21–37

Maltsberger JT, Buie DH: Countertransference hate in the treatment of suicidal patients. Arch Gen Psychiatry 30:625–633, 1974

Maxmen JS: An educative model for inpatient group therapy. Int J Group Psychother 28:321–338, 1978

Meissner WW: Psychotherapy and the Paranoid Process. Northvale, NJ, Jason Aronson, 1986

Menninger KA: Psychoanalytic aspects of suicide. Int J Psychoanal 14:376–390, 1933

Miklowitz DJ: Adjunctive psychotherapy for bipolar disorder: state of the evidence. Am J Psychiatry 165:1408–1419, 2008

Miklowitz DJ, Frank E: New psychotherapies for bipolar disorder, in Bipolar Disorders: Clinical Course and Outcome. Edited by Goldberg JF, Harrow M. Washington, DC, American Psychiatric Press, 1999, pp 57–84

Miklowitz DJ, George EL, Richards JA, et al: A randomized study of family focused psychoeducation and pharmacotherapy in the outpatient management of bipolar disorder. Arch Gen Psychiatry 60:904–912, 2003

Miller M, Hemenway D: The relationship between firearms and suicide: a review of the literature. Aggress Violent Behav 4:59–75, 1999

Mortensen PB, Pedersen CB, Melbye M, et al: Individual and familial risk factors for bipolar affective disorders in Denmark. Arch Gen Psychiatry 60:1209–1215, 2003

Nemeroff CB: The neurobiology of depression. Sci Am 278:42–49, 1998a

Nemeroff CB: Polypharmacology in psychiatry: good or bad? CNS Spectrums 3:19, 1998b

Nemeroff C: The pre-eminent role of early untoward experience on vulnerability to major psychiatric disorders: the nature-nurture controversy revisited and soon to be resolved. Mol Psychiatry 4:106–108, 1999

Nemeroff C: The neurobiological consequences of child abuse. Presentation at the 156th annual meeting of the American Psychiatric Association, San Francisco, CA, May 17–22, 2003

Nemeroff CB, Heim CM, Thase ME, et al: Differential responses to psychotherapy versus pharmacotherapy in patients with chronic forms of major depression and childhood trauma. Proc Natl Acad Sci U S A 100:14,293–14,296, 2003

Nock MK, Park JM, Finn CT, et al: Measuring the suicidal mind: implicit cognition predicts suicidal behavior. Psychol Sci 21:511–517, 2010

Olin HS: Psychotherapy of the chronically suicidal patient. Am J Psychother 30:570–575, 1976

Phillips KA, Gunderson JG, Triebwasser J, et al: Reliability and validity of depressive personality disorder. Am J Psychiatry 155:1044–1048, 1998

Post RM, Rubinow ER, Uhde TW, et al: Dysphoric mania: clinical and biological correlates. Arch Gen Psychiatry 46:353–358, 1989

Reich JH, Green AI: Effect of personality disorders on outcome of treatment. J Nerv Ment Dis 179:74–82, 1991

Richman J, Eyman JR: Psychotherapy of suicide: individual, group, and family approaches, in Understanding Suicide: The State of the Art. Edited by Lester D. Philadelphia, PA, Charles C Thomas, 1990, pp 139–158

Salminen JK, Karlsson H, Hietala J, et al: Short-term psychodynamic psychotherapy and fluoxetine in major depressive disorder: a randomized comparative study. Psychother Psychosom 77:351–357, 2008

Salzman C: Integrating pharmacotherapy and psychotherapy in the treatment of a bipolar patient. Am J Psychiatry 155:686–688, 1998

Sandler J, Joffe WG: Notes on childhood depression, Int J Psychoanal 46:88–96, 1965

Sareen J, Cox BJ, Afifi TO, et al: Anxiety disorders and risk for suicidal ideation and suicide attempts. Arch Gen Psychiatry 62:1249–1257, 2005

Searles HF: The "dedicated physician" in the field of psychotherapy and psychoanalysis (1967), in Countertransference and Related Subjects. Madison, CT, International Universities Press, 1979, pp 71–88

Shea MT, Pilkonis PA, Beckham E, et al: Personality disorders and treatment outcome in the NIMH Treatment of Depression Collaborative Research Program. Am J Psychiatry 147:711–718, 1990

Smith K: Using a battery of tests to predict suicide in a long term hospital: a clinical analysis. Omega

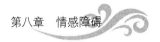

13:261–275, 1983

Smith K, Eyman J: Ego structure and object differentiation in suicidal patients, in Primitive Mental States of the Rorschach. Edited by Lerner HD, Lerner PM. Madison, CT, International Universities Press, 1988, pp 175–202

Stanley B, Brown G, Brent D, et al: Cognitive behavior therapy for suicide prevention (CBT-SP): treatment model, feasibility and acceptability. J Am Acad Child Adolesc Psychiatry 48:1005–1013, 2009

Stroebe M, Stroebe W, Abakoumkin G: The broken heart: suicidal ideation in bereavement. Am J Psychiatry 162:2178–2180, 2005

Thase ME, Greenhouse JB, Frank E, et al: Treatment of major depression with psychotherapy or psychotherapy-pharmacotherapy combinations. Arch Gen Psychiatry 54:1009–1015, 1997

Twemlow SW, Gabbard GO: The lovesick therapist, in Sexual Exploitation in Professional Relationships. Edited by Gabbard GO. Washington, DC, American Psychiatric Press, 1989, pp 71–87

Vaillant GE, Vaillant CA: A cross-validation of two methods of investigating defenses, in Ego Mechanisms of Defense: A Guide for Clinicians and Researchers. Edited by Vaillant GE. Washington, DC, American Psychiatric Press, 1992, pp 159–170

Vaughn CE, Leff JP: The influence of family and social factors on the course of psychiatric illness: a comparison of schizophrenic patients and neurotic patients. Br J Psychiatry 129:125–137, 1976

Vythilingam M, Heim C, Newport J, et al: Childhood trauma associated with smaller hippocampal volume in women with major depression. Am J Psychiatry 159: 2072–2080, 2002

Zee HJ: Blindspots in recognizing serious suicidal intentions. Bull Menninger Clin 36:551–555, 1972

第九章

焦虑障碍

通常来说，看不见的比看得见的更令人心生困扰。

——尤利乌斯·凯撒（Julius Caesar）

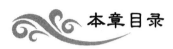

本章目录

焦虑（anxiety）是一种在精神分析和精神动力性精神病学的诞生上起到了重要作用的情感。弗洛伊德（Freud，1895/1962）创造了焦虑性神经症（anxiety neurosis）这一术语，并识别出了两种焦虑形式。一种形式是弥散性的忧虑或恐惧感，源自被压抑的想法或愿望，通过心理治疗的干预是可以治愈的。另一种形式的焦虑，其特征是一种压倒性的惊恐感，伴随着自主神经放电的表现，包括大量出汗、呼吸频率和心率加快、腹泻和主观的惊骇感。弗洛伊德认为，后一种形式并不是由心理因素造成的。更确切地说，它被概念化构想为与缺乏性活动有关的生理性的力比多积聚的结果。他将这种形式称为**真性神经症**（actual neurosis）。

到 1926 年，因为弗洛伊德当时的新创作——结构模型——的提出，他进一步完善了自己对焦虑的理解（Freud，1926/1959）。当时，焦虑被视为源自本我的、潜意识的性或攻击愿望与来自超我的相应惩罚威胁之间发生心理冲突的结果。焦虑被理解为"在潜意识中存在着危险"的**信号**。在对这个信号的回应中，自我动员防御机制以防止不可接受的想法和感觉出现在意识性的觉察中。如果信号焦虑（signal anxiety）不能充分激活自我的防御资源，那么强烈的、更加持久的焦虑或其他神经症性症状就会出现。在这个意义上，弗洛伊德将焦虑概念化构想为既是一种神经症性冲突的症状表现形式，同时也是一种抵挡觉察神经症性冲突的适应性信号。

在弗洛伊德的模型中，焦虑是一种自我情感（ego affect）。自我控制着通往意识的入口，并且通过压抑使自己摆脱任何与源于本我的本能冲动之间的联系。它既审查冲动本身，也审查其相应的心理内部表征。被压抑了的本能愿望或冲动，仍然可能作为一种症状而得到表达，尽管等到它达到症状表达的阶段时，它可能已被置换和伪装。根据防御操作和症状表现的不同，所产生的神经症的表现形式可以是一种强迫性思维、一种癔症性瘫痪或一种恐惧性回避。

焦虑可能被依附在一种意识层面上的、可接受的恐惧之下，这种恐惧掩盖了一种更深层的、不太可接受的忧虑。有些患者可能表现出焦虑，但完全不知道自己为何焦虑。精神动力性临床医生的任务是去理解这种焦虑的潜意识起源。弗洛伊德首先提出的想法是，在儿童生命中的每一个连续的发展时期，都会产生一种与该阶段有关的典型恐惧。依据弗洛伊德以及后来的精神分析研究者的发现，可以建构出一份焦虑的发展等级（表 9-1），以协助精神动力性临床医生确定患者的症状性焦虑的潜意识来源。

表 9-1　焦虑的发展性等级

超我焦虑
阉割焦虑
对丧失爱的恐惧
对丧失客体的恐惧（分离焦虑）
迫害焦虑
解体焦虑

在最成熟的水平上，起源于超我的焦虑可以被理解为对于没有达到道德行为的内在标准而产生的内疚感或良心上的痛苦。在俄狄浦斯期，焦虑聚焦于自己的生殖器可能在报复性的父母式人物手中受到潜在的伤害或丧失。这种恐惧可以隐喻性地被表达为失去身体的另一个部分或任何其他形式的身体伤害。后退到发展等级中较早期的焦虑，我们看到对于失去一个重要他人（最初是父亲或母亲）之爱或认可的恐惧。而一个在发展上更为原始的焦虑来源，是不仅可能失去客体的爱，而且可能失去客体本身——这通常被称为**分离焦虑**（separation anxiety）。最原始的焦虑形式是**迫害焦虑**（persecutory anxiety）和**解体焦虑**（disintegration anxiety）。前者起源于克莱因的偏执 - 分裂位，在此首要的焦虑是，来自外部的迫害性客体会入侵，并从内部消灭患者。而解体性焦虑，可能源于害怕因与客体融合而失去自体感或边界；或者可能源于担忧当环境中缺乏他人的镜映或理想化回应时，自体将会破碎并丧失它的完整性。

当焦虑成为临床表现的一部分时，精神动力性精神科医生就必须争取患者的合作，以识别焦虑的发展性起源。这一信息可能在 1 小时的访谈内得以确定，或者可能需要全面的评估。像大多数症状一样，焦虑往往是多重因素的，由来自多种发展水平上的议题所决定（Gabbard & Nemiah，1985）。

焦虑的这些变体的等级组织可能会导致一种错误的假设，即认为随着发展的进行，较为原始水平的焦虑会"因年龄的增长而消失"。事实上，最原始水平的焦虑持续地存在于每一个人身上，它们很容易在创伤或应激情境中或者在大型团体中被触发。例如，涉及"外人"或与我们不同的人的迫害性焦虑，历来都是导致战争、地区和政治紧张以及种族偏见的主要因素。这一发展性等级只是一个用来协助临床医生的指导原则。每个人都有一种独特的焦虑混合，有些人的焦虑可能并不恰好符合这些类型。临床医生必须创造性地理解每位患者独特的恐惧以及这些恐惧的起源。

实证证据将生物及遗传因素与焦虑的产生联系起来。虽然针对焦虑障碍的神经科学研究进展令人印象深刻，但在对焦虑的理解上，存在某种生物简化论的隐患。神经生理机制可能引起一种适应性形式的信号焦虑，也可能引起更为病理性形式的慢性症状性焦虑。

正如第一章所述，研究者已经以极大的兴趣研究了抑郁症和创伤后应激障碍患者的5-羟色胺转运体（5-HTTLPR）基因上的多态性。研究也揭示了这种基因可能在焦虑发展上所起的作用。莱施等人（Lesch et al.，1996）发现，与该基因较长的个体相比，该基因相对较短的个体可能有着更为严重的、与神经质气质相关的焦虑。此外，具有一个或两个短等位基因的个体，与有较长等位基因的个体相比，在对恐惧性刺激做反应时会表现出更强的杏仁核神经元活动性（Hariri，2002）。近70%的人有该基因较短且活力较差的版本，其与较强的焦虑有关。对这一发现的一个解释是，这种分布可能很好地反映了自然选择，与那些不那么担忧或关注的个体相比，更为焦虑的个体更加有所准备，可以在危险的环境中存活下来。

一项研究焦虑障碍的遗传及环境风险因素的双生子研究（Hettema et al.，2005）发现，两大类疾病更有可能通过基因而罹患上：一类与惊恐和广泛性焦虑有关，另一类与特定恐惧症有关。障碍之间的其他关联倾向于与环境因素相关。另一项双生子研究（Kendler et al.，2008）发现，这种易于恐惧的倾向包含了发展性动态影响。在8—9岁时，遗传因素影响恐惧的强度，但其重要性随着时间的推移明显下降。在青少年期早期、青少年期后期和成年早期，遗传风险因素的新组合影响恐惧的强度。随着儿童年龄的增长，家庭和来自同伴的环境影响的重要性似乎在下降。在文学、电影和大众文化中，焦虑常被轻视。然而，一项针对成年人的基于人群的纵向研究发现，先前存在的焦虑障碍是随后发生的自杀意念和自杀尝试的独立风险因素（Sareen et al.，2005）。此外，如第八章所指出的，强烈的焦虑会增加心境障碍患者的自杀尝试的风险。作为全面严谨的精神病学评估的一部分，必须认真对待焦虑障碍的诊断和治疗。

如果把焦虑归类为一种疾病，而不是将它也视为一种由多因素决定的、潜意识冲突的征兆，人们就可能会忽视焦虑的适应性方面。担心未来会发生什么，可能会带来高度创造性的思维。正是因为担忧，才发现了问题的解决方案。健康的自我怀疑也可能与担忧有关。如果焦虑只被视为一个问题，一个在精神药理学上必须被根除的问题，那么人类的心理可能会蒙受重大损失。

在门宁格基金会心理治疗研究项目（Menninger Foundation Psychotherapy Research Project）中，35名患者中的18人在精神分析或心理治疗终止时表现出焦虑增加，尽管在这18名患者中有13名被独立评估者判断为获得了实质性改善（Appelbaum，1977）。在评估这些结果时，研究者（Appelbaum，1977；Siegal & Rosen，1962）区分了给患者带来混乱的原发性焦虑（类似于惊恐障碍）以及可能是适应性的信号焦虑。研究人员指出，焦虑耐受力（anxiety tolerance）——被定义为体验焦虑而不必非要释放掉它的能力——常常是动力学心理治疗的结果，并反映了自我的拓展。许多病情改善的患者，在有效利用观念性活动来约束焦虑的能力上有显著的提高。研究人员得出的结论是，仅凭治疗后存在或不存在焦虑不足以评估患者的改变。更有可能的结果是，对焦虑更为强有力的自我掌控允许人们以一种更直接的方式面对某些在生命中固有的存在性担忧。焦虑可以是适应性的或适应不良的，基于临床和生活经验来看，所有焦虑都应该被根除的假设无疑是没有根据的。

"信号焦虑"这一精神分析概念，得到了来自一项神经科学研究的证据支持，该研究针对的是具有可以"预测危险"的信号功能的潜意识心理过程的一个子过程（Wong，1999）。在研究对象观看阈下（潜意识）的面部图像时，研究人员测量他们的大脑活动（事件相关电位）和皮电活动。实验的第二阶段涉及建立条件作用（conditioning）：一张不愉快面容的阈上（有意识地）呈现与令人厌恶的手指电击被建立起关联。由于面容是在意识层面被感知到的，于是受试者习得：在看到不愉快面容的几秒后就会受到轻度的电击。在实验的最后阶段，之前条件化的刺激（不愉快的面容）的阈下（潜意识）图像被呈现出来，但不伴随后续的电击。在该最后阶段，就在之前给予电击的时间点之前，有明显的慢波脑电活动出现。在呈现愉快的面容时，则未发现脑电活动。研究人员指出，这种慢波脑电活动是潜意识地引发的期待波（expectancy wave）或预期过程（anticipatory process）。换句话说，即使没有意识层面对不愉快面容的感知，但该刺激已经被潜意识地感知到了，且大脑做出了预期一个电击会到来的反应。这种生理反应被理解为精神过程（比如这里的"预期"）的一个指标。这种预期的精神状态在人类身上可以被潜意识地引发——这一论证提供了与信号（signal）概念相一致的关键证据。这项研究也反映了一个事实，即在对预期中的可怕情境做反应时，一些焦虑也许最初是潜意识的，然后可能只是逐渐地进入有意识的觉察中。焦虑以这种方式发挥适应性功能，以提醒个体注意有危险的情况，然后，个体就能够以也许可以避开该危险的方式去应对它。

在介绍DSM-5（American Psychiatric Association，2013）的焦虑障碍（anxiety disorders）时，

还应该提及最后一个问题。研究人员和临床医生越来越担心，与焦虑障碍相关的分类法很可能是不合乎实际的（Tyrer et al.，2003）。对焦虑障碍的共病研究发现，患者更可能患有两种或更多种焦虑障碍，而不是任何特定诊断实体的某一种纯粹的形式。因此，制订综合治疗计划的临床医生必须记住，治疗焦点可能不只是一种焦虑障碍。此外，蒂勒等人（Tyrer et al.，2003）认为，神经症临床表现的核心，是焦虑和抑郁特征的某种混合，并伴有明显的人格病理。相比于把焦虑障碍划分为多个互不相关的独立实体——它们并没有明显不同的治疗策略，上述具有普遍性的神经症描述可能在临床上更有重要意义。

"焦虑障碍"这一诊断分类在 DSM-5 的发展过程中经历了重大变化。强迫症（obsessive-compulsive disorder）被从焦虑障碍的类别中移出，而与其他均具强迫观念（obsessions）或强迫行为（compulsive behaviors）的障碍，例如拔毛癖（trichotillomania）和躯体变形障碍（body dysmorphic disorder），被归为一组。类似地，创伤后应激障碍（posttraumatic stress disorder）和急性应激障碍（acute stress disorder）被从焦虑障碍转移到一个新的类别——创伤与应激相关障碍（trauma-and stressor-related disorders）中。核心的焦虑障碍现在是：恐惧症（phobic disorders）、广泛性焦虑障碍（generalized anxiety disorder）、惊恐障碍（panic disorder），以及新加入这一类别的障碍，包括选择性缄默症（selective mutism）和分离焦虑障碍（separation anxiety disorder），这些障碍之前被归类在儿童期和青少年期相关障碍之下。

惊恐障碍

尽管惊恐发作（panic attack）通常只持续几分钟，但它会给患者带来相当大的痛苦。除了体验到窒息、眩晕、出汗、颤抖和心动过速等令人惊恐的生理症状外，惊恐障碍患者常常感到毁灭即将来临。大多数惊恐障碍患者还有场所恐怖症（agoraphobia）——害怕处于难以逃脱或令人极度尴尬的地方或情境。因为惊恐发作是会反复发生的，患者通常会发展出预期性焦虑（anticipatory anxiety）的一种继发形式，不断地担心在何时及何处会发生下一次发作。伴有场所恐怖症的惊恐障碍患者常常会限制自己的出行，以试图掌控在一个难以轻易离开的地方会发生惊恐发作的可怕情景。

惊恐障碍可能看起来在心理上没有什么内容。惊恐发作看上去出现得"出乎意料"，没有明显的环境或心理内部的促发因素。因此，精神动力性精神病学家的角色常常——且是不幸地——被认为在对这些患者的治疗中无关紧要。其实，很大比例的惊恐障碍患者是因为精神动力学因素而出现这种发作的，因此心理干预可能会对他们有效（Milrod et al.，1997；Nemiah，1984）。精神动力性临床医生应该彻底调查惊恐发作时的情形以及每位惊恐障碍患者的病史，以确定心理因素是如何与发作相关联的。

尽管针对惊恐障碍的神经生理学因素的证据令人印象深刻，但相较于病因学而言，这些观察所得在解释发病机制方面更具说服力。没有神经生物学数据解释是什么促发了惊恐发作的起病。在一项包括对 9 名惊恐障碍患者进行精神动力学访谈的预初研究中，一名客观的研究型精神病学家能够识别出每一位患者惊恐发作起病前有意义的应激源（Busch et al.，1991）。这些应激源倾向于与被置于患者身上的期望水平的改变有关。与职场有关的期望改变是常见的。同样常见的是与患者生活中核心人物有关的丧失。许多丧失事件与童年经历有关，彼时，他们对父母或对其他重要他人的依恋曾受到威胁。被访谈的患者的另一个共同点是，他们感到父母是具有威胁性的、喜怒无常、挑剔、控制和高要求的。对访谈更全面的分析显示出一种童年时期对于与他人交往的焦虑模式，非支持性的父母关系，以及被困住的感觉。大多数患者难以处理愤怒和攻击性。

这一探索性研究中的许多观察结果得到了实证研究的证实。与对照组相比，在惊恐障碍患者起病前的几个月内，应激性生活事件发生率较高，尤其是丧失（Fara-velli & Pallanti 1989；Venturello，2002）。在针对惊恐障碍患者的另一项对照研究中（Roy-Byrne et al.，1986），实验组不仅在惊恐发作前一年内经历了明显更多的应激性生活事件，而且对于生活中的这些事件也比对照组感到更加痛苦。在一项包含 1018 对女性双胞胎的大型研究（Kendler et al.，1992a）中，惊恐障碍与父母的分离和死亡均显著地高相关。早期与母亲的分离尤其与惊恐障碍相关。米罗德等人（Milrod et al.，2004 年）指出，在某些情况下，惊恐障碍可能是人际关系丧失的结果，且代表了一种复杂的丧亲形式。在一项对 51 名患者的惊恐发作的评估中，47% 的患者在重大的人际丧失后 6 周内出现惊恐发作。

一个具有一定程度实证支持的发病机制理论认为，惊恐障碍患者具有易于患病的神经生理学脆弱性，这种脆弱性可能与特定的环境应激源相互作用而导致疾病的发生。卡根等人（Kagan et al.，1988）在一些儿童中发现了一种天生的气质特征，他们将它称为"面对陌生事物时的行为抑制"。这些孩子往往易于被环境中的一切陌生事物吓到。作为一种应对恐惧的方式，他们依靠父母来保护他们。然而随着长大和成熟，他们认识到，父母并不会随时都可以在身边保护和安慰自己。随后，他们可能把自己的不够好投射到父母身上，然后认为他们是不可靠的和不可预测的。这些孩子可能会对不能稳定地得到父母的保护而愤怒，但这种愤怒会产生新的问题，因为他们担心自己的愤怒幻想是破坏性的并会把父母赶走，使自己失去赖以提供安全的父母（Busch et al., 1991; Milrod et al., 1997）。恶性循环导致孩子的愤怒威胁到他们与父母的联结，从而增加了孩子充满恐惧和敌意的依赖。一项对 20 个研究的荟萃分析（Kossowsky et al., 2013）显示，患有分离焦虑障碍的儿童后来更容易发展出惊恐障碍。因此，在惊恐障碍患者的个案概念化中应该审慎地将分离焦虑包含在内。

从依恋理论的角度理解惊恐障碍的发病机制，对于使用精神动力学方法开展治疗也很有帮助（Shear, 1996）。一项针对 18 例女性焦虑障碍患者的依恋模式的小型初步研究提示，其中所有人的依恋模式都有问题（Manassis et al., 1994）。在 18 例患者中有 14 例被诊断为惊恐障碍；这些患者倾向于具有更高比例的先占型依恋（preoccupied attachment）。惊恐障碍患者常常将分离和依恋视为相互排斥的。他们在调节分离与依恋之间的正常摆动上有困难，因为他们对于失去自由和失去安全与保护这两方面都高度敏感。这种困难导致他们在一个极度狭窄的行为范围内进行运作，试图同时避免太可怕的分离和太强烈的依恋。这种受限的舒适区，通常表现为一种以心智化困难为特征的过度控制性的与他人互动的风格。

在这些患者身上所看到的极端的惊恐水平，可能反映了一种不足以激活自我的防御性资源的信号焦虑功能。特别是对依恋的威胁，似乎触发了这种淹没性的惊恐。米罗德（Milrod, 1998）提出，那些罹患惊恐障碍的人容易有自体破碎感，可能需要治疗师或其他同伴来帮助他们感到自己有稳固的身份认同感。涉及自体—他者混乱的自我缺陷的存在，可能与将焦虑作为一种信号来使用方面的困难有关。

在女性患者身上另一个与依恋问题有关的病因学因素，是童年期的躯体及性虐待。一项调查发现，在患有焦虑障碍的女性当中，儿童期性虐待的发生率为 45.1%，而在没有焦虑障碍的女性中，其发生率为 15.4%（Stein et al., 1996）。当特别针对惊恐障碍进行调查时，60% 的女性惊恐障碍患者有过童年期性虐待史，而患有其他类型焦虑障碍的女性占 31%。由于童年期的创伤破坏了孩子对父母的依恋，性虐待可以解释惊恐障碍患者在与他们生活中的重要客体相处时感到安全和有保障方面的一些困难。对虐待性父母表征的内化也妨碍了他们在成年生活中对他人建立起信任。

德马西（DeMasi，2004）提出，存储在内隐记忆中的创伤性恐惧，可能被与先前的危险情境有关的一个条件化刺激触发。他的模型将神经科学的发现与精神动力学的理解整合在一起。在这个模型中，他借鉴了勒杜（LeDoux，1996）的工作。勒杜曾指出，在杏仁核中建立起的恐惧的潜意识记忆，似乎在脑中留下了不可磨灭的印记。当面对某一个恐惧信号时，杏仁核是大脑中第一个被激活的区域。这种激活可能完全是潜意识性的，而在丘脑花时间将信息传递到皮质，以使来自前额叶皮质的理性思维能够被应用于该情境之前，战斗 / 逃跑反应会先接管控制。例如，对一条蛇的阈下感知会激活杏仁核，而皮质随后才会更为详细地处理信息，并认识到一条无害的束带蛇*没有任何威胁。德马西提出，惊恐障碍的淹没性焦虑被困在原始的杏仁核 / 边缘系统的回路中，而无法被皮质中的理性力量充分地处理。因此，想象中的危险，常常是来自既往的创伤，它们无法与真正的危险被区分开。

采用精神分析或精神动力学心理治疗的方法成功治疗惊恐障碍患者的病例报告（Abend，1989；Milrod & Shear，1991；Milrod et al.，1997；Sifneos，1972）让人们有理由相信，精神动力学干预在对惊恐障碍的治疗中具有重要的作用。一项聚焦于"惊恐"的精神动力学心理治疗的开放性试验（Milrod et al.，2001）所取得的令人充满希望的结果，促成了一项目前正在进行的针对治疗方法的随机对照试验。

在精神动力学治疗过程中，患者在关系中的困难通常会在对治疗师的移情中成为中心议题。围绕愤怒、独立和分离的冲突尤为突出。这通常使得治疗师有必要去探索患者的恐惧——当治疗取得进展时，患者对于自己变得对治疗师过度依赖的恐惧。类似地，患者可能也会产生对于失去治疗师的过度焦虑，或者是因为假期短暂地失去，或者是因为治疗结束而永久地失去。

在许多情况下，对无法控制的愤怒甚或想要杀人的怒火的幻想，可能是治疗的核心。父母的愤怒可能曾经如此强烈，以至于任何愤怒爆发都被看作具有潜在的破坏性。有些儿童在表达自己的愤怒时，可能将父母体验为在情感上会抛弃自己。剖析患者用以避免愤怒的特征性防御机制，常常具有重要价值。惊恐障碍患者通常会使用以下防御的任何可能的组合形式：反向形成、抵消、躯体化和外化（Busch et al.，1995）。抵消和反向形成都能够帮助患者否认消极的情感，比如愤怒。心理治疗师可能需要帮助患者觉察自己在表达愤怒上的焦虑，以及对它进行防御的相关需要。此

---

* 一种北美无毒条纹小蛇。——译者注

外，动力性治疗师必须敦促患者仔细思考促发惊恐发作的细节，并开始将对于灾难的焦虑与生活事件联系起来。通过这种方式，患者对此的心智化能力会得到提高，使他们能够理解惊恐发作代表着某些什么。换句话说，感知到一场真实的灾难只是一种表征，并非一个事实。

躯体化和外化常常协同工作，以阻挡内在的反思。使用躯体化时，患者的注意力集中在生理现象上，而不是心理原因或意义上。使用外化时，问题被归因于外部的人，认为他们在以某种方式虐待患者。在组合使用时，这些防御可能创造出一种特定形式的客体关系，在其中，他人（如家人、朋友或医生）成为治愈者，被寄予希望来修复患者身体中的某些东西。这种建立客体联系的模式也经常在移情中表现出来。

一项随机对照试验已经表明，精神分析性心理治疗对惊恐障碍有效（Milrod et al.，2007）。被随机分配的患者接受每周两次精神动力学心理治疗或每周两次应用性放松训练，共 12 周。该动力学治疗以米罗德（Milrod，1998）和布施等人（Busch et al.，1995）的构想为基础，惊恐症状的个人意义会得到探索，而涉及分离与自主的核心冲突、对愤怒的识别、关系议题、对分离的担忧以及性的问题都会得到处理，包括当它们出现在移情中时。在 12 周后，在接受聚焦于惊恐的精神动力学心理治疗的患者中，有 73% 的人在治疗结束时反应良好，而在放松训练对照组中只有 39% 的人反应良好。一份介绍这种疗法的手册随后得到了出版（Busch et al.，2011）。

药物与心理治疗的组合对一些惊恐障碍患者有帮助（Wiborg & Dahl，1996）。单纯的药物治疗通常不足以缓解症状或改善对惊恐发作的症状控制（Cooper，1985；Zitrin et al.，1978）。此外，一些患者表现出对药物的明显阻抗，通常是因为他们认为服药会给他们带来有精神障碍的污名，因此，心理治疗可能是必不可少的，以帮助他们理解和消除对药物治疗的疑虑。（心理）治疗对于那些有人格障碍的患者也是有帮助的，尤其是有边缘性、自恋性或表演性人格障碍的患者。如果不治疗这些障碍，惊恐障碍患者的治疗结果可能会受到不利的影响（Reich，1988）。

作为一份全面有效的治疗计划，这些患者除了需要恰当的药物治疗之外，还需要心理治疗性干预。在与所有表现出惊恐障碍或场所恐怖症症状的患者的工作中，一份仔细的精神动力学评估都将帮助治疗师权衡生物学和动力学因素各自的促成作用。

M 先生，27 岁，办公室职员，主诉每当他想要离开自己所住的小镇时就会发生惊恐发作。他最初无法将惊恐与任何心理内容联系起来，但做评估的精神科医生通过进一步探索，揭示了一些促成起病的因素。M 先生刚刚买了一套房子，而他的妻子怀上了他们的第一个孩子。当精神科医生对于随之而来的责任增加的议题发表自己的看法时，患者回答说，他感觉自己更像是 7 岁而不是 27 岁。他接着说，他不确定自己是否准备好了承担做丈夫和父亲的责任，对房屋的抵押贷款负责。精神科医生请 M 先生更详细地描述惊恐发作的情况。M 先生再次解释说，每当他准备离开镇上的时候，都会有惊恐发作。精神科医生询问这些旅行的目的，M 先生解释是去和父亲打猎。精神科医生询问在旅行中是否发生过什么不愉快的事情。经过片刻的沉思，M 先生回答说，他曾有两次在狩猎中不小心射中了父亲，但是很幸运地，他父亲每次都只是受了些轻伤。

根据对 M 先生的评估，精神科医生随后做了一个初步试探性的解释性个案概念化：M 先生的惊恐障碍与心理冲突有关。近期的生活事件将他作为一个丈夫、父亲和养家糊口的人更直接地被置于与父亲的竞争之中。这些事件激活了他对父亲长久以来的攻击性愿望——基于被压抑的、潜意识的俄狄浦斯期竞争。摧毁父亲的冲动，在过去两次狩猎旅行中以意外事故的形式浮现出来。现在，每当 M 先生计划离开镇上与父亲一起去打猎时，这种攻击性冲动的出现导致了信号焦虑的产生；因为这位特定的患者具有将焦虑转化为惊恐所必需的深层神经基质，于是这个信号焦虑被转化成为完全的惊恐发作。而结果就是回避了可能会激活摧毁愿望和想象中的报复（阉割）的情境。

为了理解触发惊恐的动力学因素，这位患者开始接受表达性－支持性心理治疗，但重点被放在表达性上。随着治疗过程的进展，M 先生开始越来越多地谈论他对母亲的依恋。很快，他就谈到母亲也对分离很恐惧。小时候，M 先生每次出去，母亲都会警告他可能会遇到很多危险。通过该心理治疗过程，M 先生最终意识到，他共享了母亲对分离的焦虑。他意识到，每当妻子出差时，他就会一直担心，因为他害怕她可能会死去并因此抛弃他。患者的俄狄浦斯期焦虑显然还混合了更为原始的、对于失去客体的焦虑，最初是他的母亲，现在是他的妻子。

经过大约 2 年的心理治疗，M 先生摆脱了惊恐发作以及预期性焦虑。他在工作中获得了晋升，对此，他能够毫不焦虑地处理好。他的新工作需要他几乎每个工作日都开车出城，他都能够做到，而没有体验到任何惊恐发作。

几年之后，当有两个生活事件重新激活了调节他惊恐发作的深层神经结构时，M 先生回来接受了进一步的治疗。他开办的私人企业非常成功，这给他带来了更富裕的生活。此外他的父亲被诊断出患上了无法治愈的癌症。这一次，需要联合药物治疗（阿普唑仑）和心理治疗，以将 M 先生的惊恐发作降低到可控的程度。

恐惧症

DSM-5 焦虑障碍类别中的恐惧症包括：特定恐惧症（specific phobias）、社交焦虑障碍（social anxiety disorder）或称社交恐惧症（social phobia），以及场所恐怖症*（agoraphobia）。对恐惧症的精神动力学理解具体说明了在本章开始时所描述的神经症性症状的形成机制。当可能导致报复性惩罚的、被禁止的性或攻击性想法威胁着要从潜意识中浮现出来时，信号焦虑就会被激活，进而导致三种防御机制的调用：置换、投射和回避（Nemiah，1981）。这些防御措施通过再次压抑被禁止的愿望而消除了焦虑，但焦虑得到控制的代价是引发了一种恐惧性神经症（phobic neurosis）。一个临床实例更详细地说明了恐惧症状的形成。

N 先生是一名 25 岁的初级主管，他刚完成工商管理硕士的学位课程，第一次在一家公司担任职位。他患有社交恐惧症，在工作或在社交场合中遇见不认识的人就会感到强烈的恐惧。每当他不得不在工作中面对一群人讲话时，他也会产生强烈的焦虑。当被迫面对令他害怕的情境时，他就会变得喘不过气，讲话结巴，以致都无法完整地说出句子来。

因为 N 先生有明显的自我力量，症状集中，整体功能良好，治疗动机强而

---

* 旧译"广场恐惧症"。——译者注

且有相当好的心理学头脑，治疗师向他推荐了短程动力学治疗。在第三次治疗中，N 先生向治疗师澄清，在与之前不认识的人会面时，最糟糕的部分就是自我介绍。然后就有了下面的对话。

治疗师：说出你的名字有什么困难吗？

N 先生：我不知道。

治疗师：如果用 1 分钟的时间思考一下你的名字，你会想到什么？

N 先生（停顿一下）：那也是我父亲的名字。

治疗师：那会让你有什么感觉？

N 先生：我猜是……有点不舒服。

治疗师：为什么会这样？

N 先生：呃，我和他关系不好。自从我 4 岁时他离开我妈妈，我几乎就没再见过他。

治疗师：所以，在他离开后，就只有你和母亲两个人一起生活？

N 先生：是的。我妈妈一直没有再婚，所以我从小就不得不成为家里的男人，我觉得我没有准备好承担这么大的责任。我一直对此都心怀恨意。当我还是个孩子的时候，每个人都总是说我表现得就像是一个成年人。这曾经很困扰我，因为我觉得自己只是在假装一个成年人，在我心里其实还只是一个小孩子时。我觉得我在欺骗每个人，如果被发现了，他们可能会生我的气。

治疗师：我想知道，那是不是你在介绍自己时的感受。

N 先生：我觉得那正是我的感受。说我的名字，就是在说我在试图成为我的父亲。

治疗师的解释帮助 N 先生意识到，他的焦虑与过早地填补了父亲的空缺而产生的内疚和羞耻感有关。他想象别人会看穿他的伪装或欺骗，然后不喜欢他。在十次短程动力学治疗后，患者克服了他的社交恐惧，在工作中和社交场

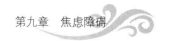

合都能很好地发挥功能。

在 N 先生俄狄浦斯发展阶段的高峰期，父亲把他独自留在母亲身边。在这一最初导致焦虑产生的情境中，他害怕因为取代了父亲的位置而遭到（父亲的）阉割或报复性惩罚。作为一个成年人，N 先生通过将最初令他恐惧的情境移植到一个无关紧要、看上去微不足道的衍生情境中——在自我介绍中说出他的名字时，来处理自己的焦虑。这个简单的社交礼仪已经象征性地承担了取代其父亲的意义。患者的第二种防御策略是将令他恐惧的情境向外投射到环境中，这样，威胁性的惩罚或反对就来自外部而非内部（如超我）。患者的第三个也是最后一个防御机制是回避。通过回避所有必须做自我介绍或在别人面前讲话的情境，N 先生可以维持对焦虑的控制，但代价是限制了自己的社交生活和损害了自己在工作中的表现。

像 N 先生这样对于在他人面前讲话感到焦虑的情况，很多人都有。在一项大都市调查（Pollard & Henderson，1988）中，在美国圣路易斯市接受调查的人中，有 1/5 的人对于公开演讲或公开表演有社交恐惧症。当调查人员通过纳入 DSM-III（American Psychiatric Association，1980）中的"严重痛苦"这一标准而修订该数据时，患病率就降到了 2%。然而，关于社交恐惧症的确切数据很难确定，因为该诊断常常被应用于一般的人际间模式——害羞以及因为害怕被拒绝而对异性的回避。在这个连续谱的变化范围中，一端为社交恐惧症，另一端是一种泛化的、特征性的关系建立模式，也就是回避性人格障碍（参见第十九章）。尽管在普通人群中社交焦虑障碍的患病率很高，但在一项美国国家流行病学调查中，有超过 80% 的人没有因为该障碍接受过任何治疗（Grant et al.，2005）。

恐惧症很好地符合了"遗传－体质素质（genetic-constitutional diathesis）"与环境应激源相互作用的模型。肯德勒等人（Kendler et al.，1992b）研究了 2163 名女性双胞胎并得出结论认为，这种障碍的最佳模型是一种遗传的恐惧症倾向，它需要有对某个个体来说特定的环境性致病因素，以产生完全的恐惧综合征。在他们所研究的人群中，与恐惧症风险增加有关的一个显著的环境应激源是 17 岁以前父母的死亡（Kendler et al.，1992a）。特定的父母教养方式也与青少年社交恐惧症的发展有关。利布等人（Lieb et al.，2000）对一组 1047 名青少年进行了随访，识别出一种已知的父母养育方式——过度保护和拒绝，同时伴有父母的精神病理问题（特别是抑郁和社交恐惧症），它们在这组人群的社交恐惧症的发展上起到了重要作用。一项针对 238 名从出生到九年级儿童的前瞻性随访研究发现，在婴儿期和学龄期前暴露于母亲的压力之下，可能也是导致个体罹患社交焦虑障碍的一个主要因素（Essex et al.，2010）。

来自正电子发射体层成像研究的数据提示，社交恐惧症患者就像惊恐障碍患者一样，在他们的恐惧之下可能有强烈的大脑皮质下活动的成份。蒂尔弗斯等人（Tillfors et al.，2001）比较了社交恐惧症受试者与在听众面前讲话但不患社交恐惧症的受试者的局部脑血流量（regional cerebral blood flow，rCBF）。在社交恐惧症患者身上显示出，局部脑血流量的表现与杏仁复合体的皮质下活动增加相关；而非恐惧症受试者则表现出一种皮质血流灌注相对增加的模式。

卡根等人（Kagan et al.，1988）关于行为抑制的研究似乎同样适用于社交恐惧症，其机制与惊恐障碍非常相似。尽管卡根及其同事发现，具有行为抑制这种气质的婴儿在对环境中的非预期变化做反应时，天生就有较低的边缘－下丘脑唤起阈值；但他们也得出结论认为，某种形式的长期慢性的环境压力必然作用于最初的气质倾向，导致儿童2岁时害羞、胆怯和安静的行为。他们推测，诸如来自年长兄弟姐妹的羞辱和批评、父母的争执、父母的死亡或与父母的分离等应激源，都可能是主要的环境促成因素。

罗森鲍姆等人（Rosenbaum et al.，1992）拓展了卡根等人（Kagan et al.，1988）的工作，他们评估了卡根研究中一个非临床样本内具有行为抑制的儿童的父母。这些儿童的父母有更高的风险罹患焦虑障碍，主要是社交恐惧症。对于具有行为抑制且焦虑的儿童，其父母罹患两种或更多种焦虑障碍的比率显著高于两个对照组的父母。对于他们的发现，一个可能的解释是，那些具有行为抑制且继续发展出显性焦虑障碍的儿童，暴露在具有更严重焦虑的父母面前，他们可能向孩子传递了"这个世界是一个危险的地方"的信息。此外，高情感表达，尤其是母亲的批评，似乎在母亲的焦虑障碍与孩子的行为抑制之间的关系上具有居间调节的作用，这导致了精神病理的风险（Hirshfeld et al.，1997）。

社交恐惧症是一种高共病率的障碍。一项对13 000名成年人的研究发现（Schneier et al.，1992），69%的社交恐惧症患者存在终生主要共病障碍。这些研究者指出，在没有共病的情况下，社交恐惧症很少得到精神健康专业人士的治疗。人们可以假设，卡根等人（Kagan et al.，1988）、罗森鲍姆等人（Rosenbaum et al.，1992）以及其他人所描述的遗传－体质素质可能使人容易患上多种焦虑障碍。

与社交恐惧的患者一起进行的临床工作揭示，在他们身上存在某些特征性的内在客体关系。具体而言，这些患者内化了父母、养育者或兄弟姐妹的表征，他们批评、嘲笑、羞辱、抛弃和难为他们（Gabbard，1992）。这些内射物在生命的早期被建立起来，而后反复被投射到环境中的人身上，然后被回避。虽然这些患者可能具有一种遗传倾向会将他人体验为具有伤害性，但积极的经历仍然能够在一定程度上减轻这些影响。这就像是在遗传上已经编好程序的模版，在出生时就已经存在。如果养育者表现得就像这个编好程序的模版一样，个体就会变得越来越恐惧他人并发展成为社交恐惧症。如果养育者对孩子的恐惧很敏感并有所补偿，那么内射物会变得较为良性，较少有威胁性，也就不太可能导致成人社交恐惧综合征产生。

虽然许多社交恐惧症患者对选择性 5-羟色胺再摄取抑制剂和 / 或认知行为疗法反应良好，但动力学治疗也能够很有帮助。有些患者的疾病特别难以治疗，因为他们害怕任何可能被评判或被批评的情境。而治疗性设置恰恰被认为就是这样一种情境，因此一种被羞辱或被评判的移情性恐惧可能导致患者经常缺席治疗预约或完全停止接受治疗。事实上，由于这种障碍的高共病率，社交恐惧症可能只有当患者因为其他原因寻求治疗时才会被发现。尴尬和羞耻是核心的情感状态，能够理解这些情感的治疗师，在与患者的初始访谈中可能有更好的机会去建立治疗联盟。探索他们关于治疗师和其他人可能如何对他们做出反应的想象，也将帮助这些患者开始认识到，他们所感知到的他人对自己的感受，可能与他人对自己实际的感受不同。治疗阻抗应该得到积极的处理。因为如果不治疗，这些患者通常会避免上学或工作，而且许多人最终会需要依靠社会保障金或残障福利金过活（Schneier et al.，1992）。

针对社交焦虑障碍的精神动力学疗法，在一项多中心的随机对照试验中以认知行为疗法为对照组进行了考察（Leichsenring et al.，2013）。研究中所采用的动力学疗法是基于卢博尔斯基（Luborsky，1984）的精神动力学治疗模型，并特别为了治疗社交焦虑障碍做了适应性修改。认知行为疗法和精神动力学治疗对社交焦虑障碍都有效；但认知行为疗法的疗效更好，且存在着显著差异。这项研究的一个特点反映了临床设置中的常见做法，即：即使是精神动力性治疗师，也鼓励患者去面对困扰他们的恐惧情境，无论是一次工作面试还是去课堂上课。但是，治疗师不陪同患者去任何令他恐惧的情境。

本章中关于恐惧症的大多数焦点，都放在社交焦虑障碍上。特定恐惧症，通常对实景暴露反应良好，不需要精神动力学治疗。但是场所恐怖症衍生出的人际问题后果，常常能够从动力学治疗中获益。由于足不出户，严重的场所恐怖症患者经常需要一个重要他人的照顾，如配偶或父母。很常见的情况是，比如，一位场所恐怖症女性患者和她的丈夫多年来已经适应了她的病情。知道妻子始终待在家里，丈夫实际上可能感到更安全。如果场所恐怖症得到治疗，这对夫妇间的平衡可能就会被打破。丈夫可能会变得更加焦虑，因为现在妻子可以出门了，他会担心妻子会开始去找其他男人。对恐惧症充分的评估和治疗，必须包括仔细评估恐惧症是如何融入患者的关系网络的。对恐惧症的人际背景的精神动力学理解，可能对于处理患者对常规治疗（比如行为脱敏和药物治疗）的阻抗至关重要。

广泛性焦虑障碍

DSM-5 中关于广泛性焦虑障碍（generalized anxiety disorder，GAD）的诊断标准寻求澄清该障碍与正常的担忧（normal worry）之间的界限。这种焦虑一定是过度的、难以控制的并且足够频繁的——在至少 6 个月的时间中，发生焦虑的天数多过不发生焦虑的天数；此外它还必须导致临床上严重的痛苦，或者损害职业、社交或其他重要的功能领域。该诊断要求，焦虑的焦点不应局限在其他障碍的特征上，比如担心发生惊恐发作，担忧受污染，害怕在公共场合感到尴尬，等等。这种焦虑和担忧，必须与下述 6 种症状中的 3 种或 3 种以上有关，而且至少有些症状在过去 6 个月的多数日子中是存在的：（1）坐立不安或感到激动或紧张；（2）容易疲倦；（3）注意力难以集中或头脑一片空白；（4）易激惹；（5）肌肉紧张；（6）睡眠紊乱（难以入睡、难以保持睡眠状态或者烦躁不安，令人不满意的睡眠）。

对广泛性焦虑障碍一直存在着争议。在所有的焦虑障碍类型中，它的共病率最高。在一项多中心研究（Goisman et al.，1995）中，几乎 90% 的广泛性焦虑障碍患者至少有一种其他焦虑障碍的终生病史。不管怎样，临床医生常常遇到慢性担忧的患者，这些患者中的许多人由于自身弥散性的焦虑而难以工作，因此治疗对他们来说可能极其重要。

作为一种解构引发焦虑（包括意识和潜意识）的因素的方法，精神动力学心理治疗可能非常理想地适用于广泛性焦虑障碍。莱克森林等人（Leichsenring et al.，2009）做了一项研究，比较了短程精神动力学心理疗法与认知行为疗法对广泛性焦虑障碍的治疗。患者被随机分配到两种治疗中，治疗根据治疗手册来进行，每周治疗一次，最多三十次。认知行为疗法和短程精神动力学治疗都带来了大量、显著而稳定的焦虑症状上的改善。在主要的结果判定指标上，两种治疗方法之间没有显著差异。

所有的临床医生都面临着要根据患者的特征去匹配最佳治疗的问题。大规模的群组设计很少能告诉临床医生，如何确定哪个个体可能从何种治疗中受益（Barlow & Beck，1984）。而在人的一生中，在对许多情境做出反应时担忧和焦虑都会出现。生命的发展阶段常常在引发担忧上起着重要的作用。临床医生可能会忍不住想简单地开药，而不是倾听患者的故事。然而，如果治疗师花时间去思考，这个特定的患者如何在生命的这个特定阶段发展出这个特定的症状，也许会获得更影响深远的成效。

下面的临床案例片段可以阐明这一点。

O 女士是一名 23 岁的研究生，由于周期性的强烈焦虑发作而前来咨询。每个月大概有三次，她会躺在床上担心死亡。典型的表现是，她会以如下方式开始反复思考："我现在 23 岁；再过 7 年，我就 30 岁了。然后我就会 40 岁，我的孩子将会长大。然后我就成了祖母并且退休，然后我会死掉。"这些想法让她担心她的父母——两人都健在——很快就会死去。随着这些想法升级，她体验到的焦虑也在增加，以致心跳加速，无法入睡。

在诊断评估后，治疗师将几种可能的干预方法都与她做了讨论：开抗焦虑药物，通过心理治疗探索焦虑的原因，或两者结合进行。她明确地回答说对药物没有兴趣。她问道："一片药怎么可能让我对死亡的恐惧就消失呢？"她明确表示想理解自己焦虑的起因，这样她就可以掌控住自己的恐惧。

她开始了心理治疗的旅程，这帮助她不断增加对这种令人烦扰的情感从观念上进行掌控。关于死亡令人恐惧的本质，O 女士的治疗师对她进行了共情；但是治疗师也指出，对生的担忧常常导致了对死的恐惧。治疗师询问她生活中发生了什么有可能导致她焦虑的事情。她立即回答说这与丈夫驻守海外毫无关系。她开始泪流不止，治疗师递给了她一盒纸巾。

O 女士对纸巾视而不见，继续谈论年轻人如何死于艾滋病和癌症。治疗师问她，为什么递给她纸巾时她没有用。她说她认为那是一种脆弱的表现。治疗师询问她是否一直以来很难承认她需要别人的帮助。她回答说，在她的整个生命里，每个人都向她诉苦，而她从来不能承认自己有问题或需要别人的帮助。治疗师向她表示，她可能需要呈现出一个假性独立的外表，以此方式来否认自己的需要。她马上就承认了，她很害怕与脆弱及很需要别人关怀有关的软弱感。治疗师向她指出，死亡是脆弱和需要别人关怀的终极处境。然后她回应说，在她心中，关于死亡最糟糕的是将不得不独自经历它。

在 O 女士继续探索她焦虑的来源时，她透露了自己极难表达愤怒的个人史。她害怕她的愤怒会在爆发中表达出来，这会把别人从她身边赶走。观看暴力影片后，她的夜间焦虑经常出现。她说这让她很困扰，其他人以如此暴力、直接的方式表达他们的愤怒，而自己却在如此努力地控制它。进一步的心理治疗性探索让她发现，她有大量过去无法表达的对父亲的愤怒。她潜意识的担忧是，她的愤怒会是爆炸性的，会摧毁他。

经过 2 个月的心理治疗，O 女士强烈的焦虑发作消失了。在某种程度上，她仍然担心死亡，但她已经能够更好地掌控这种恐惧了，因为她理解了自己深层潜藏着的、对于自己的愤怒可能造成的影响的担忧，也理解了自己对被抛弃和孤独的恐惧。换句话说，一种拓展的、对情感的观念性掌握，使她有能力去控制自己的症状。

O 女士的例子说明了一条能经受时间考验的原则，即在临床精神病学中，我们必须使治疗适应患者。与一些第三方支付者的观点相反，对一个患者来说最适合的治疗，并不一定是最具成本效益的。尽管有些临床医生会认为，抗焦虑药能更快、更便宜地消除患者的症状，但 O 女士所要的，不仅仅是症状缓解。正如巴伯和卢博尔斯基（Barber & Luborsky，1991）所指出的那样，针对各种具体的焦虑障碍诊断，要求治疗师对不同的患者在不同的情况下给予不同的治疗。对于有心理学头脑的、有动机去理解症状的起源，并愿意在治疗过程中投入时间、金钱和精力的患者来说，精神动力学心理治疗可能是他们的治疗首选。O 女士没有要求服药，如果开了处方，她可能也不会服用。

药物治疗有时可能是广泛性焦虑障碍的心理治疗性干预至关重要的短期辅助。然而，一定不能把它当作对焦虑最具决定性的治疗方法向患者过分吹嘘。患者需要在心理治疗的进程中学习将焦虑作为一个有意义的信号去耐受。那些具有相当好的自我力量的人会开始将焦虑视为通往潜意识的窗口。

对焦虑症的治疗必须从审慎而全面的精神动力学评估开始，并将焦虑概念化构想为由多重因素决定的"冰山之尖"。临床医生必须诊断患者深层恐惧的性质（见表9-1）。此外，临床医生还必须评估焦虑在患者人格组织中的作用。耐受焦虑以及忍耐探索焦虑起源的自我能力如何？是否有特定的内部客体关系组织唤起了焦虑？焦虑是否与对自体瓦解的担忧有关？开出适合的精神动力学干预处方在一定程度上取决于患者的临床情况和兴趣。一些患者可能对简短的心理教育和澄清性评论反应快速且良好，之后并不需要进一步治疗。其他有高度焦点症状以及一定程度自我力量的患者，也许可以通过短程动力学治疗减轻焦虑。焦点主诉较少并且对根本性人格改变有更为彻底兴趣的神经症患者，可能需要精神分析。最后，主诉焦虑并具有严重性格病理的患者，可能需要长期的表达性–支持性心理治疗，才有可能体验到症状缓解。

当广泛性焦虑障碍患者接受精神动力学治疗时，治疗师需要容忍患者聚焦于躯体症状以及其他听起来有些肤浅的担忧。关于防御功能的一个初步假设是，聚焦于这些担忧分散了患者对更令人不安的深层担忧的注意力。这种特征性的回避性防御模式可能与童年时期不安全的冲突性依恋以及早期创伤有关（Crits-Christoph et al.，1995）。在共情性地倾听患者表现出的担忧后，治疗师可以开始询问家庭关系、人际困难以及患者的工作情况。然后，治疗师可以建立各种担忧情境之间的关联，使关系中的核心冲突模式开始浮现。与在所有动力学治疗中一样，这些模式最具说服力的一些证据可能会在移情关系中显现出来。随着焦虑的来源逐渐与反复发生的冲突被建立起联系，患者开始意识到，这些焦虑是可以被掌控住的——通过理解自己在关系和工作中对失败的潜意识预期。一个积极的结果也可能是，患者获得了将焦虑作为反复发生的冲突的一个信号来使用的能力，这种能力促成了内省和进一步的理解。

参考文献

Abend SM: Psychoanalytic psychotherapy, in Handbook of Phobia Therapy: Rapid Symptom Relief in Anxiety Disorders. Edited by Lindemann C. Northvale, NJ, Jason Aronson, 1989, pp 395–403

American Psychiatric Association: Diagnostic and Statistical Manual of Mental Disorders, 3rd Edition. Washington, DC, American Psychiatric Association, 1980

American Psychiatric Association: Diagnostic and Statistical Manual of Mental Disorders, 5th Edition. Washington, DC, American Psychiatric Association, 2013

Appelbaum SA: The Anatomy of Change: A Menninger Report on Testing the Effects of Psychotherapy. New York, Plenum, 1977

Barber JP, Luborsky L: A psychodynamic view of simple phobia and prescriptive matching: a commentary. Psychotherapy 28:469–472, 1991

Barlow DH, Beck JG: The psychosocial treatment of anxiety disorders: current status, future directions, in Psychotherapy Research: Where Are We and Where Should We Go? Edited by Williams JBW, Spitzer RL. New York, Guilford, 1984, pp 29–69

Busch FN, Cooper AM, Klerman GL, et al: Neurophysiological, cognitive-behavioral, and psychoanalytic approaches to panic disorder: toward an integration. Psychoanalytic Inquiry 11:316–332, 1991

Busch FN, Shear MK, Cooper AM, et al: An empirical study of defense mechanisms in panic disorder. J Nerv Ment Dis 183:299–303, 1995

Busch FN, Milrod BL, Singer MB, et al: Manual of Panic-Focused Psychodynamic Psychotherapy. Hoboken, NJ, Taylor and Francis, 2011

Cooper AM: Will neurobiology influence psychoanalysis? Am J Psychiatry 142:1395–1402, 1985

Crits-Christoph P, Crits-Christoph K, Wolf-Palacio D, et al: Brief supportive-expressive psychodynamic therapy for general anxiety disorder, in Dynamic Therapies for Psychiatric Disorders (Axis I). Edited by Barber JP, Crits-Christoph P. New York, Basic Books, 1995, pp 43–83

De Masi F: The psychodynamic of panic attacks: a useful integration of psychoanalysis and neuroscience. Int J Psychoanal 85:311–336, 2004

Essex MJ, Klein MH, Slattery MJ, et al: Early risk factors and developmental pathways to chronic high ambition and social anxiety disorder in adolescents. Am J Psychiatry 167:40–46, 2010

Faravelli C, Pallanti S: Recent life events and panic disorder. Am J Psychiatry 146:622–626, 1989

Freud S: Inhibitions, symptoms and anxiety (1926), in The Standard Edition of the Complete Psychological Works of Sigmund Freud, Vol 20. Translated and edited by Strachey J. London, Hogarth Press, 1959, pp 75–175

Freud S: On the grounds for detaching a particular syndrome from neurasthenia under the description "anxiety neurosis" (1895), in The Standard Edition of the Complete Psychological Works of Sigmund Freud, Vol 3. Translated and edited by Strachey J. London, Hogarth Press, 1962, pp 85–117

Gabbard GO: Psychodynamics of panic disorder and social phobia. Bull Menninger Clin 56(suppl A):A3–A13, 1992

Gabbard GO, Nemiah JC: Multiple determinants of anxiety in a patient with borderline personality disorder. Bull Menninger Clin 49:161–172, 1985

Goisman RM, Goldenberg I, Vasile RG, et al: Comorbidity of anxiety disorders in a multicenter anxiety study. Compr Psychiatry 36:303–311, 1995

Grant BF, Hasin DS, Blanco C, et al: The epidemiology of social anxiety disorder in the United States: results from a national epidemiologic survey on alcohol related conditions. J Clin Psychiatry 66:1351–1361, 2005

Hariri AR, Mattay VS, Tessitore A, et al: Serotonin

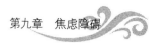

transporter genetic variation and the response of the human amygdala. Science 297:400–403, 2002

Hettema JM, Prescott CA, Myers JM, et al: The structure of genetic and environmental risk factors for anxiety disorders in men and women. Arch Gen Psychiatry 62:182–189, 2005

Hirshfeld DR, Biederman J, Brody L, et al: Expressed emotion toward children with behavioral inhibition: associations with maternal anxiety disorder. J Am Acad Child Adolesc Psychiatry 36:910–917, 1997

Kagan J, Reznick JS, Snidman N: Biological bases of childhood shyness. Science 240: 167–171, 1988

Kendler KS, Neale MC, Kessler RC, et al: Childhood parental loss and adult psychopathology in women: a twin study perspective. Arch Gen Psychiatry 49:109–116, 1992a

Kendler KS, Neale MC, Kessler RC, et al: The genetic epidemiology of phobias in women: the interrelationship of agoraphobia, social phobia, situational phobia, and simple phobia. Arch Gen Psychiatry 49:273–281, 1992b

Kendler KS, Gardner CO, Annas P, et al: A longitudinal peer twin study of fears from middle childhood to early adulthood: evidence for a developmentally dynamic genome. Arch Gen Psychiatry 65:421–429, 2008

Kossowsky J, Pfaltz MC, Schneider S: The separation anxiety hypothesis of panic disorder revisited: a meta-analysis. Am J Psychiatry 170:768–781, 2013

Leichsenring F, Salzer S, Jaeger U, et al: Short-term psychodynamic psychotherapy and cognitive-behavioral therapy in generalized anxiety disorder: a randomized, controlled trial. Am J Psychiatry 166:875–881, 2009

Leichsenring F, Salzer S, Beutel ME, et al: Psychodynamic therapy and cognitivebehavioral therapy in social anxiety disorder: a multicenter randomized controlled trial. Am J Psychiatry 170:759–767, 2013

LeDoux J: The Emotional Brain: The Mysterious Underpinnings of Emotional Life. London, Weidenfeld & Nicolson, 1996

Lesch KP, Bengel D, Heils A, et al: Association of anxiety-related traits with a polymorphism in the serotonin transporter gene regulatory region. Science 274:1527–1531, 1996

Lieb R, Wittchen HU, Hofler M, et al: Parental psychopathology, parenting styles, and the risk of social phobia in offspring: a prospective-longitudinal community study. Arch Gen Psychiatry 57:859–866, 2000

Luborsky L: Principles of Psychoanalytic Psychotherapy: A Manual for Supportive-Expressive Treatment. New York, Basic Books, 1984

Manassis K, Bradley S, Goldberg S, et al: Attachment in mothers with anxiety disorders and their children. J Am Acad Child Adolesc Psychiatry 33:1106–1113, 1994

Milrod B: Unconscious pregnancy fantasies as an underlying dynamism in panic disorder. J Am Psychoanal Assoc 46:673–690, 1998

Milrod B, Shear MK: Psychodynamic treatment of panic: three case histories. Hosp Community Psychiatry 42:311–312, 1991

Milrod BL, Busch FN, Cooper AM, et al: Manual of Panic-Focused Psychodynamic Psychotherapy. Washington, DC, American Psychiatric Press, 1997

Milrod B, Busch F, Leon AC, et al: A pilot open trial of brief psychodynamic psychotherapy for panic disorder. Journal of Psychotherapy Research 10:239–245, 2001

Milrod B, Leon AC, Shear MK: Can interpersonal loss

precipitate panic disorder? (letter). Am J Psychiatry 161:758–759, 2004

Milrod B, Leon AC, Busch F, et al: A randomized controlled clinical trial of psychoanalytic psychotherapy for panic disorder. Am J Psychiatry 164:265–272, 2007

Nemiah JC: A psychoanalytic view of phobias. Am J Psychoanal 41:115–120, 1981

Nemiah JC: The psychodynamic view of anxiety, in Diagnosis and Treatment of Anxiety Disorders. Edited by Pasnau RO. Washington, DC, American Psychiatric Press, 1984, pp 115–137

Pollard CA, Henderson JG: Four types of social phobia in a community sample. J Nerv Ment Dis 176:440–445, 1988

Reich JH: DSM-III personality disorders and the outcome of treated panic disorder. Am J Psychiatry 145:1149–1152, 1988

Rosenbaum JF, Biederman J, Bolduc EA, et al: Comorbidity of parental anxiety disorders as risk for childhood-onset anxiety in inhibited children. Am J Psychiatry 149:475–481, 1992

Roy-Byrne PP, Geraci M, Uhde TW: Life events of the onset of panic disorder. Am J Psychiatry 143:1424–1427, 1986

Sareen J, Cox BJ, Afifi TO, et al: Anxiety disorders and risk for suicidal ideation and suicide attempts: a population-based longitudinal study of adults. Arch Gen Psychiatry: 62:1249–1257, 2005

Schneier FR, Johnson J, Hornig CD, et al: Social phobia: comorbidity and morbidity in an epidemiological sample. Arch Gen Psychiatry 49:282–288, 1992

Shear MK: Factors in the etiology and pathogenesis of panic disorder: revisiting the attachment-separation paradigm. Am J Psychiatry 153(suppl):125–136, 1996

Siegal RS, Rosen IC: Character style and anxiety tolerance: a study of intrapsychic change, in Research in Psychotherapy, Vol 2. Edited by Strupp H, Luborsky L. Baltimore, MD, French-Bray Printing Co, 1962, pp 206–217

Sifneos PE: Short-Term Psychotherapy and Emotional Crisis. Cambridge, MA, Harvard University Press, 1972

Stein MB, Walker JR, Anderson G, et al: Childhood physical and sexual abuse in patients with anxiety disorders and in a community sample. Am J Psychiatry 153: 275–277, 1996

Tillfors M, Furmark T, Marteinsdottir I, et al: Cerebral blood flow in subjects with social phobia during stressful speaking tasks: a PET study. Am J Psychiatry 158: 1220–1226, 2001

Tyrer P, Seivewright H, Johnson T: The core elements of neurosis: mixed anxietydepression (cothymia) and personality disorder. J Pers Disord 17:129–138, 2003

Venturello S, Barzega G, Maina G et al: Premorbid conditions and precipitating events in early onset panic disorder. Compr Psychiatry 43:28–36, 2002

Wiborg IM, Dahl AA: Does brief dynamic psychotherapy reduce the relapse rate of panic disorder? Arch Gen Psychiatry 53:689–694, 1996

Wong PS: Anxiety, signal anxiety, and unconscious anticipation: neuroscientific evidence for an unconscious signal function in humans. J Am Psychoanal Assoc 47: 817–841, 1999

Zitrin CM, Klein DF, Woerner MG: Behavior therapy, supportive psychotherapy, imipramine, and phobias. Arch Gen Psychiatry 35:307–316, 1978

第十章

创伤及应激相关障碍和
分离障碍

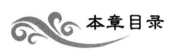 **本章目录**

近年来，精神病学对分离（dissociation）的兴趣与对创伤后应激障碍（posttraumatic stress disorder，PTSD）及一般性创伤反应的兴趣一起日益增加。精神分析性思考在传统上聚焦于潜意识的需要、愿望、驱力，以及与之相呼应的针对它们的防御。心理内部的幻想比外部创伤扮演着更重要的角色。但分离障碍（dissociative disorders）和创伤后应激障碍已经为两者创造了机会均等的局面，因此，当代精神动力性临床医生现在对真实事件的致病性影响给予同等的重视。

针对创伤反应的研究不断增多，促成了 DSM-5 系统（American Psychiatric Association，2013）中新分类的出现。创伤后应激障碍原来被归类在焦虑障碍（anxiety disorders）中，修订后的 DSM-5 将急性应激障碍（acute stress disorder）、创伤后应激障碍、适应障碍（adjustment disorder）和反应性依恋障碍（reactive attachment disorder）纳入了一个新类别，被称为"创伤及应激相关障碍（trauma-and stressor-related disorders）"。对创伤后应激障碍和急性应激障碍的更深入理解，拓宽了对不良事件的反应范围的理解，使这里不再要求对不良事件的主观特定反应必须是害怕、无助或惊恐之一。许多人会在直接或间接体验不良事件的过程中麻木自己，并在经过一段时间之后开始出现症状。创伤后应激障碍现在包括四组不同的症状群：再体验、回避、认知与心境上持续的负性改变，以及唤起。最后，新的分离性亚型被添加到创伤后应激障碍之下，该亚型要求具备所有的 DSM-5 创伤后应激障碍的症状，再加上人格解体（depersonalization）和 / 或现实解体（derealization）。

在 DSM-5 中，对分离障碍的概念构想也发生了变化。分离性漫游（dissociative fugue）作为分离性遗忘症（dissociative amnesia）的一个说明项被纳入，它不再被列为一个单独的诊断。分离性身份障碍（dissociative identity disorder，DID）的定义被做了改变，以强调分离性症状的侵入性性质，比如意识的中断，包括一种如同身份改变一样的附体体验；以及一种典型的意识状态，即对日常生活事件的记忆缺失，而非仅仅对创伤性事件。最后，现实解体不再与人格解体障碍分开。

在本章中，我将创伤及应激相关障碍和分离障碍都包括进来，因为它们有相似的创伤经历起源。

创伤及应激相关障碍

研究表明，创伤实际上是一种普遍的经历，89.6% 的美国人在其一生中曾有过被暴露于创伤性事件的经历（Breslau，2009）。创伤后应激障碍本身就困扰了大约 6.8% 的美国人（Kessler et al.，2005）。几乎 40% 的被诊断为创伤后应激障碍的患者在发病 10 年后仍有明显症状（Kessler et al.，1995），许多患者的工作能力明显受损（Davidson，2001）。正如第一章所指出的，一些观点认为，遗传易感性与成年后的创伤性事件及童年的逆境之间相互作用，增加了患创伤后应激障碍的风险。一项针对大学校园枪击事件后的急性和创伤后应激症状的研究（Mercer et al.，2012）发现，5-羟色胺转运蛋白基因启动子区域（5-HTTLPR）的多标记基因型，可以作为预测创伤后几周和几个月内出现创伤后应激障碍相关症状的一个非常有用的风险预测因素。许多研究也清楚地显示，儿童虐待本身就为成人创伤后应激障碍的发展带来了重大的风险。通过改变下丘脑-垂体-肾上腺轴的功能，以及通过改变幼儿依恋模式的性质，儿童虐待增加了疾病的易感性。此外，儿童虐待似乎与遗传因素相互作用。在一项包括高度受创伤的市中心贫民区个体的研究（Binder et al.，2008）中，FK-506结合蛋白5（FK506 binding protein 5，FKBP5）基因*的4个单核苷酸多态性与儿童虐待的严重程度相互作用，共同预测成人创伤后应激障碍症状。研究人员未能发现基因与不涉及儿童虐待——儿童虐待作为成人创伤后应激障碍症状的一个预测因素——的创伤之间显著的相互作用。这项研究的启示之一是，应激相关基因上的特定变异可能是受到年幼时创伤的影响，尤其是各种形式的童年期虐待。

某些类型的儿童似乎更加易感，更易于最终发展出创伤后应激障碍的症状。针对暴露于创伤的儿童的前瞻性研究显示，创伤性事件相当常见，并且通常不会导致全面的创伤后应激障碍的发展。然而，先前存在焦虑和/或抑郁的儿童似乎在创伤暴露后发展出创伤后应激障碍的风险更高（Copeland et al.，2007；Storr et al.，2007）。

创伤后症状的严重程度一度被认为与应激源的严重程度直接成正比；但实证研究表明并非如

---

* 该基因能够调节糖皮质激素受体的敏感性，从而影响下丘脑-垂体-肾上腺轴的活性，参与调节应激相关的心理过程。——译者注

此。创伤后应激障碍的发生率，在经历创伤之前很健康的人群中相当低（Schnyder et al.，2001）。由于赋予事件的主观意义不同，看起来严重程度相对低的事件可能在某些个体中触发创伤后应激障碍。过去的创伤可能被当下的情境重新唤醒。一项针对 51 名烧伤患者的调查（Perry et al.，1992）表明，面积较小的烧伤、较少感知到情感支持以及较大的情绪痛苦，可以预测创伤后应激障碍；更严重或更广泛的受伤并不预测创伤后症状。这项研究的结果与日益增加的共识相一致，即创伤后应激障碍可能更多地取决于主观议题，比如对于个体的意义，以及个人史中遗传与环境因素的相互作用；而不是取决于应激源的严重程度。

心理治疗通常是治疗创伤后应激障碍的选择，而且许多心理治疗都可能很有用，包括认知行为疗法、人际疗法、动力学疗法和兼收并蓄博采众长的方法（Youngner et al.，2014）。文献综述显示，对创伤后应激障碍最有效的治疗方法是创伤焦点治疗（trauma-focused therapy）；荟萃分析显示，创伤后应激障碍患者对认知行为疗法的反应性最强（Bradley et al.，2005）。认知行为疗法的技术通常聚焦于让患者面对而不回避自己的创伤性记忆，同时面质那些围绕创伤的、使创伤后应激障碍症状持续存在的认知歪曲。精神动力学治疗可能对一些创伤后应激障碍患者有用，但缺乏临床试验的有力证据（Forbes et al.，2010）。

精神动力学方法强调认真仔细地建立治疗联盟，这可能在许多情况下都很有用。如前所述，创伤后应激障碍的一种分离性亚型已被加入 DSM-5。拉尼厄斯（Lanius et al.，2010）识别出了分离性创伤后应激障碍（dissociative PTSD）的神经生物学特征，这些特征将它与更为传统的、涉及过度唤醒症状的亚型区分开。创伤后应激障碍的非分离性亚型以再体验和过度唤醒为特征，被认为是一种涉及情绪调节不足的情感失调形式。这一类型是由前额叶对边缘区域的抑制失败介导的。相比之下，创伤后应激障碍的分离性亚型涉及的是情绪的**过度调节**，其由中线前额叶对同一边缘区域的抑制所介导。对有明显情绪过度调节的患者使用暴露疗法必须非常谨慎。这些症状可能会阻止患者对与创伤相关的信息给予情感投入，从而降低治疗效果（Lanius et al.，2010）。在一项针对边缘型人格障碍的研究（Kleindienst et al.，2011）中，分离水平是对行为治疗及暴露治疗的反应性的一个重要的负性预测因素。因此，在对创伤后应激障碍患者进行以暴露为基础的治疗之前，必须仔细评估分离症状。这些患者需要一种基于阶段的干预，包括识别和修正依恋图式，以及发展心境调节技能。

布罗姆等人（Brom et al.，1989）比较了接受动力学治疗、催眠治疗和系统性脱敏的患者。与对照组相比，所有三个创伤后应激障碍的治疗组都表现出更多的症状改善。动力学治疗组在回避症状上获得了更为明显的减少，但它对侵入性症状的影响较小。脱敏和催眠治疗组显示出相反的模式。行为技术已被证明是有效的，但因患者自我安抚的能力受损，行为治疗模式所必要的放松技术可能对于创伤后应激障碍患者来说难以实现。

林迪等人（Lindy et al., 1983）采用了一种由六到十二次治疗组成的手册化短程动力学治疗方法。在一项对火灾幸存者使用这种治疗并有良好对照的研究中，研究者证明了参加研究的 30 位患者的病情得到了显著改善，其中 19 人符合 DSM-III（American Psychiatric Association, 1980）中单独的创伤后应激障碍或创伤后应激障碍共病抑郁症的诊断标准。

无论使用哪种类型的治疗，对创伤后应激障碍患者的个体心理治疗都必须是高度个性化的。在创伤后应激障碍治疗文献中，患者的脱落率高达 50%，并且治疗无效相当常见（Schottenbauer et al., 2008）。有一个值得注意的患者亚组，这些患者会被对创伤的重构压垮，并反应以临床上的恶化。整合分裂的创伤体验必须循序渐进，要与特定患者的这种整合能力保持一致。治疗师必须愿意涵容受创伤的自体所投射的内容，直至患者自己有能力重新整合它们。临床医生必须警惕自杀风险，尤其是与退伍军人工作时。亨丁和哈斯（Hendin & Haas, 1991）发现，与战斗相关的愧疚是退伍军人自杀意愿的最重要预测因素。这些患者中的许多人感到自己理应受到惩罚，因为他们已经变成了杀人犯。

出于这些考量，创伤后应激障碍患者的动力学心理治疗必须在一种观察性的、超然的姿态（允许患者保留令他们感到痛苦的信息）和一种温和鼓励的立场（以帮助患者重构创伤的完整画面）之间保持平衡。将创伤的记忆与患者的连续自体感整合起来，可能是一个不切实际的目标，因为不能强迫患者在一种会变得具有淹没性和解组织性的速度上推进治疗。建立一个令患者在其中感到安全的牢固治疗联盟，是治疗成功的关键。对患者进行关于创伤常见反应的心理教育可以促进这种联盟。共情性地确认患者有权利按照自己的方式去感受，可能也会进一步增进治疗联盟。

无论采用何种治疗方式，强调建立和修复治疗联盟对于创伤后应激障碍的治疗来说都是必不可少的。治疗联盟破裂在延长暴露治疗中很常见，修复这些破裂必须是治疗师的首要任务。在一项针对 116 名接受 10 周延长暴露治疗的创伤后应激障碍患者的研究（McLaughlin et al., 2013）中，治疗联盟破裂的发生率为 46%。不仅如此，未修复的治疗联盟破裂预测了更糟糕的治疗结果。

林迪（Lindy, 1996）识别出了创伤后应激障碍患者常见的四种移情：（1）将创伤事件中所涉及的人物转移到治疗师身上；（2）将创伤事件中被否认的特定记忆转移到治疗情境中；（3）将患者自己身上因创伤所扭曲的心理内部功能转移到治疗师身上（带着它能够被恢复到更健康的功能水平的希望）；（4）将一个无比全能的角色转移到治疗师身上，在这个角色中，治疗师能够帮助患者厘清发生了什么并恢复一种个人意义感。

当然，所有这些移情都会唤起相应的反移情。一心专注于将患者从他们所经历的可怕创伤中拯救出来的治疗师，可能会产生全能幻想。或者，作为对患者似乎在抗拒"让创伤过去"的反应，治疗师可能会感到被压垮、愤怒和无助。仅仅是倾听患者所经历的恐怖，治疗师自己就可能感觉受到创伤。当患者坚持紧紧握住创伤记忆不放时，治疗师的内心可能充满绝望和/或冷漠。

分离障碍

在本质上，分离反映了感知、记忆、身份认同和意识的不同方面的整合失败。轻微的分离情况，如"公路催眠"、短暂的陌生感或"出神"，是一般人群中很常见的现象。而大量实证证据表明，分离尤其可能作为一种对创伤的防御而出现。据记载，分离症状的高发生率会出现在火灾暴风（Koopman et al.，1994）、地震（Cardeña & Spiegel，1993）、战争（Marmar et al.，1994）、酷刑（Van Ommeren et al.，2001）之后，以及在目睹过死刑执行的人身上（Freinkel et al.，1994）。分离使个体在体验到无助和对身体失去控制时，保持一种心理控制的错觉。分离性防御具有双重作用，一方面帮助受害者将自己从正在发生的创伤事件中撤离出来；另一方面推迟了必要的修通——将这个事件与他们生活的其他部分恰当地安放在一起。

创伤本身可以被视为体验的突然中断（Spiegel，1997）。创伤过程中的分离也导致了一种不连续的记忆存储过程。大约25%~50%的创伤受害者体验到某种从创伤中的抽离，而另一些人对事件产生了部分到完全的遗忘（Spiegel，1991）。这些心理机制让受害者将体验分隔开来，以使它不再能够进入意识——就好像创伤没有发生在他们身上。还不清楚的是，为何有些人会发生分离而其他人不会。一项针对生存训练中的士兵的调查提示，那些报告了在过去曾体验过生命威胁的人，更有可能在训练的应激下出现分离（Morgan et al.，2001）。另一项研究（Griffin et al.，1997）提示，生理性差异可能与分离倾向有些关系。

对越战退伍军人的磁共振成像研究显示，与没有发展出创伤后应激障碍的退伍军人相比，创伤后应激障碍患者的右侧海马体积减少（Bremner et al., 1995）。在童年期遭受长期、严重躯体和 / 或性虐待的抑郁女性，也比对照组受试者有更小的海马体积（Vythilingam et al., 2002）。海马在记忆的存储和提取上起着关键作用，这使一些研究者假设：与分离相关的记忆困难与该区域的受损有关（Spiegel, 1997）。耶胡达（Yehuda, 1997）提出，下丘脑－垂体－肾上腺轴的反应性增强，导致糖皮质激素受体的反应性增加，进而导致海马的萎缩。如果与创伤性事件相关的高度应激有效地关闭了海马，那么对该事件的自传体记忆就会受到损害（Allen et al., 1999）。一种对创伤的常见防御反应是分离性疏离（dissociative detachment），作为一种回避强烈情感的方式。艾伦等人（Allen et al., 1999）指出，这种疏离大大限缩了个体的意识性觉察的范围，以致对背景情境的认知下降可能干扰了记忆的精细编码过程。没有记忆存储所需要的反思性思考，记忆无法被整合入自传体叙事之中。这些作者还提出，分离性疏离可能涉及皮质断连（cortical disconnectivity）的问题，这干扰了像语言生成这样的高级认知功能（Krystal et al., 1995）。劳赫和欣（Rauch & Shin, 1997）发现，在正电子发射体层成像上，创伤后应激障碍与布罗卡区（Broca's area）的低活动性有关。海马受损与布罗卡区低活动性相结合，共同提示了以词汇的方式处理记忆的能力受损。因此，分离现象最初作为一种防御机制可能是有帮助的，但最终可能限制了大脑处理创伤记忆的能力（Spiegel, 1997）。

不同的神经激活模式似乎与不同类型的记忆有关。几位作者（Brewin, 2001；Driessen et al., 2004）提出了一种创伤记忆的双重表征模型（dual representation model of traumatic memories）。言语可及的记忆倾向于较不依赖于线索和情境，而创伤记忆似乎是不可控的、潜意识的和依赖于线索的。后一种记忆与杏仁核、丘脑和初级感觉皮质相关，不易被更高等级的大脑区域（如扣带回、前额叶、海马和语言区域）抑制。

基因对分离易感性的影响尚不清楚。在一项针对来自普通人群的 177 名单卵双生和 152 名双卵双生志愿者的双生子配对研究（Jang et al., 1998）中，受试者完成了分离体验量表（Dissociative Experiences Scale，DES）中对分离能力（dissociative capacity）的两项测量，该量表是一个已建立信度和效度的有 28 个条目的自我报告式问卷（Putnam, 1991）。其结果显示，基因的影响可以分别解释量表上 48% 和 55% 的病理性和非病理性分离体验的方差。但另一项类似的双生子研究

（Waller & Ross，1997）没有发现遗传性的证据。

许多研究已经确立了分离与童年创伤之间的联系。在一项调查（Brodsky et al.，1995）中，有50%的受试者的分离体验量表得分表明有病理性水平的分离，其中60%的人报告有童年躯体虐待和/或性虐待史。另一项对1028名随机选择的个体的研究（Mulder et al.，1998）发现，6.3%的人有三种或三种以上经常发生的分离症状；且与其他人相比，这些个体的童年躯体虐待发生率高出4倍，童年性虐待发生率高了1倍。

精神动力学理解

压抑（repression）和分离（dissociation）都是防御机制，并且在这两种防御中，心智内容都被从意识中驱逐出去。但是，它们处理被摒除的心理内容的方式是不同的。压抑发生时，压抑屏障（repression barrier）制造了水平向的分裂，被压抑的材料被转移到动力性的潜意识中。相比之下，分离时产生的是垂直向的分裂，以致心理内容存在于一系列平行的意识中（Kluft，1991b）。此外，压抑模式被激发，通常是作为一种对被禁止的愿望的应答，比如对父母一方的俄狄浦斯欲望，而非针对一个外部事件。因此，分离可能是被创伤所动员的，而压抑是被高度冲突性的愿望所激活的（Spiegel，1991）。然而，一旦被动员起来过，分离就能够被愿望和欲望重新启动。

在大多数分离情况中，完全不同的自体图式或自体表征必须被保持在各自独立的心理空间中，因为它们彼此相互冲突（Horowitz，1986）。受到创伤的自体记忆必须被分离，因为它们与那个似乎能掌控一切的日常自体不一致。例如，一个便利店的经理分离了他在一次便利店被抢劫的过程中被肛门强奸的创伤，因为他在那个情境中被迫屈服受辱的自体形象，与他通常作为一个经理能够"掌控"一切的自体感完全相冲突。

分离性遗忘症和分离性身份障碍有着共同的精神动力学基础。分离性遗忘症是指无法回忆起重要的自传体信息，这些信息通常具有创伤或应激性质，这与普通的遗忘不一致。分离性身份障碍以前被称为多重人格障碍（multiple personality disorder），是指以两个或更多个不同的人格状态为特征的身份认同扰乱，它在某些文化中可能被描述为一种附体体验。这种身份认同的扰乱，必须涉及自体感和能动感（sense of agency）的明显不连续性，并伴有相关的情感、行为、意识、记忆、感知、认知和/或感觉运动功能的改变。分离性身份障碍患者也有在对日常事件、重要个人信息和／或创伤事件的回忆方面反复出现的空白，与普通的遗忘不一样。

这些障碍都经常被误诊。典型的分离性身份障碍病例，直到分离性身份障碍的诊断被确立，治疗平均已经过去 7 年之久（Loewenstein & Ross，1992；Putnam et al.，1986）。分离性身份障碍的诊断之所以特别成问题，是因为 80% 的分离性身份障碍患者只有一定的"可诊断窗口期（windows of diagnosability）"，只有在此期间，他们的病情对临床医生来说才是可以清晰辨别的（Kluft，1991b）。分离体验量表改进了诊断的缜密性，可有效识别高风险患者。但是，获得明确的诊断需要使用结构化的访谈，例如分离障碍结构式临床访谈（Structured Clinical Interview for Dissociative Disorders；Steinberg et al.，1991）。

分离性遗忘症可能是最常见的分离性障碍（Coons，1998），但由于几乎所有有这种疾病的患者都有其他精神病学诊断，因此对它的诊断通常非常复杂。此外，除非特别进行询问，否则由于遗忘发作自身的性质，许多患者不会报告有过失忆的时期。患者可能觉得每个人都会经历记忆空白，因此丢失掉的时段并不值得注意或者不值得向临床医生报告。

艾伦等人（Allen et al.，1999）强调，需要区分与分离性身份障碍和分离性遗忘症相关的可逆性记忆失败（reversible memory failures），以及与分离性疏离相关的不可逆性记忆中断（irreversible memory discontinuities；指自传体记忆在此期间没有被编码，因此无法被检索回）。如果所有记忆空白都被认为可归因于分离性遗忘（涉及可恢复的记忆），就存在分离性身份障碍被过度诊断的风险。

在媒体上引起轰动的分离性身份障碍病例并未反映出一个事实，即大多数患有这种疾病的患者都有高度隐藏性，他们更喜欢隐藏起自己的症状（Spiegel & Li，1997）。这些被分离了的独立的自体状态，或者叫"分身（alters）"，最初被适应性地调用，试图让受虐待的孩子与创伤性体验保持距离。但这些分身很快获得了继发的自主性，并且患者可能对这些分身的相互分离抱有一种准妄想性信念。当然，患者的人格实际上包含所有这些人格的总和。帕特南（Putnam，1989）澄清，这些分身是高度离散的意识状态，他们（分别）围绕着一种占主导的情感、一种自体感和身体意象、一套有限的行为以及一组与状态相关的记忆而组织起来。多重人格障碍这一旧名称是造成混淆的，因为该障碍的根本问题不是拥有一个以上的人格，而是处于少于一个人格的状态（Spiegel & Li，1997）。

在欧洲和北美进行的人口研究发现，分离性身份障碍是一种相对常见的精神障碍，在一般人群中的发生率约为 1% ~ 3%，在门诊和住院治疗患者中可能高达 20%（Spiegel et al.，2011）。使用多种方法进行的大量研究已经证明，创伤与后来的分离存在着因果关系（Dalenberg et al.，2012）。与所有其他临床组相比，分离性身份障碍患者的生命早期创伤的发生率最高。在这种障碍的患者身上，情感、身体和性虐待通常发生在 5 岁之前。尽管有些人质疑早期性虐待的发生率，但最近的报道佐证了这一令人担忧的高发生率。美国国家司法研究所和国防部在 2010 年资助了一项"国家亲密伴侣及性暴力调查（National Intimate Partner and Sexual Violence Survey）"。结果公布时，研究显示，在一个有 16 507 名成年人的国际样本中，1/5 的妇女报告在她们生命中的某个时刻遭受强奸或强奸未遂；1/4 的人被亲密伴侣殴打过；1/7 的人遭受过伴侣的严重暴力（Rabin，2011）。分离性身份障碍个体也有很高比例的成年期创伤，包括被强奸和被亲密伴侣侵犯，强调这一点也很重要（Simeon & Lowenstein，2009）。

　　然而，大多数专家都同意，单独的创伤本身不足以导致分离性身份障碍。克鲁夫特（Kluft，1984）提出了四因素病因学理论（four-factor theory of etiology）：（1）面对创伤时必须有防御性分离的能力；（2）创伤性的难以抵挡的生活经历，例如躯体和性虐待，它们超出了儿童的适应能力和惯常的防御操作；（3）在分身形成过程中，分离性防御所采取的确切形式由塑造性影响和可用基质决定；（4）无法获得与照料者或重要他人的安抚性和促进恢复的接触，因此孩子体验到的刺激保护屏障严重不足。

　　四因素病因学模型（four-factor etiological model）的一个明确启示是：创伤是导致分离性身份障碍的必要条件，但不是充分条件。要当心犯想当然的错误，并非每个童年受到虐待的人都会发展出分离性身份障碍。精神动力学思考对于理解导致这种综合征完全发展形成的因素有很大帮助。和其他障碍一样，心理内部冲突和缺陷的概念在分离性身份障碍中也有着重要意义（Marmer，1991）。创伤性体验可能是由各种冲突所引发，比如，围绕因与虐待者共谋而感到内疚，或者因对乱伦对象的性唤起而感到内疚等此类议题的冲突。

　　此外，分离也会发生在没有创伤但有高度幻想倾向且易受暗示的个体身上（Brenneis，1996；Target，1998）。因此，分离的存在本身并不确证有过童年早期创伤史。艾伦（Allen，2013）还指出，依恋研究揭示了分离性紊乱的代际传递。在 12 个月时测得的婴儿组织混乱与之后 19 岁时的分离性病理相关。他强调，当照料者的反应性有慢性损害时，母亲或照料者无法作为婴儿在危险时寻求的安全港而起作用。因此，婴儿可能需要通过分离在心理上远离这种情景。就这一点而言，早期分离可能代表了一种对不可避免的威胁和／或危险的适应性反应，在此，战斗或逃跑都是不可能的。此外，对创伤记忆在心理上进行隔离，似乎使正常发展的某些方面能够发生，在这个意义上，童年早期发生的分离可以被认为是分离性身份障碍中的一个复原力因素（Brand et al.，2009）。

依恋理论为我们进一步理解童年性虐待产生的不同影响提供了非常多的帮助。在一项针对92位成年女性乱伦幸存者的研究（Alexander et al.，1998）中，依恋类型和虐待严重程度似乎都对预测创伤后症状、创伤后痛苦以及人格障碍的出现有重要贡献。虐待的严重程度与成人依恋没有显著关系。在这个样本中，在遭受父亲式人物虐待的女性中，有安全型依恋的女性比例，比在受到非父亲式人物虐待的女性中要高。只有有关虐待的侵入性思维以及对虐待记忆的回避（二者都是创伤后应激障碍的典型症状），能够单独地用虐待的严重程度来解释。研究人员得出结论，特定的虐待经历和关系背景，似乎对乱伦幸存者的长期功能具有明显的影响。乱伦的一些最具破坏性和持久性的影响，似乎与家庭背景以及与患者在整体上归因于亲密关系的意义有关。

孩子的依恋几乎完全受与父母关系的影响，并且相对来说与遗传影响无关（Fonagy，2001；Fonagy et al.，1991a，1991b）。准父母的依恋心理模型可以预测未来婴儿与母亲之间以及婴儿与父亲之间的依恋模式。父母每一方都有一个关系的内在工作模型（internal working model of relationships），它似乎可以决定父母能否在孩子身上引发安全型依恋的倾向。此外，母亲对另一个人的心理状态的反思能力似乎是婴儿与父母之间关系发展的一个预测指标。与反思能力较弱的父母相比，能够使用比如依恋关系内部表征（internal representations of attachment relationships）这样的概念构想的父母，拥有安全型依恋的孩子的可能性是前者的3 ~ 4倍。

这些关于创伤和依恋的研究，可以帮助我们理解严重创伤患者所面对的一些困难，因为他们对自己及关系体验进行反思性思考的能力下降了。这些患者通过防御性地中断对感受和想法的描述，来应对在设想摧残者心理状态时自己无法忍受的可能性（Fonagy，1998）。依恋研究也证实了克鲁夫特的第四个因素，这暗示了一种令人鼓舞的可能性，即：受到虐待的儿童如果能够建立起心智化或者发展出理解自己和他人想法之表征性质的能力，通常通过一个有爱心的成年人协助，他们就可能避免发展出严重的精神病理。

分离性身份障碍患者的自毁行为迫切需要精神动力学解释。反复受害是分离性身份障碍患者与其他乱伦及儿童虐待的受害者共有的一种行为模式（Browne & Finkelhor，1986；van der Kolk，1989）。与其他人相比，乱伦受害者遭受强奸、卖淫和被治疗师性剥削的发生率都更高。这种受害再现的模式存在一些性别差异。被虐待的男人和男孩倾向于与他们的攻击者发生认同，成年后去迫害其他人；而受虐待的女性会依附于施虐的男性，并允许自己和自己的孩子进一步受到伤害（Carmen et al.，1984）。

通常，在遭受父母虐待的家庭中长大的孩子，没有可以求助以缓解创伤的安抚性照料者。没有这样的人，受害者就会转向折磨他们的人（Allen，2013），并且这种客体关系模式会持续到成年期——他们寻找那种能继续与自己共跳儿时学会的这支"舞蹈"的伴侣。受虐待的儿童开始相信，有一个施虐的父母总比完全没有父母强。上述关系的可预测性帮助他们抵御被遗弃的威胁：已知的魔鬼通常好过未知的魔鬼。创伤性关系的重复，也是一个尝试主动去掌控被动经历过的创伤的例子。受害者试图对在童年时完全不受他们控制的事物拥有更多的掌控。

性虐待的代际维度是众所周知的（Carmen et al.，1984；Gelinas，1986；van der Kolk，1989）。虐待孩子的父母往往自己就是虐待的受害者。在许多案例中，这些父母非常愤怒于自己的纯真在如此幼小的年龄就被夺走。他们可能体验到对自己孩子的纯真怀有深深的嫉羡，因此，通过虐待自己的孩子，他们嫉羡地攻击和破坏那个同样从自己身上被夺走了的东西（Grotstein，1992）。

当回忆起自己经历的童年性虐待时，分离性身份障碍患者常常为发生在他们身上的事情而自责。作为孩子，小时候的他们经常坚信，自己受到这种惩罚是因为自己是行为不良的坏孩子。尽管这种羞耻和内疚在某种程度上可以通过与"坏"父母的内射性认同来解释，但自责也可以被理解为一种绝望的尝试，以从这种可怕的情境中找到讲得通的意义。如果他们保持一定的心智化能力，通过说服自己相信父母基本上是把孩子的利益放在心上的好人，他们便能够理解那些情景：父母以那样的方式对待他们的事实，肯定反映了他们是坏的，理应受到那些对待。当临床医生试图说服这些患者所发生的事情并非他们的过错时，患者常常觉得自己被误解了。在虐待受害者中，这种姿态可能有适应性的方面，因为控制点被感知为在内部而非在外部，因而减弱了他们的无助感（van der Kolk，1989）。

有关分离性身份障碍的文献有一个普遍趋势，即强调分离与分裂方式的不同。扬（Young，1988）指出，分身往往不会围绕相互矛盾的自我状态而被两极分化，而是具有许多重叠的特征。马默（Marmer，1991）认为，分离性身份障碍患者的自体比客体更分裂，而在边缘性人格障碍中则相反。克鲁夫特（Kluft，1991d）指出，分离以三种方式与分裂相区别：第一，分离与心理生物性转换过程有关；第二，分离所产生的不同状态具有明显不同的心理生理性特征；第三，在各个分身之间通常会被构建起遗忘屏障。戴维斯和弗劳利（Davies & Frawley，1992）对分离和分裂做区分的依据是，分离涉及自我状态的断裂，而分裂涉及好客体与坏客体之间的划分——克鲁夫特（Kluft，1991a）也指出了这一点。

对分离和分裂机制的仔细研究显示，它们既有相似也有不同［P. 勒纳（P. Lerner），"对分离的一些思考（Some Thoughts on Dissociation）"，未出版手稿，1992］。一方面，两者的特征都是心理内容的主动分离和分隔；两者都用于防御性地抵御不愉快的体验和情感；两者都对形成流畅和连续的自体感有破坏作用。另一方面，根据自我的哪些功能被破坏了，分离与分裂可以相互区分。科恩伯格（Kernberg，1975）说得很清楚，冲动控制以及对焦虑和挫折的耐受，尤其在分裂中受到损害。相比之下，记忆和意识在分离中受到影响。最后，分离是一种比分裂更广泛的机制——在分离中出现多样化的分隔，而不仅仅是分离成情感效价的极化两端。

关于分离性身份障碍中的分离的文献，几乎只关注自体的分隔，而很少注意到与自体表征相关的客体的相应分隔。费尔贝恩（Fairbairn，1940/1952，1944/1952）是第一个强调这一点的人，即儿童内化的不是一个客体，而是一种客体关系。戴维斯和弗劳利（Davies & Frawley，1992）在他们的评论中也指出了这一维度，即分离不仅是一种防御，也是以分裂的形式保护和保存受虐待儿童的整个内在客体世界的一个过程。格洛特斯坦（Grotstein，1992）援引了费尔贝恩的思想，得出了类似的结论：

> 所有的心理分隔，从根本上都是基于对客体——以及对与每个客体相关的自体——的感知和体验上的分隔。因此从这个角度看，多重人格障碍典型的分离被视为一种自我进入纵向分裂的分隔——基于在一个人内在不兼容的客体体验中相应的纵向分裂。

（p. 68）

这种概念化构想的一个实际意义是，每个分身都呈现了一个处于与一个被幻想的内在客体的关系之中的自体。布伦纳（Brenner，2001）认为，自体、内在自体和客体关系的不同组合，也可能与性格病理的不同水平相对应。他假设了这些性格水平的一个连续谱。低水平的分离性性格代表了经典的"多重人格"患者。中度水平的分离性性格具有一套更整合的心理内部功能。他还指出，存在着较高水平的分离性性格，在其中，改变的意识状态只会导致极轻微的身份认同紊乱。

治 疗 要 点

对分离性身份障碍和其他分离性障碍患者的心理治疗通常是漫长而艰巨的。针对这些障碍没有明确的短程心理治疗。为了取得成功，分离性身份障碍的心理治疗必须从建立牢固和安全的治疗框架开始。由于这些患者童年被侵犯的经历，像每节治疗持续时间、付费、预约时间以及使用言语而非肢体接触等细节，必须从一开始就确立。牢固的治疗联盟对于治疗的开展至关重要，而这可以由在治疗开始阶段对患者主观体验的共情所促进。

有童年创伤的患者，尤其是乱伦受害者，他们的一个共同主题是：难以确定"谁在为谁做什么"。例如，与父亲有乱伦关系的女儿开始将自己视为满足父亲需求的角色。她的父亲可能合理化自己的行为，认为自己正在教导女儿一些东西。此外，女儿可能会觉得自己对父亲来说是特别的，因为他单独挑选了她作为自己欲望的对象。同时，她可能对这些感受感到极其矛盾。她期望父母照顾孩子的需求，但她的经验恰恰相反。她感到她必须调谐自己，以适应父母的需要。因此，她会带着同样的困惑感进入心理治疗：在治疗环境中，谁在为谁做什么？

因此可以理解，这样的患者会对"治疗师在这里是为了帮助或关心她"这个观点表示怀疑。她可能会怀疑，如果她坚持自己的主张到底会发生什么。她可能会试图弄清楚治疗师想要什么，并试图满足治疗师的需求，而不是她自己的。

治疗师的核心工作要旨，是要去调动患者的能动感。换句话说，治疗师必须帮助患者认识到，他们正在主动地在当下重现过去的模式。在最近对埃米·冯·N. 女士（Frau Emmy von N）——弗洛伊德发表的第一个癔症案例的研究对象——的重新思考中，布罗姆伯格（Bromberg，1996）做出了如下观察："我们对像埃米这样的患者的治疗，不是去治愈他们过去所经历的事情；而是要努力治愈他们为了应对过去所遭受的经历而现在依然在对自己和他人做的事情"（p. 70）。

对分离性身份障碍患者务必谨慎使用解释性干预，尤其是在治疗的早期阶段。受过创伤的患者经常将解释体验为对其现实感的挑战（Gabbard，1997）。尽管对基于冲突的病理学（conflict-based pathology）的解释是围绕着一个隐藏的意义——治疗师试图将它揭示给患者，但严重受创伤的患者通常会因这种方法而感到被再次创伤和被否定。基林莫（Killingmo，1989）建议采取正面肯定的干预，以消除此类患者的疑虑。肯定患者有权利感受自己的感受，这可能有助于建立牢固的联盟，从而营造一种氛围，在其中，"解释"可以被听到并被重视。

在撰写有关分离性身份障碍治疗（思路）的临床医生中有一个广泛的共识，即稳固地立足于精神动力学心理治疗原则对于治疗的成功至关重要（Allen，2001；Ganaway，1989；Kluft，1991b；Loewenstein & Ross，1992；Marmer，1991）。简单的宣泄和疏泄既不会带来整合，也不会带来康复。实际上，在心理治疗中一遍又一遍地重复创伤，甚至会强化患者对创伤的执念与固着（van der Kolk，1989）。如果没有对精神动力学原则的正确理解，治疗可能会陷入一种"状态疏泄（status abreacticus）"的僵局（Ganaway，1992）。

目前针对分离性身份障碍最先进的心理治疗是一种阶段性治疗，它所包含的治疗阶段基于这一领域专家对干预措施的评定（Brand et al.，2014）。在第一阶段，治疗师希望在患者心中建立起安全感和稳定感。第二阶段涉及对详细叙事的发展和对创伤记忆的加工，如果患者具有心理资源投入这样的工作。第三阶段旨在重新整合，这是指将创伤性记忆降级为来自过去的"不良记忆"的地位，并共同努力以好好地活在当下。发展一种对生活更好的适应，是治疗最重要的目标。在整个治疗过程中，应该让分离性身份障碍患者对所有行为负责；并认识到患者是由所有的自体状态组成的，而不是只将其中一个视为那个"真实的人"（Putnam，1997）。因此，所有的自体状态都受到治疗师一视同仁地对待。在治疗结果的最佳预测因素是治疗关系这一原则的基础之上，该阶段性治疗也概莫能外的一个方面是，注意要在各个治疗阶段发展治疗联盟并修复其中的破裂。该治疗方法包括以下部分：接地技术（grounding techniques），专注于例如感官体验；容纳技术（containment techniques），包括使用自我催眠和意象来控制侵入性材料；再肯定表述（reaffirming statements）；放松训练（relaxation training）；以及聚焦于创伤的认知工作以改变认知。

研究者采用前瞻性自然化设计对治疗进行了研究。在一项名为"分离障碍患者的治疗（Treatment of patients with dissociative disorders，TOP DD）"的研究中，来自 19 个国家的 292 名治疗师，在超过 30 个月的治疗中的 4 个时间点上，前瞻性地评估了 280 名分离性身份障碍或分离性障碍未特定说明（dissociative disorders not otherwise specified）患者的治疗结果（Brand et al.，2014）。该结果是令人鼓舞的。即使是分离水平最高的患者以及抑郁最严重的患者，在超过 30 个月的治疗时间里也表现出显著的症状改善。在治疗期间，自伤行为、自杀企图和再受害事件都减少了。仅有 1.1%的患者在超过一个数据收集时间点上出现病情恶化。总的来说，"分离障碍患者的治疗"研究表明，患者的适应性功能和许多症状都得到了改善；同时，因为治疗是有效的，所以使用较高水平的照料看护的必要性降低。

反移情维度

很少有障碍会让治疗师产生像面对分离性身份障碍患者时这样强烈的反移情反应。安扎拉和布谢尔（Ganzarain & Buchele，1988）指出，家庭内乱伦的受害者常常被当作宠儿或者暴力和施虐的对象来对待。指向相同的两极化的类似强烈反应，也出现在对成年分离性身份障碍患者的治疗中。对这些患者的许多情绪反应都与涉及相信与怀疑的辩证关系有关。其中的一个极端是，许多精神健康专业人士仍然不相信分离性身份障碍是一种真正的精神障碍。有些临床医生认为，这种疾病是医源性地由容易轻信的治疗师滥用催眠术制造出来的。

另一个极端是，一些治疗师不加辨别地相信分离性身份障碍患者告诉他们的一切，无论多么怪异。他们对这种病情很着迷，并完全失去了对专业边界的把握。他们试图用爱让患者恢复健康，成为比亲生父母更好的父母。他们可能会用"清扫烟囱"的心态对待患者，无休止地迫使患者疏泄创伤性记忆，带着天真地期望，认为一旦"清理干净"了，一切就会好起来。

下面的案例片段说明了这种模式。

P女士是一名26岁的分离性身份障碍患者，在接受一名男性治疗师的心理治疗1年后，治疗师报告患者的自杀倾向和自残没有通过治疗获得改善，P女士因此被转诊到三级护理分离障碍病房。在一整年的心理治疗中，治疗师每周见她5～6小时。当患者需要住院治疗时，他在隔离室的保护措施下陪伴了患者数小时，让她宣泄过去的创伤记忆。他允许患者的账单累计到几千美元，因为他几个月都没有要求P女士付费。他还提到P女士和他正在合写一本关于治疗的书。

在P女士住进被转诊的分离障碍病房之后，她开始透露关于她过去受魔鬼崇拜虐待的恐怖故事。她会描述活人献祭的恐怖细节，并用一种引人注目的情感性表演做出反应。她"回想"说，她曾经是该邪教团体的一个"繁殖者"，这样他们就会有婴儿可以献祭。她报告说，在生了孩子之后，该邪教团体成员会将孩子在绞肉机里绞碎，然后将它们与花园用土混合在一起，这样可以证实谋杀的证据就不会被找到。但当P女士被送去接受妇产科常规检查时，医生发现她实际上从未生过小孩。

负责 P 女士治疗的医生打电话给前任治疗师，向他解释这些发现。然而，这位治疗师认为妇科证据不重要，并且声称，对工作人员来说，相信 P 女士的话是最重要的。他说，如果工作人员不相信她的报告，那么他们就只是在重复她过去的创伤，当时成年人就不相信她对自己受虐待的讲述。

关于创伤记忆是否准确的问题，可能会变成两极化的"非此即彼"的争论，而忽略了训练有素的精神动力性临床医生身处并在其中进行实践的广阔的中间地带。大多数受过虐待的患者终生都有可以清楚回忆的记忆，在这些情况下，治疗师可以共情他们的经历，并探索创伤所具有的特定的个人意义。

当记忆在治疗过程中被重新找回时，治疗师和患者只是不知道这些回忆有多准确。大量研究提示，记忆绝对不是一种对经验的可靠记录，不是像某个事件被记录在电影胶片上那样的方式被原封不动地嵌在头脑中。实际上，每一次当某段经历的记忆被重新检索回时，似乎都在发生新的蛋白质的合成（LeDoux，2002）。对某个记忆的回忆，更像是排演一场戏剧，当戏剧发展时，每次排练都与上一次有所不同。并不存在纯粹的对过去的重述或重演，只有在患者赋予该事件的个人意义的基础之上的重构（Edelman，1992；Modell，1996；Novick & Novick，1994）。

记忆也许是真实的，但不准确（Barclay，1986）。如同斯皮格尔和舍弗林（Spiegel & Scheflin，1994）所提示的，一个回忆可能包含错误的细节，但仍是源自一个真实的事件。感知和记忆总是积极建构的过程。我们无法想象有哪个记忆可以不受到观察者的影响。因此，我们在临床上看到的记忆的准确性有很大的变化范围，从由缺乏训练或不道德的治疗师诱发的、完全错误的记忆，到细节相对完整的、相当准确的记忆（见表 10–1）。在这两个极端之间是一个包含不同程度准确性的连续谱（Allen，1995）。

在弗洛伊德 1914 年的文章"回忆、重复和修通（Remembering, Repeating and Working-Through）"（Freud，1914）中，他注意到，患者无法想起的内容会在分析情境中反复出现（Freud，1914/1958）。他指的是，在分析师眼前展开的潜意识性的、被内化的客体关系模式，因为患者无法想起它们，所以也无法谈论它们。

表 10-1　创伤记忆准确性连续谱

实际的创伤史

持续／清晰地记得，有佐证

延迟／不完整的记忆，有佐证

持续／清晰地记得，无佐证

延迟／不完整的记忆，无佐证

夸大／歪曲的记忆

没有创伤史

错误记忆——患者所建构的

错误记忆——治疗师所暗示的

来源：根据 Allen（1995）

　　内隐与外显记忆系统之间以及程序性与陈述性记忆系统之间的区别，与弗洛伊德的观察具有重要相关性（Clyman，1991；Squire，1992）。如第一章所述，外显陈述性记忆包括对一个人生活的自传体叙事。当创伤发生在三四岁之前时，它可能不会在外显记忆系统中被记住，但可能会在内隐程序性记忆系统中被编码。4 岁之后发生的创伤通常在一定程度上作为外显记忆被保存；尽管有研究表明，有些成年人在很长时间里都无法想起童年期的性虐待或其他创伤（Allen，2001；Brown et al.，1998；Williams，1994）。

　　创伤性的再度活现（traumatic reenactments）似乎是由内隐程序性记忆所驱动的（Siegal，1995）。当弗洛伊德陈述"记忆是被重复的，胜于被用言语表达"时，他所提及的移情 – 反移情活现的许多情况可能都包括在此类别中。换句话说，潜意识性的内在客体关系被存储在内隐记忆系统中，并在治疗中在患者与治疗师建立关系的方式中呈现出来（Gabbard，1997；Target，1998）。因此，这种在治疗师和患者之间的心理剧中逐渐展开的资料信息，是无法轻易地通过其他方式获得的。通过治疗师和患者之间的投射和内射，治疗师对患者的过去及内在世界拥有一种独特的视角。尽管治疗师不能确定地知道，在治疗师与患者的关系中所展开的内隐记忆，是否为患者童年所发生的事情提供了准确的一瞥，但这些记忆至少可以揭示孩子当时所体验到的，包括孩子对人际互动的幻想。

　　带着对记忆的这种新理解，我们现在认为，从被埋葬的过去中考古式地搜寻令人信服的创伤遗迹，是治疗中的一种误导性策略。这种方法常常是一种反移情性的与患者共谋，以避免患者直接表达对治疗师的攻击或愤怒，以及避免治疗师与虐待性内射物（introject）发生认同，这种现象我称之为"对攻击者的去认同（disidentification with the aggressor）"（Gabbard，1997，p. 7）。使用这种方法可能也会迫使患者想起虐待记忆，它实际上可能反映了患者被治疗师侵扰的潜意识体验（Brenneis，1997）。强迫患者恢复记忆的另一个难题是，在分离性疏离的情况下，记忆可能从一开始就从未被编码，这样，所检索取回的内容就是虚谈出或建构出的记忆，这与患者通过为治疗提供有意义的材料来取悦治疗师的努力有关。

此外，自传性或外显陈述性记忆中的改变，对于治疗性改善来说似乎不是必需的。治疗师观察并解释潜意识活现，这些活现由同样是潜意识性的内在客体关系模式所激发。与这些模式相一致的记忆可能继发性地被激活。但它们的重新出现最好只被视为一种附带现象，且它们的准确性不可能得到确定（Fonagy & Target，1997；Gabbard，1997）。最关键的是与自己和与他人相处模式的改变，它们来自患者对这些既往潜意识模式的洞察与领悟。另外，当与治疗师的互动被患者内化时，有些改变也会潜意识地发生。

治疗师必须向患者明确说明，恢复创伤记忆不是心理治疗的目标。分离性障碍患者典型的记忆功能障碍，实际上使他们不适合以恢复记忆为目标的治疗。一个更合理的目标是帮助他们恢复正常的心理功能，尤其是反思和心智化的能力，以便他们能够发展出更加连贯一致的自体表征和他者表征。在与治疗师建立了牢固的依恋关系的背景下，受创伤的患者可以从治疗师对他们之间互动的反思能力中受益。最终，患者可以内化治疗师的反思过程，并变得有能力将自己分离的部分带回到有意识的觉察中，以使他们体验到更大的连续感。分身的整合，可能只对某些分离性身份障碍患者来说是可能的。

治疗师必须避免扮演"历史真相的仲裁者"的角色。人们记得的永远是幻想与现实的复杂混合体（Arlow，1969；Gediman，1991；Grotstein，1992）。治疗师必须带着非评判性的好奇态度去倾听患者的材料，而不是被迫声明自己所听到的内容是 100% 准确或者完全错误的。克鲁夫特（Kluft，1988）告诫，临床医生必须避免"表现出着迷、惊讶、兴奋、沮丧、相信、怀疑，或表达出任何可能使分身感觉到需要证明其自身真实性的观点"（p. 53）。

在对分离性身份障碍患者的心理治疗中，看待移情－反移情发展的一种有益方式是，将它们构想为一出正在展开的戏剧中的片段，它涉及四个主要角色：受害者（victim）、施虐者（abuser）、理想化的全能拯救者（idealized omnipotent rescuer）和不参与的他者（uninvolved other）（Davies &

Frawley，1992；Gabbard，1992）。通过在心理治疗中发展的移情–反移情活现，这些角色在患者和治疗师之间的各种互补性配对中摆动。演员表中的前三个角色——受害者、施虐者和理想化的全能拯救者——以一种可预测的模式发生互动，这种模式代表了狭义反移情与通过投射性认同而产生的广义反移情的趋同。当受害史在一名患者身上浮现出来时，有种强烈的东西会拉扯治疗师的心弦，催促他们通过成为患者从未有过的好父母来设法修复那个伤害。

大多数分离性身份障碍患者没有在由有效的、充满关爱的父母严格执行的代际边界和限制中成长并从中受益。他们经常将治疗情境中的职业边界体验为一种残忍的拒绝。他们可能会要求看到能体现关怀的证据，包括延长治疗时间、身体接触、治疗师的自我揭露以及全天候随时可以联系治疗师。如果治疗师开始"做得更多"来满足这些要求，他们的努力注定会失败。企图成为父母的替代者，是绕开了患者哀悼的需要，并且唤起了错误的希望，即只要患者能够找到那个对的人，就可以获得父母式的关系。

当治疗师试图去满足患者不断升级的对证据的要求——要求证明治疗师是关心他们的，此时患者的权利感就被激活了。对大多数分离性身份障碍患者的治疗迟早都会揭示他们潜在的信念，即他们有权利在现在为他们过去遭受的虐待获得补偿（Davies & Frawley，1992）。随着这种要求进一步升级，治疗师可能很快就会感到饱受折磨。通过内射性和投射性认同的过程，人物的角色发生了变化，治疗师成为了受害者，患者变成了施虐者。驻扎在患者内心的、施虐的或恶意的内射物已经完全掌权；同时，患者的受害者自体被投射到治疗师身上。此外，治疗师对患者日益增长的怨恨使他们感到内疚，其结果是，他们可能因此创造肥沃的土壤，以与患者/受害者的自体表征发生认同。患者可能会感觉到这种发展，并指责治疗师没有真正地关心自己。而治疗师会试图否认自己对于患者没完没了的要求的怨恨，甚至会更加努力地证明自己的动机是纯粹的。在这样的时刻，治疗师可能会私下地感到他们已经"被发现了"，并以努力掩饰自己的恼火作为反应。当事情到了这一步时，承认自己的局限性可能是最具治疗性的处理自己反移情感受的方式（Gabbard，1986；Gabbard & Wilkinson，1994）。

在某些情况下，当患者的需求增加的模式不断升级，并伴随着治疗师不断增加的努力以满足这些需求时，这出戏剧的第三幕就展开了。当治疗师对于所有治疗性努力都失败的恼怒达到顶峰时，他们可能会诉诸与患者的极端越界行为，而这实际上重复了童年期的虐待。这时，患者再次处于受害者的角色，而治疗师则成为施虐者。这第三个范式最悲剧性的——并且不幸地还是非常频繁的——表现，是治疗师与患者之间公开的性接触。其他常见的例子包括：对患者施虐性的言语虐待；试图通过让患者坐在治疗师的大腿上和"重新如父母般养育"患者，来提供关爱；带患者参加治疗师的家庭外出活动等。在这些情况下，治疗师对于被挫败的愤怒，常常被完全地否认。最初的拯救努力，最终变成了剥削和虐待的再度活现。

许多分离性身份障碍患者都有某种形式的习得性无助，他们相信自己的努力根本无法改变自身的命运。他们想当然地认为，当他们陷入困境时，没有人可以依靠和求援。这些患者没有能够调动的能动感或效能感。从这个意义上讲，他们是被克鲁夫特（Kluft，1990）称为"活靶子"的人，容易受到利用患者来满足自己需求的治疗师的所有形式的虐待和边界侵犯。

受害者、施虐者和理想化的全能拯救者这三个角色，在与分离性身份障碍患者的心理治疗工作中，是内射–投射性过程最为戏剧性和最为明显的体现。第四个角色，即不参与的他者，以一种更为微妙的方式显露出自己（Gabbard，1992）。患者通常会在治疗师的缄默中感知到这个人物角色，将这种缄默解读为漠不关心和拒绝。作为对感知到冷漠的反应，患者可能会感觉到一种不存在感（sense of nonbeing）——比格拉斯和比格斯（Bigras & Biggs，1990）将它描述为"消极乱伦（negative incest）"—— 一种与缺失的母亲有关的死寂或空虚，她对自己丈夫和女儿之间的乱伦关系没有尝试过做任何干预。

患者体验到的死寂或空虚，可能会助长治疗师互补性的无助感和绝望感。在心理治疗中，可能会有很长一段时间患者一直对治疗师保持冷淡和疏远，并在反移情中唤起死寂感或不存在感（Levine，1990；Lisman-Pieczanski，1990）。

以下摘录来自对一位分离性身份障碍患者的一次心理治疗，描述了这种与不参与的母亲（uninvolved mother）的反移情认同。

> Q女士：如果我能马上离开这该死的医院，一切就会好起来。我唯一的问题是我讨厌像这样被限制，这让我想自残。
>
> 治疗师：但是我想知道，受到限制是否真的是你唯一的问题。在你入院之前，你肯定伤害了自己很多次。
>
> Q女士：但是我需要见我的孩子和丈夫。你不明白吗？他们不会让他们来这里看望我。

治疗师：他们上一次来这里看你时，结果最后你做了一次很严重的自杀尝试。

Q女士（平淡地）：我想割手腕的动脉，结束一切。

治疗师：嗯，所以，我可以想象工作人员不愿意让你离开住院的环境和保护。

Q女士：我需要试着暂时离开这里。我认为我如果能在医院之外与家人待在一起，我就会没事了。

治疗师：如果焦虑笼罩了你，你有想自残的感觉，你会怎么办？

Q女士（非常严肃地）：我可以喝一两杯啤酒让自己安静下来。

治疗师：很重要的一点是，你要理解，你的问题不是外在的。无论你去哪里，你都带着你的问题，无论你被关在医院里还是和你的家人待在家里，你仍然会有那些问题。除非你做一些努力，去面对并且整合过去的那些痛苦体验，否则你会继续伤害自己并且想自杀。

Q女士：我不想面对整合那些人格的痛苦。那将是无法忍受的。

治疗师：但你现在就非常痛苦。还会更糟吗？

Q女士（平淡地）：我不知道，但我也不想知道。

当治疗师沿着这样的论证思路持续毫无进展时，他发现自己变得越来越困倦。伴随着这种昏昏欲睡的感觉，他感到自己似乎撤退得离患者越来越远了。他开始看表，希望结束的时间快到了。他发现自己正在想今天晚些时候做什么。他甚至觉得自己不再真的在乎患者是否会好起来。患者似乎也在从他这里漂离得越来越远。当他观察到在共情性调谐中的这个明显疏失时，治疗师突然意识到，他正在成为她童年时代那个缺失的、不参与的母亲。他想提供帮助的努力被挫败了，对于事情是否会有任何改变，他有一种深深的绝望和无望感。他想知道，当患者的母亲意识到，自己永远被排除在自己女儿与自己丈夫之间的亲密关系之外，且感到无助或无力去改变任何事情时，她是否也有与自己同样的感受。

像 Q 女士的治疗师所描述的这种反移情反应，也可能反映出治疗师对位于患者自体核心的不存在感的共情性认同，作为对患者内在对其疏远冷淡的母亲发生了认同的反应（Gabbard，1992）。在分离性身份障碍患者的心理治疗中，会有一段时间患者的苛求如此地汹涌，以至于治疗师发现自己希望患者消失或去别处接受治疗。在这样的反应中，与不参与的母亲发生了认同是很容易被察觉到的；而治疗师必须注意，这种潜意识共谋可能会无意地导致患者做出自杀尝试。

在这个移情 - 反移情范式中所描述的这种心理死寂（psychological deadness）的原始状态可能与严重的母爱剥夺有关，它严重地损害了婴儿自体感的发展。没有母亲提供抚慰性的感官体验，婴儿可能无法建立安全的感官边界感。在分离性身份障碍患者中如此普遍的自残，可以被理解为一种在皮肤边界上重建边界性的方式，以应对对于丧失自我边界完好无损性的焦虑。奥格登（Ogden，1989）将这种产生经验的模式描述为"**自闭邻接位（autistic-contiguous position）**"。在这种原始状态下，对体验赋予意义的过程停止了。治疗师可能将分离性身份障碍患者体验为他们被如此地囚禁在这种原始状态中，以至于完全无法被触及。在应对患者继发于与母亲的亲密感官体验被剥夺后的、对于缺乏身体完整性的焦虑时，治疗师的内心可能会充满绝望感。

住院治疗

根据患者的自我组织水平以及共病的程度，许多分离性身份障碍患者在心理治疗过程中的某个时刻会需要住院治疗（Kluft，1991c）。进入普通精神科病房的分离性身份障碍患者经常发现自己扮演着经典的"特殊"患者的角色（Burnham，1966；Gabbard，1986）。他们被工作人员和其他患者视为与心理治疗师有着特殊的关系，因此往往成为替罪羊。持怀疑态度的工作人员会开始争论对患者使用什么名字，其虐待史的可信性，患者是否对自己的行为负有责任，以及大量其他问题。当分离性身份障碍患者否认其他人看到的行为时，如果环境群体中的其他患者以不信任和蔑视作为回应，事情可能会变得更糟。

克鲁夫特（Kluft，1991c）提供了几项有用的指导原则。一份合约性协议必须在一开始住院时就与患者达成，患者要保证同意当在医院环境中称呼其法定名称时会回应。应该告诉患者，当分身在病房里出现时，患者不能期待工作人员会以不同方式对不同分身做出反应。只有个体治疗师才会应对各个不同的分身。对于无法代表所有分身签订合约的患者，必须在最危险或最具自我破坏性的分身水平上为他建立结构。鉴于不同分身的功能运作的多变性，这一协议避免了工作人员就患者的特权和责任产生否则必然会发生的混淆和困惑。克鲁夫特（Kluft，1991c）也建议，护理人员必须不断向患者解释规则和政策，因为有些分身对它们并不熟悉。

参考文献

Alexander PC, Anderson CL, Brand B, et al: Adult attachment and long-term effects in survivors of incest. Child Abuse Negl 22:45–61, 1998

Allen JG: The spectrum of accuracy in memories of childhood trauma. Harv Rev Psychiatry 3:84–95, 1995

Allen JG: Traumatic Relationships and Serious Mental Disorders. New York, Wiley, 2001

Allen JG: Mentalizing in the Development and Treatment of Attachment Trauma. London, Karnack, 2013

Allen JG, Console DA, Lewis L: Dissociative detachment and memory impairment: reversible amnesia or encoding failure? Compr Psychiatry 40:160–171, 1999

American Psychiatric Association: Diagnostic and Statistical Manual of Mental Disorders, 3rd Edition. Washington, DC, American Psychiatric Association, 1980

American Psychiatric Association: Diagnostic and Statistical Manual of Mental Disorders, 5th Edition. Washington, DC, American Psychiatric Association, 2013

Arlow JA: Fantasy, memory, and reality testing. Psychoanal Q 38:28–51, 1969

Barclay CR: Schematization of autobiographical memory, in Autobiographical Memory. Edited by Rubin DC. New York, Cambridge University Press, 1986, pp 82–99

Bigras J, Biggs KH: Psychoanalysis as incestuous repetition: some technical considerations, in Adult Analysis and Childhood Sexual Abuse. Edited by Levine HB. Hillsdale, NJ, Analytic Press, 1990, pp 173–196

Binder EB, Bradley RG, Liu W, et al: Association of FKBP5 polymorphisms and childhood abuse with post-traumatic stress disorder symptoms in adults. JAMA 299:1291–1305, 2008

Bradley R, Greene J, Russ E, et al: A multidimensional meta-analysis of psychotherapy for PTSD. Am J Psychiatry 162:214–227, 2005

Brand BL, Classen CC, Lanius RA, et al: A naturalistic study of dissociative identity disorder and dissociative disorder not otherwise specified patients treated by community clinicians. Psychol Trauma 1:153–171, 2009

Brand BL, Loewenstein RJ, Lanius RA: Dissociative identity disorder, in Gabbard's Treatments of Psychiatric Disorders, 5th Edition, Washington, DC, American Psychiatric Publishing, 2014

Bremner JD, Randall P, Scott TM, et al: MRI-based measurement of hippocampal volume in patients with combat-related posttraumatic stress disorder. Am J Psychiatry 152:973–981, 1995

Brenneis CB: Multiple personality: fantasy proneness, demand characteristics, and indirect communication. Psychoanalytic Psychology 13:367–387, 1996

Brenneis CB: Recovered Memories of Trauma: Transferring the Present to the Past. Madison, CT, International Universities Press, 1997

Brenner I: Dissociation of Trauma: Theory, Phenomenology, and Technique. Madison, CT, International Universities Press, 2001

Breslau N: The epidemiology of trauma, PTSD, and other post trauma disorders. Trauma Violence Abuse 10:198–210, 2009

Brewin C: Memory processes in posttraumatic stress disorder. Int Rev Psychiatry 13: 159–163, 2001

Brodsky BS, Cloitre M, Dulit RA: Relationship of dissociation to self-mutilation and childhood abuse in borderline personality disorder. Am J Psychiatry 152:1788–1792, 1995

Brom D, Kleber RJ, Defares PB: Brief psychotherapy for post traumatic stress disorders. J Consult Clin Psychol 57:607–612, 1989

Bromberg PM: Hysteria, dissociation, and cure: Emmy von N revisited. Psychoanalytic Dialogues 6:55–71, 1996

Brown D, Scheflin AW, Hammond DC: Memory, Trauma Treatment, and the Law. New York, WW Norton, 1998

Browne A, Finkelhor D: Impact of child sexual abuse: a review of the research. Psychol Bull 99:66–77, 1986

Burnham DL: The special-problem patient: victim or agent of splitting? Psychiatry 29:105–122, 1966

Cardeña E, Spiegel D: Dissociative reactions to the Bay Area earthquake. Am J Psychiatry 150:474–478, 1993

Carmen EH, Reiker PP, Mills T: Victims of violence and psychiatric illness. Am J Psychiatry 141:378–379, 1984

Clyman RB: The procedural organization of emotions: a contribution from cognitive science to the psychoanalytic theory of therapeutic action. J Am Psychoanal Assoc 39(suppl):349–382, 1991

Coons PM: The dissociative disorders: rarely considered and underdiagnosed. Psychiatr Clin North Am 21:637–648, 1998

Copeland WE, Keeler G, Angold A, et al: Traumatic events and post-traumatic stress in childhood. Arch Gen Psychiatry 64:577–584, 2007

Dalenberg CJ, Brand BL, Gleaves DH, et al: Evaluation of the evidence for trauma and fantasy models of dissociation. Psychol Bull 138:550–588, 2012

Davidson JRT: Recognition and treatment of post-traumatic stress disorder. JAMA 286:584–587, 2001

Davies JM, Frawley MG: Dissociative processes and transference-countertransference paradigms in the psychoanalytically oriented treatment of adult survivors of childhood sexual abuse. Psychoanalytic Dialogues 2:5–36, 1992

Driessen M, Bedlo T, Mertens, N et al: Posttraumatic stress disorder and fMRI activation patterns in traumatic memory in patients with borderline personality disorder. Biol Psychiatry 55:603–611, 2004

Edelman G: Bright Air, Brilliant Fire: On the Matter of the Mind. New York, Basic Books, 1992

Fairbairn WRD: Schizoid factors in the personality (1940), in Psychoanalytic Studies of the Personality. London, Routledge & Kegan Paul, 1952, pp 3–27

Fairbairn WRD: Endopsychic structure considered in terms of object-relationships (1944), in Psychoanalytic Studies of the Personality. London, Routledge & Kegan Paul, 1952, pp 82–136

Fonagy P: An attachment theory approach to treatment of the difficult patient. Bull Menninger Clin 62:147–169, 1998

Fonagy P: Attachment Theory. New York, Other Press, 2001

Fonagy P, Target M: Perspectives on the recovered memories debate, in Recovered Memories of Abuse: True or False? Edited by Sandler J, Fonagy P. London, Karnac Books, 1997, pp 183–216

Fonagy P, Steele M, Steele H, et al: The capacity for understanding mental states: the reflective self in parent and child and its significance for security of attachment. Infant Ment Health J 12:201–218, 1991a

Fonagy P, Steele H, Steele M: Maternal representations of attachment during pregnancy predict the organization of infant–mother attachment at one year of age. Child Dev 62:891–905, 1991b

Forbes D, Creamer M, Bisson JI, et al: A guide to guidelines for the treatment of PTSD and related conditions. J Traumatic Stress 23:537–552, 2010

Freinkel A, Koopman C, Spiegel D: Dissociative symptoms in media eyewitnesses of execution. Am J Psychiatry 151:1335–1339, 1994

Freud S: Remembering, repeating and working-through (further recommendations on the technique of psycho-analysis II) (1914), in The Standard Edition of the Complete Psychological Works of Sigmund Freud, Vol 12. Translated and edited by Strachey J. London, Hogarth Press, 1958, pp 145–156

Gabbard GO: The treatment of the "special patient" in a psychoanalytic hospital. International Review of Psychoanalysis 13:333–347, 1986

Gabbard GO: Commentary on "Dissociative processes and transference-countertransference paradigms" by Jody Messler Davies and Mary Gail Frawley."

Psychoanalytic Dialogues 2:37–47, 1992

Gabbard GO: Challenges in the analysis of adult patients with histories of childhood sexual abuse. Canadian Journal of Psychoanalysis 5:1–25, 1997

Gabbard GO, Wilkinson SM: Management of Countertransference With Borderline Patients. Washington, DC, American Psychiatric Press, 1994

Ganaway GK: Historical versus narrative truth: clarifying the role of exogenous trauma in the etiology of DID and its variants. Dissociation 2:205–220, 1989

Ganaway GK: Hypnosis, dissociation and multiple personality disorder: a psychodynamic clinician's perspective. Paper presented at the annual meeting of the Society of Clinical and Experimental Hypnosis, Washington, DC, October 1992

Ganzarain RC, Buchele BJ: Fugitives of Incest: A Perspective From Psychoanalysis and Groups. Madison, CT, International Universities Press, 1988

Gediman HK: Seduction trauma: complemental intrapsychic and interpersonal perspectives on fantasy and reality. Psychoanalytic Psychology 8:381–401, 1991

Gelinas DJ: Unexpected resources in treating incest families, in Family Resources: The Hidden Partner in Family Therapy. Edited by Karpel MA. New York, Guilford, 1986, pp 327–358

Griffin MG, Resick PA, Mechanic MB: Objective assessment of peritraumatic dissociation: psychophysiological indicators. Am J Psychiatry 154:1081–1088, 1997

Grotstein JS: Commentary on "Dissociative processes and transference-countertransference paradigms" by Jody Messler Davies and Mary Gail Frawley." Psychoanalytic Dialogues 2:61–76, 1992

Hendin H, Haas AP: Suicide and guilt as manifestation of PTSD in Vietnam combat veterans. Am J Psychiatry 148:586–591, 1991

Horowitz MJ: Stress Response Syndromes, 2nd Edition. Northvale, NJ, Jason Aronson, 1986

Jang KL, Paris J, Zweig-Frank H, et al: Twin study of dissociative experience. J Nerv Ment Dis 186:345–351, 1998

Kernberg OF: Borderline Conditions and Pathological Narcissism. New York, Jason Aronson, 1975

Kessler RC, Sonega A, Bromet E, et al: Post traumatic stress disorder in the National Comorbidity Survey. Arch Gen Psychiatry 52:1048–1060, 1995

Kessler RC, Berglund P, Delmer O, et al: Lifetime prevalence and age-of-onset distributions of DSM-IV disorders in the National Comorbidity Survey replication. Arch Gen Psychiatry 62:593–602, 2005

Killingmo B: Conflict and deficit: implications for technique. Int J Psychoanal 70:65–79, 1989

Kleindienst K, Limberger MF, Ebner-Priemer UW, et al: Dissociation predicts poor response to dialectical behavior therapy in female patients with borderline personality disorder. J Pers Disord 25:432–447, 2011

Kluft RP: Treatment of multiple personality disorder: a study of 33 cases. Psychiatr Clin North Am 7:9–29, 1984

Kluft RP: The phenomenology and treatment of extremely complex multiple personality disorder. Dissociation 1:47–58, 1988

Kluft RP (ed): Incest-Related Syndromes of Adult Psychopathology. Washington, DC, American Psychiatric Press, 1990

Kluft RP: Clinical presentations of multiple personality disorder. Psychiatr Clin North Am 14:605–629, 1991a

Kluft RP: Multiple personality, in American Psychiatric Press Review of Psychiatry, Vol 10. Edited by Tasman A, Goldfinger SM. Washington, DC, American Psychiatric Press, 1991b, pp 161–188

Kluft RP: Hospital treatment of multiple personality disorder: an overview. Psychiatr Clin North Am 14:695–719, 1991c

Kluft RP: Thoughts on the psychodynamic psychotherapy of the dissociative disorders. The Psychodynamic Letter 1:1–5, 1991d

Koopman C, Classen C, Spiegel DA: Predictors of posttraumatic stress symptoms among survivors of the Oakland/Berkeley, Calif, firestorm. Am J Psychiatry 151: 888–894, 1994

Krystal JH, Bennett A, Bremner J, et al: Toward a cognitive neuroscience of dissociation and altered memory functions in post-traumatic stress disorder, in Neurobiological and Clinical Consequences of Stress: From Normal Adaptation to PTSD. Edited by Friedman M, Charney D, Deutch A. New York, Lippincott-Raven, 1995, pp 239–269

Lanius A, Vermetten E, Loewenstein J, et al: Emotion modulation in PTSD: clinical and neurobiological evidence for a dissociative subtype. Am J Psychiatry 167:640–647, 2010

LeDoux J: The Synaptic Self: How Our Brains Become Who We Are. New York, Viking Penguin, 2002

Levine HB: Clinical issues in the analysis of adults who were sexually abused as children, in Adult Analysis and Childhood Sexual Abuse. Edited by Levine HB. Hillsdale, NJ, Analytic Press, 1990, pp 197–218

Lindy JD: Psychoanalytic psychotherapy of post traumatic stress disorder: the nature of the therapeutic relationship, in Traumatic Stress: The Effects of Overwhelming Experience on Mind, Body and Society. Edited by van der Kolk BA, McFarlane AC, Weisaeth L. New York, Guilford, 1996, pp 525–536

Lindy JD, Green BL, Grace MC, et al: Psychotherapy with survivors of the Beverly Hills Supper Club fire. Am J Psychiatry 37:593–610, 1983

Lisman-Pieczanski N: Countertransference in the analysis of an adult who was sexually abused as a child, in Adult Analysis and Childhood Sexual Abuse. Edited by Levine HB. Hillsdale, NJ, Analytic Press, 1990, pp 137–147

Loewenstein RJ, Ross DR: Multiple personality and psychoanalysis: an introduction. Psychoanalytic Inquiry 12:3–48, 1992

Marmar CR, Weiss DS, Schlenger WE, et al: Peritraumatic dissociation and posttraumatic stress in male Vietnam theater veterans. Am J Psychiatry 151:902–907, 1994

Marmer SS: Multiple personality disorder: a psychoanalytic perspective. Psychiatr Clin North Am 14:677–693, 1991

McLaughlin AA, Keller SM, Feeny NC, et al: Patterns of therapeutic alliance: rupturerepair episodes in prolonged exposure for posttraumatic stress disorder. J Consult Clin Psychol Nov 4, 2013

Mercer KB, Orcutt HK, Quinn JF, et al: Acute and post traumatic stress symptoms in a prospective gene x environment study at a university campus shooting. Arch Gen Psychiatry 69:89–97, 2012

Modell AH: Trauma, memory, and the therapeutic setting, in Understanding Therapeutic Action: Psychodynamic Concepts of Cure (Psychoanalytic Inquiry Series, Vol 15). Edited by Lifson LE. Hillsdale, NJ, Analytic Press, 1996, pp 41–50

Morgan CA, Hazlett G, Wang S, et al: Symptoms of dissociation in humans experiencing acute, uncontrollable stress: a prospective investigation. Am J Psychiatry 158:1239–1247, 2001

Mulder RT, Beautrais AL, Joyce PR, et al: Relationship between dissociation, childhood sexual abuse, childhood physical abuse, and mental illness in a general population sample. Am J Psychiatry 155:806–811, 1998

Novick KK, Novick J: Postoedipal transformations: latency, adolescence, and pathogenesis. J Am Psychoanal Assoc 42:143–169, 1994

Ogden TH: The Primitive Edge of Experience. Northvale, NJ, Jason Aronson, 1989

Perry S, Difede J, Musngi G, et al: Predictors of post traumatic stress disorders after burn injury. Am J Psychiatry 149:931–935, 1992

Putnam FW: Diagnosis and Treatment of Multiple Personality Disorder. New York, Guilford, 1989

Putnam FW: Dissociative phenomena, in American Psychiatric Press Review of Psychiatry, Vol 10. Edited by Tasman A, Goldfinger SM. Washington, DC, American Psychiatric Press, 1991, pp 145–160

Putnam FW: Dissociation in Children and Adolescents: A Developmental Model. New York, Guilford, 1997

Putnam FW, Guroff JJ, Silberman EK, et al: The clinical phenomenology of multiple personality disorder: review of 100 recent cases. J Clin Psychiatry 47:285–293, 1986

Rabin RC: Nearly one in five women in US survey say they have been sexually assaulted. The New York Times, December 15, 2011, p 828

Rauch SL, Shin LM: Functional neuroimaging studies in posttraumatic stress disorder. Ann N Y Acad Sci 821:83–98, 1997

Schnyder U, Moergeli H, Klaghofer R, et al: Incidence and prediction of posttraumatic stress disorder symptoms in severely injured accident victims. Am J Psychiatry 158:594–599, 2001

Schottenbauer MA, Glass CR, Arnkoff DB, et al: Nonresponse and dropout rates in outcome studies on PTSD: review and methodological considerations. Psychiatry 71:134–168, 2008

Siegal DJ: Memory, trauma, and psychotherapy: a cognitive science view. J Psychother Pract Res 4:93–122, 1995

Simeon D, Lowenstein RJ: Dissociative disorders, in Comprehensive Textbook of Psychiatry. Edited by Sadock BJ, Sadock VA, Ruiz P. Philadelphia, PA, Wolters Kluwer/Lippincott Williams and Wilkins, 2009, pp 2009–2226

Spiegel D: Dissociation and trauma, in American Psychiatric Press Review of Psychiatry, Vol 10. Edited by Tasman A, Goldfinger SM. Washington, DC, American Psychiatric Press, 1991, pp 261–275

Spiegel D: Trauma, dissociation, and memory. Ann N Y Acad Sci 821:225–237, 1997

Spiegel D, Li D: Dissociated cognition and disintegrated experience, in Cognitive Science and Unconscious. Edited by Stein DJ. Washington, DC, American Psychiatric Press, 1997, pp 177–187

Spiegel D, Scheflin AW: Dissociated or fabricated? psychiatric aspects of repressed memory in criminal and civil cases. Int J Clin Exp Hypn 42:411–432, 1994

Spiegel D, Lowenstein RJ, Lewis-Fernandez R, et al: Dissociative disorder in DSM-5. Depress Anxiety 28:824–852, 2011

Squire LR: Declarative and nondeclarative memory: multiple brain systems supporting learning and memory. J Cogn Neurosci 4:232–243, 1992

Steinberg M, Rounsaville B, Cicchetti D: Detection of dissociative disorders in psychiatric patients by a screening instrument and a structured diagnostic interview. Am J Psychiatry 148:1050–1054, 1991

Storr CL, Ialongo NS, Anthony JC: Childhood antecedents of exposure to traumatic events and post traumatic stress disorder. Am J Psychiatry 164:119–125, 2007

Target M: Book review essay: the recovered memories controversy. Int J Psychoanal 79:1015–1028, 1998

van der Kolk BA: The compulsion to repeat the trauma: re-enactment, revictimization, and masochism. Psychiatr Clin North Am 12:389–411, 1989

Van Ommeren M, de Jong JTVM, Sharma B, et al: Psychiatric disorders among tortured Bhutanese refugees in Nepal. Arch Gen Psychiatry 58:475–482, 2001

Vythilingam M, Heim C, Newport J, et al: Childhood trauma associated with smaller hippocampal volume in women with major depression. Am J Psychiatry 159:2072–2080, 2002

Waller NG, Ross CA: The prevalence and biometric structure of pathological dissociation in the general population: taxometric and behavior genetic findings. J Abnorm Psychol 106:499–510, 1997

Williams LM: Recall of childhood trauma: a prospective study of women's memories of child sexual abuse. J Consult Clin Psychol 62:1167–1176, 1994

Yehuda R: Sensitization of the hypothalamic-pituitary-adrenal axis in posttraumatic stress disorder. Ann N Y Acad Sci 821:57–75, 1997

Young WC: Psychodynamics and dissociation: all that switches is not split. Dissociation 1:33–38, 1988

Youngner CG, Rothbaum BD, Friedman MJ: Treatment of post-traumatic stress disorder, in Gabbard's Treatment of Psychiatric Disorders, 5th Edition. Edited by Gabbard GO. Washington, DC, American Psychiatric Publishing, 2014

第十一章

性欲倒错和性功能失调

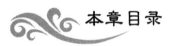**本章目录**

性欲倒错

很少有精神障碍像性欲倒错一样，充满了如此多道德上的暗示。要认定一个人在性领域方面有所偏差，就意味着要为人类性行为确立一个明确的标准规范。而谁来建立这样的规范？精神病学应该成为性行为的道德卫士吗？当我们使用性偏差（sexual deviation）、性变态（perversion）或性欲倒错（paraphilia）这些术语时，可以不带任何轻蔑的口吻吗？

对变态行为的定义的演变，揭示了精神病分类学对社会的反映程度。在一种以相对狭隘的角度看待正常性行为的文化背景中，弗洛伊德（Freud，1905/1953）根据以下几个标准来定义变态性行为：（1）此行为聚焦于身体生殖器以外的部位；（2）此行为并非和常规的、与异性伴侣生殖器交媾行为同时存在，而是取代和代替了这样的常规行为；（3）此行为倾向于成为个体唯一的惯常性行为。弗洛伊德注意到，几乎在任何一个潜意识接受过精神分析性探索的人身上，都能发现性变态的迹象。

自从弗洛伊德的早期论文发表以来，对于性的社会文化态度已经历了巨大转变。随着性成为科学研究中一个正当合理的领域，越来越清晰的是，"正常的"伴侣也会有各种各样的性行为。例如，"口腔－生殖器关系"已经作为一种健康的性行为被广为接受。同性恋和肛交也同样从变态行为的清单上被移除了。

精神分析的作者已经反复证实了弗洛伊德的观察，我们所有人都有一个潜藏着的变态核心（Chasseguet-Smirgel，1983；Mc-Dougall，1980，1986；Stoller，1975，1985）。因此，一种对变态行为更为接纳的态度一直伴随精神分析的发展。麦克道格尔（McDougall，1986）指出，性变态的幻想普遍存在于所有成人性行为中，但很少会造成困扰，因为它并不被体验为强迫性的。她建议使用"新性行为（neosexuality）"这个术语来反映这种行为新颖的性质，以及个体在对它的追求上的强烈投入。她强调，临床医生必须共情这些患者，因为他们将这些性需求体验为对自己的情绪性生存必不可少。在她看来，性变态这个术语应该只在以下情况中保留：一个人将其个人意愿强加在一个不愿意参与该个体的性场景的伴侣身上；或者引诱一个无行为责任能力的个体，比如一个儿童或精神残疾的成人（McDougall，1995）。

斯托勒（Stoller，1975，1985）提倡给性变态行为一个狭义的定义。他将性变态称为"恨的情欲形式"（1975，p. 4）并主张，残暴以及想要羞辱和贬低其性伴侣及自己的愿望，是判断一个行为是否变态的关键性决定因素。从这个角度来看，个体的意图是定义性变态的一个关键变量。随着他的观点发展，斯托勒（Stoller，1985）为此定义增加了另一个维度。因为认识到在正常性唤起中也存在些许敌意和一种想去羞辱的欲望，因此他认为亲密性（intimacy）是一个关键的鉴别因素。只有当情欲行为被用来逃避与另一个人长期的、情感上的亲密关系时，该个体才是变态的。相反，当性行为是服务于建立稳定的亲密关系时，它就不是变态的。

为了在定义性欲倒错时做到非评判性，DSM-5（American Psychiatric Association，2013）在"性欲倒错（paraphilia）"与"性欲倒错障碍（paraphilic disorders）"之间做了一个区分。这一区分正式承认了非传统形式的性行为并非必然会导致伤害或痛苦。另一方面，如果它们导致了对自己或他人的个人伤害和／或痛苦，则被诊断为性欲倒错障碍。因此，从这个意义上说，DSM-5 承认了引起临床关注的性行为和那些只是不同寻常或与众不同的性行为之间的区别。精神动力性精神病学的传统，是不去评判人们在自己生活中在爱情、伴侣以及性选择上的不同选择。临床医生必须尊重所有患者在观点和主观性上的差异，尤其是那些所参与的亲密行为与自己不同的患者。

精神动力学理解

在很大程度上，性欲倒错的病因学仍然笼罩在神秘之中。很显然，在决定性欲倒错的选择以及决定性行为的潜在意义方面，心理学议题起着非常关键的作用。精神分析性的理解已经极大地照亮了性欲望的黑暗角落。然而，我们必须适当而审慎地指出，精神动力学模型可以使性欲倒错的意义更容易理解，但并没有必然地建立起性欲倒错的明确病因学（Person，1986）。

对性变态的经典观点深深地植根于驱力理论。弗洛伊德（Freud，1905/1953）认为，这些障碍说明了本能与客体是如何彼此分离的："性本能似乎有可能首先是独立于其客体的"（p. 148）。此外，在一定程度上，他是通过将性变态与神经症做对比来对性变态进行定义的。在后者中，神经症性症状代表着被压抑的性变态幻想的一种转化。而在性变态中，这些幻想成为可以被意识得到的，并被直接表达为自我协调的、愉悦的性行为。因此，弗洛伊德将神经症描述为性变态的相反面：神经症性症状是去性欲化的性变态幻想（desexualized perverse fantasies）。在经典的观点中，性变态是向性欲的婴儿形式固着或退行，并持续到成年生活中（Fenichel，1945；Sachs，1986）。一些婴儿期体验的遗存被保留在意识里，并通过置换过程作为所有婴儿期性欲的载体。一个变态行为变成一种固着的且仪式化的程序，而这是达到生殖器性高潮的唯一途径。按照经典的概念构想（Fenichel，1945），阻止通过传统的生殖器性交获得高潮的决定性因素是阉割焦虑。因此，性变态起到了否认阉割的作用。（因为绝大部分有性欲倒错的患者都是男性，此处的概念构想均假定男性性别。）

弗洛伊德（Freud，1905/1953）认识到性变态的多重复杂性。比如，他提到窥阴障碍（voyeurism）和露阴障碍（exhibitionism）的大量潜意识决定因素，这两者是同一枚硬币的两面。在临床工作中他观察到，任何"主动的"性变态总是伴随着一个"被动的"相应物。在此构想中，性施虐者会有一个性受虐的内核，而窥阴者会有潜意识的露阴欲望。

最近的精神分析研究者已经得出结论，单独凭借驱力理论不足以解释在临床上见到的幻想和行为，而性欲倒错中的关系层面对于全面理解性欲倒错至关重要（McDougall，1980，1986；Mitchell，1988）。根据斯托勒（Stoller，1975，1985）的观点，性变态的实质是"童年创伤向成年胜利（childhood trauma to adult triumph）"的一种转换（Stoller，1975，p. 4）。患者受到自己要报父母造成的羞辱性童年创伤之仇的幻想所驱动。他们报仇的方法是在性行为或在幻想中剥夺自己伴侣的人性并羞辱他们。伯格纳（Bergner，2002）观察到，那些有性强迫的个体所偏爱的场景，通常源自孩童时期的屈辱体验。令这些个体性兴奋的幻想，旨在通过主导个人救赎而从早年屈辱中恢复过来。不幸的是，这些场景变成了不可能实现的标准——相比之下，真实的关系苍白无力。因此，这个超越屈辱的愿望永远不会实现。

性欲倒错行为也可能是一种从客体联系中的逃离（Mitchell，1988）。许多有性欲倒错行为的人，没有与他们心理内部的母亲表征完全地完成分离和个体化的过程。因此他们感觉到，他们作为一个独立个体的身份认同持续不断地遭受到内在或外在客体融合或吞没的威胁。性的表达，可能是他们能够维护自己独立性的那一个领域。相对于斯托勒（Stoller，1975，1985）将性欲倒错视为对想要羞辱他人的欲望的表达，米切尔（Mitchell，1988）则将它们理解为对内在母性形象的专横影响的违抗。在根据自己的性欲望行事之后，性欲倒错患者所体验到的解脱中有一个层面是，他们感觉到战胜了那个在内部控制着一切的母亲。

麦克道格尔（McDougall，1986）提到新性行为的其他客体关系意义。她认为，性行为是我们从一个对父母认同与反认同的复杂矩阵中发展而来的。每个孩子都会被卷入一出潜意识的心理剧，它来自父母的潜意识情欲性欲望与冲突。因此，任何新性行为的强制性性质，都由被孩子内化了的父母脚本编写好了程序。按照麦克道格尔的观点，通过将父母所"编写"的潜意识剧本付诸行动，反常的性行为可能在一定程度上发挥了保护被内射的客体免遭患者的攻击性伤害的功能。

科胡特（Kohut，1971，1977）提供了一个自体心理学的视角，以理解性欲倒错的功能。在他看来，性欲倒错行为是在缺乏来自他人共情性自体客体回应的情况下，个体孤注一掷地努力恢复自体的完整性和内聚性。当遭受抛弃或分离的威胁时，性行为或性幻想可以帮助患者感觉到自己还活着，是完整无损的。在心理治疗或精神分析的进程中出现这种行为，可能是（患者）对治疗师共情失败的一种反应，这导致患者与治疗师之间所建立的自体—自体客体矩阵（self–selfobject matrix）暂时发生扰乱（Miller，1985）。

虽然麦克道格尔（McDougall，1986）并非自体心理学家，但她也注意到，位于许多性欲倒错行为核心的，是对于失去身份认同或自体感的强烈恐惧。某些性行为或性客体变得像一剂药物，患者用它来"医治"内在的死寂感和对自体瓦解的恐惧。在这些患者身上，她观察到一种有缺陷的内化过程，它阻碍了患者童年时在与母性人物尝试分离的过程中对过渡性客体的使用。

戈德堡（Goldberg，1995）扩展了自体心理学的观点。他认为，性欲化是修复自体结构性缺陷的一种努力，这种缺陷与个体没有能力处理和体验痛苦的情绪状态相关联。他也将性欲倒错与人格内部的"真我（real me）"部分和一个被否认的部分之间的垂直分裂联系起来，认为这个被否认的部分启动并传播性欲化的行为。然而，戈德堡也强调，对精神动力学主题概而论之是缺乏根据的，因为在任何特定的性欲化场景中都可能有多种心理动力涉及其中。

像米切尔、麦克道格尔、科胡特及戈德堡这样的作者为更广泛地理解性欲倒错铺平了道路——更多的是在自体及客体表征的领域里，而非仅仅是关于性。奥格登（Ogden，1996）提出，患者建立了一种性欲化的联系模式，以此来逃避一种心理死亡的体验。他们上演了一出戏剧，旨在呈现一种假象，以显示他们其实还活着，有力量让自己兴奋，而非死气沉沉与空虚。帕森斯（Parsons，2000）指出，这种行为起源于不能忍受一个独立个体的"他者性（otherness）"。患者参与到一个有悖常理的场景中，以此作为一种防御，抵抗将另一个人体验为复杂的、真实的、与自己不同的个体。性欲倒错涉及一种与他人建立关系的模式，它避开了与另一个人建立一种真正的联结，并且使用操纵力去诱惑、主宰或剥削另外一个人，而没有对一份亲密关系中的自体和他人的真正承认。很多这样的患者在童年时期体验到的亲密关系是危险或致命的，并终其一生都在回避它。那些追求婴儿性（infantilism）或有成人婴儿综合征（adult baby syndrome；Pate & Gabbard，2003）的人，可能穿得像婴儿，包着尿布，行为举止表现得好像他们是小孩子，期望着迫使别人扮演母亲般的角色，而完全无视他人的主体性。

传统的临床普遍看法认为，性变态在女性中很罕见。但这个观点近年来已有所转变，因为实证研究和临床观察显示，性欲倒错幻想实际上在女性中很常见。在一项针对女性性变态的综合性研究中，路易丝·卡普兰（Louise Kaplan，1991）指出，临床医生没能在女性中识别出性变态的原因是，相较于更为明显的男性性变态的性行为，女性性变态涉及更为微妙的动力学。源于女性性欲倒错的性行为涉及有关分离、遗弃与丧失的潜意识主题。例如，有些在孩童时期被性虐待的女性，会对女性的性感有一种夸张的刻板形象，以企图对男性实施报复，并确保自己的女性气质。

在考虑每个个体的性欲倒错的动力学之前，需要注意的是，个体之所以偏好某个而非另一个幻想或行为，原因依然不清楚。而且，不同的性欲倒错常常并存于同一个人身上。虽然针对性变态的传统观点认为，性变态个体固着于某一种类型的性场景；但是一项包含 561 名因性欲倒错而寻求评估与治疗的男性患者的研究发现，只有不到 30% 的受试者［易性症者（transsexual）除外］将他们的反常行为局限在一种性欲倒错上（Abel et al.，1988）。有些个体会相继从一种性欲倒错转移到另一种。在一项为期 40 年的结果随访报告中，莱纳和马尼（Lehne & Money，2000）描述了一位 65 岁的男性，他年轻时进行性欲倒错性的易装行为，随着时间推移转变为恋童障碍（pedophilia），最后又转变为持续的婴儿性。

在一个性欲倒错的个体身上，可以呈现出多种不同的精神病学诊断以及不同水平的人格组织。譬如，在精神病患者、人格障碍患者以及相对健全的或神经症患者身上，都可以观察到性欲倒错。多形态的变态性行为，在具有边缘性人格组织的患者中相当常见（Kernberg，1975）。包含对他人公开残暴的虐待行为的性欲倒错，在反社会性人格障碍患者中经常出现。因此，对任何参与非传统性行为的个体患者的精神动力学理解，都意味着需要详尽地理解这种性行为是如何与患者深层的性格结构相互作用的。比如，有神经症性人格组织的患者，可能会使用性欲倒错行为来促进生殖器的性能力；而接近精神病边缘的患者，可能会使用这种行为来抵挡一种自体瓦解感（Person，1986）。

露阴障碍与窥阴障碍

通过公然地将自己的生殖器暴露于陌生女子或女孩面前，露阴者（exhibitionist）确保自己没有被阉割（Fenichel，1945；Freud，1905/1953）。他的行为所引发的惊吓反应，帮助他处理阉割焦虑，并赋予他一种征服异性的权力感。斯托勒（Stoller，1985）指出，露阴举动典型地出现在冒犯者感觉受到了羞辱的情境之后，常常是被女性所羞辱。于是，露阴者反过来通过惊吓陌生女性来为自己受到的羞辱进行报复。此外，展示自己的生殖器也使这个男性能够重获某些价值感，以及积极的男性身份认同感。这些男性经常显露出对于自身男性气概深刻的不安全感。斯托勒（Stoller，1985）指出，阉割焦虑并不能完全解释露阴行为的动机。在他看来，这种威胁"最好从身份认同的角度来理解；因为羞辱事关'存在焦虑（existence anxiety）'，这是对核心的性别认同的威胁"（p. 20）。露阴者经常感到他们对家庭中的任何人都毫无影响力，因此他们不得不诉诸极端的方法以获取关注（Mitchell，1988）。每一次露阴行为因此都可能是次逆转童年创伤情境的尝试。

露阴障碍（exhibitionism）的另一面——窥阴障碍（voyeurism）——同样也涉及对陌生女性隐私的侵犯，是一种具有攻击性但又深藏不露的对女性性别的战胜。费尼切尔（Fenichel，1945）将窥阴倾向与对儿童期原始场景（primal scene）的固着联系起来，在该场景中，孩子目睹了或偶然听到了父母的性交。这一早期创伤经验可能唤起了孩子的阉割焦虑，并进而致使他在长大成人后一次又一次地再度活现那个场景，尝试以此来主动地掌控这一被动体验到的创伤。费尼切尔还识别出了"观看"中的一种攻击性成分，并将它概念化构想为"对女性造成直接破坏"的内心愿望的一种避免罪疚感的置换。即使是那些不容易做出明显窥阴行为的患者，也会表现出常见的衍生行为，比如对于"观看"的好奇与焦虑。有些患者甚至不愿意扫一眼治疗师的治疗室，因为害怕他们的好奇会被理解为具有破坏性，或者他们会看到某些不该看的东西。米切尔（Mitchell，1988）观察到，露阴障碍与窥阴障碍具有所有性欲倒错典型的本质属性："在表面与深层之间，在显见与隐秘之间，以及在可得与不可得之间的一种对立统一"（p. 111）。

性施虐障碍和性受虐障碍

那些需要通过施虐幻想或施虐行为来获得性满足的人，通常是在潜意识地试图逆转童年的场景，在其中，他们曾经是躯体虐待或性虐待的受害者。通过将童年时发生在自己身上的事施加于其他人身上，他们同时既实现了报复，也获得了一种对童年创伤的掌控感。斯托勒（Stoller，1991）发现，在实施身体穿刺的施虐受虐俱乐部成员中，相当大比例的人在童年时都曾经住过医院，并且为了治疗他们的童年疾病而持续地接受注射。需要被羞辱甚至需要感受疼痛来获得性快感的性受虐障碍患者，也可能是在重复童年受虐待的体验。费尼切尔（Fenichel，1945）认为，性受虐障碍患者是在做出某种牺牲——接受一个"较轻的灾祸"来代替阉割。他们也可能坚信，他们应该为自己冲突性的施虐愿望而受到惩罚。在某些情况下，这些患者通过屈从于虐待来防御分离焦虑。他们常常深信，施虐受虐关系是唯一可获得的客体联系形式：一种虐待性的关系，好过没有关系。

性施虐障碍（sadism）与性受虐障碍（masochism）的独特之处在于，它们是唯一被公认为在两性中都经常发生的经典性变态（Person，1986）。尽管性受虐障碍被刻板地与女性联系在一起，但缓和形式的施虐与受虐幻想几乎可见于每一个人身上。男性同性恋的性行为实践以及与异性恋男性发生性关系的妓女的报告甚至提示，受虐的性行为可能在男性中更为常见。萨赫尔－马索赫（Sacher-Masoch）是 19 世纪的奥地利作家，受虐（masochism）这一术语就源自他的名字，他实际上就是一名男性性受虐障碍诗人。所有的性唤起可能实际上都与攻击性愿望有关（Stoller，1985）。带着性抑制来求助于心理治疗或精神分析的患者，经常会暴露出高度施虐性的幻想，这阻止了他们与其他人发生性关系。

从关系的角度来看，性施虐障碍通常发展自一种特殊的内在客体关系，在这种关系中，拒绝性的、疏远冷漠的客体需要做出强有力的努力，才能克服它对相应自体表征的抗拒（Mitchell，1988）。与此类似，受虐性的屈服可能也是一种内部客体关系的活现，在这种关系中，客体只有在被羞辱的情况下才会对自体做出回应。

从自体心理学的视角来看，受虐行为是一种发狂地想要恢复活力感或自体内聚感的努力。尽管看起来是自我毁灭性的，但受虐可能会被患者体验为是自我修复性的。斯托罗楼等人（Stolorow et al.，1988）曾报告过对一位严重紊乱的 19 岁患者的治疗，她反复要求治疗师打她。在回答治疗师持续地询问她为何想要治疗师这么做时，她写道："身体的疼痛好过心灵的死亡"（p. 506）。若没有别人施予身体上的疼痛和虐待，这名患者便觉得自己不存在，与其他任何人都没有联结。这些作者指出，性受虐障碍患者的整个生命都在努力地去满足父母的需要。结果，他们自己的内在情感体验变得遥远而难以触及，因为在为父母的服务中，它们都被牺牲掉了。

有些人可能喜欢被捆绑或被约束，而其他人主动地寻求惩罚。忍受痛苦通常是在服务于一种关系模式。在某些配对关系中，屈从的一方可能就是享受将权力交付给占支配地位的伴侣，然后只要对方告诉他们在生活的各个方面需要去做什么就可以了。如此看来，痛苦或许不是受虐的主要目标。有些人制订了安全的、双方自愿遵循的行为规则，比如不能丢下伴侣一人不管，并且当某个行为太过分时要有明确的交流，使它可以停下来。大部分参与这种双方自愿配对结合的人并不寻求精神科治疗。如果他们确实来寻求伴侣治疗，可能也完全忽略这种双方自愿的施虐受虐行为，而聚焦于其他关系问题。文化胜任力对于治疗师来说至关重要，这样才能向患者传递一种非评判性的理解和态度。试图鼓励患者改变自己行为的努力可能会扰乱治疗联盟或终结治疗。这些情况下的患者明显属于"性欲倒错"这一类别，而非 DSM-5 中规定的"性欲倒错障碍"。

恋物障碍

为了达到性唤起，恋物者需要使用无生命的物体，通常是一件女性内衣、一只鞋子或一个非生殖器的身体部分。这些恋物行为中的大多数都不会对自己或他人造成伤害，也不会被认为是性欲倒错障碍。弗洛伊德最初将恋物障碍（fetishism）解释为源于阉割焦虑。被选来当作所恋之物的物体象征性地代表了"女性阴茎（female penis）"，一种帮助恋物者克服阉割焦虑的置换。男性对女性生殖器官的觉知，增加了男性对于失去自己生殖器官并变得像个女人的恐惧。遵循这一前提，弗洛伊德认为，这种潜意识象征意义解释了为什么恋物障碍相对比较常见。他还使用这一构想发展了"自我的分裂（splitting of the ego）"这一概念（Freud，1940/1964），即两个互相矛盾的想法同时存在于恋物者的头脑中：否认阉割，同时又肯定阉割。恋物同时代表了这两个方面。

虽然格里纳克（Greenacre，1970，1979）也认为阉割焦虑是理解恋物障碍的核心，但她指出其源头在于更早的前生殖器期紊乱。因此，在生命最初几个月中的慢性创伤性互动可能对恋物障碍的产生起着重要作用。由于母婴关系中存在严重的问题，婴儿无法被母亲或过渡性客体安抚。为了体验身体的完整性，孩子于是需要一个可恋之物，某种"令人感到安心地坚硬、不易弯曲、不变形且可靠耐用的"东西（Greenacre，1979，p. 102）。此后，当男性儿童或成人担心生殖器的完整性时，这些早年的前生殖器期紊乱会再次被激活。在本质上，格里纳克认为所恋之物像一个过渡性客体一样在起作用。

科胡特（Kohut，1977）对恋物障碍持有些类似的观点，尽管他是用自体心理学的术语进行的表达。他描述了一位男性患者，其童年的特点是创伤性地无法获得母亲。这名患者把内裤作为他所迷恋的物品，它充当了那个无法获得的自体客体的替代品。与患者对母亲的无助感相比，他可以对这个非人版本的自体客体保持完全的控制。因此，看似是对所恋物体的强烈的性需求，实际上可能反映的是对自己的自体感丧失的严重焦虑（Mitchell，1988）。

最近对恋物障碍的论述扩展了这一概念，将恋物障碍作为"通过给一个外部客体赋予魔力和幻想的方式来控制焦虑"的现象的连续谱中的一部分（Nersessian，1998）。恋物障碍也被扩展到无生命的物体之外，并被认为同时存在于女性和男性当中。当代的观点不是试图将恋物障碍和与某个特定发展时期有关的焦虑联系起来，而是更多地聚焦于自我对一个外部客体的需要，以此来掌控焦虑。在一项前瞻性纵向研究中，马西和塞恩伯格（Massie & Szajnberg，1997）描述了一个截肢恋物障碍的案例，在该案例中，一名30岁的男性回忆起他在五六岁时出现的性恋物。病史信息以及该研究记录中的父母 — 婴儿互动影片的资料，再加上患者自己的个人史回顾，提供了一个有关恋物的演变发展的复杂而有启发性的观点。很显然，有多个因素在起作用，包括：与父母双方异常强烈且充满性刺激的关系；易于产生强烈心理生理唤起的倾向；难以自我安抚；父母双方对孩子精神生活过度刺激性且高度敏感的警觉；以及在孩子3岁时有10周失去父亲的早期经验。这种真实的创伤似乎促成了一种对分离焦虑的易感性。这位患者的特定恋物形式——涉及截肢意象——也可能与一位照料者有关，她的腿曾打了石膏，而小男孩总是担心石膏会"掉下来"。马西与塞恩伯格推测，这一个案中的恋物障碍可能与某种形式的心理内部的创伤后游戏有关。

恋童障碍

在所有性欲倒错障碍中，恋童障碍（pedophilia）最容易引起治疗者的厌恶与鄙视。在满足其性欲望的同时，恋童者也对无辜儿童造成了不可挽回的伤害。DSM-5对恋童障碍的诊断标准规定，个体必须有对与青春期前儿童（通常是13岁以下）发生性关系的持续性幻想或欲望。要确诊恋童障碍，患者必须至少18岁，且至少比受害者年长5岁。不是所有曾对儿童进行性虐待的人都符合DSM-5对恋童障碍的诊断标准，也不是所有对儿童有性兴趣的个体都会实际上去实施儿童性虐待

（Murphy et al.，2014）。一些概念性框架或精神动力学概念构想能够使临床医生在尝试治疗这些患者时保持一定的共情和理解。根据经典的观点（Fenichel，1945；Freud，1905/1953），恋童障碍代表了一种自恋性客体选择——恋童者将儿童视为作为儿童的自己的镜像（mirror image）。恋童者也被认为是无力和虚弱的个体，他们物色儿童作为性对象，因为与成年伴侣相比，儿童会做出较少的抵抗或引发较少的焦虑，从而使恋童者能够避免阉割焦虑。

在临床实践中可以发现，很多恋童者都有严重的人格障碍。一项针对被监禁的恋童者的研究（Raymond et al.，1999）发现，60%的人有一种人格障碍，20%的人有自恋型人格障碍，22.5%的人有反社会型人格障碍。与青春期前儿童发生性行为也许可以支撑恋童者脆弱的自尊。类似地，许多有这种性变态的恋童者会选择能够与儿童互动的职业，因为孩子们对他们的理想化回应可以帮助他们维持积极的自尊。作为回报，恋童者也常常理想化这些孩子。因此，与孩子的性行为就涉及与一个理想化客体融合或者恢复一个年轻的、理想化的自体的潜意识幻想。对衰老和死亡的焦虑也许可以通过与儿童的性活动而被抵挡住。

当恋童行为与自恋性人格障碍或者与完全的精神变态性性格结构共同出现时（见第十七章），这种行为的潜意识决定因素就可能与性施虐障碍的动力学密切相关。对儿童的性征服是报复的工具。恋童者往往自己就是童年性虐待的受害者（Fagan et al.，2005），随着他们将一个被动的创伤转化为一种主动实施的伤害，一种胜利感和权力感可能相伴而生。

权力与攻击性也是那些将性活动仅限于与自己的孩子或继子女发生乱伦关系的恋童者的主要关切。这些男性经常感到不被妻子所爱，他们通过将自己扮演成受害者来引起孩子的关爱回应（Gan-zarain & Buchele，1990）。然而，在他们假装可怜的自我呈现的反面，是一种对其性伴侣的掌控感和权力感。这些乱伦的父亲对女性怀有极强的敌意，而且他们通常认为阴茎是一种可以用来报复女性的武器。有些人甚至承认，强烈的愤怒感会引发勃起（Ganzarain & Buchele，1990）。

通常可以根据恋童者是固着的还是退行的来对他们进行区分（Groth & Birnbaum，1979；McConaghy，1998）。固着的恋童者从青少年期开始就对更年轻的孩子产生性兴趣，而退行的恋童者通常直到成年之后才会表现出对小孩的兴趣。固着的恋童者通常冒犯男孩，而退行的恋童者多半性剥削女孩。那些侵犯女孩的人通常在家中实施侵犯行为，作为乱伦关系的一部分，并且往往只有很少的受害者。选择男孩作为性欲望客体的固着的恋童者，往往会有很多受害者，并且会将那些不住在家里的男孩当作猎物。因为退行的恋童者也会被成年女性所吸引，所以他们的预后比主要针对男孩的固着的恋童者的预后好得多。

针对恋童障碍患者的整体治疗计划必须考虑共病的问题。儿童性骚扰者已经被证明具有高度的精神病理（Ahlmeyer et al., 2003）。除了广泛的共病外，恋童罪犯也被证明有在性发育关键脑区的结构性损伤。右侧杏仁核以及与其紧密相关的脑结构的体积减小，可能涉及恋童障碍的发病机制，这使治疗变得极具挑战性（Schiltz et al., 2007）。

易装障碍

在易装障碍（transvestism）中，男性患者通过穿得像女人一样来引发自身性唤起，以完成与异性性交或自慰。因为在易装障碍中不会有伤害或胁迫行为，所以这些个体不被认为患有性欲倒错障碍，也非必然需要治疗的。在作为一个男人穿着打扮时，患者可能以传统的男性方式行为举止；但在像一个女人一样穿着打扮时，他们就变得女性化。对于穿着异性服装的经典精神分析理解涉及"阳具母亲（phallic mother）"这个概念。通过想象他的母亲拥有一个阴茎，即使它不是清楚可见的，小男孩也可以克服他的阉割焦虑。因此，穿着异性服装的举动可能是一种对阳具母亲的认同（Fenichel, 1945）。

在更为原始的水平上，小男孩可能通过与母亲认同来避免对分离的焦虑。觉察到自己与母亲在生殖器官上的差异，可能会激活他对于会失去母亲的焦虑，因为他们是彼此独立的个体。与易装者的临床工作显示，当他们身着异性服装时，通常会体验到与心理内部的母性客体在某种程度上的融合。这使他们放心，自己没有处于失去内部具有安抚性的母性存在的危险之中。这些男性始终是异性恋者（Person, 1986），并且他们中的大多数人在其他方面适应良好。在一项包括188名易装男性的研究（Brown et al., 1996）中，易装者在性功能、人格和情绪困扰等测验上与一般男性难以区分。这些个体很少寻求精神科治疗。尽管易装者通常相当确信自己是异性恋和男性，但有些人可能会在中年时前来就诊，因为他们确信自己已经变成了易性症者。这些案例中的个体不被认为是需要外科变性手术的真正易性症者，因为易性症（transsexualism）与易装障碍的共病被认为极其罕见（Bower, 2001）。

治 疗 要 点

性欲倒错障碍患者被公认为非常难以治疗。经过许多年，他们已经发展出了一套精心打造的、针对自己问题的情色解决方案，并且很少有兴趣放弃它（McDougall，1986）。怎么会有人想要停止一种能够产生极大快感的行为呢？大部分性欲倒错是自我协调的；只有一些例外的患者被自己的症状所困扰，才会自愿寻求治疗。

绝大多数性欲倒错患者是在压力下被迫前来接受治疗的。婚姻危机可能使易装者在离婚的威胁下前来就诊。在窥阴障碍、露阴障碍，尤其是恋童障碍的案例中，法律压力常常要求强制治疗，作为缓刑的一个条件或者监禁的一个替代选项。开庭日期可能已经迫近，所以患者会考虑治疗的动议，以在法庭上"给人一个好印象"并影响法官以撤销任何指控。在大部分性欲倒错个案中，首要任务是去澄清其法律处境。临床医生可能会在法庭处理案件之后再决定是否给予患者长期治疗。在所有法律问题得到解决之后还继续寻求治疗的患者可能会有较好的预后（Reid，1989）。

另一个治疗性欲倒错患者时的主要阻碍，是他们所唤起的治疗师的反移情反应。如果我们每个人实际上都在与潜意识的性变态愿望做斗争，就像弗洛伊德以及后来的许多研究者反复指出的那样，那么可以合理地假设，我们对患者可能做出的反应，就正如我们对自己的性变态冲动会做出的反应一样。我们会充满厌恶、焦虑与蔑视。我们的自然冲动是去惩罚性地做出反应——去道德说教，去斥责，去训诫，去做我们所能做的，以"消灭"这种变态。当我们自己小心地控制这些冲动时，想到有人对它们完全不加约束，我们会惊恐地退缩。然而，在倾听患者对他们性活动的详尽描述时，我们可能也会享受偷窥的快感（Fagan et al.，2005）。另一种反移情倾向是通过谈论患者生活的其他方面来与患者共谋，以回避讨论性欲倒错。临床医生可能通过回避谈及整个性病理学领域的内容，来回避自己厌恶与鄙夷的感受。与某些患者，尤其是恋童障碍患者工作时，某些治疗师会因为自己强烈的反移情憎恨，而可能感到自己就是无法提供有效的帮助。在这些情况下，治疗师最好将患者转介给他人。

导致对性变态患者的治疗非常困难的最后一个原因是与之相关的精神病理。一项针对113名被判性侵犯罪的男性的研究（Dunsieth et al.，2004）发现，其中85%的人有物质滥用障碍，56%的人符合反社会型人格障碍的诊断标准。性欲倒错幻想及行为本身就已经很难被改变；当患者的病情因为严重的化学品依赖或反社会性性格病理而被更加复杂化时，预后也就变得更加不乐观。

对性欲倒错的治疗，尤其是涉及恋童障碍及其他刑事犯罪的性欲倒错的治疗，是否真的有效，依然具有高度争议性（Hall，1995；Marshall & Pithers，1994；McConaghy，1998；Prentky et al.，1997；Rice et al.，1991）。虽然有些研究令人鼓舞，但随访所使用的结果测量方法的效度存在很大问题。使用由逮捕记录所测量的累犯情况只能涵盖少部分个案。例如，由于不可能对恋童者进行全天候观测，所以研究者无法确定他们是否继续将侵扰儿童的冲动付诸实践。

绝大多数对性欲倒错的治疗疗效的研究，都以性犯罪者为研究对象（Fagan et al.，2005）。然而，大部分的性犯罪并不是性欲倒错的表现形式。另外，大部分性欲倒错主要是引起受影响个体的内在担忧，而不是直接导致性犯罪行为。因此在对性欲倒错的实证研究中，不准确的目标群体总体，导致这类研究极难确定哪些治疗对哪些性欲倒错患者有效。目前我们还不能说，某一种特定的心理治疗方法对某一种性欲倒错或对所有类型的性欲倒错来说是唯一有效的（Fagan et al.，2005）。正如墨菲等人（Murphy et al.，2014）指出的，

> 如果在对过去一百年的治疗回顾中有一个共同的主题，那就是治疗范式的结合比教条地应用一种单一的方法或治疗流程更有效。对某个人有效的方法可能对另一个人完全无效。

大部分治疗程序都包含为患者量身定制的整合性治疗模型。大多数性犯罪者都会接受一些预防复发和认知行为疗法的联合治疗。但专家们认为，鉴于治疗依从性和收集准确追踪数据的问题，这些治疗的有效性非常难以确定。针对某些类型的性欲倒错的治疗，有大量精神分析和心理治疗的文献（Fogel & Myers，1991；Goldberg，1995；Kaplan，1991；McDougall，1980，1986，1995；Person，1986；Rosen，1964，1979；Stoller，1985）。治疗目标通常包括：协助患者克服他们的否认，并帮助他们发展对受害者的共情；识别并治疗异常的性唤起；识别社交缺陷及不足的应对技能；挑战认知歪曲；以及制订一份全面的复发预防计划，包括避开患者可能会受到诱惑的情境。

在针对多种性欲倒错的当代治疗方法中，尤其是在实施了性犯罪的情况下，心理治疗会与降低睾酮水平的药物联合使用。两种主要类型的降低睾酮的药物包括抗雄激素和促性腺激素释放激素部分激动剂（Fedoroff，2010）。虽然这些药物可能在降低性欲上有一定效果，但它们有副作用，并在使用上仍存在争议。很难保证性犯罪者会依从药物治疗，而且药物并不解决潜在的心理问题。即使药物在降低睾酮水平上是有效的，但有相当数量的性犯罪者仍会继续进行异常的性幻想和行

为。最常用的药物包括醋酸环丙孕酮、醋酸甲羟孕酮、醋酸亮丙瑞林或曲普瑞林（Berlin et al.，1995；Rosler & Witztum，1998）。但其中有些药物会产生严重的副作用，包括精子生成减少、对葡萄糖负荷的高胰岛素血症反应、体重增加、乳腺结节、血栓栓塞现象以及肾上腺抑制。而且还存在肝细胞癌风险增加的可能性（Briken et al.，2001）。因此，有些人已经尝试了使用更为温和无害的药物，比如选择性 5- 羟色胺再摄取抑制剂和促黄体激素释放激素激动剂。

心理治疗

强调表达的表达性 – 支持性个体心理治疗，在某些性欲倒错案例中可能是首选治疗方法，但是治疗师对效果的预期一定要适度。虽然许多患者会在客体联系（object relatedness）与自我功能方面取得相当大的收获，但他们深层的性欲倒错倾向可被改变的幅度较小。一般而言，那些性格组织水平较高的患者，比边缘性组织水平的患者有更好的治疗结果（Person，1986）。

类似地，那些有心理学头脑的患者、有一定程度动机的患者、对自己的症状感到痛苦的患者，以及对自己症状的起源感到好奇的患者，可能比那些没有这些品质的患者取得更好的效果。

当性欲倒错患者接受动力学心理治疗时，通常会遇到某些典型的问题。这些患者很少愿意聚焦于性欲倒错本身，经常主动声称这对他们而言已不再是一个问题了。虽然心理治疗师必须治疗与性欲倒错相关联的（其他）障碍，但他们也必须从一开始就积极地面质上述否认。治疗的任务之一是将性行为与患者人格功能的核心部分相整合，以使性欲倒错行为可以与患者今后的生活一起得到处理。患者人格中的垂直分裂可能会引起平行但不同的移情现象。每一种移情都会产生相应的反移情，通常涉及某种与性欲倒错共谋的形式。戈尔德堡（Goldberg，1995）建议，治疗师必须既要认识到这种性欲倒错行为对于患者的情绪性生存来说必不可少；也要将它视为可以被理解和可以被减少的。他指出，在这一点上，移情中的垂直分裂遇到了治疗师身上相应的分裂反应。

另一个在心理治疗中经常遭遇的困境，集中在对患者性欲倒错行为的惩罚性立场的回避上。美国多数州都有对于上报的法律要求，如果在精神科治疗过程中发现有恋童行为，就要求治疗师打破保密原则。即使不顾法律与伦理上的考量，性欲倒错行为也容易引起治疗师强烈的反对反应。敏感的患者经常察觉到治疗师在努力克制自己表现出惩罚性。聪明的患者可能会利用治疗师的这种反移情挣扎，指责治疗师聚焦于性方面的症状是刺耳而残忍的。患者也可能反过来通过声称自己感到羞耻、尴尬和屈辱，来回避讨论症状。

如果患者能够克服自己最初对于建立治疗联盟的阻抗，去理解症状，那么患者和治疗师双方便能够开始探寻症状的潜意识意义，以及此症状在患者人格中的功能。大部分的性欲倒错都是在患者没有觉察到的某种客体关系的背景下运作的。许多性欲倒错患者将自己的幻想及行为体验为在本质上是非心理性的，而且他们没有觉察到在自己的症状与感受状态之间、或在自己的症状与生活事件之间有任何关联——这些感受状态或生活事件可能会增加他们对于症状的需求。因此，治疗师的更多努力必须投入于解释这些关联。

　　S 先生是一位 22 岁的大学生，因在校园里对女同学暴露自己的身体而被捕并住院。他会坐在自己停在女生宿舍停车场的车里，将生殖器裸露出来。当女同学经过时，有些人会望向车内而受到惊吓，这使他非常兴奋。在他短期住院期间，S 先生同意开始心理治疗，但并不情愿。他告诉治疗师，他对于被捕及住院感到难堪和抑郁，已经会阻止他再次诉诸暴露行为了。他更倾向于利用治疗来讨论其他问题，诸如在自尊以及专心于大学学业方面遇到的困难。

　　治疗师面质了他的拒绝，并指出露阴障碍的问题没有仅仅因为他住了院就消失。出院之后，S 先生继续与露阴冲动做斗争，偶尔会屈服于这些冲动。每次当他在治疗中报告这种冲动时，治疗师会邀请他反思这些冲动或行动可能的促发因素。当 S 先生在他的记忆中搜寻先行事件或感受时，他看上去真的很困惑。他暴露自己的欲望已经与他的自我身份认同如此融为一体，以致他不认为这种欲望发展自任何情感性的或关系性的背景情境。

　　有一次在 S 先生暴露自己之后，他的治疗师指出，这次暴露发作是紧接在他班级中一位年轻女性拒绝了他的约会邀请之后发生的。S 先生承认，他感到自己被拒绝和被羞辱了；而且他能够理解这种可能性，即当女性没有回应他时，露阴行为可能是自己的愤怒与报复心的一种表达。他开始注意到一种模式，即每当他体验到被所追求的女性拒绝或抛弃时，他的露阴冲动就会增强。在治疗师的帮助下，S 先生能够将他对女性的愤怒与他对母亲深深的怨恨联系起来，因为在他 2 岁时，他母亲恢复了需要外出上班的全职工作。

　　当治疗开始处理 S 先生与女性关系中的这些敏感方面时，他突然终止了治疗。然而数年后，他写信给治疗师，表示他已经找到克服自己露阴冲动的关键了。虽然他的暴露倾向偶尔仍会困扰他，但他会通过教导自己"学习去爱女人"来努力地控制它。通过与一名年轻女性的积极关系，他发现有些女性事实上很关心他。他感谢治疗师帮助他看清了自己曾经一直在曲解女性对他的感情。当他认识到女性并不会因为他是男人就自动地憎恨他时，他便感到不那么害怕与她们在一起了，并且也不那么强迫地要通过露阴行为来报复她们了。

婚姻治疗可能对于性欲倒错治疗的成功很关键。婚姻危机可能在最初促使患者寻求治疗。婚姻治疗常常有助于阐明，性欲倒错行为如何反映出了婚姻二元体中的性爱与情绪的困境。婚姻治疗也可以减轻妻子无端的内疚感和要为这种行为负责任的感觉，并且作为替代，可以促发一种"她是问题解决方案的一部分，而非问题原因的一部分"的感受（Kentsmith & Eaton，1978）。对夫妻不和的探索，也可能揭示出性欲倒错是一个容器或"替罪羊"，以将关注的焦点从婚姻中其他更有问题的领域转移开（Reid，1989）。因此，对于那些难以治疗的性欲倒错个案，临床医生必须创造性地用患者的配偶作为辅助治疗师。例如，一名露阴障碍男性对一系列治疗都没有反应，而只有当他妻子同意开车带他去他想去的任何地方时，他才能够控制自己的症状。在易装障碍的个案中，治疗的重点可能在于帮助患者的妻子接受丈夫的易装行为不太可能会改变，并协助她对于丈夫穿着女性服装的需求变得更加容忍。

当恋童障碍发生于乱伦关系中时，家庭治疗通常是整体治疗计划中的一个基本组成部分。母亲通常在这种乱伦布局中共谋，对父亲与女儿（或偶尔是父亲与儿子）之间性关系的大量证据视而不见。这些母亲常常是作为父母化的孩子而长大的，从未在童年得到过所需要的关爱，因为她们太忙于照顾自己的父母和兄弟姐妹了（Gelinas，1986）。她们倾向于与高度需要别人关怀的、有依赖性的男性结婚，来延续她们照顾他人的习惯。因为长期感到被忽视，这样的家庭中的母亲可能对于抚养孩子怀有高度的情绪矛盾；当孩子出生后，她可能会感到被淹没而不知所措，并因此忽视她的丈夫。当母亲与父亲之间的关系越来越疏离时，父亲转向孩子中的一个（通常是长女）来寻求关爱，导致了第二代的"父母化－儿童（parentified-children）"模式。这个孩子可能觉得有责任填补母亲的空缺，而当这种责任的一部分是需要在性上满足她自己的父亲时，她可能会牺牲自己的需求与权利，而屈服于父亲的需求。她的存在就是为了满足别人的需求。事实上，乱伦案例的家庭治疗经常揭示，受害者会保护加害者，并对他保持忠诚。有效的家庭治疗需要仔细地关注这些动力学。受害者对加害者的忠诚必须得到承认和尊重。聚焦于父亲对于关系和情感联结的愿望，而非聚焦于性行为或性变态，也会很有帮助（Gelinas，1986）。乱伦受害者常常报告，他们在原生家庭里唯一曾感受到的温暖是来自父亲。而母亲情绪资源的耗竭也必须得到共情性地处理，同时治疗师必须增强她的自我能力。如果治疗师采取识别并寻求惩罚"坏人"的方式处理这个家庭的问题，将会遭遇巨大的阻抗——家庭成员将会"团结一致，共御外敌（circle the waqons）"，以将不懂得重视家庭系统内部的稳态平衡的外部攻击者阻挡在外面。

动力性团体心理治疗是另一种可用于有效治疗性变态患者的模式。窥阴障碍者与露阴障碍者可能对团体模式反应良好。在一项研究（Rosen，1964）中，24 名患者中有 21 位在 6 ~ 36 个月后的随访时得到了恢复或改善。法律对性犯罪者（如恋童障碍者）强制执行的团体治疗，即使是在门诊患者的治疗中，亦有令人满意的结果。这些团体同时提供了来自其他加害者的支持与对质，他们对患者的问题都非常熟悉，正如药物成瘾者或酒精成瘾者的同质团体会带来参与者需要承受的团体压力——改变自己的有害行为。冈扎雷恩萨兰和布切里（Ganzarain & Buchele，1990）发现，在团体中排除严重紊乱的——带有器质性脑综合征、精神病、物质滥用、纯粹的反社会人格以及排他性性变态（exdusive perversions）——恋童障碍者，能够促进患者对恋童障碍者这个亚群体的认同，他们会对表达性团体心理治疗有良好的反应。尽管在犯罪者组成的团体中，患者经常否认自己的责任并怪罪他人，但许多人仍有潜意识的罪疚感，以及对于自己的行为已经被发现有着很深的羞耻与羞辱感。然而，这些感受通常会因为对心理治疗性探索有强烈的阻抗而被患者抵挡开。因为治疗是法律强制执行的，许多犯罪者会将团体治疗师视为法庭的代理人，因此会表现出"服刑"的姿态。那些反社会人格程度较轻且有较强的潜意识罪疚感的患者，最终能够利用团体治疗的过程去理解他们对女性的憎恨源自他们对于被爱的渴望。这种理解引领他们对性冲动有更好的控制，并带来他们在建立客体关系的能力上的普遍改善。

住院治疗

最有可能被收治住院治疗的性欲倒错患者是恋童障碍者，其次是接受门诊治疗后仍无法控制自己行为的露阴障碍者。许多在心理治疗中得到描述的反移情问题，同样会出现在住院治疗中。患者对自己性欲倒错的否认可能导致工作人员与他共谋，只去关注其他的问题。一位露阴障碍者可能会经常坐在医院的休息大厅中，在他的运动裤下，阴茎勃起明显可见。然而却没有一位护理人员报告注意到了这个行为，直到医生指出，对这位患者的一种反移情表现就是：害怕看他。这位患者也会经常全身赤裸地站在自己的病房里，直到有女护士来查房；当她看到他时，他于是就会表现出惊讶和愤怒。当患者的医生在病房团体会谈中提出这一行为时，患者会谴责医生既冷漠又残忍，让他在病友面前难堪，以此试图获得病友的支持。

一般而言，性欲倒错患者会反对在团体治疗或病房团体会谈中讨论自己的问题。然而，如果工作人员顺从他们的要求，在治疗性会谈中回避性议题，他们就是正在与患者的一种倾向形成共谋，即他们想不处理性变态问题就度过整个住院期间，但这正是他们需要住院的原因。许多恋童障碍者都是非常圆滑的人，他们会取悦其他患者以回避对质。

> T先生是一位41岁的教师，多年来大量地参与恋童性行为。当医院工作人员坚持让T先生在病房的团体会谈中提及他骚扰儿童的行为时，T先生顺从地照做了，但他陈述的方式让他没有得到任何来自其他患者的反馈。他一开始就先说他爱小孩，并担心美国的未来。他长篇大论地谈及他对自己两个女儿的爱，以及担忧此次住院可能如何影响她们。他承认自己与儿童发生了性行为，但让这听上去是无害的。他辩解称自己从未强迫过任何一个小孩与他进行性行为，而且他宣称，事实上他所有的受害者都很享受与他之间的身体接触。他使用像"拥抱"和"抚摩"这样的措辞来谈论他的行为，并且坚称这种行为总是在充满爱的友谊的背景下发生。在他叙述完这些事情后，其他患者都相当同情他。当负责主持会谈的精神科医生询问是否有人对T先生的行为感到震惊或厌恶时，所有人都否认有这样的反应。

住院病房中的恋童障碍者可能会令患者团体陷入瘫痪，无法向其他患者提供有效的反馈。此外，那些有着明显反社会人格特征的患者可能干脆就撒谎，致使他们的性欲倒错行为永远不会在住院期间得到处理。曾有一位这样的患者，在住院的整整6周时间里坚称自己是被诬告了。但在出院当天，他窃笑着对医生承认他确实骚扰过一位儿童，但就是没想承认。当这位患者整理行李离开病房时，他的医生对于能够做些什么以改善患者的障碍，感到非常地挫败和无能为力。

其他恋童障碍者可能通过对于治疗要求他做的事情敷衍走过场的方式，让工作人员相信他们在配合治疗。他们看起来在使用心理治疗中所收获的、对自己的冲动和欲望之起源的领悟，但在私下里对于改变自己毫无兴趣。他们"玩治疗的游戏"，因为这比坐牢好得多——在监狱里，恋童者常常是轮奸和谋杀的对象。一名在住院期间是模范患者的恋童障碍者，在出院时报告自己的恋童冲动已经完全得到了控制。他甚至说儿童已经不再能让他兴奋了。出院后在转到中途之家（halfway house）*期间，他依然报告说他不再被自己的恋童欲望所困扰。但当警察因为两例儿童骚扰事件向他发出逮捕令时，这个假象粉碎了。这种在治疗中走过场而欺骗工作人员的模式，在这类患者群体中屡见不鲜。因此，有些恋童障碍者可能在惩教机构里效果会好得多，这些机构有针对性犯罪者的专门项目，包括各种团体对质的方法。

性功能失调

与 DSM-5 中的许多章节相比，关于性功能失调（sexual dysfunctions）的这一章节在分类上引入了许多重要变动。性功能失调的分类，以前与包括"欲望（desire）—兴奋（excitement）—高潮（orgasm）—消退（resolution）"在内的这一线性的性反应周期一致；但后来的研究显示，性反应实际上是异质性的，完全不是线性的。

因此，DSM-5 改变了命名方法，使性功能失调更具性别特异性。对于女性来说，DSM-5 中没有单独的性欲望障碍（sexual desire disorder）或性唤起障碍（sexual arousal disorder），而是将它们合并入女性性兴趣/唤起障碍（female sexual interest/arousal disorder）。不过，对这一新诊断实体的研究还很少，因此治疗师必须摸索着前行。

另外一个重要改变是，所有的性功能失调现在需要至少持续约 6 个月的病程，以及更为精确的严重程度标准。对于病程要求唯一的例外，是物质使用引起的性功能问题。性交疼痛（dyspareunia）和阴道痉挛（vaginismus）不再是独立的诊断。它们被合并入生殖器-盆腔疼痛/插

---

*　为出狱者、出院的精神障碍患者等重返社会所设立的过渡住所。——译者注

入障碍（genito-pelvic pain/penetration disorder）。最后，性厌恶障碍（sexual aversion disorder）被取消。新的分类系统聚焦于性功能下降的问题（参见表 11-1）。

表 11-1　DSM-5 中包括的性功能失调

射精延迟（delayed ejaculation）

勃起障碍（erectile disorder）

女性性高潮障碍（female orgasmic disorder）

女性性兴趣 / 唤起障碍（female sexual interest/arousal disorder）

生殖器 – 盆腔疼痛 / 插入障碍（genito-pelvic pain/penetration disorder）

男性性欲低下障碍（male hypoactive sexual desire disorder）

早泄［premature（early）ejaculation］

物质 / 药物所致性功能失调（substance/medication-induced sexual dysfunction）

其他特定的性功能失调（other specified sexual dysfunction）

非特定的性功能失调（unspecific sexual dysfunction）

尽管大众媒体频繁提到"性成瘾（sex addiction）"，但是没有足够可获得的数据支持收入这样一个诊断类别，因此被提议的"性欲过度障碍（hypersexual disorder）"没有被纳入（Balon & Clayton，2014）。此外，并不存在定义"正常性行为"的标准；并且强行规定多少性行为是可被接受的或非病理性的，可能是在进行道德说教和妄加评论。

在对性功能失调的治疗中，行为技术主导了这个领域很多年，这在很大程度上建立在马斯特斯和约翰逊（Masters & Johnson，1970）的基础性工作之上。在最初的兴奋之后，研究报告了一些令人冷静的结果（Kilmann et al.，1986；O'Connor & Stern，1972）。性治疗师认识到，配偶双方的动机、婚姻关系的状态以及特定的性症状，都对行为技术是否有效有着很大影响（Lansky & Davenport，1975）。例如，欲望阶段所固有的问题通常是阻抗性治疗的。海伦·辛格·卡普兰（Helen Singer Kaplan，1974，1979，1986）发展了一种行为技术与动力学方法相结合的复杂模型。

最近，治疗勃起功能失调药物的发展，如枸橼酸西地那非，极大地改变了性治疗的临床实践。一项对该领域主要期刊的调查（Winton，2001）发现，性功能失调领域的焦点转移到了男性勃起功能失调。这些问题中有很多都可以很容易地用药物来治疗，而对使用安非他酮缓释剂来治疗女性性欲不足和性高潮障碍的兴趣也在不断增加（Modell et al.，2000；Segraves et al.，2001）。但一些专家（Rowland，2007）已经表达了担忧，即对性功能失调治疗的医学化，可能会使性学护理（sexological care）被废弃。其他观察者注意到，人类的性正在逐渐被精神病学抛弃，已经到了性史常常不被采集的程度（Balon，2007）。然而，简化论方法所引发的问题以及应用各种药物时所遇到的副作用表明，针对性功能失调的"生物－心理－社会"视角一定不能被放弃。事实上，一些专家相信，心理治疗现在比以往任何时候都更加重要（Althof，2007）。一份关于美国成年人的性与健康的调查报告（Lindau et al.，2007）在《新英格兰医学杂志》（*New England Journal of Medicine*）上发表的时候引起了极大的关注。此报告指出，男性和女性均约有一半报告有至少一种令人困扰的性问题，而且也许更令人不安的是，该报告发现这些问题很少会被拿出来与医生进行讨论。在这一领域中日益增强的一项共识是，由于大多数性功能失调的多因素性质，这些问题需要从"生物－心理－社会"的角度来理解和治疗（Balon & Clayton，2014）。

长久以来临床医生都知道，当性方面的问题是初次会谈的主诉时，那往往只是冰山一角。勃起功能失调药物的问世已经导致伴侣间出现各种婚姻问题，这些伴侣过去已经与偶尔的性接触或多或少达到了某种稳定的平衡。许多伴侣发现他们不得不重新协商自己的婚姻关系，以帮助澄清亲密关系问题的本质，而这些问题过去被勃起功能失调所掩盖。有些男性开始有婚外情，因为他们不再对实现或维持勃起的能力感到焦虑。出现在电视和杂志上的社会名人为勃起功能失调药物代言，使它成为一个可以公开讨论的话题。更多的研究尝试也因此变成可能。因为对症状感到羞耻和尴尬，男性从开始出现勃起问题到寻求治疗之间仍有大约 3 年的延迟（Moore et al.，2003）。无论与症状有关的是否为生理原因，许多男性在无法进行性行为时都会感到自尊深受打击。因此，即使有特定的药物可用，个体治疗以及婚姻／联合治疗仍然是需要的。此外，有显著比例的男性和女性对目前用于治疗性功能失调的药物没有反应。

精神动力学理解

短程性治疗和／或药物治疗对于难以达到性高潮但没有严重的相关精神病理的个体和伴侣，可能是最具成本效益的治疗。而与性欲望和性唤起相关的障碍，往往对短程性治疗反应不佳，因为它们根植于更为深层的精神病理学因素（Kaplan，1986；Reid，1989）。本节的讨论聚焦于这些领域的问题。

精神动力学对缺乏性欲望的男性或女性，或者对有欲望但无法实现勃起的男性的理解，始于仔细理解症状的情境性背景。如果患者正处于一段亲密关系之中，临床医生必须确定，性欲望或性唤起的问题只是特定地针对某一个伴侣，还是普遍地针对所有潜在的性伴侣。一对夫妻特有的性困难——和那些可能与任何一位伴侣都会发生的，主要反映心理内部困境的性困难不同——必须在两人二元体的人际动力的背景中去理解。然而，临床医生必须谨记，像所有其他心理症状一样，性欲望问题也是由多重因素决定的。

1999 年，美国全国概率抽样（Laumann et al.，1999）显示，有问题的关系，包括现在的和过去的，均与性功能失调高度相关。事实上，这项研究中所有类别的女性性功能失调，都与"不快乐"以及"情绪和身体上的低满意感"强烈相关。女性的性唤起障碍，则显著地与由于成人—儿童性接触或者由于被强迫的性接触所导致的性受害有关。在一项最近的研究（Reissing et al.，2003）中，阴道痉挛也与更高比例的性虐待和较不积极的性自体图式（sexual self-schema）有关。而成人—儿童性接触的男性受害者，被发现发生勃起失调的可能性是未受害男性的 3 倍。童年性虐待的男性受害者出现早泄和性欲低下的可能性是没有童年创伤的对照组受试者的 2 倍。研究人员强调，对性功能长期且深远的影响似乎在两性中均来自创伤性的性行为。

莱文（Levine，1988）阐述了性欲望的三个独立元素：驱力（drive）、愿望（wish）与动机（motive）。要达到充分的性欲望和性唤起，它们必须同步发挥作用。驱力根植于生物学，可能受到生理因素的影响，诸如激素水平、躯体疾病和药物。愿望这个元素更多地与意识层面的认知或观念性因素紧密相关。例如，在存在正常驱力成分的情况下，一个人可能因为宗教禁忌或因为害怕感染艾滋病病毒而希望没有性生活。动机则与潜意识性的客体关系需求密切相关，并且它是最有可能成为治疗干预焦点的成分。

临床工作者必须评估所有这三个元素，并且必须努力去理解为什么它们没有被整合为一个功能运转良好的整体。众多因素会干扰个体的动机。婚姻中的一方可能有婚外情，且可能就是对配偶没有兴趣；一方可能对另一半长期怀有憎恨和愤怒，以致根本就不可能有性关系。夫妻间性关系以外的问题，可能解释了大多数性欲望受到抑制的情况。性伴侣的移情性歪曲可能也在干扰动机方面起到了关键作用。在许多接受性治疗或婚姻治疗的夫妻中，配偶双方都潜意识地犹如与自己的异性父母一方建立关系那样来与对方建立关系。当这种情况发生时，性关系可能就会被潜意识地体验为乱伦，因此伴侣们通过完全回避性行为，来设法应对与乱伦禁忌有关的焦虑。辛普森（Simpson，1985）报告了一个性治疗的案例，在这个案例中，妻子极端抗拒完成指定的练习。当从动力学上探索这一阻抗时，这位妻子能够向治疗师坦承，她心中有一部分是希望自己的丈夫在性治疗中失败。她透露了自己的恐惧，她害怕当丈夫恢复足够的性功能时，他就会变成一个"玩弄女性的人"，像自己的父亲一样。对丈夫的这种移情性歪曲可能会破坏性治疗的成功。即使在治疗或精神分析中只有单独的个体，他们也可能体验到对一个潜在性伴侣的移情样依恋，由此导致动机障碍。

　　U 先生是一位 25 岁的单身的专业人士，他接受精神分析是因为他在工作及爱情的能力上遇到了各种问题。在 U 先生的性欲望中，"驱力"成分完全足够——他一天自慰数次来缓解强烈的性张力。性欲望中的"愿望"成分也是完好无损的。他渴望与一位合适的女性发生性关系，并幻想着这样做。然而，"动机"元素似乎是缺乏的。每次当他被一位女性所吸引时，他的典型行为模式可以证明这一点。当他在分析中谈及女性时，他含着泪坚信，自己最终将会失去目前渴求的对象。他对于"丧失"的预期所唤起的哀伤如此强烈，如此让他难以承受，以至于他决定完全不去追求任何一段关系，而是干脆退回到独自自慰。

　　每当 U 先生体验到这种"预期性丧失"的感受时，他的分析师会尝试引出他对任何可能引起类似感受的过去事件或生活体验的联想。在进行了相当长一段时间的分析工作后，患者终于开始能够理解自己的感受。当患者 5 岁时，他父亲因为战争离家 1 年。在那段时间里，U 先生是"家里的男人"，在争夺母亲情感的主要竞争对手缺席的情况下，他占据了一个对他母亲而言很特殊的位置。有时，他甚至与母亲同睡一张床。然而，当 U 先生的父亲回来时，患者遭受了一种毁灭性的丧失——失去了那种与母亲特殊而亲密的关系。

　　患者对生命中这段时期的回忆，帮助他理解了自己不去追求性关系的动机。只要他一迷恋上某位女性，他就开始形成一种母性移情性依恋（maternal transference attachment）。将这位女性体验为自己的母亲（在潜意识层面），使得他相信，她也会为了另一个男人而"甩了"他，就像母亲为了父亲而把他推到了一边。U 先生害怕再度面对这种哀伤，这导致了他回避性关系。这一领悟也使 U 先生触及了他巨大的阉割焦虑。他意识到，他深深地担忧自己的阴茎在性交过程中可能会受伤。他最终将这一担忧与他害怕被报复联系了起来——因为他曾在母亲的床上取代了父亲的位置。

我们的性唤起和性欲望的能力，明显与我们的内在客体关系紧密相关。沙夫（Scharff，1988）根据费尔贝恩（Fairbairn，1952）的发展理论（见第二章），发展出了一个"被抑制的性欲望（inhibited sexual desire）"的客体关系模型。费尔贝恩假设有两个"坏客体"系统：一个是力比多的自我和客体（libidinal ego and object），这里的自我渴望着一个挑逗性的客体；另一个是反力比多的自我和客体（antilibidinal ego and object），这里的自我对一个攻击性、抛弃性或失职的客体感到憎恨与愤怒。这个拒绝性的（rejecting）或反力比多的客体，企图消灭那个令人兴奋的（exciting）或力比多的客体。因此，在沙夫的理论模型中，这个反力比多系统干扰了源自力比多系统的性兴奋。

借助于仔细剖析一段典型关系的发展，这些元心理学的抽象概念能够更容易得到理解。作为力比多的或激发需求的（need-exciting）客体系统被激活的结果，个体之间发生相互吸引。通过相互的投射性认同，每个人都将对方视为令人兴奋的客体。为了维持这种理想化的"恋爱中"的状态，每个人必须压抑反力比多的或拒绝性的客体。然而，随着关系的光芒与新鲜感逐渐褪去，这个被压抑的客体关系单元开始浮现，尤其是当需求不可避免地遭遇挫败时。此时，反力比多系统中的拒绝性客体被投射到伴侣身上，性兴奋于是因为将伴侣感知为迫害性的或抛弃性的而被污染。

在沙夫的理论模型中，临床医生必须根据内在和外在客体关系的三个不同领域来评估欲望的失调：（1）这对夫妻目前婚姻关系的外在现实；（2）每个个体的内在客体世界，以及它是如何影响性亲密的能力的；（3）目前的家庭情况（包括孩子、年老的父母及其他因素），以及它是如何影响性欲望的。沙夫注意到，性欲望极大地受到婚姻自身发展阶段的影响。

原始紊乱的患者，尤其是那些伴有精神分裂症和有严重边缘性特征的患者，对于他们脆弱的自我来说，可能连设想到生殖器融合都是难以承受的。在这些患者身上，导致性欲望被压抑的动机性因素与第九章所描述的"原始焦虑状态"有关，包括解体焦虑、迫害焦虑，以及对与伴侣融合的恐惧。因此，戒绝性关系似乎是为了保护自体的完整性。高潮体验通常与特定的精神动力学主题相关联，这对于人格结构处于边缘性或精神病性水平的患者来说可能是高度令人不安的（Abraham，2002）。在为性功能失调患者构建全面的理解及制订治疗计划时，这些都必须加以考虑。

<h1 style="text-align:center">治 疗 要 点</h1>

评估功能性性障碍的临床医生必须决定是否指定短程行为取向性治疗、认知治疗、伴侣治疗、精神分析或表达性－支持性心理治疗、药物治疗或它们的任何可能组合。为使治疗获益最大化，临床医生通常会使用不同治疗方法的组合。夫妻在性表现上的改变常常会带来深远的影响，而这些需要心理治疗的干预。治疗勃起功能失调的药物，如西地那非，因其破坏婚姻平衡的潜在可能性而受到关注；接受安非他酮治疗的女性患者，也可能会被强烈的性欲望所控制，以至于有时会感到几乎失控（Bartlik et al.，1999），这些对夫妻的影响可能也需要心理治疗性的工作。巴隆和克莱顿（Balon & Clayton，2014）指出，当一位男性患者报告有终生勃起功能失调的病史时，动力学心理治疗就可能是整体治疗方案中的一个重要组成部分。因为广告的原因，当医生给患者开诸如西地那非一类药物时，许多患者指望着得到的是一种"灵丹妙药"，但结果只会让他们失望，因为涉及亲密关系、期望和失望的问题依然存在。

在初始评估阶段，各种治疗模式的适应证可能并不总是很清楚。如果符合以下条件，短程行为取向的性治疗可能会成功：夫妻的求治动机强烈；双方均无严重的精神病理问题；双方都对这段关系相当满意；以及功能失调是基于表现焦虑（performance anxiety）且与高潮阶段有关。抑制自身性欲望并且基本上对关系不再抱幻想的夫妻，则需要一段时间的婚姻治疗，以处理关系中的一些基本问题。如果夫妻在婚姻治疗之后决定仍然在一起，那么接下来就可以更恰当地推荐一些性治疗技术。

那些看起来适合使用短程的性治疗技术，但通过不做练习来破坏治疗进程的夫妻，可能需要一种被卡普兰（Kaplan，1979）称为"心理－性治疗（psycho-sexual therapy）"的混合治疗。在这种治疗中，治疗师布置行为练习，然后用动力学心理治疗来处理任何对实践练习的阻抗。卡普兰发现，这种技术的结合对某些患者的治疗成功非常关键。治疗中的动力学部分使探索诸如患者对于性快感怀有强烈罪恶感这样的主题成为可能。对伴侣的父母性移情（parental transferences）也能够被揭示并被探索。此外，许多患者对于任何在努力中取得成功（包括在性表现上）都怀有潜意识冲突，这可能也需要进行仔细剖析。卡普兰（Kaplan，1986）还发现，有些患者潜意识性地将他们在原生家庭中被赋予的"输家"或"失败者"的角色付诸行动。

有严重性格病理或对"性"有根深蒂固的神经症性冲突的患者，应该接受精神分析或表达性 – 支持性心理治疗（Kaplan，1986；Levine，1988；Reid，1989；Scharff，1988）。有时，这些问题只有在性治疗的扩展评估期间才会浮现出来（Scharff，1988）。有些患者直到尝试过短程方法并发现它们无效后，才会相信自己需要长程强化的个体心理治疗。扩展的性治疗，也使治疗师能够对伴侣双方各自的内在客体关系获得更重要的理解。正如第五章中"客体关系家庭和婚姻治疗"部分所描述的，治疗师"涵容"了来自配偶双方的各种投射性认同。对这一过程保持开放的治疗师，能够通过"第一手体验"来诊断伴侣间有问题的客体联系模式。然而，如果对性存在着根深蒂固的神经症性冲突或严重的性格病理，性治疗通常会加重这些问题（Lansky & Davenport，1975）。治疗师布置的感觉焦点练习（sensate focus exercises）将迫使这对伴侣去面对一直以来因自己组织关系的方式而习惯性被回避的议题。尤其是在有性创伤史的情况下，开出"性治疗"的治疗方案本身可能会被体验为一种形式的创伤，这可能会在这对伴侣身上产生深远的对抗治疗的效应。

V 夫人是一位 46 岁的家庭主妇，因为对性关系完全缺乏兴趣而与他丈夫一起接受性治疗。在几次没有成效的治疗后，性治疗师将 V 夫人转介去接受表达性 – 支持性个体心理治疗。初次见到她的个体治疗师时，V 夫人感觉如释重负，因为她意识到自己不会被"强迫与丈夫发生性关系"了。

她将她的婚姻关系描述为自己担负着照料者的角色，而她丈夫一点都不知感恩。他提前 4 年退休，现在整天躺在家里看电视。她对他们的关系不满意，但似乎也没有意愿去改变它。她反复谴责自己，说她不配有比现在更好的生活。当治疗师指出她的这种自我贬损与自我放弃的模式时，V 夫人透露，每次当她在生活中感觉很好时，她都会被"打击"。她接着举出了许多例子，包括一个孩子的去世，来说明她总是会因为对自己生活中的事情有任何一点积极感受就遭受惩罚。

　　虽然 V 夫人在心理治疗中谈及了相当广泛的话题，但她坚决地拒绝谈及任何有关自己的性或性问题的内容，而这正是最初让她前来治疗的原因。她的治疗师开始感到，好像是自己在强迫她处理她的性问题。当他温和地询问这些事时，她的反应就像遇到了强奸犯一样，感觉被侵犯，然后沉默不语。治疗师运用自己的反移情感受去诊断在心理治疗中被外化的内部客体关系。他对 V 夫人说："你的反应看起来好像是我在用与性有关的问题伤害你一样。这是在重复你过去任何与性有关的创伤吗？" V 夫人忍不住失声痛哭，含泪承认了早年被一位叔叔性侵害的历史。她也进一步敞开自己，谈了她的第一次婚姻，解释她过去有许多次婚外情，并造成两次非法堕胎。她一直是"爸爸的好女孩"，她不知道自己是不是一直在那些外遇中寻找着自己的父亲。这一领悟也让她觉察到，自己在父亲 18 年前过世后就停止了外遇。她的父亲曾经被牵扯进一些因为她的滥交而导致的婚姻问题，他似乎因她对丈夫的不忠感到极度痛苦。她甚至猜测，她在第一段婚姻时的滥交行为可能造成了她父亲的死亡。通过治疗师的解释，V 夫人开始理解，她的自我牺牲与无私地照顾丈夫的行为，其实是某种形式的心理补偿——弥补她相信自己在父亲身上造成的伤害。她也开始理解，否认自己的性快感是在惩罚自己过去的性滥交以及那两次堕胎。

　　V 夫人的案例说明了根深蒂固的性问题可能是自我协调的，因为它们满足了患者的某些心理需要。很多性功能失调患者实际上确信自己不应该体验性快感，他们因此投入于维持自己的症状。性功能失调的治疗是精神病学中深受价值观影响的一个领域。临床医生必须缓和自己"要去治愈"的反移情需求，尊重患者选择某种特定的性适应模式的权利。卡普兰（Kaplan, 1986）特别指出，尽管有些女性无法达到性高潮，但她们报告有令人满意的性关系；这类女性通常不会为了性功能失调而寻求治疗。此外，许多自愿独身者也过着快乐而丰富的生活。最后，临床医生必须谨记在心，对一些患者而言，某个"性症状"只是进入心理治疗的入场券。一旦走进这扇门，这些患者就开始变得对自己生活中的其他领域更感兴趣，而性症状也就失去了重要意义。

参考文献

Abel GG, Becker JD, Cunningham-Rathner J, et al: Multiple paraphilic diagnoses among sex offenders. Bull Am Acad Psychiatry Law 16:153–168, 1988

Abraham G: The psychodynamics of orgasm. Int J Psychoanal 83:325–338, 2002

Ahlmeyer S, Kleinsasser D, Stoner J, et al: Psychopathology of incarcerated sex offenders. J Pers Disord 17:306–318, 2003

Althof SE: It was the best of times; it was the worst of times. J Sex Marital Ther 33:399–403, 2007

American Psychiatric Association: Diagnostic and Statistical Manual of Mental Disorders, 5th Edition. Washington, DC, American Psychiatric Association, 2013

Balon R: Is medicalization and dichotomization of sexology the answer? A commentary. J Sex Marital Ther 33:405–409, 2007

Balon R, Clayton AH: Sexual dysfunctions, in Gabbard's Treatment of Psychiatric Disorders, 5th Edition. Edited by Gabbard GO. Washington, DC, American Psychiatric Publishing, 2014

Bartlik B, Kaplan P, Kaminetsky J, et al: Medications with the potential to enhance sexual responsivity in women. Psychiatric Annals 29:46–52, 1999

Bergner RM: Sexual compulsion as an attempted recovery from degradation: theory and therapy. J Sex Marital Ther 28:373–387, 2002

Berlin FS, Malin HM, Thomas K: Non-pedophilic and non-transvestic paraphilias. Treatments of Psychiatric Disorders, 2nd Edition. Edited by Gabbard GO. Washington, DC, American Psychiatric Press, 1995, pp 1941–1958

Bower H: The gender identity disorder in the DSM-IV classification: a critical evaluation. Aust N Z J Psychiatry 35:1–8, 2001

Briken P, Mika E, Berner W: Treatment of paraphilia with luteinizing-hormone releasing hormone agonists. J Sex Marital Ther 27:45–55, 2001

Brown GR, Wise TN, Costa PT, et al: Personality characteristics and sexual functioning of 188 cross-dressing men. J Nerv Ment Dis 184:265–273, 1996

Chasseguet-Smirgel J: Perversion and the universal law. International Review of Psychoanalysis 10:293–301, 1983

Dunsieth NW, Nelson EB, Brusman-Lovins LA, et al: Psychiatric and legal features of 113 men convicted of sexual offenses. J Clin Psychiatry 65:293–300, 2004

Fagan P, Lehne G, Strand J, et al: Paraphilias, in Oxford Textbook of Psychotherapy. Edited by Gabbard G, Beck J, Holmes J. Oxford, UK, Oxford University Press, 2005

Fairbairn WRD: Psychoanalytic Studies of the Personality. London, Routledge & Kegan Paul, 1952

Fedoroff JP: Paraphilic worlds, in The Handbook of Clinical Sexuality for Mental Health Professionals, 2nd Edition. Edited by Levine SB, Risen CB, Althof SE. New York, Routledge, 2010, pp 401–424

Fenichel O: The Psychoanalytic Theory of Neurosis. New York, WW Norton, 1945

Fogel GI, Myers WA (eds): Perversions and Near-Perversions in Clinical Practice: New Psychoanalytic Perspectives. New Haven, CT, Yale University

Press, 1991

Freud S: Three essays on the theory of sexuality (1905), in The Standard Edition of the Complete Psychological Works of Sigmund Freud, Vol 7. Translated and edited by Strachey J. London, Hogarth Press, 1953, pp 123–245

Freud S: Splitting of the ego in the process of defence (1940), in The Standard Edition of the Complete Psychological Works of Sigmund Freud, Vol 23. Translated and edited by Strachey J. London, Hogarth Press, 1964, pp 271–278

Ganzarain RC, Buchele BJ: Incest perpetrators in group therapy: a psychodynamic perspective. Bull Menninger Clin 54:295–310, 1990

Gelinas DJ: Unexpected resources in treating incest families, in Family Resources: The Hidden Partner in Family Therapy. Edited by Karpel MA. New York, Guilford, 1986, pp 327–358

Goldberg A: The Problem of Perversion: The View of Self Psychology. New Haven, CT, Yale University Press, 1995

Greenacre P: The transitional object and the fetish: with special reference to the role of illusion. Int J Psychoanal 51:447–456, 1970

Greenacre P: Fetishism, in Sexual Deviation, 2nd Edition. Edited by Rosen I. Oxford, UK, Oxford University Press, 1979, pp 79–108

Groth AN, Birnbaum HJ: Men Who Rape: The Psychology of the Offender. New York, Plenum, 1979

Hall GCN: Sexual offender recidivism revisited: a meta-analysis of recent treatment studies. J Consult Clin Psychol 63:802–809, 1995

Kaplan HS: The New Sex Therapy: Active Treatment of Sexual Dysfunctions. New York, Brunner/Mazel, 1974

Kaplan HS: Disorders of Sexual Desire and Other New Concepts and Techniques in Sex Therapy. New York, Simon & Schuster, 1979

Kaplan HS: The psychosexual dysfunctions, in Psychiatry, Revised Edition, Vol 1: The Personality Disorders and Neuroses. Edited by Cavenar JO Jr, Cooper AM, Frances AJ, et al. Philadelphia, PA, JB Lippincott, 1986, pp 467–479

Kaplan LJ: Female Perversions: The Temptations of Emma Bovary. New York, Doubleday, 1991

Kentsmith DK, Eaton MT: Treating Sexual Problems in Medical Practice. New York, Arco, 1978

Kernberg OF: Borderline Conditions and Pathological Narcissism. New York, Jason Aronson, 1975

Kilmann PR, Boland JP, Norton SP, et al: Perspectives of sex therapy outcome: a survey of AASECT providers. J Sex Marital Ther 12:116–138, 1986

Kohut H: The Analysis of the Self: A Systematic Approach to the Psychoanalytic Treatment of Narcissistic Personality Disorders. New York, International Universities Press, 1971

Kohut H: The Restoration of the Self. New York, International Universities Press, 1977

Lansky MR, Davenport AE: Difficulties of brief conjoint treatment of sexual dysfunction. Am J Psychiatry 132:177–179, 1975

Laumann EO, Paik A, Rosen RC: Sexual dysfunction in the United States: prevalence and predictors. JAMA 281:537–544, 1999

Lawrence AA, Love-Crowell J: Psychotherapists' experience with clients who engage in consensual sadomasochism: a qualitative study. J Sex Marital Ther 34:63–81, 2008

Lehne G, Money J: The first case of paraphilia treated with Depo-Provera: 40-year outcome. J Sex Educ Ther 25:213–220, 2000

Levine SB: Intrapsychic and individual aspects of sexual desire, in Sexual Desire Disorders. Edited by Leiblum SR, Rosen R. New York, Guilford, 1988, pp 21–44

Lindau ST, Schumm LP, Laumann EO, et al: A study of sexuality and health among older adults in the United States. N Engl J Med 357:762–774, 2007

Marshall WL, Pithers WD: A reconsideration of treatment outcome with sex offenders. Crim Justice Behav 21:10–27, 1994

Massie H, Szajnberg N: The ontogeny of a sexual fetish from birth to age 30 and memory processes: a research case report from a prospective longitudinal study. Int J Psychoanal 78:755–771, 1997

Masters WH, Johnson V: Human Sexual Inadequacy. Boston, MA, Little, Brown, 1970

McConaghy N: Paedophilia: a review of the evidence. Aust N Z J Psychiatry 32:252–265, 1998

McDougall J: Plea for a Measure of Abnormality. New York, International Universities Press, 1980

McDougall J: Identifications, neoneeds and neosexualities. Int J Psychoanal 67:19–31, 1986

McDougall J: The Many Faces of Eros: A Psychoanalytic Exploration of Human Sexuality. New York, WW Norton, 1995

Miller JP: How Kohut actually worked. Progress in Self Psychology 1:13–30, 1985

Mitchell SA: Relational Concepts in Psychoanalysis: An Integration. Cambridge, MA, Harvard University Press, 1988

Modell JG, May RS, Katholi CR: Effect of bupropion SR on orgasmic dysfunction in non-depressed subjects: a pilot study. J Sex Marital Ther 26:231–240, 2000

Moore TM, Strauss JL, Herman S, et al: Erectile dysfunction in early, middle, and late adulthood: symptom patterns and psychosocial correlates. J Sex

Marital Ther 29:381–399, 2003

Murphy L, Bradford JB, Fedoroff JP: Treatment of the paraphilias and paraphilic disorders, in Gabbard's Treatment of Psychiatric Disorders, 5th Edition. Edited by Gabbard GO. Washington, DC, American Psychiatric Publishing, 2014

Nersessian E: A cat as fetish: a contribution to the theory of fetishism. Int J Psychoanal 79:713–725, 1998

O'Connor JF, Stern LO: Results of treatment in functional sexual disorders. N Y State J Med 72:1927–1934, 1972

Ogden TH: The perverse subject of analysis. J Am Psychoanal Assoc 34:1121–1146, 1996

Parsons M: Sexuality and perversions 100 years on: discovering what Freud discovered. Int J Psychoanal 81:37–51, 2000

Pate JE, Gabbard GO: Adult baby syndrome. Am J Psychiatry 160:1932–1936, 2003

Person ES: Paraphilias and gender identity disorders, in Psychiatry, Revised Edition, Vol 1: The Personality Disorders and Neuroses. Edited by Cavenar JO Jr, Cooper AM, Frances AJ, et al. Philadelphia, PA, JB Lippincott, 1986, pp 447–465

Prentky RA, Knight RA, Lee AFS: Risk factors associated with recidivism among extrafamilial child molesters. J Consult Clin Psychol 65:141–149, 1997

Rappeport JR: Enforced treatment: is it treatment? Bull Am Acad Psychiatry Law 2: 148–158, 1974

Raymond NC, Coleman E, Ohlerking F, et al: Psychiatric comorbidity in pedophilic sex offenders. Am J Psychiatry 156:786–788, 1999

Reid WH: The Treatment of Psychiatric Disorders: Revised for the DSM-III-R. New York, Brunner/Mazel, 1989

Reissing ED, Binik YM, Khalife S, et al: Etiological correlates of vaginismus: sexual and physical abuse, sexual knowledge, sexual self-schema, and relationship adjustment. J Sex Marital Ther 29:47–59, 2003

Rice ME, Quinsey VL, Harris GT: Sexual recidivism among child molesters released from a maximum security psychiatric institution. J Consult Clin Psychol 59:381–386, 1991

Rosen I (ed): Pathology and Treatment of Sexual Deviation: A Methodological Approach. London, Oxford University Press, 1964

Rosen I (ed): Sexual Deviation, 2nd Edition. London, Oxford University Press, 1979

Rosler A, Witztum E: Treatment of men with paraphilia with a long-acting analogue of gonadotropin-releasing hormone. N Engl J Med 338:416–422, 1998

Rowland DL: Will medical solutions to sexual problems make sexological care and science obsolete? J Sex Marital Ther 33:385–397, 2007

Sachs H: On the genesis of perversions (translated by Goldberg RB). Psychoanal Q 55:477–488, 1986

Scharff DE: An object relations approach to inhibited sexual desire, in Sexual Desire Disorders. Edited by Leiblum SR, Rosen R. New York, Guilford, 1988, pp 45–74

Schiltz K, Witzel J, Northoff G, et al: Brain pathology in pedophilic offenders: evidence of volume reduction in the right amygdala and related diencephalic structures. Arch Gen Psychiatry 64:737–746, 2007

Segraves RT, Croft H, Kavoussi R, et al: Bupropion sustained release for the treatment of hypoactive sexual desire disorder (HSDD) in non-depressed women. J Sex Marital Ther 27:303–316, 2001

Simpson WS: Psychoanalysis and sex therapy: a case report. Bull Menninger Clin 49: 565–582, 1985

Stoller RJ: Perversion: The Erotic Form of Hatred. New York, Pantheon, 1975

Stoller RJ: Observing the Erotic Imagination. New Haven, CT, Yale University Press, 1985

Stoller RJ: Pain and Passion: A Psychoanalyst Explores the World of S and M. New York, Plenum, 1991

Stolorow RD, Atwood GE, Brandchaft B: Masochism and its treatment. Bull Menninger Clin 52:504–509, 1988

Winton MA: Gender, sexual dysfunctions, and the Journal of Sex and Marital Therapy. J Sex Marital Ther 27:333–337, 2001

第十二章

物质相关及成瘾障碍和
进食障碍

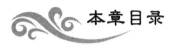

本章目录

在这一章中，我将讨论两个诊断类别，它们涉及两种互不相关的自毁症状。**物质相关障碍**（substance-related disorders）被定义为摄取可能导致成瘾、危及生命的躯体问题以及大量情绪问题的化学物质。**进食障碍**（eating disorders）则被定义为过度进食、自行清除*以及挨饿**。这两组障碍都为精神动力性临床医生带来一个复杂的问题：在这些需要将症状控制作为治疗工作要点的障碍中，动力学方法的角色是什么？在某些方面，精神动力学的理解被认为对于成瘾和进食障碍的管理来说无关紧要。然而，相当数量的临床及研究文献提出了不同的观点。

物质相关障碍

在本章中，我会在酗酒（alcoholism）和药物滥用（drug abuse）之间做出区分，将它们视为不同的实体。然而，所有形式的有问题的物质使用都存在很多相似之处。DSM-5（American Psychiatric Association，2013）取消了原来的"依赖（dependence）"与"滥用（abuse）"的类别，以把所有形式的物质滥用和依赖都归在"物质使用障碍（substance use disorder）"这个类目之下。大多数原来列在 DSM-IV 中"滥用"和"依赖"类目之下的症状，都被保留在上述扩大的类别中。此外，"药物渴求（drug craving）"的症状被加入诊断标准；而"反复出现的与药物相关的法律问题"这一诊断标准已经被移除，因为它的流行率很低且与其他诊断标准不匹配（Hasin et al.，2013）。将物质滥用与物质依赖合并，是因为一些研究发现关于滥用与依赖之间关系的常见假设被证明有误。

---

*　清除（purging）行为包括催吐和催泄，比如自我引吐、滥用催吐剂、滥用泄药或利尿剂，以及灌肠等。——译者注

**　挨饿（starvation）主要通过节食、禁食和 / 或过度锻炼实现。——译者注

精神动力性精神科医生长期以来在治疗酗酒及药物滥用患者的努力上受挫，于是很多医生会放弃或回避这样的努力。而药物的使用如此广泛，以致没有哪个精神科医生在临床实践中能够完全不以这样或那样的方式与它们打交道。一个常见的经验是，在对表面上因为其他原因接受治疗的患者的心理治疗中会出现物质滥用问题。多年来精神科医生感到挫败，因为他们常常感到，对于潜意识动机的精神动力性探索对饮酒行为本身几乎没有影响。复发很常见，并且精神动力性临床医生意识到，其他精神健康专业人士对他们所使用的动力学方法持怀疑态度。

两种其他的模型——道德模型（moral model）和疾病模型（disease model）——获得了更多的支持（Cooper，1987）。道德模型认为，酗酒个体对他们的酗酒行为负有完全的责任。从这个观点来看，酗酒者是一些只顾追求自己的快乐而不考虑他人感受的享乐主义者。这个模型认为酗酒是道德败坏的标志。意志力薄弱与罪恶的概念紧密相关，而通过法律系统进行惩罚常被认为是对待酗酒者的恰当方式。消除饮酒行为是一个克服薄弱意志力的问题，要"靠自己的努力将自己拉起来"。

匿名戒酒者互助会（Alcoholics Anonymous，AA）和其他"十二步骤项目（12-step programs）*"的成功，使得物质滥用的疾病模型越来越受到欢迎。与道德模型相比，疾病模型解除了化学物质依赖者对自身疾病的责任。如同糖尿病患者不为糖尿病负责，酗酒个体也不为酗酒负责。化学物质依赖者被认为对外源物质成瘾具有内在的易感体质，心理因素则是无关紧要的。虽然疾病模型源于强烈地反对用道德化的反应来对待酗酒者，以及用不人道的方法来治疗酗酒者，但这一模型最近也得到针对物质相关障碍的遗传学研究的支持。即使不是由酗酒的父母抚养长大，酗酒者的孩子在成人后发展出酗酒问题的风险也会增加（Goodwin，1979；Schuckit，1985）。男性和女性双生子配对研究（Kendler et al.，1992；Prescott & Kendler，1999）显示，遗传因素在酗酒的发展上起到了主要的作用，对酒精滥用和酒精依赖也有类似的影响。针对遗传和环境风险越来越复杂精细的研究表明，除环境影响外，物质使用障碍有着（具体）障碍特定的遗传风险（Kendler et al.，2003；Rhee et al.，2003）。

对疾病模型的进一步证据支持来自韦兰特（Vaillant，1983）的一项针对男性酗酒患者的整个成年生活进程的前瞻性研究。他发现，不良的童年经历甚或这些受试者在成年早期的心理特征，

---

* 支持从物质成瘾、行为成瘾以及强迫行为中恢复的国际互助计划，是一种旨在帮助人们从各种形式的成瘾障碍中恢复的策略。常见的"十二步骤项目"包括：匿名戒酒者互助会、匿名戒麻醉品者互助会（Narcotics Anonymous，NA）、匿名戒尼古丁者互助会（Nicotine Anonymous，NiCA）等。——译者注

都无法预测最终的酗酒发展。成年酗酒的唯一可靠预测因素是反社会行为。瓦利恩特推断，常与酗酒者相关的抑郁、焦虑和其他心理特征，是障碍的结果，而不是原因。

相比于酗酒者，道德模型更广泛地应用于药物滥用者，然而这在很大程度上是因为犯罪和药物滥用之间有广泛的重叠。关于对美国药物问题的恰当应对，大多数争议涉及是通过司法取向的惩罚性方法来处理成瘾问题更有效，还是通过医学取向的治疗性方法更有效。疾病模型及其相关的自助团体对药物滥用者不那么成功，正如瓦利恩特自己指出的，因为酗酒者与多药滥用者（polydrug abusers）之间有着明显的根本性差异，所以需要不同的对待方法。鉴于这些本质性的差异，接下来的章节将依次剖析对酗酒者和药物滥用者的精神动力学理解。

酗酒的精神动力学方法

针对酗酒问题的匿名戒酒者互助会的方法，一直以来在对许多酗酒个体的治疗中十分有效。尽管匿名戒酒者互助会组织本身提倡疾病模型，但其方法也处理心理需求，并促进持久的、结构性的人格改变（Mack，1981）。节制（abstinence）是在一种人际环境背景中实现的，在这个环境中，酗酒者能够体验一种由同病相怜的伙伴组成的充满关爱和关心的集体。与心理治疗师被患者内化的方式一样，这些充满关爱的角色也能够被患者内化；他们能够在情感管理、冲动控制以及其他自我功能方面协助酗酒者，这也正如心理治疗师会做的。因此，精神动力学模式有助于理解匿名戒酒者互助会方法带来的一些变化（Mack，1981）。

对许多酗酒者而言，匿名戒酒者互助会所鼓励的心理上的改变，与对理想目标所做承诺相关的节制，以及定期地参加会面，就是充分的治疗。有精神动力学敏锐性的临床医生理解这种方法的价值，并且必须具备良好的判断力来做到适可而止。研究已经表明，参加十二步骤项目的会面以及出席的频率都与治疗效果呈正相关；而且当与心理治疗相结合时，它们会增强治疗效果（Woody，2014）。然而临床经验一再表明，匿名戒酒者互助会并不适用于所有酗酒患者。显然，对于那些能够接受自己无法控制饮酒行为，因此需要听从一个"更高力量"的患者，以及那些基本上没有其他精神障碍的患者来说，匿名戒酒互助会的效果最好。弗朗西斯等人（Frances et al.，2004）强调，一些伴有社交恐惧、广泛性回避、反感灵性以及对团体普遍有强烈负性反应的患者，可以选择个体精神动力学心理治疗作为一种替代方法。

　　大多数研究酗酒问题的专家都会同意，酗酒是一种具有多因素病因学的异质性障碍（Donovan，1986）。对一位患者可能有效的方法用在另一位患者身上则可能无效，并且所有的治疗方法都伴有争议。一项对治疗研究的综述显示，特定的治疗方法似乎对不同的患者群体有不同的疗效。没有哪一种治疗始终优于其他类型的治疗。在一项由美国国家酒精滥用与酗酒问题研究所赞助的全国性研究项目中，研究人员比较了三种类型的治疗：认知行为疗法，帮助承诺参加匿名戒酒者互助会的受试者做准备的十二步骤促进法，以及旨在帮助患者提高改变饮酒习惯的准备程度及意愿程度的动机强化疗法。总体而言，上述三种治疗方式都有相当良好的效果，没有哪一种方法比其他的更成功。显然，没有哪个治疗是最佳的，临床医生必须个体化地考量每位患者的情况，在制订个体化的治疗计划之前，先进行仔细的精神病学评估。

　　遗憾的是，疾病模型在宣扬酗酒的"去心理化（de-psychologizing）"。韦兰特（Vaillant，1983）所描绘的结论与基于其他纵向研究的结果相冲突；而那些研究表明，人格因素可能对于理解酗酒的易感性非常重要。不仅如此，韦兰特结论的有效性仅限于他所使用的测量工具。多德斯（Dodes，1988）观察到，瓦利恩特的方法无法识别出酗酒患者的一个关键特征，即他们因无法照顾自己而表现出自尊紊乱。

　　也许瓦利恩特和其他严格的疾病模型拥护者所推荐的治疗方法的主要困难在于，这种方法忽视了该障碍的异质性。酗酒不是一个单一的实体。事实上，"多种酗酒（alcoholisms）"可能是更为精确的说法（Donovan，1986）。许多研究证明，并不存在单独的易于导致酗酒的"酗酒性人格"（Donovan，1986；Mulder，2002；Nathan，1988；Sutker & Allain，1988）。虽然许多研究将反社会行为和多动（Hyperactivity）与后来的酗酒联系起来，但没有任何人格测量被发现对后来的酒精依赖易感性具有特异性（Mulder，2002）。然而，在有童年虐待的案例中，酒精的使用是对照组的7倍，且早于对照组2年发生（Kaufman et al.，2007）。而在失去父亲或母亲后的第二年间，尤其如果父母是自杀的，年轻人酗酒和物质滥用的发生率也非常高（Brent et al.，2009）。因此，在与一位个体患者工作时，治疗者必须对创伤性事件、心理议题、人格变量以及家庭系统议题保持敏感。对疾病模型的狭隘解释，可能导致临床医生忽视这些因素在疾病的发展进程中是如何促成复发的。

　　虽然没有特定的人格特征可以预测酗酒的发生，但精神分析观察者已经反复注意到酗酒者的结构缺陷，例如自我虚弱和难以维持自尊（Donovan，1986）。科胡特（Kohut，1971）和巴林特（Ballint，1979）都指出，酒精起到了代替缺失的心理结构的功能，由此用于恢复某些自尊感和内在和谐。但不幸的是，这些效果只有在中毒的情况下才能维持。汉兹安（Khantzian，1982）也观察到，酗酒患者在自尊、情感调节和自我照顾（self-care）的能力方面存在问题。一篇针对十二项尝试对酗酒患者做出人格障碍诊断的研究的综述发现，酗酒与轴Ⅱ障碍共病的患病率在14%～78%（Gorton & Akhtar，1994）。美国国家酒精及相关障碍流行病学调查（National Epidemiologic Survey on Alcohol and Related Conditions）对43 093名18岁及以上个体进行了面对面的评估（Grant et al.，2004）。在当下患有酒精使用障碍的患者中，28.6%的人至少有一种人格障碍；而在当下患有药物使用障碍的患者中，47.7%的人至少有一种人格障碍。酒精或药物使用障碍与人格障碍之间的联系是极肯定且显著的。酒精和药物使用障碍，均与反社会性、表演性和依赖性人格障碍密切相关。

引用这些研究并非要说服读者相信所有酗酒者都有同时共存的精神障碍，或者先前就存在的心理内部缺陷；而是想强调一个明显的事实：酒精成瘾是发生在一个"人"身上的。一个个体之所以发展为酗酒，可能是结构缺陷、遗传素质、家庭影响、文化作用和其他各种各样的环境变量之间发生复杂相互作用之后的最终共同通路。一份对患者的全面的精神动力学评估，需要在整个人的背景下去考量酗酒及其所有促成因素。比如，抑郁症究竟是酗酒的原因还是结果，或者是完全独立的疾病状态。研究人员比临床医生对此类问题更感兴趣。当酗酒者酒醒并回头看自己因酗酒的生活方式而导致的残破人生，他们通常会面对极大的抑郁。这种抑郁来自他们痛苦地认识到自己伤害了他人（通常是对他们来说最重要的人）。他们必定也哀悼自己由于成瘾行为而丧失或摧毁的东西（比如人际关系、个人财产）。抗抑郁药也许可以减轻抑郁症状，而心理治疗则能够在修通这些痛苦议题的过程中提供协助。此外，对于自杀风险的评估和治疗，必须是酗酒患者整体治疗计划的一部分。在所有自杀者中，25%的人为酗酒的个体，而酗酒者自杀的可能性是没有精神疾病者的60～120倍（Murphy & Wetzel，1990）。当抑郁和酗酒并存时，它们似乎呈现出协同或累加效应，这导致急性自杀倾向不成比例地升高（Cornelius et al.，1995；Pages et al.，1997）。

酗酒发生在一个个体身上，这一观察的另一个含义是，每个人会偏好和接受不同的治疗选项。多德斯（Dodes，1988）指出，"某些患者只能使用心理治疗，其他患者只能使用匿名戒酒者互助会，还有些患者最好接受两者的联合治疗。准确的治疗处方需要个体化的临床判断"（pp. 283–284）。虽然瓦利恩特（Vaillant，1981）宣称心理治疗在对酗酒的治疗中是一种浪费，但有些患者单独借助心理治疗就能保持节制（Dodes，1984；Khantzian，1985a）。一种不幸的"稻草人谬误"*式的刻板印象（"straw man" stereotype）经常被用于酗酒者的动力学治疗，即认为动力性心理治疗师在揭示饮酒的潜意识动机的同时，忽略了患者实际的饮酒行为。确实，心理治疗可能会被一些患者和治疗师误用，但这并不意味着它作为一种治疗就应该被认为是无用的（Dodes，1988）。

参与匿名戒酒者互助会的患者往往也接受心理治疗。在一项研究中，超过90%的在匿名戒酒者互助会中节制饮酒并且寻求接受心理治疗的患者认为心理治疗有帮助（Brown，1985）。大多数研究没有发现某种类型的心理治疗方法优于任何其他对酗酒或药物滥用的治疗方法（Woody，2014）。心理治疗和匿名戒酒者互助会通常协同工作。多德斯观察到，从自体心理学的角度来看，酗酒患者可能发展出一种对匿名戒酒者互助会组织的理想化或镜像移情。他们视匿名戒酒者互助会为他们生活中的一个充满关爱的、理想化的形象，支撑和支持着他们（Dodes，1988）。这一移情可能从心理治疗性移情中分裂出来，治疗师推迟对它的分析是明智的。最终，匿名戒酒者互助会的自体客体功能能够被足够地内化，以改善患者的自我照料并提高患者的自尊。当内化到达一定程度时，治疗师可以将治疗重点从支持性转向更具表达性。

大多数与酗酒患者一起工作的治疗师都主张，为了心理治疗能够产生预期效果，戒酒是必要的（Frances et al.，2004）。然而，治疗师也认识到复发是可能的，大多数治疗师会尝试与有动机的患者工作，以理解那些导致复发的应激以及如何避免将来的高风险情境。但是，如果患者继续大量饮酒而缺乏动机或兴趣探索饮酒的原因，他们可能需要被转介至住院治疗。精神动力学治疗的目标在于，将患者对"物质"的需求转回到对"人"的需求，其中包括对治疗师的需求（Frances et al.，2004）。

团体心理治疗也常用于酗酒的门诊及住院治疗。在一项针对酒精依赖患者的精神动力学团体治疗和认知行为疗法治疗的随机对照研究中（Sandahl et al.，1998），两个治疗组的患者在接受了15周（每周一次，每次90分钟）的团体治疗后，都获得了改善。在15个月的随访期间，接受认知行为疗法治疗的患者随着时间的推移会出现复发；与之相比，大多数接受精神动力学团体治疗的患者能够维持一种更为积极的饮酒模式。

有些治疗师，比如汉兹安（Khantzian，1986），提醒不要使用面质的方法。由于许多酗酒患者

---

* 指一种错误的论证方式，即先曲解对方的论点，然后针对曲解后的论点（替身稻草人）进行攻击，再宣称已推翻对方的论点。——译者注

在调节情感（诸如焦虑、抑郁和愤怒）上有困难，在团体设置中使用面质可能会适得其反，甚至是有害的。库珀（Cooper，1987）同意汉兹安的观点，即应该明智而审慎地使用面质。他认为治疗师应该共情酗酒个体想要回避痛苦情感的防御需求。库珀主张住院团体聚焦于此时此地，但要少一些对质性。他报告，相较于参与住院团队项目但是没有团体心理治疗的患者 16% 的戒酒率，在团体心理治疗中的患者的戒酒率为 55%；而在没有团体心理治疗的住院团体项目中，患者的戒酒率为 16%。那些参加了至少 25 小时团体治疗的患者也对治疗项目的其他方面表现出了更好的依从性。

药物滥用的精神动力学方法

尽管疾病模型在许多药物滥用康复项目中很流行，但与对酗酒者的治疗相比，在对药物滥用者的治疗中，精神动力学方法得到了更为广泛的接受。例如，瓦利恩特（Vaillant，1988）指出，与酗酒个体相比，多种药物的滥用者更可能有不稳定的童年；更可能将药物作为精神症状的"自我用药（self-medication）"；以及更可能从心理治疗性工作中获益，以处理他们的深层症状及性格病理。

相当多的研究文献支持人格障碍及抑郁症与药物成瘾的发展之间的联系（Blatt et al.，1984a；Compton et al.，2007；Gorton & Akhtar，1994；Grant et al.，2004；Hasin et al.，2011；Kandel et al.，1978；Paton et al.，1977；Treece，1984；Treece & Khantzian，1986；Walsh et al.，2007）。确切地说，B 组人格障碍与物质使用障碍之间的相关性，在一定程度上可以由两者共同的深层人格特征进行解释，例如自伤和冲动性（Casillas & Clark，2002）。

相比于酗酒者，药物滥用者同时患有其他精神障碍的可能性显著大得多。在一项对 20 291 名受试者进行访谈的大型流行病学研究中，药物滥用者的共病率为 53%，而酗酒者则仅为 37%（Regier et al.，1990）。针对麻醉品成瘾个体的研究发现，高达 80% ~ 93% 的人有其他精神科诊断（Khantzian & Treece，1985；Rounsaville et al.，1982）。在可卡因滥用者中，共病率也很高。在寻求治疗的患者中，不少于 73% 的人在其一生中符合另一种精神障碍的诊断标准。其中，焦虑障碍、反社会型人格障碍和注意缺陷障碍一般发生在可卡因滥用起病之前，而情感障碍和酒精滥用通常发生于可卡因滥用起病之后（Rounsaville et al.，1991）。这种高共病率在针对成瘾患者的任何治疗设置中都造成了各种各样的问题。而大多数专家都同意，在有一种主要的药物滥用问题的背景下，存在其他精神障碍可算作心理治疗应该作为治疗计划的一部分的指征（Mercer & Woody，2005）。

早期精神分析将所有物质滥用都解释为退行至性心理发展阶段的口欲期，这种解释已经被一种新的理解所取代，即将大多数药物滥用理解为**防御性**的和**适应性**的，而非退行性的（Khantzian，1985b，1986，1997；Wurmser，1974）。通过强化有缺陷的自我防御，以对抗强烈的情感（如暴怒、羞耻和抑郁），药物的使用可能实际上逆转了退行状态。早期精神分析的概念化构想通常将药物成瘾者描述为追逐快感的享乐主义者，执意于自我毁灭（self-destruction）。精神分析研究者（现在）将成瘾行为更多地理解为自我照料能力缺陷的一种反映，而非一种自我毁灭性的冲动（Khantzian，1997）。这种自我照料能力的损伤源于早期的发展性紊乱，这种紊乱导致父母形象内化不足，使成瘾者缺乏自我保护（self-protection）的能力。因此，大多数慢性药物成瘾者在对药物滥用的危险做判断方面表现出根本性的损伤。

在药物成瘾的病理机制中同样重要的是，在情感和冲动控制以及在维持自尊方面的调节功能受损（Treece & Khantzian，1986）。这些缺损在客体关系中造成了相应的问题。严重的多种药物滥用，与成瘾者没有能力承受和调节人际亲密直接相关（Nicholson & Treece，1981；Treece，1984）。促成这些人际问题的原因是人际风险中所固有的自恋脆弱性，以及没有能力调节与亲密相关的情感。多德斯（Dodes，1990）指出，成瘾个体通过控制和调节他们的情感状态来抵御无力感或无助感。摄入药物可以被视为一种绝望而不顾一切的尝试，来弥补自我功能的缺损、低自尊以及相关的人际问题。

许多药物成瘾患者故意通过持续使用药物来延续他们的痛苦和折磨。汉兹安（Khantzian，1997）将物质滥用中这种维持痛苦的一面视为早年创伤的强迫性重复的一种表现。在某些情况下，反复对自己施加痛苦，反映了一种尝试解决无法回忆起的创伤状态的努力。这些创伤状态以前象征性的（presymbolic）和潜意识性的结构存在。一项针对年轻成年人的流行病学纵向研究（Reed et al.，2007）发现，在对早年生活经历进行统计学调整后，创伤后应激障碍与随后的药物使用障碍之间的相关性依然很牢固。研究者指出，创伤可能是药物使用障碍的一个因果决定因素，可能反映了个体在使用药物自我治疗创伤相关记忆、高唤起症状或者梦魇方面的努力。因此，使用药物的动机可被看作对痛苦的控制，而非从痛苦中解脱。

药物成瘾个体是在用药物医治自己，这一观点直接促成了当代精神动力学研究者的另一项观察，即每位滥用者根据自己的需要，为了特定的心理和药理效果而选择特定的物质。最痛苦的情感，可能就是药物选择的决定性因素。汉兹安（Khantzian，1997）指出，可卡因似乎能够减轻与抑郁、多动和轻躁狂相关的痛苦；而麻醉剂看起来可以缓和暴怒的感觉。

一项针对麻醉剂成瘾个体的深入研究让布拉特等人（Blatt et al.，1984a，1984b）得出结论，海洛因成瘾是由多种因素决定的：（1）涵容攻击的需要；（2）满足期望与母性人物建立共生关系的渴望；（3）缓解抑郁情感的渴望。尽管研究数据显示，麻醉剂成瘾个体中一个小的亚组同时也有反社会性人格障碍（Rounsaville et al.，1982）；但布拉特及同事识别出了更大的一组严重神经症性阿片成瘾个体，这可能代表了大多数。这些个体挣扎于无价值感、内疚、自我批判和羞耻感当中。当他们尝试与他人亲近时，他们的抑郁似乎会加重；因此他们退缩到由海洛因或其他麻醉剂带来的孤立隔绝的"极乐"之中，这一行为既有退行性的维度，也有防御性的维度。阿片成瘾个体的抑郁核心在一项对照研究（Blatt et al.，1984a，1984b）中被进一步证实。该研究发现，阿片成瘾者比多种药物滥用者显著地更为抑郁。此研究也识别出自我批判是他们的抑郁的主要组成部分。

布拉特和他的同事发现，超我强势、自我批判、抑郁倾向的人格特征与阿片成瘾之间高度相关，这一点也得到了沃姆泽（Wurmser，1974，1987a，1987b）对成瘾患者精神分析工作的支持。沃姆泽认为，那些愿意接受精神分析治疗的物质成瘾者，不像成瘾的反社会者那样有着未发展的超我，而是有着过度严苛的良知。寻求能令人兴奋的物质是他们的一种逃避方式，逃离令人痛苦的超我。许多药物滥用者使用分裂的防御机制来否认"药物滥用"的自体表征，该表征与"非药物滥用"的自体表征交替呈现。这些个体常常感到，似乎有另一个人暂时接管了自己。沃姆泽发现，"成功"是药物滥用发作的一个重要触发因素。与成就相关的正向感受，似乎会引起一种以内疚感和羞耻感为特征的意识状态改变。冲动性的药物使用被认为是对这些痛苦情感的解决方案。这种反复发生的危机以一种专横的良知为特征，当它变得让人无法忍受时，暂时的反抗似乎是唯一的解脱之道。

近年来，精神分析的研究者寻求将对药物成瘾的理解与神经科学的最新进展联系起来。琼森（Jonson，1999，2001）认为，有三种力量促成了成瘾倾向：（1）难以承受情感；（2）客体恒常性问题，导致成瘾者将物质视为安慰性内在客体的替代物；（3）脑功能改变所致的、有生物性基础的渴求。他提出，腹侧被盖通路（ventral tegmental pathway）对理解第三种现象至关重要，因为这个通路是促使动物和人类寻求水、食物和性的驱力通路。琼森指出，这个通路被成瘾性药物通过偶然发生的和无规律的药物暴露所"劫持"。因此，对药物的渴求变成了驱力表达的一种情况。动力学心理治疗会聚焦于帮助患者抵挡住这种渴望，同时思考满足它的后果。该腹侧被盖通路也会激活做梦，且琼森指出，即便在药物成瘾被戒掉后很久，对药物的渴求仍会持续出现在当事人的梦中。贝里奇和鲁滨逊（Berridge & Robinson，1995）称这个"想要（wanting）"系统是大脑特定神经通路的敏化作用（sensitization）的结果。他们强调，此系统潜意识地且非理性地运作，驱使有机体去满足这种"想要"。在这个概念构想中，驱力这一最基本的精神分析概念与药物成瘾者的体验相关联。

来自退伍军人管理局——宾夕法尼亚大学研究（Veterans Administration–Penn Study）项目的一些报告（Woody et al.，1983，1984，1985，1986，1987，1995）以严格缜密的研究方法非常有说服力地证明了，在麻醉剂成瘾患者的整体治疗计划中加入心理治疗会带来明显的获益。在一项美沙酮维持方案研究中，麻醉剂成瘾患者被随机分配到下列三个治疗组：（1）准专业人员提供的单独药物咨询；（2）表达性－支持性心理治疗加药物咨询；（3）认知行为心理治疗加药物咨询。在110名完成全部治疗项目的患者中，接受心理治疗的患者比只接受药物咨询的患者改善更明显。与认知行为心理治疗相比，基于动力学原则的表达性－支持性心理治疗能够带来精神症状的更大改善，并在寻找和维持工作上更为成功（Woody et al.，1983）。抑郁患者的改善最为明显，其次是阿片类药物依赖但没有其他精神障碍的患者。仅有反社会性人格障碍的患者没有从心理治疗中获益（Woody et al.，1985）。只有当抑郁也是症状时，反社会性人格障碍患者才获得了改善。

当研究者将110名患者根据其精神症状的严重程度进行分组后，他们指出，轻度组患者接受药物咨询或接受心理治疗的效果相当；中度组患者接受两种方法相结合的治疗计划的效果更好（虽然有些患者只接受咨询即有改善）。然而，有极为严重精神症状的患者组在仅接受咨询的情况下几乎没有什么改善，但如果加上心理治疗则获得相当大的改善：在第七个月随访时，接受心理治疗的患者在使用违禁药物和处方药物上都比未接受心理治疗的患者少得多。即使受试者已经停止心理治疗（心理治疗的持续时间为6个月），这些改变在第十二个月随访时依然存在（Woody et al.，1987）。

在一项对上述研究进行了部分复制的研究（Woody et al.，1995）中，两组患者在第一个月时都有显著进步；到第六个月随访时，许多接受药物咨询的患者所获得的进步已经开始消退。但接受支持性－表达性治疗的患者所获得的大多数进步依然能够保持或仍然明显。所有显著差异都支持了支持性－表达性心理治疗组。这种综合性的治疗方法也有非常好的成本效益（Gabbard et al.，1997）。麦克莱伦等人（Mclellan et al.，1993）发现，为标准的美沙酮维持治疗加上心理治疗，会带来赚钱能力的提高、社会福利性收入的减少以及住院率的显著降低。伍迪（Woody，2014）认为，产生治疗效果所需要的心理治疗强度，可能是根据药物（毒品）使用的性质、患者的精神病性问题以及是否使用药物治疗而变化。他同时也强调，仔细地关注治疗联盟是治疗这类障碍患者的一个关键因素。他注意到，必须仔细地监测治疗师对患者的反应，因为这些患者倾向于在治疗师身上引发强烈的负性反应。

尽管团体治疗一直被广泛地应用，但近来才有研究数据证实其价值。美国国家药物滥用研究院可卡因合作研究（National Institute on Drug Abuse Cocaine Collaborative Study；Crits-Christoph et al.，1999）对可卡因依赖患者的门诊治疗进行了仔细研究。他们发现，团体治疗与个体治疗或咨询相结合，在减少或消除可卡因的使用上非常成功。研究中提供的团体治疗每周一次；个体治疗从每周两次开始，逐渐减至每周一次。针对这个人群，所有治疗师都必须把人类免疫缺陷病毒（human immunodeficiency virus，HIV）的感染风险作为一个重要关切去考虑。在这项研究中，心理治疗带来的另一个获益是，在所有治疗、种族和性别组中，HIV 的感染风险都下降了 49%，这主要是基于性行为的改变，包括无保护措施的性行为事件更少以及性伴侣人数更少（Woody et al.，2003）。

个体心理治疗过程在一套综合方案的背景下更有可能成功。汉兹安（Khantzian，1986）提出了"主要照护治疗师（primary care therapist）"——一个能够促进成瘾患者参与所有治疗模式的人——的概念。主要照护治疗师要分析患者在接受其他治疗形式时的阻抗，例如匿名戒麻醉品者互助会或者团体治疗；但也提供抱持性环境来处理在治疗过程中被激起的强烈情感。这位治疗师也必须参与涉及其他治疗模式的治疗决策。在这个模型中，重点在于治疗初期要更具支持性而非表达性，而这位治疗师的角色类似于与住院患者一起工作的医院医生。

特里斯和汉兹安（Treece & Khantzian，1986）识别出在控制药物依赖的治疗方案中的四个不可或缺的组成部分：

1.　一个化学物质依赖的替代物（例如，匿名戒醉酒者互助会，一个可供替代的信念系统，或者对某个人或机构的良性依赖）；

2. 对其他精神障碍的充分治疗，包括恰当的精神药物和心理治疗；

3. 在一种心理成熟过程中的强制性节制［例如，药物拮抗剂、尿液监测、观察期、药物替代品（例如美沙酮）、外在支持系统］；

4. 通过心理治疗促进成长和结构性人格改变。

总的来说，表达性－支持性心理治疗在此的适应证可以概括为：

1. 除药物滥用外还有其他严重的精神病理；

2. 参与一个整体治疗方案，包括匿名戒麻醉品者互助会或其他支持性团体，强制性节制，可能有一种药物替代品（例如美沙酮），以及恰当的精神药物；

3. 没有反社会型人格障碍的诊断（除非同时存在抑郁症）；

4. 坚持前来参加治疗会谈并积极参与治疗过程的足够动机。

在治疗过程顺利展开后，以表达性还是以支持性为重点，在很大程度上由与在任何其他心理治疗过程中的决定性因素相同的因素所决定（参见第四章的表 4-1 ）。

进食障碍

进食障碍似乎是我们这个时代的疾病。电子媒体每天用"拥有一切"的苗条女性的形象轰炸着我们。典型的进食障碍患者是欧裔人、受过良好教育、女性、经济上较为优越，以及是西方文化的产物（Johnson et al., 1989）。虽然进食障碍一般被区分为神经性厌食（anorexia nervosa）和神经性贪食（bulimia nervosa），但这两组症状群在其临床表现上经常重叠。此外，暴食障碍（binge-eating disorder）现在作为进食障碍分类中的另外一个临床实体，已经被加入 DSM-5 的命名中。在 DSM-5 的诊断标准中，一个人必须有持续的过度进食发作，至少每周一次，以失去控制和临床上显著的痛苦为标志。暴食实际上在神经性贪食和暴食障碍中都很常见；但在暴食障碍中，反复及持续发生的暴食缺乏通常的补偿行为，比如饮食限制或清除行为（Marcus & Wildes，2014）。

将不同进食障碍相互区分的另一种方法是，厌食症患者不太可能寻求治疗或坚持治疗。因此，神经性贪食和暴食障碍就可以通过患者期望和取得的改变程度来分辨（Vitousek & Gray，2005）。在一项包括 103 位经验丰富的精神病学家和心理学家的研究中，韦斯坦和哈登 – 菲舍尔（Westen & Harnden-Fischer，2001）使用一项线索分类程序（cue sort procedure），评估了当时正在因贪食或厌食而接受治疗的患者的人格功能。这项研究发现了三类患者：情绪调节紊乱 / 缺乏控制（dysregulated/undercontrolled）组、情绪受限 / 过度控制（constricted/overcontrolled）组以及高功能 / 完美主义（high-functioning/perfectionistic）组。这些类别似乎与病因、预后及治疗有着重要相关性；并且研究者认为，症状只是对进食障碍患者进行理解和治疗的一个组成部分。数据也显示，进食障碍的症状可能只是对一个更为普遍的冲动及情感调节模式的一种表达。换言之，对于情绪调节紊乱 / 缺乏控制组的患者而言，贪食症状可能代表了一种更为普遍的冲动性问题；而对于高度完美主义和高功能的患者来说可能就并非如此。但是，在本章中，讨论仍然按照传统的神经性厌食和神经性贪食的类别进行，因为它们的治疗原则和精神动力学理解在总体上是分别独立发展形成的。然而读者需要记住，在临床实践中，治疗师在治疗某一特定的进食障碍时，可能需要结合来自两种不同实体的治疗原则，并且需要受患者整体的人格特征所指引。针对暴食障碍的精神动力学治疗的评论在本章中是有限的，因为对这种新障碍的文献积累量还处于早期阶段。

神经性厌食

神经性厌食（anorexia nervosa）这个标签可能具有误导性，因为"厌食（anorexia）"这个词暗示其核心问题是失去食欲。但神经性厌食的诊断性标志实际上是一种与对发胖极度恐惧相关的对瘦的狂热追求。低于对特定年龄和身高来说最小正常体重的 85% 这一主观分界线通常被用于诊断。DSM-IV 诊断标准在 DSM-5 中的一个重要改变是，闭经不再是女性诊断所要求的特征。有 5% ~ 10% 受到影响的个体是男性，但他们的临床特征和精神动力学都与女性患者惊人地相似。进食障碍患者在总体上有显著升高的死亡率，但最高的是神经性厌食患者（Arcelus et al.，2011）。这种障碍的死亡率可能是所有精神障碍中最高的。因此，治疗必须仔细周密地计划并小心谨慎地执行，以确保患者的生存。特别是，早期干预——但愿能在青少年阶段——是最佳的，因为在那个年龄段进行治疗可能比对成年人治疗更为有效（Crow，2013）。

精神动力学理解

在过去几十年中，希尔德·布鲁赫（Hilde Bruch，1973，1978，1982，1987）具有开创性的贡献对于治疗厌食症患者的临床医生来说，就像黑暗中的一座灯塔。她观察到，患者对食物和体重的专注出现得相对较晚，这象征着一种更为根本性的自我概念的紊乱。大部分神经性厌食的患者都有一种强烈的信念：她们是完全无力和没用的。这种疾病通常发生在"好女孩"身上，她们一生都在努力取悦父母，只是在青春期突然变得固执和抗拒。身体常常被体验为与自己是分离的，仿佛它属于父母。这些患者缺乏任何自主感（sense of autonomy），以致她们甚至感觉不到对自己身体功能的控制。她们在发病前要做一个完美小女孩的防御性姿态通常都是在防御一种深层的无价值感。

布鲁赫将神经性厌食的发展起源追溯至婴儿与其母亲之间的一种紊乱关系。确切地说，母亲似乎只根据她自己的需求，而不是孩子的需求来养育孩子。当孩子发出的信号没有得到肯定性和确认性的回应时，孩子就无法发展出一种健康的自体感。相反，孩子只将自己体验为母亲的一个延伸，而不是她有权利成为自己自主性的中心。布鲁赫将厌食症患者的行为理解为一种疯狂的努力，以期作为一个拥有非凡特质的、独一无二的人而赢得赞赏和肯定。

家庭治疗师，如塞尔维尼·帕拉佐利（Selvini Palazzoli，1978）和米纽庆（Minuchin et al.，1978），肯定并详尽阐述了布鲁赫的一些动力学概念。米纽庆及其同事描述了厌食症患者家庭中存在的一种纠缠模式，在这种模式中，普遍缺乏代际和个人边界。每一个家庭成员都过度地卷入了所有其他家庭成员的生活，以至于没有一个人感到家庭矩阵之外的独立的身份认同感。塞尔维尼·帕拉佐利（Selvini Palazzoli，1978）也注意到，神经性厌食患者一直无法在心理上与自己的母亲分离，这导致他们无法获得任何稳定的对自己身体的感觉。因此，身体经常被感知为仿佛被一个坏的母性内射物所占据，而挨饿可能是一种试图为阻止这个有敌意的、侵入性的内在客体的生长而做的努力。威廉姆斯（Williams，1997）同样强调，厌食症患者的父母倾向于将他们的焦虑投射到自己的孩子身上，而不是涵容它。这些投射可能在孩子内部被体验为有害的外来异物。为了保护自己不受那些由父母投射给自己的、未经代谢的体验与幻想所伤害，小女孩可能发展出一种"禁止入内"的防御系统，并通过"不进食"而将它具体化。

神经性厌食的这种极端的防御性姿态，说明存在着一个强有力的深层冲动使得这样一种策略是有必要的。确切地说，鲍里斯（Boris，1984b）指出，强烈的贪婪构成了神经性厌食的核心。然而口欲是如此地不可接受，以至于它们必须以投射的方式被处理。通过投射性认同，那个贪婪的、苛求的自体表征被转移给了父母。作为对患者拒绝进食的回应，父母就患者是否进食变得非常强迫；他们变成了那个拥有欲望的人。在一个受克莱因思想影响的概念构想中，鲍里斯把神经性厌食构想为：由于过度的占有欲望，而没有能力从别人那里接受好的东西。任何接受食物或爱的行为，都会让这些患者直接面对一个事实，即他们无法拥有他们所渴望的东西。他们的解决方案是不去从任何人那里接受任何东西。嫉羡和贪婪通常在潜意识中是紧密关联的。患者嫉羡母亲好的东西——爱、同情心、养育——但是要去接受它们，只会增加嫉羡。而放弃它们则支持了要去破坏所忌羡之物的无意识幻想——就像伊索寓言中的狐狸一样，认为得不到的葡萄是酸的。患者传达出这样的信息："没有什么好的东西是我可以拥有的，因而我就放弃我所有的渴望。"这样的放弃使厌食症患者成为他人渴望的客体，并且在她的幻想中，是他们嫉羡和欣赏的客体，因为他们对她的自制力"印象深刻"。食物象征着她渴望自己拥有的积极品质，而遭受饥饿比渴望去拥有母性人物更可取。

以鲍里斯的观点为基础，布罗姆伯格（Bromberg，2001）认为，神经性厌食的患者通过分离机制将欲望转化为放弃。布罗姆伯格将这些患者视为在缺乏一种允许他们发展对情感状态的自我调节的人类关系的形式中长大，他认为患者分离进入不同的自体状态，以此隔离开创伤性体验并促进功能最大化而不受强烈情感污染。就像鲍里斯一样，布罗姆伯格也认为神经性厌食患者被自己没有能力涵容的欲望所奴役——他们没有能力将欲望作为一种能够被调节的情感去涵容。他们感觉自己无法将欲望容纳住足够长的时间，以做出合理的选择。因此，在治疗二元关系中，由谁来容纳欲望，就成为治疗中的一个主要议题。

大部分针对神经性厌食之起源的发展性概念化构想都聚焦于母—女二元关系。然而，贝姆波拉德和拉蒂（Bemporad & Ratey，1985）观察到，在女儿有厌食症的家庭中，父亲的卷入有一种特征性模式。在此，典型的父亲是表面上关心体贴和具有支持性的，但每当女儿真的需要他的时候，他都在情绪上抛弃女儿。不仅如此，许多厌食症患者的父亲不是给予自己女儿情绪上的养育，反而是从她们那里寻求情绪上的养育。父母双方通常都在他们的婚姻中感到极度失望，以至于父母双方都要从女儿那里寻求情绪上的养料。

从自体心理学的角度来说，女儿可能被父母作为一个自体客体来对待，她为父母每一方提供镜映和确认功能，但她自己的自体感却被否认。相应地，孩子无法依靠人来满足她的自体客体需求。厌食症的孩子严重地怀疑，父母或她生活中任何其他重要人物是否会放弃他们自己的兴趣和需要来关注她对于安抚、肯定和镜映的需要，哪怕只是暂时地放弃（Bachar et al.，1999）。这个孩子可能会逐步加剧饥饿和限制，不顾一切地尝试迫使她的父母来关注她的痛苦，并看出她需要帮助。

总结我们对神经性厌食的精神动力学理解，外显的自我挨饿行为是一个由多因素决定的症状，它是：

1. 一种不惜一切想要变得"独一无二"的努力；

2. 一种对被父母的期望所培养出的虚假自体感的攻击；

3. 一种对新生的真实自体的坚持；

4. 一种对有敌意的母性内射物的攻击，将它视为与身体等同；

5. 一种对贪婪和欲望的防御；

6. 一种使他人（而非患者自身）感到贪婪和无助的努力；

7. 一种阻止父母的未经代谢的投射进入患者内部的防御性努力；

8. 一种逐渐加剧的呼救，想要将父母从他们的自体专注中摇醒，并使他们察觉到孩子的痛苦；

9. 在某些情况下，一种进入不同自体状态的分离性防御，作为一种调节强烈情感的方式。

最近一项实证性研究（Bers et al.，2013）使用得到公认的测量方法检验了这一假设：与母亲紊乱的关系以及扭曲的自体感是神经性厌食的核心。15 名被诊断为神经性厌食的住院患者与一个包含 15 名没有进食障碍的精神科住院患者的匹配样本进行了比较。其结果支持了这一看法，即神经性厌食患者常常将母亲与孩子的关系体验为紊乱的，并且他们有着高度自我批判性的、防御性地过度发展的自体感。研究者还发现这些患者身上有一个常见的主题，即一种强烈的、但被防御得很好的非常需要别人关怀的感觉。

这些精神动力学因素也伴随着某些特征性的认知特点，包括：对自己身体意象的错误感知、全有或全无的思维、魔幻思维，以及强迫性的想法和仪式。强迫症状的存在使一些研究者想知道，强迫性人格障碍是否与神经性厌食共存。但这一假设被众所周知的在饥饿状况下人格障碍诊断的不可靠性所混淆（Bers et al.，2013）。许多症状，包括强迫行为，似乎是继发于饥饿的。此外，病前人格特征在缺乏营养的状态下会更加明显。最后，在神经性厌食和神经性贪食患者中，人格障碍的患病率是否确实升高，不一定能通过人格障碍的纵向随访研究得到证实（Grilo et al.，2003）。

治疗方法

尽管对照研究表明，认知行为疗法和人际疗法对于神经性贪食和暴食障碍来说可能是有效的治疗；但在神经性厌食的心理治疗方面，可获得的证据基础薄弱得多（Marcus & Wilds，2014）。最近一项被称为"神经性厌食门诊患者治疗（Anorexia Nervosa Treatment of Out-Patients，ANTOP）"的随机对照研究（Zipfel et al.，2013）对比了神经性厌食的三种治疗：80 名患者接受焦点精神动力学治疗，80 名患者接受强化的认知行为疗法，另外 82 名患者接受优化的常规治疗。在 12 个月后随访时，焦点精神动力学治疗在康复方面被证明是有优势的；而强化的认知行为疗法在增重速度以及进食障碍的精神病理改善方面更为有效。在治疗结束时，三组患者体重指数都得到增加。关于心理治疗在神经性厌食治疗中的作用，这项调查的结果是令人鼓舞的。

一项荟萃分析（Zipfel et al.，2013）研究显示，针对患有神经性厌食的青少年，以家庭为基础的治疗可能优于个体治疗，可被推荐为首选治疗。对于年轻成人患者，通常难以安排其家人参与进来，而各种不同的个体心理治疗策略都已经尝试过。总体而言，我们必须意识到，神经性厌食的治疗不一定有效，治疗师必须在接触这种障碍的患者时愿意具有创新性和创造性。在一项将支持性临床管理与专业形式的认知行为疗法及人际治疗进行比较的随机对照实验中，支持性临床管理优于两种更为专业化的治疗形式（McIntosh et al.，2005）。

治疗神经性厌食的临床医生的共识是，治疗目标不能只狭隘地集中在体重增加上（Boris，1984a，1984b；Bruch，1973，1978，1982，1987；Chessick，1985；Dare，1995；Hsu，1986；Hughes，1997；Powers，1984）。加纳等人（Garner et al.，1986）倡导一种"双轨"方法，第一步是恢复进食，以增加体重。一旦这一步完成了，就可以开始第二步心理治疗性干预。同时接受家庭治疗和动力学个体治疗的厌食症患者，比只通过旨在控制体重的教育性措施来管理显示出更明显的改善（Dare 1995；Hall & Crisp，1983）。长程的个体表达性-支持性心理治疗是治疗的基石。除非患者深层的自体紊乱以及相关的内在客体关系扭曲得到处理，否则患者会陷入不断复发和反复出入医院的过程（Bruch，1982）。对于那些仍与家人同住的患者来说，家庭治疗可能是个体治疗的有益补充。有些患者似乎能够从团体心理治疗中受益，但有限的数据显示，那些能从中获益的患者大多没有相关的人格障碍（Maher，1984）。

大部分精神动力学临床医生会将他们对神经性厌食的治疗与借鉴自其他治疗模型的技术相结合，以处理错误信念、营养议题和家庭难题（Vitousek & Gray，2005）。挽救患者生命的重要性，超过任何对所偏好的理论性方法的忠诚。因此，在个体心理治疗的过程中也经常用到住院治疗。虽然对于住院治疗的适应证没有达成普遍共识，但体重减轻了正常体重的 30% 是一个好的经验法则，可用以确定住院治疗是否必要（Garfinkel & Garner，1982）。将近 80% 的厌食症患者在住院治疗中会增加体重，只要医院工作人员能够创造一种特定的环境。如同第六章中所描述的，工作人员必须警惕患者在医院环境中再度活现家庭争斗的潜意识努力。他们必须给患者传递一种想要帮助他恢复体重的兴趣，但又不变得对此过分担忧，并且不像患者的父母那样提出要求。与一名护理人员一起制定一项少量多餐的进食方案，并与他讨论对于进食的焦虑，可以帮助患者应对对于失去控制的恐惧。体重增加的情况应当告知患者，同时伴随正强化。任何偷偷的呕吐或清除行为，都应该被面质并通过结构性措施得到控制，例如锁上卫生间的门。治疗团队成员也许需要向患者保证，不会让患者体重增加太多，这样可以帮助患者发展对他们的信任感。

短期住院治疗很少能有疗效；那些要求患者恢复到正常平均体重，然后忽视被这种要求所激起的强烈焦虑的治疗方案，也不会有效（Bruch，1982）。在通过住院治疗成功地控制住了神经性厌食的患者中，至少有 50% 的人会在 1 年内复发（Hsu，1980）。对于 20% 的对短期住院治疗无反应的患者，可能需要延长住院时间。

由于厌食症患者带来的强大阻抗，表达性 – 支持性个体心理治疗常常需要数年的艰苦工作。下述四项技术指导原则会对治疗师有帮助（表 12–1）。

表 12–1　厌食症患者心理治疗的技术指导原则

避免过度投入于尝试改变进食行为
避免在治疗早期进行解释
仔细监测反移情
检查认知歪曲

避免过度投入于尝试改变进食行为。 正如鲍里斯（Boris，1984b）观察到的，"我们称之为症状的，他们称之为救赎"（p. 315）。患者将神经性厌食视为内在问题的解决方案。如果直接将它定义为必须要被改变的问题，治疗师就是在降低他们建立一个切实可行的治疗联盟的机会。与神经性厌食相关的行为诱发了患者父母对于"改变"的要求与期待。通过投射性认同，治疗师可能体验到强大的压力要去认同患者所投射的与父母相关的内在客体。治疗师必须尝试理解患者的内在世界，而不是迫于那个压力行事并变成一个父母式的人物形象。这种再度活现的一种形式，就是将进食等同于谈话。就像患者通过拒绝进食来激怒父母一样，她会尝试通过拒绝谈话来激怒治疗师（Mintz，1988）。在治疗开始时，向患者澄清治疗的主要目标是去理解患者深层的情绪困扰而非拒食这个问题，可能会有帮助（Bruch，1982；Chessick，1985）。治疗师必须承认患者的体验，即与神经性厌食相关的自我约束在某种程度上是一种成就（Bromberg，2001）；与此同时也要指出，思考与沟通的能力会随着营养的改善而提高（Bromberg，2001）。

避免在治疗早期进行解释。 对患者潜意识愿望或恐惧的解释，会被厌食症患者体验为自己生活故事的一种重复。其他人在告诉她，她真正的感受是什么；而她自己意识层面的体验被淡化和不被承认。恰恰相反，治疗师的任务应该是去确认和共情患者的内在体验（Bruch，1987；Chessick，1985）。治疗师应该对患者的所思及所感抱有积极的兴趣；并给患者传递这样的信息，即她是一个有自主权的人，有权利对自己的病情拥有自己的看法。至关重要的是帮助患者确定她自己的感受状态。源自这些感受的行动与决定应该得到认可与尊重。治疗师可以帮助患者探索各种选择，但应该克制自己不去告诉她要做什么（Chessick，1985）。这种在治疗早期阶段的共情性、"自我"建设性和支持性的方法，会促进治疗师作为一个良性客体被内射。布鲁赫（Bruch，1987）建议强调积极的内容，并将治疗概念化构想为一种患者可以从中发现自己积极品质的经验。她承认自己的方法与科胡特（Kouhut，1984）的自体心理学方法有许多相似之处。切西克（Chessick，1985）也同意这种观点，即对潜意识冲突的领悟不太可能对这些患者有疗效。虽然对于使用解释略为乐观，但鲍里斯（Boris，1984a）建议治疗师克制解释，直到患者找到自己。即便如此，他仍提倡"对着空气"交谈，而不是直接对着患者，以此在关系中提供一些距离并尊重患者的边界。这样的解释应该作为假设传递给患者，就好像与一位想象中的同事交谈，而不是直接向患者做一个明确的声明。

仔细监测反移情。 厌食症患者通常相信，父母希望她们增加体重，这样其他人就不会将父母视为失败的人（Powers，1984）。治疗师可能会变得对类似的情况感到焦虑。特别是在一个综合性治疗团队的框架中工作的治疗师，尤其可能会开始觉得其他人会负面地评价他们的工作，如果他们的患者无法增加体重的话。这种反移情性担忧可能导致治疗师落入与患者父母认同的陷阱。对于个体心理治疗来说理想的状况是，由另一位治疗者监测体重的增加，而让心理治疗师能够自由地探索患者潜在的心理议题。当需要住院来控制体重时，收治患者入院的精神科医生可以负责管理食物摄取的问题，而心理治疗师则继续在医院进行心理治疗工作。在这种设置下，心理治疗师能够富有成效地与团队一起工作。

休斯（Hughes，1997）精彩地描述了在治疗神经性厌食的患者时，治疗师会面对的一些典型的反移情两难困境。正如同患者一直让父母卷入其中，尝试帮助她却总是失败一样；她也让治疗师扮演这个角色。患者常常表现出自己愿意配合治疗，但随后又破坏治疗师的帮助。与厌食症患者工作，治疗联盟通常远比它看上去的要脆弱得多，治疗师必须应对被患者欺骗而产生的挫败感。在处理反移情时，治疗师记住这一点会很有帮助：在患者的理解中，治疗进展等同于与家庭分离以及成长，而这两者都具有高度威胁性。患者拿死亡开玩笑会搅动起治疗师的焦虑，而由于患者经常否认有自杀的意愿，这变得更加令治疗师沮丧。正如患者家人可能变得精疲力竭与愤怒，甚至发展出对厌食症患者的潜意识的谋杀愿望；治疗师可能也体验到绝望、充满杀气的暴怒，以及觉得没有别人完全理解患者的致命性。

检查认知歪曲。 就患者对体形的错误感知以及不合逻辑的认知信念，治疗师应该不带评判地与他们进行探讨。维托塞克和格雷（Vitousek & Gray，2005）强调了布鲁赫的挑战不合逻辑推论及错误假设的方法与目前被广泛接受的认知治疗原则之间的相似性。显然，在与这些患者的工作中，心理治疗师必须承担一种教育性角色，帮助他们理解饥饿对认知造成的影响。然而，治疗师务必在尝试教育的同时不要求改变。或者，治疗师可以只探讨患者的选择可能带来的后果。

以上这些技术指导原则尽管很有用，但不应被当作厌食症患者心理治疗的"食谱"。面对患者倾向于"静待"治疗过程结束，治疗师必须保持弹性、坚持和稳定，直到能够让她再次一个人独处。身体意象的歪曲常常接近妄想的程度，它可能尤其对教育性和治疗性努力反应不佳。治疗师必须警惕反移情性绝望和挫败，因为它们可能导致治疗师试图强迫患者去"如实地看待事情"。

虽然患者的神经性厌食可能看起来在短期内高度难以治疗，但许多患者最终都得以改善。在一项长期随访研究（Sullivan et al.，1998）中，在首次转诊后平均 12 年的随访中，只有 10% 的患者仍旧符合神经性厌食的诊断标准。然而，许多患者仍在与此疾病的某些特征做着斗争，包括完美主义和相对较低的体重。但另一方面，在一项针对四个不同系列中 300 位患者的综述里，徐（Hsu，1991）计算出大约 1/7 或 14% 的患者后来死于自杀或该疾病的并发症。在一项家庭治疗和个体支持性心理治疗的 5 年随访比较（Eisler et al.，1997）中，两种治疗都带来了显著的改善。起病早且病程短的神经性厌食患者似乎对家庭治疗的反应更好；而起病晚的患者似乎对个体支持性心理治疗的反应较好。在一项针对所有治疗研究的综述中，维托塞克和格雷（Vitousek & Gray，2005）得出的结论是，对于成年厌食症患者来说，无论是药物还是心理治疗，没有任何形式的干预能够对有这种高度难治性障碍的患者非常有效。

神经性贪食

基于相对正常的体重以及存在暴食和清除行为，神经性贪食患者通常可以与神经性厌食患者相区分。存在着暴食和清除行为但非常消瘦的患者，常常被归类为厌食症的贪食亚组（Hsu，1986）。不断积累的数据表明，这两种障碍之间存在相当大的关联（Garner et al.，1986）。至少 40% ~ 50% 的厌食症患者同时也有贪食症（Garfinkel，1980；Hall，1984；Hsu，1979）。长期随访数据表明，在经过很长一段时间后，神经性厌食可能会让位于神经性贪食，但反过来的模式非常少见（Hsu，1991）。根据韦斯坦和哈登 - 菲舍尔（Westen & Harnden-Fischer，2001）识别出的涉及冲动控制和情感调节的人格维度，神经性贪食也各不相同。此外，共病可能也产生巨大的影响。

正如耶格尔（Yager，1984）令人信服地观察到，

> 贪食症不是一种疾病。它也不是一种单纯的习惯。贪食症是异质性的，就如同肺炎，它可能由多种原因引起。我发现很有用的是将贪食症概念化构想为一种习惯或行为模式，它嵌于一种人格之中，相应地也嵌于一种生物学之中，而所有这些又都嵌于一种文化之中，贪食

症似乎正在其中以越来越快的速度发展着。

（p. 63）

精神动力学理解

在思考贪食症的精神动力学时，治疗师必须牢记这种异质性。那些为我们从动力学角度理解贪食症做出贡献的人，就像寓言中摸象的盲人，都在根据他们特定的有利位置来报告自己对大象的感知。一如既往，动力学的理解必须是个体化的。贪食症的临床表现可以在有着非常不同的性格结构的患者身上被观察到，从精神病性、经边缘性、到神经症性（Wilson，1983）。厌食症与贪食症在本质上是同一枚硬币的正反两面（Mintz，1988）。厌食症患者以同时具有较强大的自我力量和较强大的超我控制为特征；而一些贪食症患者基于一个虚弱的自我和一个不严厉的超我，可能普遍无法延迟冲动的释放。暴食与清除行为不一定是孤立存在的冲动问题；更确切地说，它们可能与冲动性的、自我毁灭性的性关系以及与多种药物滥用并存。

一些实证证据显示出哪些精神动力学因素可能在神经性贪食患者身上起作用。在一个多变量遗传分析中，肯德勒等人（Kendler et al.，1995）发现，家庭和环境因素在这种障碍的发展中扮演着关键角色。在一项包括 102 名神经性贪食受试者和 204 名健康对照组受试者的基于社区的病例对照研究中，父母的问题、性或身体虐待以及负性自我评价，都与此疾病的发展相关（Fairburn et al.，1997）。研究者认为，负性自我评价可能通过扭曲女孩对自己外观的看法而助长了节食。

这些实证发现获得了来自精神分析性治疗中观察所得的支持。赖希和希尔普卡（Reich & Cierpka，1998）发现，贪食症患者与父母之间的情感对话存在着紊乱；并且在患者自体相互矛盾的部分之间存在一种一致的冲突模式，而这无疑是受到相互冲突性的、对父母的认同的影响。这些作者还认为，许多贪食症患者体验到自身边界不被尊重，以及个人隐私被没有分寸地侵入，这既适用于性虐待，也适用于心理虐待。赖希和希尔普卡注意到，这些患者经常使用的防御机制包括情感反转和化被动为主动；此外，她们也体验到相互矛盾的超我要求。

研究贪食症的发展性起源的作者在父母及患者个体身上都识别出了巨大的分离困难。在贪食症患者的发展史中，一个普遍的主题是缺乏过渡性客体，例如一个安慰奶嘴或一块毯子，来帮助孩子在心理上与母亲分离（Goodsitt，1983）。这种对于分离的发展性挣扎，可能替代性地以利用身体本身作为过渡性客体而被呈现出来（Sugarman & Kurash，1982），摄入食物代表着一个与母亲共生融合的愿望，而排出食物则代表着一种与母亲分离的努力。如同厌食症患者的母亲一样，后来发展出贪食症的孩子的父母，往往将他们的孩子视为自己的延伸（Humphrey & Stern，1988；Strober & Humphrey，1987）。这些孩子被当作自体客体，用以确认父母的自体。家庭中的每一个成员都依赖所有其他成员来保持一种内聚感。尽管这一模式是厌食症患者家庭的特征，但在这些家庭中，一种处理无法接受的"坏"品质的特定模式占据主导地位。贪食症患者的家庭系统显然包含一种强烈的需要，即每个人都要把自己视为"全好"的。父母自身无法接受的品质，常常被投射到患有贪食症的孩子身上，孩子变成所有"坏"的储存库。通过对这些投射的潜意识认同，她成为整个家庭贪婪与冲动性的载体。由此产生的稳态平衡将焦点保持在"生病的"孩子身上，而非父母各自内在或彼此间的冲突上。

对于贪食症患者分离困难的精神动力学观察已经为实证研究所证实（Patton，1992）。40名进食障碍患者与40名有正常饮食习惯的对照组女性进行了比较，以观察她们如何对阈下或阈上刺激做反应。给每一组呈现一个"抛弃"刺激或一个对照刺激，暴露持续的时间或者是阈下的或者是阈上的。在暴露于"抛弃"刺激后，进食障碍组受试者所吃的饼干显著多于对照组受试者。研究者认为，暴食实际上是一种防御，防御潜意识中对于被抛弃的恐惧。

于是在许多情况下，贪食症患者会将内射与投射的客体关系机制具体化。摄入与排出食物，可能直接反映了对攻击性的或"坏的"内射物的内射与投射。在许多情况下，这个分裂的过程会被患者进一步具体化。她可能将蛋白质当作"好的"食物，因此会被保留下来而不是清除出去；而碳水化合物或垃圾食物被视为"坏的"食物，它们被大量地消耗只是为了再吐出来。表面上，这种管理攻击性的策略可能是有说服力的——以呕吐的形式驱逐掉"坏"，这让患者感觉很好。然而，残存的"好"的感受是不稳定的，因为它是基于对攻击性的分裂、否认和投射，而非基于坏与好的整合。

治疗要点

贪食症治疗中最重要的一个原则是治疗计划的个体化。同时并存的精神障碍，如抑郁症、人格障碍和药物滥用，都应该作为全面治疗计划的一部分而得到处理。使用"流水线式治疗方案"（Yager，1984）以相同的方式治疗所有贪食症患者，将只会帮助到他们之中的一小部分，因为这种做法没能认识和理解贪食症人群内在的异质性。大约1/3的贪食症患者属于一个相对健康的亚组，她们对有时限的方法反应良好，包括短程认知行为疗法和心理教育方案（Johnson & Connors，1987；Johnson et al.，1989）。支持性团体，比如匿名戒食者互助会（Overeaters Anonymous，OA），可能也能够支持这个亚组的患者，而无须进一步治疗。

一份综述回顾了 88 个对贪食症受试者进行随访评估的研究，基尔和米切尔（Keel & Mitchell，1997）发现，将近 50% 的女性在就诊后 5 ~ 10 年内完全康复。然而，仍有 20% 的患者继续符合神经性贪食的全部诊断标准，而约 30% 的患者复发贪食症症状。经过 16 周认知行为疗法试验后达到完全戒除暴食和清除行为的患者，在治疗后 4 个月接受了随访，研究者测定 44% 的患者出现了复发（Halmi et al.，2002）。一份回顾认知行为疗法治疗神经性贪食的研究综述，反映出治疗这些患者有多么困难。在超过一半的通过这种方法没有获得完全康复的患者中，结果显示：在治疗终止时，暴食行为继续以平均每周 2.6 次的频率出现，清除行为继续以每周 3.3 次的频率出现（Thompson-Brenner et al.，2003）。对 8 ~ 25 年间死亡率的纵向评估（Crow et al.，2009）显示，神经性贪食有令人不安的高死亡率，接近神经性厌食的死亡率。此外，尽管使用认知行为疗法和人际疗法治疗神经性贪食取得了一些成功，但是社区医生在治疗进食障碍患者时很少使用循证的心理治疗（von Ranson et al.，2013）。而精神动力学心理治疗在很大程度上未经过实验论证。

即使动力学治疗方法可能不是对所有患者都适用或必要，但它们仍然可能使大多数患者受益。在对治疗无应答的患者中，多达 2/3 的人可能有边缘性人格障碍（Johnson et al.，1989），而其余则可能有其他人格障碍或明显的抑郁。这些患者可能需要长期的表达性－支持性心理治疗，而且通常也需要精神药物的干预。许多患者还对用行为方法治疗她们的贪食症状坦率地表达厌恶（Yegar，1984）。聚焦于患者的外显行为而忽视她的内心世界，可能重演了患者与父母在一起时的成长经验——他们更关心表面而非实质。耶格尔（Yegar，1984）表示，多达 50% 的贪食症患者对行为矫正技术不满意。有些患者甚至会将每天记录进食日记的任务体验为羞辱性的，因为她们可能将自己的进食问题看作表明存在着更为根本性紊乱的征兆。无法与患者的利益及其信念系统相匹配的治疗，注定失败（Yager，1984）。

神经性贪食可能会危及生命。已经知道的是，患者体内的电解质平衡发生的改变足以促发心脏骤停。因此，血液生化监测应当是这些患者门诊治疗管理的一部分，而住院治疗则应作为一个预备策略。由于许多贪食症患者同时有边缘性人格障碍或重性情感障碍，因此在出现自杀企图或严重自伤时，可能就需要住院治疗。除了通过卫生间上锁，执行正常进餐时间表，由营养师提供心理教育协助，以及鼓励坚持记录日记等措施以获得症状控制之外，住院治疗必须遵循一个个体化的全面治疗计划。住院治疗通常会给治疗师提供一个机会，去更好地理解患者的内在客体关系；由此，它促进了更为精细的诊断性理解以及更为精准的治疗计划。

　　W 小姐是一位 19 岁的大学生，兼有贪食和厌食症状。在她"解雇"了她的心理治疗师并对自己的暴食和清除行为完全失去控制后，她被送入医院治疗。她的父母对她的行为非常恼怒，他们将她带到医院，因为他们对于能让她合理进食感到非常无望。在入院的第一周里，W 小姐告知她的病房医生，她准备保持冷漠和疏远，因为她不想再依附于一个医生而再次让自己失望。医院立即为她安排了规律的饮食和团体会议，但患者拒绝去用餐或参加团体。她坚持只有在自己想吃的时候和有自己想吃的食物时，她才能够进食。她告诉医生，她的体重一直保持稳定，所以没有担心的必要。

　　由于 W 小姐完全不配合，护理人员变得越来越恼火。患者越固执和抗拒，工作人员就越坚持她必须遵守医院治疗计划的结构。在一次工作人员会议中，医生观察到，患者已经成功地重演了她的家庭情景。通过坚称她应该掌控自己的日常饮食，她激惹起其他人试图去控制她的进食。这样，患者就能感到自己是周围控制力量的受害者，就像她感觉被父母所迫害一样。

　　W 小姐的医生与她会面，并向她指出，她之前在试图激起医院工作人员再度活现她的家庭情景。医生请 W 小姐反思她从这种再度活现中可能会获得什么。W 小姐的回应是向医生表明她对谈话没有兴趣。3 天后，她告诉医生，她一直在病房一个锁着的抽屉里囤积药物和尖锐物品，这样她就可以尝试自杀。她说自己决定告诉医生这件事情，是因为她真的不想死。她还表示，向医生表达感受对她来说是极其困难的，因为她相信她会因此变得无法控制地具有依赖性，并会失去所有她自己的自体感。她很确定，对医生的依赖会导致自己被剥削和被不当地对待——根据医生的需求，而非她自己的治疗需要。

　　这些信息帮助医院工作人员理解 W 小姐对治疗安排的阻抗。通过拒绝合作，这位患者试图建立一个独立于他人要求与期望的自体感。与护理人员和病房医生合作会带来风险，让她只是成为他人的一个延伸，如同她在家里经历的一样。一旦这个深层潜藏的焦虑浮出了水面，工作人员就允许 W 小姐对自己的饮食安排有更多的发言权。她和一名护理人员合作，制定并遵从一个双方都能接受的治疗方案。

然而，就在 W 小姐似乎正在取得进步时，在圣诞节的早晨，正当医生在家里与家人一起拆礼物时，接到了一个电话。病房护士打电话告诉医生，W 小姐服用了大量偷带入病房的泻药，一整个早上都在拉肚子。护士担心 W 小姐可能需要紧急医疗救护，于是医生感到不得不回医院看这位患者。2 天后，当 W 小姐的病情稳定后，她的医生面质了她催泻行为背后的移情性敌意，然后暗示 W 小姐或许是希望破坏掉医生的圣诞节早晨。虽然患者平淡地完全否认了这种可能性，但她的医生不得不抑制自己对于 W 小姐选择这个时间付诸行动的强烈愤怒。医生渐渐明白，患者的清除行为使她能够排出自己的攻击性。因此，她无法理解为何医生将她的行为解释为是有敌意的；而医生在潜意识上充当了患者所投射出的愤怒的容器。

虽然此案例展示的是一位同时有边缘性人格障碍作为其部分临床表现的更为难治的患者，但这种移情－反移情争斗在个体心理治疗师与贪食症患者的工作中并非罕见。治疗师可能会发现自己一再被激怒，要忍受患者试图排出的"坏"。当患者反复地将治疗师所有的治疗性努力"吐"回给治疗师时，治疗师可能也感到"被吐在了自己身上"。家庭模式在医院治疗或个体心理治疗中的再现，可以帮助临床医生理解患者在家庭系统中的角色。由于贪食常常是家庭内部稳态平衡的一部分，家庭治疗或是家庭干预与个体治疗相结合，经常是必要的。如果忽略了家庭系统，治疗师要承担的风险就是：患者的改善会严重地威胁到其他家庭成员。对这种威胁的防御性反应可能包括：暗中破坏患者的治疗，或者在另一位家庭成员身上发展出严重的功能失调。家庭需要贪食症患者生病，这一点必须得到尊重；而父母必须感到被"抱持"和被认可，这样他们才不会去破坏治疗（Humphrey & Stern, 1988）。

因为强烈的矛盾心理以及担心会扰乱家庭平衡，许多贪食症患者会设法回避强化的精神动力性治疗。她们可能认为自己是有缺陷的，而心理治疗性探索包含着她们的缺陷会被暴露的风险

（Reich & Cierpka，1998）。引入使用进食日记以及指出某些进食模式与情绪状态之间的关联，可能是一种与患者建立治疗联盟的极为有效的方式。一个经常遭遇的反移情困难是，渴望快速地治愈患者，这导致治疗师通过过快地引入过多的解释性干预，开始"过度喂食"患者。正如赖希和希尔普卡（Reich & Cierpka，1998）所警告的那样，治疗师的解释和面质可能会被患者以贪食性的方式应对，即贪婪地吞入但没有真正地消化它们。虽然在大多数地方，认知行为疗法已经成为贪食症的首选心理治疗方法，但精神动力学疗法仍然发挥着自己的作用。一项设计严谨的研究比较了认知行为疗法和动力学疗法，其初步结果偏向于支持前者，但在更长的随访期内，这两种治疗形式在疗效上基本相当（Fairburn et al.，1995）。

动力学团体心理治疗可能也是一种有用的辅助治疗。越来越多的实证文献证实了团体心理治疗对贪食症患者的有效性（Harper-Giuffre et al.，1992；Liedtke et al.，1991；Mitchell et al.，1990）。在一项对 18 篇团体心理治疗在门诊设置中治疗贪食症患者的研究报告的综述中，奥斯特海尔德等人（Oesterheld et al.，1987）找到了谨慎乐观的理由。这些研究结论的共识是，团体心理治疗有效地减少了平均 70% 的贪食症状。不过，由于大多数研究在统计中剔除了脱落病例，所以这些数字似乎被夸大了。尽管大多数团体已经排除了有边缘性人格障碍及其他严重性格病理的患者，但脱落率往往仍很高。长期的随访数据也是缺乏的。与个体治疗师一样，团体治疗师似乎也同意，稳定的病情缓解既需要领悟，也需要症状控制。在一项对一组暴食障碍患者的精神分析性团体治疗和心理教育的随机对照试验中，两个干预组中的大多数患者都不再有进食障碍，暴食发作的频率也降低了（Ciano et al.，2002）。在接受分析性团体治疗的患者中，这些获益在 6 个月和 12 个月的随访时大部分都能够保持。

总体来说，神经性贪食的动力学方法的适应证是：患者对有时限的心理教育及认知行为的方法缺乏应答。以支持、教育或者有可能是以家庭治疗为形式进行的家庭干预，通常也是必要的。症状控制的某些形式需要与其他方法结合。短期住院、支持性团体（例如：匿名戒食者互助会）以及团体心理治疗，都能够协助患者控制症状。一些个体心理治疗师也将症状控制视为治疗过程的一部分。有相当一部分贪食症患者还伴有相关的严重性格病理、自杀倾向以及威胁生命的电解质紊乱倾向，他们需要在长期住院的环境下进行心理治疗。这些患者对抗着治疗者为了帮助他们结构化组织安排自己的生活而付出的最辛勤的努力。她们似乎执意要走一条自我毁灭的路，而如果没有长期的住院治疗，那可能真的是致命的。

暴 食 障 碍

正如前面提到的，相比于其他进食障碍，针对暴食障碍治疗的研究还很少。然而在社区样本中，暴食障碍的患病率高达 3.5%（Hudson et al.，2007）。与那些肥胖但是不暴食的个体相比，患有暴食障碍的个体倾向于报告更多的对体重增加的恐惧，以及更多的对身体的不满。此外，他们往往在一生中持续地增加体重（Fairburn et al.，2000）。而治疗师必然挣扎于被一个似乎只顾自我放纵而不考虑后果的人所激起的反移情蔑视，以及与自己付出的治疗努力的效果有关的反移情绝望之中。研究已经发现，在所有进食障碍（包括暴食障碍）中，都存在不安全依恋（Abbate-Daga et al.，2010）。事实上，依恋上的不安全与对身体的不满意直接相关。在一项对团体精神动力学人际心理治疗和团体认知行为疗法的比较研究（Tasca et al.，2006）中，两种团体治疗形式都减少了暴食；并且结果显示，不同治疗方法的个体结果的差异建立在依恋焦虑和依恋回避水平的基础之上。我们需要更多的研究，以完善对这些患者的精神动力学理解和治疗。

参考文献

Abbate-Daga G, Gramaglia C, Amianto F, et al: Attachment insecurity, personality, and body dissatisfaction in eating disorders. J Nerv Ment Dis 198:520–524, 2010

American Psychiatric Association: Diagnostic and Statistical Manual of Mental Disorders, 5th Edition. Washington, DC, American Psychiatric Association, 2013

Arcelus J, Mitchell AJ, Wales G, et al: Mortality rates in patients with anorexia nervosa and other eating disorders: a meta-analysis of 36 studies. Arch Gen Psychiatry 68:724–731, 2011

Bachar E, Latzer Y, Kreitler S, et al: Empirical comparison of two psychological therapies—self psychology and cognitive orientation—in the treatment of anorexia and bulimia. J Psychother Pract Res 8:115–128, 1999

Balint M: The Basic Fault: Therapeutic Aspects of Regression. New York, Brunner/ Mazel, 1979

Bemporad JR, Ratey J: Intensive psychotherapy of former anorexic individuals. Am J Psychother 39:454–466, 1985

Berridge KC, Robinson T: The mind of an addictive brain: neural sensitization of wanting versus liking. Current Directions in Psychological Science 4:71–76, 1995

Bers SA, Besser A, Harpaz-Rotem I, et al: An empirical exploration of the dynamics of anorexia nervosa:

representations of self, mother, and father. Psychoanalytical Psychology 30:188–209, 2013

Blatt SJ, McDonald C, Sugarman A, et al: Psychodynamic theories of opiate addiction: new directions for research. Clin Psychol Rev 4:159–189, 1984a

Blatt SJ, Rounsaville B, Eyre SL, et al: The psychodynamics of opiate addiction. J Nerv Ment Dis 172:342–352, 1984b

Boris HN: On the treatment of anorexia nervosa. Int J Psychoanal 65:435–442, 1984a

Boris HN: The problem of anorexia nervosa. Int J Psychoanal 65:315–322, 1984b

Brent D, Melhem N, Donohoe MD, et al: The incidence and course of depression in bereaved youth 21 months after the loss of a parent to suicide, accident, or sudden natural death. Am J Psychiatry 166:786–794, 2009

Bromberg PM: Treating patients with symptoms—and symptoms with patience: reflections on shame, dissociation, and eating disorders. Psychoanalytic Dialogues 11:891–912, 2001

Brown S: Treating the Alcoholic: A Developmental Model of Recovery. New York, Wiley, 1985

Bruch H: Eating Disorders: Obesity, Anorexia Nervosa, and the Person Within. New York, Basic Books, 1973

Bruch H: The Golden Cage: The Enigma of Anorexia Nervosa. Cambridge, MA, Harvard University Press, 1978

Bruch H: Psychotherapy in anorexia nervosa. Int J Eat Disord 1:3–14, 1982

Bruch H: The changing picture of an illness: anorexia nervosa, in Attachment and the Therapeutic Process. Edited by Sacksteder JL, Schwartz DP, Akabane Y. Madison, CT, International Universities Press, 1987, pp 205–222

Casillas A, Clark LA: Dependency, impulsivity, and self-harm: traits hypothesized to underlie the association between Cluster B personality and substance use disorders. J Pers Disord 16:424–436, 2002

Chessick RD: Clinical notes toward the understanding and intensive psychotherapy of adult eating disorders. Annual of Psychoanalysis 22/23:301–322, 1985

Ciano R, Rocco PL, Angarano A, et al: Group-analytic and psychoeducational therapies for binge-eating disorder: an exploratory study on efficacy and persistence of effects. Psychotherapy Research 12:231–239, 2002

Compton WM, Thomas YF, Stinson FS, et al: Prevalence, correlates, disability, and comorbidity of DSM-IV drug abuse and dependence in the United States. Arch Gen Psychiatry 64:566–576, 2007

Cooper DE: The role of group psychotherapy in the treatment of substance abusers. Am J Psychother 41:55–67, 1987

Cornelius JR, Salloum IM, Mezzich J, et al: Disproportionate suicidality in patients with comorbid major depression and alcoholism. Am J Psychiatry 152:358–364, 1995

Couturier J, Kimber M, Szatmari P: Efficacy of family-based treatment for adolescents with eating disorders: a systematic review and meta-analysis. Int J Eat Disord 46:3–11, 2013

Crits-Christoph P, Siqueland L, Blaine J, et al: Psychosocial treatments for cocaine dependence: results of the National Institute on Drug Abuse Cocaine Collaborative Study. Arch Gen Psychiatry 56:493–501, 1999

Crow S: Eating disorders and risk of death. Am J Psychiatry 170:824–825, 2013

Crow SJ, Peterson CB, Swanson SA, et al: Increased mortality in bulimia nervosa and other eating disorders. Am J Psychiatry 166:1342–1346, 2009

Dare C: Psychoanalytic psychotherapy, in Treatments of Psychiatric Disorders, 2nd Edition, Vol 2. Edited by Gabbard GO. Washington, DC, American Psychiatric Press, 1995, pp 2129–2152

Dodes LM: Abstinence from alcohol in long-term individual psychotherapy with alcoholics. Am J Psychother 38:248–256, 1984

Dodes LM: The psychology of combining dynamic psychotherapy and Alcoholics Anonymous. Bull Menninger Clin 52:283–293, 1988

Dodes LM: Addiction, helplessness, and narcissistic rage. Psychoanal Q 59:398–419, 1990

Donovan JM: An etiologic model of alcoholism. Am J Psychiatry 143:1–11, 1986

Eisler I, Dare C, Russell GF, et al: Family and individual therapy in anorexia nervosa: a 5-year follow-up. Arch Gen Psychiatry 54:1025–1030, 1997

Fairburn CG, Norman PA, Welch SL, et al: A prospective study of outcome and bulimia nervosa and the long-term effects of three psychological treatments. Arch Gen Psychiatry 52:304–312, 1995

Fairburn CG, Welch SL, Doll HA, et al: Risk factors for bulimia nervosa: a community-based case-control study. Arch Gen Psychiatry 54:509–517, 1997

Fairburn CG, Cooper Z, Doll HA, et al: The natural course of bulimia nervosa and binge eating disorder in young women. Arch Gen Psychiatry 57:659–665, 2000

Frances RJ, Mack AH, Borg L, et al: Psychodynamics, in The American Psychiatric Publishing Textbook of Substance Abuse Treatment, 3rd Edition. Edited by Galanter M, Kleber H. Washington, DC, American Psychiatric Publishing, 2004, pp 337–352

Gabbard GO, Lazar SG, Hornberger J, et al: The economic impact of psychotherapy: a review. Am J Psychiatry 154:147–155, 1997

Garfinkel PE, Garner DM: Anorexia Nervosa: A Multidimensional Perspective. New York, Brunner/Mazel, 1982

Garfinkel PE, Moldofsky H, Garner DM: The heterogeneity of anorexia nervosa: bulimia as a distinct subgroup. Arch Gen Psychiatry 37:1036–1040, 1980

Garner DM, Garfinkel PE, Irvine MJ: Integration and sequencing of treatment approaches for eating disorders. Psychother Psychosom 46:67–75, 1986

Goodsitt A: Self-regulatory disturbances in eating disorders. Int J Eat Disord 2:51–60, 1983

Goodwin DW: Alcoholism and heredity. Arch Gen Psychiatry 36:57–61, 1979

Gorton GE, Akhtar S: The relationship between addiction and personality disorder: reappraisal and reflections. Integrative Psychiatry 10:185–198, 1994

Grant BF, Stinson FS, Dawson BA, et al: Co-occurrence of 12-month alcohol and drug use disorders and personality disorders in the United States: results from the National Epidemiological Survey on Alcohol and Related Conditions. Arch Gen Psychiatry 61:361–368, 2004

Grilo CM, Sanislow CA, Skodol AE, et al: Do eating disorders co-occur with personality disorders? Comparison groups matter. Int J Eat Disord 33:155–164, 2003

Hall A, Crisp AH: Brief psychotherapy in the treatment of anorexia nervosa: preliminary findings, in Anorexia Nervosa: Recent Developments in Research. Edited by Darby PL, Garfinkel PE, Garner DM, et al. New York, Alan R Liss, 1983, pp 427–439

Hall A, Slim E, Hawker F, et al: Anorexia nervosa: long-term outcome in 50 female patients. Br J Psychiatry

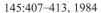

145:407–413, 1984

Halmi KA, Agras WS, Mitchell J, et al: Relapse predictors of patients with bulimia nervosa who achieved abstinence through cognitive behavioral therapy. Arch Gen Psychiatry 59:1105–1109, 2002

Harper-Giuffre H, MacKenzie KR, Sivitilli D: Interpersonal group psychotherapy, in Group Psychotherapy for Eating Disorders. Edited by Harper-Giuffre H, MacKenzie KR. Washington, DC, American Psychiatric Press, 1992, pp 105–145

Hasin D, Fenton MC, Skodal A, et al: Personality disorders and the 3-year course of alcohol, drug, and nicotine use disorders. Arch Gen Psychiatry 68:1158–1167, 2011

Hasin D, O'Brien CP, Auriacombe M, et al: DSM-5 criteria for substance use disorders: recommendations and rationale. Am J Psychiatry 170:834–851, 2013

Hsu LK: Outcome of anorexia nervosa: a review of the literature (1954 to 1978). Arch Gen Psychiatry 37:1041–1046, 1980

Hsu LK: The treatment of anorexia nervosa. Am J Psychiatry 143:573–581, 1986

Hsu LK: Outcome studies in patients with eating disorders, in Psychiatric Treatment: Advances in Outcome Research. Edited by Mirin SM, Gossett JT, Grob MC. Washington, DC, American Psychiatric Press, 1991, pp 159–180

Hsu LK, Crisp AH, Harding B: Outcome of anorexia nervosa. Lancet 1:61–65, 1979

Hudson JI, Hiripi E, Pope HG, et al: The prevalence and correlates of eating disorders in the National Comorbidity Survey Replication. Biol Psychiatry 61:348–358, 2007

Hughes P: The use of the countertransference in the therapy of patients with anorexia nervosa. European Eating Disorders Review 5:258–269, 1997

Humphrey LL, Stern S: Object relations and the family system in bulimia: a theoretical integration. J Marital Fam Ther 14:337–350, 1988

Johnson B: Three perspectives on addiction. J Am Psychoanal Assoc 47:791–815, 1999

Johnson B: Drug dreams: a neuropsychoanalytic hypothesis. J Am Psychoanal Assoc 49:75–96, 2001

Johnson C, Connors ME: The Etiology and Treatment of Bulimia Nervosa: A Biopsychosocial Perspective. New York, Basic Books, 1987

Johnson C, Tobin DL, Enright A: Prevalence and clinical characteristics of borderline patients in an eating-disordered population. J Clin Psychiatry 50:9–15, 1989

Kandel DB, Kessler RC, Margulies RZ: Antecedents of adolescent initiation into stages of drug use: a developmental analysis, in Longitudinal Research on Drug Use. Edited by Kandel DB. New York, Hemisphere, 1978, pp 73–78

Kaplan AS, Woodside DB: Biological aspects of anorexia nervosa and bulimia nervosa. J Consult Clin Psychol 55:645–653, 1987

Kaufman J, Yang B, Douglas-Palumberi H, et al: Genetic and environmental predictors of early alcohol use. Biol Psychiatry 61:1228–1234, 2007

Keel PK, Mitchell JE: Outcome in bulimia nervosa. Am J Psychiatry 154:313–321, 1997

Kendler KS, Heath AC, Neale MC, et al: A population-based twin study of alcoholism in women. JAMA 268:1877–1882, 1992

Kendler KS, Walters EE, Neale MC, et al: The structure of the genetic and environmental risk factors for six major psychiatric disorders in women: phobia, generalized anxiety disorder, panic disorder, bulimia, major depression, and alcoholism. Arch Gen Psychiatry 52:374–383, 1995

Kendler KS, Prescott CA, Myers J, et al: The structure of genetic and environmental risk factors for common psychiatric and substance use disorders in men and women. Arch Gen Psychiatry 60:929–937, 2003

Khantzian EJ: Psychopathology, psychodynamics, and alcoholism, in Encyclopedic Handbook of Alcoholism. Edited by Pattison EM, Kaufman E. New York, Gardner, 1982, pp 581–597

Khantzian EJ: Psychotherapeutic interventions with substance abusers: the clinical context. J Subst Abuse Treat 2:83–88, 1985a

Khantzian EJ: The self-medication hypothesis of addictive disorders: focus on heroin and cocaine dependence. Am J Psychiatry 142:1259–1264, 1985b

Khantzian EJ: A contemporary psychodynamic approach to drug abuse treatment. Am J Drug Alcohol Abuse 12:213–222, 1986

Khantzian EJ: The self-medication hypothesis of substance use disorders: a reconsideration and recent applications. Harv Rev Psychiatry 4:231–244, 1997

Khantzian EJ, Treece C: DSM-III psychiatric diagnosis of narcotic addicts: recent findings. Arch Gen Psychiatry 42:1067–1071, 1985

Kohut H: The Analysis of the Self: A Systematic Approach to the Psychoanalytic Treatment of Narcissistic Personality Disorders. New York, International Universities Press, 1971

Kohut H: How Does Analysis Cure? Edited by Goldberg A. Chicago, IL, University of Chicago Press, 1984

Lieb RC, Thompson TL II: Group psychotherapy of four anorexia nervosa inpatients. Int J Group Psychother 34:639–642, 1984

Liedtke R, Jäger B, Lempa W, et al: Therapy outcome of two treatment models for bulimia nervosa: preliminary results of a controlled study. Psychother Psychosom 56:56–63, 1991

Mack JE: Alcoholism, AA, and the governance of the self, in Dynamic Approaches to the Understanding and Treatment of Alcoholism. Edited by Bean MH, Zinberg NE. New York, Free Press, 1981, pp 128–162

Maher MS: Group therapy for anorexia nervosa, in Current Treatment of Anorexia Nervosa and Bulimia. Edited by Powers PS, Fernandez RC. Basel, Switzerland, S Karger, 1984, pp 265–276

Marcus MD, Wildes JE: Evidence-based psychological treatments for eating disorders, in Gabbard's Treatments of Psychiatric Disorders, 5th Edition. Edited by Gabbard GO. Washington, DC, American Psychiatric Publishing, 2014

McCrady BS, Langenbucher JW: Alcohol treatment and healthcare system reform. Arch Gen Psychiatry 53:737–746, 1996

McIntosh VW, Jordan J, Carter FA, et al: Three psychotherapies for anorexia nervosa: randomized, controlled trial. Am J Psychiatry 162:741–747, 2005

McLellan AT, Arndt IO, Metzger DS, et al: The effects of psychosocial services in substance abuse treatment. JAMA 269:1953–1959, 1993

Mercer D, Woody GE: Individual psychotherapy and counseling for addiction, in The Oxford Textbook of Psychotherapy. Edited by Gabbard G, Beck J, Holmes J. Oxford, UK, Oxford University Press, 2005

Mintz IL: Self-destructive behavior in anorexia nervosa and bulimia, in Bulimia: Psychoanalytic Treatment and Theory. Edited by Schwartz HJ. Madison, CT, International Universities Press, 1988, pp 127–171

Minuchin S, Rosman BL, Baker L: Psychosomatic Families: Anorexia Nervosa in Context. Cambridge, MA, Harvard University Press, 1978

Mitchell JE, Pyle RL, Eckert ED, et al: A comparison study of antidepressants and structured intensive group psychotherapy in the treatment of bulimia nervosa. Arch Gen Psychiatry 47:149–157, 1990

Mulder RT: Alcoholism and personality. Aust N Z J Psychiatry 36:44–52, 2002

Murphy GE, Wetzel RD: The lifetime risk of suicide in alcoholism. Arch Gen Psychiatry 47:383–392, 1990

Nathan PE: The addictive personality is the behavior of the addict. J Consult Clin Psychol 56:183–188, 1988

Nicholson B, Treece C: Object relations and differential treatment response to methadone maintenance. J Nerv Ment Dis 169:424–429, 1981

Oesterheld JR, McKenna MS, Gould NB: Group psychotherapy of bulimia: a critical review. Int J Group Psychother 37:163–184, 1987

Pages KP, Russo JE, Roy-Byrne PP, et al: Determinants of suicidal ideation: the role of substance use disorders. J Clin Psychiatry 58:510–515, 1997

Paton S, Kessler R, Kandel D: Depressive mood and adolescent illicit drug use: a longitudinal analysis. J Genet Psychol 131:267–289, 1977

Patton CJ: Fear of abandonment and binge eating: a subliminal psychodynamic activation investigation. J Nerv Ment Dis 180:484–490, 1992

Polivy J: Group psychotherapy as an adjunctive treatment for anorexia nervosa. J Psychiatr Treat Eval 3:279–283, 1981

Powers PS: Psychotherapy of anorexia nervosa, in Current Treatment of Anorexia Nervosa and Bulimia. Edited by Powers PS, Fernandez RC. Basel, Switzerland, S Karger, 1984, pp 18–47

Prescott CA, Kendler KS: Genetic and environmental contributions to alcohol abuse and dependence in a population-based sample of male twins. Am J Psy-

chiatry 156:34–40, 1999

Project MATCH Research Group: Matching alcoholism treatments to client heterogeneity: Project MATCH posttreatment drinking outcomes. J Stud Alcohol 58:7–29, 1997

Reed PL, Anthony JC, Breslau N: Incidence of drug problems in young adults exposed to trauma and posttraumatic stress disorder: do early life experiences and predispositions matter? Arch Gen Psychiatry 64:1435–1442, 2007

Regier DA, Farmer ME, Rae BS, et al: Comorbidity of mental disorders with alcohol and other drug abuse: results from the Epidemiologic Catchment Area (ECA) Study. JAMA 264:2511–2518, 1990

Reich G, Cierpka M: Identity conflicts in bulimia nervosa: psychodynamic patterns and psychoanalytic treatment. Psychoanalytic Inquiry 18:383–402, 1998

Rhee SH, Hewitt JK, Young SE, et al: Genetic and environmental influences on substance initiation, use, and problem use in adolescents. Arch Gen Psychiatry 60: 1256–1264, 2003

Rounsaville BJ, Weissman MM, Kleber H, et al: Heterogeneity of psychiatric diagnosis in treated opiate addicts. Arch Gen Psychiatry 39:161–166, 1982

Rounsaville BJ, Anton SF, Carroll K, et al: Psychiatric diagnoses of treatment-seeking cocaine abusers. Arch Gen Psychiatry 48:43–51, 1991

Sandahl C, Herlitz K, Ahlin G, et al: Time-limited group psychotherapy for moderately alcohol dependent patients: a randomized controlled clinical trial. Psychotherapy Research 8:361–378, 1998

Schuckit MA: Genetics and the risk for alcoholism. JAMA 254:2614–2617, 1985

Selvini Palazzoli M: Self-Starvation: From Individual to Family Therapy in the Treatment of Anorexia Nervosa. Translated by Pomerans A. New York, Jason Aronson, 1978

Strober M, Humphrey LL: Familial contributions to the etiology and course of anorexia nervosa and bulimia. J Consult Clin Psychol 55:654–659, 1987

Sugarman A, Kurash C: The body as a transitional object in bulimia. Int J Eat Disord 1:57–67, 1982

Sullivan PF, Bulik CM, Fear JL, et al: Outcome of anorexia nervosa: a case-control study. Am J Psychiatry 155:939–946, 1998

Sutker PB, Allain AN: Issues in personality conceptualizations of addictive behaviors. J Consult Clin Psychol 56:172–182, 1988

Tasca GA, Ritchie K, Conrad G, et al: Attachment scales predict outcome in a randomized controlled trial of two group therapies for binge eating disorder: an aptitude by treatment interaction. Psychother Res 16:106–121, 2006

Thompson-Brenner H, Glass S, Westen D: A multidimensional meta-analysis of psychotherapy for bulimia nervosa. J Clin Psychol 10:269–287, 2003

Treece C: Assessment of ego functioning in studies of narcotic addiction, in The Broad Scope of Ego Function Assessment. Edited by Bellak L, Goldsmith LA. New York, Wiley, 1984, pp 268–290

Treece C, Khantzian EJ: Psychodynamic factors in the development of drug dependence. Psychiatr Clin North Am 9:399–412, 1986

Vaillant GE: Dangers of psychotherapy in the treatment of alcoholism, in Dynamic Approaches to the Understanding and Treatment of Alcoholism. Edited by Bean MH, Zinberg NE. New York, Free Press, 1981, pp 36–54

Vaillant GE: The Natural History of Alcoholism. Cambridge, MA, Harvard University Press, 1983

Vaillant GE: The alcohol-dependent and drug-dependent

person, in The New Harvard Guide to Psychiatry. Edited by Nicholi AM Jr. Cambridge, MA, Belknap Press of Harvard University Press, 1988, pp 700–713

Vitousek KM, Gray JA: Psychotherapy of eating disorders, in Oxford Textbook of Psychotherapy. Edited by Gabbard G, Beck J, Holmes JA. Oxford, UK, Oxford University Press, 2005

von Ranson KM, Wallace LM, Stevenson A: Psychotherapies provided for eating disorders by community clinicians: infrequent use of evidence-based treatment. J Psychother Res 23:333–343, 2013

Walsh Z, Allen CA, Kosson DS: Beyond social deviance: substance use disorders and the dimensions of psychopathy. J Pers Disord 21:273–288, 2007

Westen D, Harnden-Fischer J: Personality profiles in eating disorders: rethinking the distinction between Axis I and Axis II. Am J Psychiatry 158:547–562, 2001

Williams G: Reflections on some dynamics of eating disorders: "no entry" defenses and foreign bodies. Int J Psychoanal 78:927–941, 1997

Wilson CP (ed): Fear of Being Fat: The Treatment of Anorexia Nervosa and Bulimia. New York, Jason Aronson, 1983

Woody GE: Individual therapy for substance use disorders, in Gabbard's Treatments of Psychiatric Disorders, 5th Edition. Edited by Gabbard GO. Washington, DC, American Psychiatric Publishing, 2014

Woody GE, Luborsky L, McLellan AT, et al: Psychotherapy for opiate addicts: does it help? Arch Gen Psychiatry 40:639–645, 1983

Woody GE, McLellan AT, Luborsky L, et al: Severity of psychiatric symptoms as a predictor of benefits from psychotherapy: the Veterans Administration–Penn Study. Am J Psychiatry 141:1172–1177, 1984

Woody GE, McLellan AT, Luborsky L, et al: Sociopathy and psychotherapy outcome. Arch Gen Psychiatry 42:1081–1086, 1985

Woody GE, McLellan AT, Luborsky L, et al: Psychotherapy for substance abuse. Psychiatr Clin North Am 9:547–562, 1986

Woody GE, McLellan AT, Luborsky L, et al: Twelve-month follow-up of psychotherapy for opiate dependence. Am J Psychiatry 144:590–596, 1987

Woody GE, McLellan AT, Luborsky L, et al: Psychotherapy in community methadone programs: a validation study. Am J Psychiatry 152:1302–1308, 1995

Woody GE, Gallop R, Luborsky L, et al: HIV risk reduction in the National Institute on Drug Abuse Cocaine Collaborative Treatment Study. J Acquir Immune Defic Syndr 33:82–87, 2003

Wurmser L: Psychoanalytic considerations of the etiology of compulsive drug use. J Am Psychoanal Assoc 22:820–843, 1974

Wurmser L: Flight from conscience: experience with the psychoanalytic treatment of compulsive drug abusers, I: dynamic sequences, compulsive drug use. J Subst Abuse Treat 4:157–168, 1987a

Wurmser L: Flight from conscience: experience with the psychoanalytic treatment of compulsive drug abusers, II: dynamic and therapeutic conclusions from the experiences with psychoanalysis of drug users. J Subst Abuse Treat 4:169–179, 1987b

Yager J: The treatment of bulimia: an overview, in Current Treatment of Anorexia Nervosa and Bulimia. Edited by Powers PS, Fernandez RC. Basel, Switzerland, S Karger, 1984, pp 63–91

Zipfel S, Wild B, Groß G, et al: Focal psychodynamic therapy, cognitive behaviour therapy, and optimised treatment as usual in outpatients with anorexia nervosa (ANTOP study): randomised controlled trial. Lancet Oct 11, 2013

第十三章

神经发育障碍和神经认知障碍

就症状学和治疗而言，试图在所谓的器质性和功能性疾病之间做出区分，在原则上是错误的。在这两种情况中，我们都是在应对同一个心理生理装置的异常功能运转，都是在应对有机体为适应这种异常所做的努力尝试。如果这些紊乱——无论它们是由大脑受损导致的，还是由心理冲突导致的——无法自然自发地消失或者无法通过治疗消除，那么有机体不得不对生活再做出新的调整和适应——尽管这些紊乱还存在着。我们的任务是通过身体的或心理的方法帮助处于这种调整和适应中的患者；治疗的过程和目的在这两种情况中，在原则上，都是一样的。

——库尔特·戈德斯坦（Kurt Goldstein）

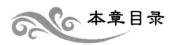

本章目录

在本章开头批判心/脑二元论（mind/brain dualism）的经典警语中，戈德斯坦提醒我们注意心理学和生物学之间最根本的相互依存性。传统上的器质性与功能性综合征的区分，暗示着心理学与前者毫不相干，而生物学与后者毫不相干。由于"**器质性的**（organic）"这一术语通常是指存在着对神经元和神经胶质结构的实际解剖学损伤，所以有些精神科医生认为这种障碍超出了他们的专业范围，因此将患者转介给神经科医生。尤其是动力性精神科医生，可能会认为存在结构性脑损伤的患者缺乏抽象概念化的能力，致使他们无法使用心理治疗性干预。这种放弃是令人遗憾的，因为动力性临床医生能够为认知受损的患者做的贡献有很多。

我将就诊断性理解和治疗所做的思考分为发育性疾病和发生在晚年的、与认知退化相关的疾病。我遵循 DSM-5 的命名，前者是神经发育障碍（neurodevelopmental disorders），后者是神经认知障碍（neurocognitive disorders）（American Psychiatric Association，2013）。在此，我不打算面面俱到。我的目标更为保守，就是提供一些疾病的例子，我们可以在这些例子中对精神动力学思考与脑功能失调之间的联系进行剖析和阐述。我使用孤独症（自闭症）谱系障碍中功能较高的疾病作为神经发育障碍的例子，将痴呆作为神经认知障碍的例子。

神经发育障碍

DSM-5 中孤独症（自闭症）谱系障碍（autistic spectrum disorder，ASD）的这一类别是将"维度模型"引入官方命名法的一个例子，其暗示性地拒绝了全或无的诊断方法。在这一意义深远的变化中，非特定的广泛性发育障碍（pervasive developmental disorder not otherwise specified）和阿斯伯格障碍（Asperger's disorder）都从诊断系统中消失了。这里的讨论将聚焦于孤独症谱系上程度较轻的一端——以前被称为阿斯伯格障碍。然而，这种区分的一个问题需是要识别特殊的或古怪的社会行为与真正的孤独症谱系障碍之间的界限。主观因素不可避免地会在做这种区分时起作用，而且临床医生对咨询室中不寻常或怪异行为的耐受程度是不一样的。坦圭（Tanguay，2011）认为，此谱系中的患者的核心困难是社会交流发展的失败。高功能水平的孤独症谱系障碍，特别是传统上被称为阿斯伯格综合征的障碍，因为保留了相对较好的认知和语言发展，通常被认为与该谱系中更为严重的障碍相区别。

一些关于孤独症谱系障碍最具说服力的讨论，是来自那些自己罹患此谱系障碍的人。例如，坦普尔·格兰丁（Temple Grandin）指出，那些患有曾被称为阿斯伯格综合征的人，也许有能力进行非言语交流，即使他们在言语水平上的社会交流明显地受损（Grandin & Panek，2013）。她强调，基因研究表明此谱系存在高度多样的 DNA 变化，并没有明确一致的病因。她强烈地认为应当个体化地仔细考量每个个案；并应当认识到，将每位患者置于最佳环境中对于孤独症谱系障碍患者的治疗来说是至关重要的。

自体的发展有赖于一种主体间性矩阵，它始于母亲或照料者与孩子间的关系（D. N. Stern，2004）。在交流和认知方面有结构性损伤的儿童，无法准确地感知或有效地整合来自母亲的情感信号。第二章中针对心智化的讨论可能和与孤独症谱系障碍患者的工作高度相关。该谱系患者的一个核心问题是在理解自己的心智以及他人的心智上有困难（Cohler & Weiner，2011）。孤独症谱系障碍患者可能无法使用心智化来作为一种自我保护的方法，以免受淹没性的和令人困惑的体验所伤害。其他人都是令人费解的，因为孤独症谱系障碍患者无法理解和预测他们的意图。相比于内在的个人关系，日程、日期、纪念日、自然法则以及数字这些更加可预测的世界，对孤独症谱系障碍患者来说可能更为可靠。

致力于将精神分析性或精神动力学的思考应用于孤独症的历史，曾经是精神病学领域的一个耻辱。母亲常常被指责要为这种疾病负责，并被称为"冰箱母亲（refrigerator mother）"。许多指责母亲的言论没有考虑父母是在如何对一个与他们预期的不一样的、高度复杂的孩子做出回应。作为对导向错误的治疗的一种反应，一些治疗师感到长程精神动力学治疗在对这些孤独症谱系障碍的高功能端患者的治疗中没有地位。但近些年，随着以精神动力学为指导的治疗对于这些患者的价值得到了越来越多更为深入的讨论，情况已经有所变化（Cohler & Weiner，2011；Polemear，2004；Sugarman，2011；Volkmar，2011）。一些修正可能是必要的，以提供一个抱持性环境并鼓励自我检查和剖析（Polemear，2004），但是这些个体并没有脱离人类的联结。在这个谱系中的患者可能有着独特的兴趣和先占观念，但这些现象对于患者来说仍然是有意义的。意义在动力学治疗中处于核心的位置。科勒和韦纳（Cohler & Weiner，2011）指出，"治疗师在心理治疗二人关系的情境中努力尝试理解患者，正是这一行为成为一种示范，即一个人如何在一个安全的环境中尝试了解另一个人，而不会让患者感到无法承受"（p. 219）。

心智化模型的应用使治疗师的方法从理解被压抑和被回避的潜意识冲突这一更为经典的精神分析任务中脱离出来。苏格曼（Sugarman，2011）将治疗师努力与孤独症谱系障碍患者一起获得的洞察与领悟的这种形式定义为等同于心智化。通过审慎地使用自我暴露，治疗师可以帮助高功能孤独症谱系障碍患者开始明白，另一个人的心智如何对患者的评述和行为做出反应。治疗的目标是帮助患者学习观察自己的心智和行为，包括他们在人际环境中防御性地破坏某些功能的倾向。对过去被称为阿斯伯格综合征的患者的研究（Senju et al.，2009）显示，尽管这些患者无法内隐地或自动地察觉别人的心理状态，但他们也许能够通过协同的努力以及来自他人的帮助去学习外显的心智化技能。

苏格曼（Sugarman，2011）也强调，当一个患孤独症谱系障碍的人对在理解人类互动时遇到的困难做出反应时，他的性格防御会不可避免地发展起来。一方面，他指出，涉及精神动力性冲突的干预不是特别有用。另一方面，患者对自己有理想化看法的这种体验，被他完成自己目标的现实能力的局限性打碎，这一点被证明是治疗中的一个富有成效的讨论主题。通过 2 年的治疗，苏格曼的患者开始能够反思自己的自恋脆弱性。当一个人没有能力心智化地去理解他人如何思考、感受和做反应时，要应对这个令人不知所措的世界，自恋性防御可能就是必要的。苏格曼强调，治疗是精神动力性或者精神分析性的，因为治疗师最终是在帮助患者自我反思和理解一个因为使用了大量防御而被隐藏起来的内心世界。

在与高功能的孤独症谱系障碍患者工作时，一种能够提供自我支持和共情的灵活方法必须是治疗的基石。此外，反移情挑战可能是很严峻的。治疗师常常会感到他对患者来说是不重要的，在咨询室中体验到孤独和疏离。治疗师必须找到一种在患者的发展水平上参与对话的方式，并克服自身被肯定、被听到以及被尊重的自恋性需要。如果治疗师坚持下去，有意义的对话就可能出现，它会建立起与患者的桥梁，这样，双方的孤独感都会减少。下面的例子可以用来说明鼓励心智化的过程。

X先生来接受心理治疗时是一位20岁的大学三年级学生。他告诉他的精神科医生，他知道自己抑郁了。有人告诉他，他有点像"阿斯伯格"。他在网上以及从一本畅销书中读了有关阿斯伯格综合征的信息。他告诉他的精神科医生，他认为自己也有抑郁症，并引用数据说，10%～15%的阿斯伯格综合征患者在某个时期会有临床抑郁症。

他的精神科医生发现，X先生在大学里表现得很好，目前的平均绩点达到3.8。他好奇是什么造成了X先生的抑郁。X先生说，在一个课堂上，坐在他旁边的女生一点也不关注他，他觉得完全没有希望得到她的关注。随后，他开始详细讨论他最近对抑郁症治疗文献的回顾。他说电休克治疗被公认为对严重抑郁症最有效的治疗方法。他询问精神科医生，他是否可以接受这种治疗。精神科医生解释说，这种治疗是给抗抑郁药和心理治疗均无效的严重患者使用的。他问X先生是否愿意先尝试药物和心理治疗。X先生坚持希望使用电休克治疗，越快越好。在接下来的会面中，X先生一开始就问医生记不记得他要求做电休克治疗。医生说记得，但想稍微探讨一下X先生的要求。X先生沉默了一会儿，然后看着地板很羞愧地说："我想忘掉一些东西。"精神科医生让他解释一下。X先生说，他已经问过上课坐在自己旁边的那个女孩子，问她是不是觉得他挺帅。他说，她转过脸去，没有回答他的问题。

那个女孩的反应让X先生难过不已，他发现自己晚上很难入睡，因为他在脑子里一遍遍地回忆与女孩互动的场景，直到凌晨才能睡着。他了解到电休克治疗常常会导致记忆丧失。他说自己之所以选择电休克治疗，就是希望能够永久地消除自己被心仪的女孩所拒绝的这段记忆。心理治疗中的这一突破，给了精神科医生一个机会，去探索那些困扰X先生的羞耻感、屈辱感和自我期望等议题。它也开启了一个对于X先生人际关系的未来十分重要的领域，那就是他在班级里与他人的人际模式，以及他所释放的非言语信号。这方面内容既在移情中得到了处理，也在他的外部关系中得到了处理。为了促进心智化，精神科医生问他："当那个女孩没有回答你的问题时，你认为她在想什么？"X先生说他不知道，于是精神科医生邀请他去思考各种可能性。终于，X先生意识到，突然问那个问题"一定吓坏了她"。这个领悟促成了一次很有帮助的讨论，即通过闲聊来作为建立关系的一种方式。X先生说："我不太会闲聊。"他的精神科医生回答："确实是这样。但如果你能够努力尝试思考别人在想什么，这会很有帮助的。"

神经认知障碍

自体在最根本的水平上是大脑功能运转的产物。脑组织损伤可能会造成个体身份认同感的明显改变，从而导致家人和所爱的人觉得患者不再是原来那个人。大脑创伤通常都会影响到前额叶和颞叶，显著地影响患者解释刺激的意义以及将它们与相应感受联系在一起的能力（Prigatan，1989）。这种改变甚至会直击人格的最核心之处。

对自体的觉察很难定位于某个脑区。针对左右大脑半球间的联系被外科手术切断的患者进行的研究（Sperry et al.，1979）表明，自体感在大脑的两个半球中都存在。它似乎是一种复杂的图式，不同的大脑区域对它做出不同的贡献。

患者会以某些特征性的方式对身份认同的丧失做出反应。戈德斯坦（Goldstein，1952）是最早研究大脑损伤对心理影响的研究者之一，他描述了一种被他命名为"**灾难性状况或反应**（catastrophic condition or reaction）"的焦虑状态。当脑损伤的患者被要求完成一项在创伤前对他们来说没有困难的任务时，他们变得愤怒、激动不安和极度焦虑。戈德斯坦观察到，他们甚至将自己无法完成任务的这种失败感知为一种对自己存在的威胁。作为对这种威胁的反应，患者很典型地会限制自己的生活，这样他们就不会暴露在不熟悉的情景或不可能完成的任务面前。这样，他们通过避免意识到自己的缺陷，来防御灾难性的焦虑。这些患者通常变得过分讲求秩序，甚至到了强迫的程度。把所有东西放在固定的地方，让他们有种能够控制自己环境的错觉。这也将被动转化为主动，并为一个复杂、抽象的问题提供了一个具体的解决方案。

当脑损伤的患者能够充分限制自己的生活时，他们可能会显得格外地没有焦虑，且不在意他们的缺陷。尽管显示出记忆问题、幼稚行为和脾气暴躁的证据，但他们通常会否认受到任何局限。事实上，一项研究（Oddy et al.，1985）发现，在脑损伤 7 年后接受研究的患者中，有 40% 的患者否认有任何残疾。在这样的患者身上分辨神经源性的和心理源性的否认，可能会非常艰难。刘易斯（Lewis，1991）曾指出，相比于心理形式的否认，神经源性的否认在损伤后数小时或数天内缓解，它表现为一种整体缺陷的模式，而非一种孤立的症状，并且在被面质时不会在患者身上引起焦虑或激惹。

痴呆综合征（dementia syndromes）典型的渐进性功能丧失通常呈现了一幅不同的画面。痴呆患者会保持他们是谁的感觉，直到病程的相对晚期。他们也许能够相当好地完成日常工作，并进行日常社交活动。在所有痴呆病例中，大约有 2/3 的人涉及阿尔茨海默病（Alzheimer's disease），这些病例衰退的平均持续时间为大约 10 年（Small et al.，1997）。衰退有可能会持续长达 20 年，在此期间，除了认知功能下降外，还可能出现各种心境和人格的失调。随着疾病的进展，患者可能会在计算、完成复杂任务以及言语流畅性上感到越来越困难。到了疾病的这个阶段，当患者意识到他们无法完成自己以前能够完成的任务时，灾难性反应就可能会出现，这与那些脑损伤患者的反应相似。同样地，随着疾病的发展，愤怒的爆发甚至好斗可能会发展出来。

从精神动力学观点来看，与进行性痴呆相关的心智机能的丧失，可以被理解为一种自我的退行过程。在这个过程中，较成熟的防御机制让步于较为原始的防御模式（Weiner，1991）。人格中曾经被生物学上完好无损的皮质所部分抑制的一些方面，随着防御层被侵蚀而逐渐显现出来。高级的防御机制，如利他主义，会被自我专注所取代。否认和投射可能是痴呆患者最常使用的两个原始防御机制。当记忆出现故障时，痴呆患者会责备他人，而不是承认自己对错误有责任。

对许多老年阿尔茨海默病型痴呆患者而言，这种疾病的悲剧在于，当一些心智机能退化时，自我觉察可能依然保持完好。因为近期记忆往往会在远期记忆之前被损害，所以许多患者能够清楚回忆起他们曾经是如何的，这使得目前功能不良的状态更加困扰他们。在很大程度上，自体在时间上的连续性有赖于记忆的能力。随着疾病的发展，当远期记忆也开始减退时，患者的身份认同也开始随着记忆而消失。最后，患者无法认出他所爱的人和家人，也不再能记得重要的生活事件。

已有数位作者指出了精神动力学心理治疗对于痴呆患者的价值（Lewis，1986；Lewis & Langer，1994；Lewis & Rosenberg，1990；J. M. Stern，1985）。与这些患者工作时，任何心理治疗过程的一个主要目标都是：帮助他们接受自己功能缺陷的程度以及在重返工作方面的局限性。为了实现这个目标，治疗师必须对患者的自恋损伤保持敏感，这种自恋损伤是在接受自己的技能、智力、天赋，甚至人格本质发生了不可逆的损伤时，必定会有的。治疗师要尊重并共情患者使用"否认"的需要，这一点至关重要（Lewis，1991）。生硬地面质患者的"否认"可能毫无用途，甚至可能会破坏发展治疗联盟的希望。为了促进患者对这些认知局限的自我接纳，治疗师需要逐渐将他们的患者暴露于这一缺陷的现实面前——以一种允许患者在一段很长的时间内每周都能短暂地进行哀悼的方式。象征化（symbolization）可能在哀悼过程中为患者提供协助（Lewis & Langer，1994）。

一方面，许多临床医生对脑损伤患者的治疗持谨慎乐观的态度。另一方面，进行性痴呆常常引发治疗者深刻的悲观。当痴呆的可治疗原因（如抑郁症、甲状腺功能低下、维生素缺乏、卟啉症、肿瘤以及脑炎）被排除后，一些临床医生不愿意诊断阿尔茨海默病，并退出治疗性角色。这种令人遗憾的退出与将阿尔茨海默病视为不治之症有关。然而，从精神动力学的角度来看，并没有所谓的无法治疗的痴呆症。在此还是有很多事情可以做，以帮助这些患者及其家人每日应对阿尔茨海默病。

在患者陷入阿尔茨海默病的早期阶段，个体或家庭治疗师必须对抑郁症的风险保持警惕。扎本科等人（Zabenko et al.，2003）识别出，在没有病前抑郁症发作史的患者中，重性抑郁症高频率地发生在患者的认知损伤开始之时或之后。他们的研究显示，不同研究地点的重性抑郁症患病率介于22.5% ~ 54.4%。他们推测，阿尔茨海默病的这种重性抑郁症综合征（major depression syndrome）可能是老年人中最常见的心境障碍。精神动力性治疗师也可以帮助患者应对与正在迫近的自体丧失有关的焦虑，其程度可能近乎存在性恐惧（existential terror）（Garner，2003）。因为记忆对于自体的连续感至关重要，心理治疗师可以鼓励痴呆患者讲述并重述个人的生活故事。随着疾病的发展，治疗师随后可以起到辅助自我的功能，帮助患者回想重要的记忆和整个生活叙事（Hausman，1992）。这个过程也能帮助患者减少孤独感。年老患者常常对无人问津的生活感到恐惧。当治疗师聆听他们的生命故事，并见证那些在患者的生活中发生的事情时，这些时刻对于患者而言可能有着非比寻常的治疗价值（Gabbard，2010；Poland，2000）。某些患者会感到一种重新建立的意义感和目的感，甚至感到他们并没有白活。巴特勒（Butler，1963）把这种治疗模式称为"生命回顾（life review）"，在某些情况下，这些追忆会带来对快乐和目标的记忆，也有悲伤和丧失的情景。这些记忆有可能帮助患者修通他们所面临的丧失感。痴呆早期的患者会担忧正在丧失自体感。毕竟，从本质上讲，自体感就是记忆。乔杜里（Chaudhury，2008）强调，与痴呆患者工作的人必须与患者不断变化中的、主观的自体感保持调谐一致。回忆患者的生活是有帮助的；但乔杜里也强调了"家"的重要性，不管是童年时真正的家，还是患者现在生活的地方，它们是一种稳固住自体的方式。此外，这些患者还变得极其担心失去与他人的联结。这种担忧可能表现为害怕失去他人的实际存在，但也可能表现为害怕失去将他人作为心理表征保存于心中的能力。内在客体，特别是安抚性的内射物，可能作为痴呆进程的一部分被牺牲而失去了。

　　Y 先生是一位 81 岁的已婚男士，处在阿尔茨海默病的早期阶段。他对自己 49 岁的女儿和她的孩子的记忆已经开始出现问题。尽管女儿每周都来拜访他，很爱他，也很支持他，但在探视间期他回忆不起她的模样。有一天，他来治疗师的诊室参加早上的治疗，告诉治疗师自己来治疗之前刚从一个梦中醒来。他说他无法忘记这个梦。当治疗师让 Y 先生描述这个梦的细节时，Y 先生说他在街上碰到了他的女儿和她的两个孩子，但不太能看清楚他们的脸。他说，不管他如何尽力想认出他们的面部特征，但它们似乎渐渐消失了，所以他没能认出他们。当他醒来后，他看着床旁女儿和她孩子的照片。Y 先生的治疗师问他是否害怕自己无法在脑海里记住他们的样子。Y 先生含泪说道："我担心他们来看我的时候，我会记不住他们长什么样，我会不知道他们是谁。"

　　Y 先生的恐惧感反映出，他人内在表征的丧失可能与丧失直接外部环境中的支持性照料者一样具有威胁性。实际上，孤独感应当是早期痴呆患者心理治疗工作的主要焦点，甚至对还没有表现出痴呆征象的老年人也是如此。在一项对 2173 名没有痴呆的老年人为期 3 年的随访研究（Holwerda et al., 2012）中，感到孤独，而不是独自生活，与临床痴呆风险的增加相关。研究者认为，孤独感应当被视为一种主要风险因素，而这样的感受可能预示着痴呆的前驱阶段。研究人员还发现，独居或不再处于婚姻中的人发展出痴呆的可能性，比与别人生活在一起或处于婚姻中的人高出 70% ~ 80%。因此，外在关系的性质和一种内在的关系枯竭感，应该是个体心理治疗师的治疗目标。

　　在与看起来处于痴呆早期阶段或呈现出某种认知困难指征的患者工作时，治疗师可能也期望将他们的努力聚焦于"人生目标（purpose in life）"。人生目标通常被定义为，从生命体验中获得意义并拥有一种意向（intentionality）感和目标导向（goal directedness）感的心理倾向（Boyle et al.,

2012）。研究已经显示，人生目标通常与老年人的心理及认知健康相关（Hedberg et al.，2010）。最近一项对246名社区老年人的调查（Boyle et al.，2012）发现，较高水平的人生目标降低了阿尔茨海默病病理变化对高龄老年人认知的有害影响。尽管针对这种关联存在某种假设，但本研究中受试者的尸检结果明确显示，人生目标对与认知衰退相关的病理改变具有可测量的影响（Boyle et al.，2012）。

与早期阿尔茨海默病患者工作，特定的治疗改良通常是有帮助的。较短但较频繁的治疗往往很有帮助（Garaner，2003）。用照片作为提醒以辅助生活回顾技术（life-review techniques）也是有帮助的。患者来往治疗室可能会变得非常困难，以至于治疗师可能有必要去退休中心或患者家里进行治疗。

在尝试治疗这个群体时，咨询和督导可能是必要的。许多治疗师都会因为患者病情恶化或濒临死亡而感到被压垮。他们会充满无助感和无能感（Garner，2003）。他们有时也会觉得患者的情感不稳定令他们很难承受。在治疗中，有些患者在一种无法被慰藉的哀伤中倾泻大量的泪水。但最困难的是，因为对治疗缺乏进展感到恼火，以及由于患者的遗忘他们不得不一遍又一遍地重复所有的事情，治疗师可能会体验到攻击性感受。而作为自己恼怒的结果，他们可能又会陷入对于自己没有做一名具有支持性和富有同情心的治疗师的过度的自责和内疚之中。

一些早期阿尔茨海默病型痴呆患者可能会使用否认来阻止疾病的全面影响进入有意识的觉察之中。治疗这些患者的临床医生必须尊重他们"否认"的需要，但也要在一切来得及之前帮助他们处理好工作和家庭的相关事务（Martin，1989）。因此对于所有治疗师而言，一个持续的议题就是在尝试改善患者痛苦程度的同时，也要去处理现实中的实际事务和法律事务。

阿尔茨海默病患者及其家庭常常认为心理治疗不是一种有帮助的治疗方法。临床医生可能需要率先启动心理治疗过程，而不是等待患者的请求。患者叙述的故事可能充满了隐喻性的暗指，它们对治疗是有用的（Cheston，1998）。精神动力学方法治疗痴呆的一个非常关键的方面是认识到，在这些患者经历了严重的认知丧失之后的很长一段时间，他们依然能够在情感层面上被触及。51位可能有阿尔茨海默病诊断的人士在1995年的日本神户地震后接受了研究（Ikeda et al.，1998）。研究者将他们对地震的记忆（在震后第六周和第十周进行测量）与他们对在震后随即进行了磁共振成像扫描的记忆进行比较。只有31%的受试者记得这次扫描，但足有86%的受试者记得地震，其中包括患有严重痴呆的受试者。这些发现的一个名示是，痴呆患者能够参与到他们生活中富有情感意义的事件之中。在对这个具有里程碑意义的研究的一篇编辑随附评论中，威廉姆斯和加纳

（Williams & Garner，1998）强调，"这些人有着记忆岛，它们如果能够被发现和被利用，就可能有一种激活效应，并释放更多记忆"（p. 379）。作者们还呼吁将有意义的刺激引入痴呆患者的日常活动模式中，以帮助他们降低记忆丧失的速度，并保持与治疗师的情感联结。

在以精神动力学为指导的治疗中另一个关键原则是，尽治疗师所能地去维护认知能力下滑的患者的自尊，并强化适应性防御。

下面的案例阐明了一些有帮助的治疗管理原则。

Z 先生是一位 59 岁的社区管理者，有 4 年的精神功能衰退的病史。他所在辖区的居民注意到了他的情感淡漠和他在管理工作上的粗心大意。辖区公告栏安排得很差，他似乎对于执行对居民的职责也不那么尽心尽责。Z 先生的妻子发现丈夫常常不能完成一些简单的要求。当他向她表示自己忘记了她说过的事情时，她会对他这种"有选择性地听"很生气。

Z 太太带她丈夫来接受精神科评估，抱怨丈夫"就是和原来不一样了"。Z 先生承认他感觉有什么事情发生在他身上，但除了说自己记性不如以前外，也说不出更多的所以然。Z 太太抱怨他们的婚姻关系正在恶化，因为她丈夫不再像以前那样照顾她的需要。Z 先生表达了对于居民的反馈感到很伤心，他说自己开始感到很失败。

精神状态检查显示了他在短期记忆和计算方面的问题，以及时间定向方面的轻微困难。Z 先生也表现出精神惯性（mental inertia）的征象，像是他无法从一个主题转换到另一个主题，或从一个任务转换到另一个任务，除非给他足够长的时间。全面的诊断研究排除了导致痴呆的原因是来自创伤、感染、肿瘤和正常压力脑积水，或者来自自身免疫性的、代谢性的、血液性的、血管性的以及中毒性的因素。计算机体层成像（computed tomography，CT）扫描、颅骨 X 射线以及脑电图的结果也显示为阴性。神经心理学的测验则富有成果，注意到了以下结果：（1）手灵巧度方面轻到中度受损；（2）感知功能方面轻到中度受损；（3）近期记忆方面轻到中度受损；（4）进行性神经系统疾病典型的弥漫性器质性功能失调；（5）注意广度下降。

在确定了原因未明的痴呆（dementia of unknown origin）这一诊断后（59岁男性患阿尔茨海默病的情况很少见，但并非没有过），医生就诊断发现向患者和他的妻子做了解释。当Z太太能够接受他丈夫的结构性脑损伤时，她就能降低自己对于丈夫如何对自己做回应的期望。她不再假定他会像以前那样总是回应她说的话，她尝试与他建立联系的新方式。听从精神科医生的建议，她放慢她的语速，并重复他似乎没有记住的话。她也尝试改变措辞来重述Z先生似乎没有理解的话。总之，她不再那么容易对他恼火，这让他们之间有更积极的互动，相应地也增加了Z先生的自尊。

Z先生一直是一个有条理的、讲究的人，有明显的强迫性性格特征。为了应对他能感受到的自己的智力和管理能力正在衰退，他开始每天读2～3小时的书，为了努力获得对信息的掌控。进行评估的精神科医生帮助Z先生更有效地组织他的强迫性性格特征。因此，Z先生开始每天早上和太太坐下来，写下他在从早餐到上床睡觉之间必须做的事情的日程表。此外，Z先生开始一直随身携带一个记事本，这样他就可以记下别人告诉他的事情，以便记住他必须做的事情。

Z先生的自尊依赖于他的职业角色，所以，没有能力继续承担这份职责对他造成了深深的自恋性伤害。最开始，当精神科医生建议他减少他的责任时，他表示反对。不过，在Z先生的允许下，他的助理受邀作为协助者，为Z先生设计各种方法，以使他能够继续服务辖区，而不会陷入需要面对不可能完成的任务的情况。例如，助理开始为每周的公告做准备和打字，而Z先生继续操作打印机，打印出周日服务所需要的文件。这样，Z先生依然感到自己是有用的，这帮助了他维持一定程度的自尊。通过避免承担超出他能力范围的任务，他也避免了反复的自恋受损。

Z先生的案例，阐明了以动力学为指导的痴呆治疗管理中的几个有用的原则：（1）关注自尊议题；（2）评估特征性防御机制，并帮助患者建设性地使用它们；（3）找到方法代替受损的自我功能和认知限制，例如：使用日历以应对定向问题，做记录以应对记忆问题，制订日程时间表以应对继发性自主功能运转的问题；（4）协助家庭成员发展出与患者相处的新方式，减少消极互动，以支撑住患者的自尊。

最终，患者的家庭成员是干预的主要焦点，因为面对着患者不可阻挡的衰退，他们要与愤怒、内疚、哀伤以及耗竭感做斗争。事实上，有人考虑将家庭治疗作为阿尔茨海默病型痴呆的动力学治疗的选择（Lansky，1984）。责怪自己和他人常常在家庭成员中发生。家庭角色的重新调整适应可能也需要得到干预。临床医生可以用一些实际的建议来帮助家属，比如：调暗家中照明亮度；放音乐来改善环境；在患者的理解水平上发出指令；以及其他心理教育的尝试。简单的举措，例如盖住门把手，可以防止患者觉得他必须开门走出公寓。也可以向他们推荐一些资源，比如美国神经病学学会（American Academy of Neurology）发展出的资源（Doody et al.，2001），以及当地阿尔茨海默病的支持团体。在一项针对406名居家阿尔茨海默病患者的配偶照料者的随机对照研究（Mittelman et al.，2004）中，与对照组相比，接受了6周个体和家庭咨询并同意参加支持性团体的配偶照料者，在干预后有显著更少的抑郁症状。这种效果在患者入住养老院或死亡后，可以保持3.1年。来自同一个研究小组的一份后续报告显示，照料伴侣的配偶如果参加个体或团体咨询，则报告了更好的躯体健康状况（Mittelman et al.，2007）。这种对健康的效应始于干预开始后的4个月，并持续超过1年。

临床医生还可以通过向他们解释不要做什么来帮助照料者。例如，当阿尔茨海默病患者责怪照料者偷了他找不到的东西时，挑战患者这样的信念没有什么益处（Weiner & Teri，2003）。相反，照料者可以就直接帮助患者寻找他丢失的东西。如果环境中的某个刺激让患者变得愤怒或易激惹，照料者或许应该拿走这个刺激物，而不是试图与患者讲道理。一般来说，不对质是最好的策略。照料者还应该得到帮助，以为患者提供一个不断得到强化的结构化的例行常规，即使这样做可能需要付出相当大的努力。例如，当患者知道他们会在某个时间起床，在另外一个时间吃饭，饭后会出去散散步，他们就有一个可预测的环境来确定方向。这样可以极大地降低不确定性及不可预测性带来的焦虑。

当然，最后的任务是：接受死亡。与这些家庭一起在这样的情况中挣扎的临床医生常常发现，治疗过程是一个难熬的过程，但他们可以为自己对所有涉及其中的人的生命产生了重要影响而感到自豪。最后，当临床医生在安慰这些失去了生命中一个珍贵之人的家庭和亲人时，临床医生可能会与这个由来已久的信念产生共鸣：对于阿尔茨海默病，悲剧不是死亡，而是疾病本身。

参考文献

American Psychiatric Association: Diagnostic and Statistical Manual of Mental Disorders, 5th Edition. Washington, DC, American Psychiatric Association, 2013

Boyle PA, Buchman AS, Wilson RS, et al: Effect of purpose in life in the relation between Alzheimers disease pathologic changes on cognitive function in advanced age. Arch Gen Psychiatry 69:499–506, 2012

Butler RN: The life review: an interpretation of reminiscence in the aged. Psychiatry 26:65–76, 1963

Chaudhury H: Remembering Home: Rediscovering the Self in Dementia. Baltimore, MD, Johns Hopkins University Press, 2008

Cheston R: Psychotherapeutic work with people with dementia: a review of the literature. Br J Med Psychol 71:211–231, 1998

Cohler BJ, Weiner T: The inner fortress: symptom and meaning in Asperger's syndrome. Psychoanalytic Inquiry 31:208–221, 2011

Doody RS, Stevens JC, Beck C, et al: Practice perimeter: management of dementia (an evidence-based review). Neurology 56:1154–1166, 2001

Gabbard GO: Long-Term Psychodynamic Psychotherapy: A Basic Text, 2nd Edition. Washington, DC, American Psychiatric Publishing, 2010

Garner J: Psychotherapies and older adults. Aust N Z J Psychiatry 37:537–548, 2003

Goldstein K: The effect of brain damage on the personality. Psychiatry 15:245–260, 1952

Grandin T, Panek R: The Autistic Brain: Thinking Across the Spectrum. New York, Houghton Mifflin Harcourt, 2013

Hausman C: Dynamic psychotherapy with elderly demented patients, in Care-Giving in Dementia. Edited by Jones GMM, Miesen BML. London, Tavistock/Routledge, 1992, pp 181–198

Hedberg P, Gustafson Y, Brulin C: Purpose in life among men and women age 85 years and older. Int J Aging Hum Dev 70:213–229, 2010

Holwerda TJ, Deegd JA, Beekman ATF, et al: Feelings of loneliness, but not social isolation, predict dementia onset: results from the Amsterdam Study of the Elderly (AMSTEL). J Neurol Neurosurg Psychiatry Dec 10, 2012

Ikeda M, Mori E, Hirono N, et al: Amnestic people with Alzheimer's disease who remembered the Kobe earthquake. Br J Psychiatry 172:425–428, 1998

Lansky MR: Family psychotherapy of the patient with chronic organic brain syndrome. Psychiatr Ann 14:121–129, 1984

Lewis L: Individual psychotherapy with patients having combined psychological and neurological disorders. Bull Menninger Clin 50:75–87, 1986

Lewis L: The role of psychological factors in disordered awareness, in Awareness of Deficit After Brain Injury: Clinical and Theoretical Issues. Edited by Prigatano GP, Schachter DL. New York, Oxford University Press, 1991, pp 223–239

Lewis L, Langer KG: Symbolization in psychotherapy with patients who are disabled. Am J Psychother 48:231–239, 1994

Lewis L, Rosenberg SJ: Psychoanalytic psychotherapy with brain-injured adult psychiatric patients. J Nerv

Ment Dis 17:69–77, 1990

Martin RL: Update on dementia of the Alzheimer type. Hosp Community Psychiatry 40:593–604, 1989

Mittelman MS, Roth DL, Coon DW, et al: Sustained benefit of supportive intervention for depressive symptoms in caregivers of patients with Alzheimer's disease. Am J Psychiatry 161:850–856, 2004

Mittelman MS, Roth DL, Clay OJ, et al: Preserving health of Alzheimer caregivers: impact of the spouse caregiver intervention. Am J Geriatr Psychiatry 15:780–789, 2007

Oddy M, Coughlan T, Tyreman A: Social adjustment after closed head injury: a further follow-up seven years after injury. J Neurol Neurosurg Psychiatry 48:564–568, 1985

Poland WS: The analyst's witnessing and otherness. J Am Psychoanal Assoc 48:17–35, 2000

Polemear C: Finding the bridge: psychoanalytic work with Asperger's syndrome adults, in The Many Faces of Asperger Syndrome. Edited by Rhode M, Klauber T. London, Karnac Books, 2004, pp 86–107

Prigatano GP: Work, love, and play after brain injury. Bull Menninger Clin 53:414–431, 1989

Senju A, Southgate V, White S, et al: Mindblind eyes: an absence of spontaneous theory of mind in Asperger syndrome. Science 325:883–885, 2009

Small GW, Rabins PV, Barry PB, et al: Diagnosis and treatment of Alzheimer's disease and related disorders: consensus statement of the American Association for Geriatric Psychiatry, the Alzheimer's Association, and the American Geriatric Society. JAMA 278:1363–1371, 1997

Sperry RW, Zaidel E, Zaidel D: Self-recognition and social awareness in the deconnected minor hemispheres. Neuropsychologia 17:153–166, 1979

Stern DN: The Present Moment in Psychotherapy and Everyday Life. New York, WW Norton, 2004

Stern JM: The psychotherapeutic process with brain-injured patients: a dynamic approach. Isr J Psychiatry Relat Sci 22:83–87, 1985

Sugarman A: Psychoanalyzing a Vulcan: the importance of mental organization in treating Asperger's patients. Psychoanalytic Inquiry 31:222–239, 2011

Tanguay TE: Autism in DSM-5. Am J Psychiatry 168:1143–1144, 2011

Volkmar FR: Asperger's disorder: implications for psychoanalysis. Psychoanalytic Inquiry 31:334–344, 2011

Weiner MF: Dementia as a psychodynamic process, in The Dementias: Diagnosis and Management. Edited by Weiner MF. Washington, DC, American Psychiatric Press, 1991, pp 29–46

Weiner MF, Teri L: Psychological and Behavioral Management in The Dementias: Diagnosis and Management, 3rd Edition. Edited by Weiner MF, Lipton AM. Washington, DC, American Psychiatric Publishing, 2003, pp 181–218

Williams DDR, Garner J: People with dementia can remember: implications for care. Br J Psychiatry 172:379–380, 1998

Zabenko GS, Zabenko WN, McPherson S: A collaborative study of the emergence and clinical features of the major depressive syndrome of Alzheimer's disease. Am J Psychiatry 160:857–866, 2003

第十四章

A 类人格障碍：

偏执型、分裂样和分裂型

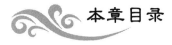

本章目录

偏执型人格障碍

偏执性思维本身并不是病理性的。正如第二章所描述的，偏执－分裂位是一种基本的经验组织模式，贯穿整个生命周期，持续存在于人类心理之中。在这一模式中，危险的或令人不愉快的想法和感受，被分裂开来，被投射出去，并被归于他人。这种模式很容易进入所有类型的团体体验中，例如政治会议、体育赛事和机构动力学等。在某些历史关头，整个文化被偏执性思维所充斥，例如美国麦卡锡时代（McCarthy era）的"猎杀女巫（witch hunts）*"。

然而，偏执性**人格障碍（paranoid personality disorder）是一个明显不同的病理性实体，它独立于文化因素，也并非发展自团体动力关系的一种暂时状态。它涉及一种普遍的思考、感受以及与他人建立联系的模式，极其顽固僵硬且持久不变。这些个体生活在偏执－分裂位中。七个常见特征构成了此障碍的诊断标准；要做出诊断必须存在至少四个特征（专栏 14–1）。此外，患者多疑的信念必须未达到妄想的程度，并且必须独立于精神病性诊断（如精神分裂症或妄想性障碍）而出现。

专栏 14–1　DSM-5 偏执型人格障碍诊断标准

301.0（F60.0）

A. 对他人的普遍不信任和猜疑，以至于把他人的动机解释为恶意，起始不晚于成年早期，存在于各种背景下，表现出下列四项（或更多）症状。

1. 没有足够依据地猜疑他人在剥削、伤害或欺骗自己。

---

* 或称"猎巫行动"，指试图发现和惩罚那些观点不受欢迎、据称对社会构成威胁的人。——译者注

** 本书在章题中选择使用与 DSM-5 相同的精神障碍分类名称译法，但是鉴于动力学和精神病学对精神障碍、尤其人格障碍分类的理解及判定依据不尽相同，动力学强调深层人格结构及组织特征的性质和倾向性，因此在正文中一般被翻译成"性"；只在上下文语境中明确提示涉及现行国际通用精神障碍诊断体系的诊断类别的情况下，一般翻译成"型"。——译者注

2. 专注于无凭据的、对朋友或同事之忠诚及可信性的怀疑。

3. 不愿意向他人吐露或倾诉，因为毫无根据地害怕信息会被恶意地用来对付自己。

4. 将善意的评论或事件解读为具有隐含的贬低性或威胁性意义。

5. 持久地心怀怨恨（例如，不能原谅他人的侮辱、伤害或轻视）。

6. 感知到在他人看来并不存在的、对自己人格或名誉的攻击，且迅速以愤怒作为回应或者反击。

7. 没有正当理由地反复猜疑配偶或性伴侣的忠贞。

B. 并非仅出现于精神分裂症、伴精神病性特征的双相或抑郁障碍，或者其他精神病性障碍的病程期间，也不能归因于其他躯体疾病的生理效应。

注：如果在精神分裂症起病之前已符合此诊断标准，可加上"病前"，即"偏执型人格障碍（病前）"。

来源：Reprinted from the *Diagnostic and Statistical Manual of Mental Disorders*, 5th Edition. Washington, DC, American Psychiatric Association, 2013. Used with permission. Copyright © 2013 American Psychiatric Association.

　　如同大部分的人格障碍一样，偏执性人格障碍的关键特征都是自我协调的（ego-syntonic）。对这些个体的精神动力学理解，建立在与这个群体有限的精分分析性或心理治疗性工作经验基础之上。一项对 100 名在哥伦比亚精神分析中心申请进行精神分析的患者的研究（Oldham & Skodol, 1994）使用了严格的人格障碍诊断工具，结果显示只有 4 位患者被诊断为具有偏执型人格障碍。而这一诊断更可能是在患者呈现其他障碍的症状，并被发现与偏执型人格障碍共病的情况下做出的。例如，在一项对惊恐障碍患者的预初研究（Reich & Braginsky, 1994）中，在前去社区精神卫生中心就诊的受试者中，有 54% 的人被发现有偏执型人格障碍。

　　偏执性患者通常是被家庭成员或同事带来接受治疗的，他们受够了患者不断的指控与指责。比如，一位老板可能坚持要求某位雇员必须寻求治疗，否则就另找工作。而一位厌倦了不忠指控的配偶可能会用威胁离婚的方式迫使偏执性个体接受治疗。但即使偏执性患者愿意接受治疗，他们通常仍然不相信自己精神紊乱。他们提出的问题都是围绕着别人如何虐待或背叛他们的。

　　偏执型人格障碍的诊断标准反映出一种思维方式，它可以被概念化构想为一种明显偏执性的认知风格（Shapiro, 1965）。这种思维模式的特征是：不顾一切地寻找隐藏的意义，寻找能够揭露隐藏在某种情况的表面价值背后之"真相"的线索。那些显而易见的、表面的和貌似真实的东西，只是在掩盖事实。这种无止境的寻找，涉及一种注意力的强烈的过度警觉，这一点可以由与这种持续的注意监测相关的谨慎戒备所证明。偏执性个体不断地扫描环境，以寻找任何不寻常的东西——这是一种在躯体及情绪张力上要付出相当大代价的思维风格。偏执性患者根本无法放松。

偏执性思维也以缺乏弹性为特点。最有说服力的论据通常也对偏执性个体僵硬和坚定的信念没有影响。事实上，尝试与偏执性人格障碍患者辩论的人，只会发现自己成为了被怀疑的对象。偏执性个体的思维不是妄想性的，在这一点上不同于偏执性精神分裂症患者的思维。事实上，偏执性人格障碍患者往往对自己的环境有非常精准的感知。然而，他们对这些感知的判断通常是受损的。现实本身没有被歪曲，而是显而易见的现实的意义被曲解了（Shapiro，1965）。但这种特征性的认知风格可能是难以诊断的，因为偏执性个体常常口风甚紧且警惕心强。事实上，即使是投射性测试，可能也只是将偏执性个体识别为一个或多或少正常的、只是有点拘谨的人。

精神动力学理解

理解偏执－分裂位的特征，对于理解偏执性患者是必不可少的。如第二章所指出的，分裂是这种经验组织模式的一个核心防御机制。对同一个客体的爱与恨的感受必须被彼此分开。任何指向整合的改变都会产生难以忍受的焦虑，这种焦虑源于害怕恨会压倒并摧毁爱。从偏执性患者的立场来看，情绪上的生存要求患者把所有的"坏"分裂掉，并将之投射到外部的人物身上。这种防御策略的一种表现是，攻击者与受害者通常的内在世界被转化进一种生活体验，在其中，偏执性个体始终处于一个面对外部攻击者或侵略者的受害者的角色中。偏执性个体对世界持有的看法于是缓解了内射物之间的内在张力。如果偏执性个体被迫使着再度内化被投射出去的内容，加重的内部张力则将会导致更为强化的僵硬和防御（Shapiro，1965）。

偏执性人格障碍患者接触每一段关系时都带着一种信念，即另一个人最终会"露馅儿"并证实自己的怀疑。在偏执－分裂式存在模式中，患者生活在一种不止息的焦虑状态中，这种焦虑来源于患者坚信这个世界充斥着不值得信任和不可预测的陌生人（Ogden，1986）。即使一位稳定的、很有帮助的治疗师与一位偏执性患者一起工作了很长时间，一次小小的失望仍可能让患者完全无视治疗师之前的行为，并带着坚定不移的信念觉得治疗师是不值得信任的。治疗师"被揭穿了"。因此，与一个人发生在过去的好的体验，可以因当下的情景被彻底抹去。此外，偏执性人格障碍患者倾向于去创造自我实现的预言（Stone，2014）。换句话说，由于偏执性个体在人际关系中明显地流露出不信任，其他人开始对他表达各种形式的愤怒，而这又让他觉得自己的直觉——别人不喜欢他——是准确的。

患者直接以表面意义来诠释体验。偏执性人格障碍患者无法这样想："这就好像是这个人在试图伤害我。"相反地，他们*知道*别人心怀恶意。同样地，在与治疗师的移情关系中，偏执性个体无法这样说："我觉得我对你做出的反应，就仿佛你在虐待我——像我父亲曾经一样。"患者就是把治疗师体验为施虐性的。因此，从依恋理论的角度看，可以认为这些患者存在着心智化发展上的失败（Williams et al.，2005），因为他们似乎经常陷入思维的心理等同模式中。

投射与投射性认同是偏执性人格障碍的两个关键防御机制。投射使一个外在的威胁代替了一个内在的威胁，投射性认同则更进一步。除了将威胁外化，通过以高度病理性的方式将环境中的人与偏执性个体捆绑在一起，投射性认同还"控制"着这些人。"控制他人"的这一需求反映了偏执核心的极度低自尊（Meissner，1986）。在内心深处，偏执性患者感到低等、虚弱与无能为力。因此，在这些患者身上常常看到的自大或"特殊"感，可以被理解为一种弥补自卑感的补偿性防御。那些真正前来寻求治疗的患者，可能是因为偏执性或夸大性防御失败以及深层的不足感被突破，从而产生了某种抑郁感或焦虑感（Meissner，1995）。

偏执性人格障碍核心的低自尊导致这些个体变得对等级与权力议题的高度敏感。他们强烈地担心权威人士会羞辱他们或者要求他们顺从（Shapiro，1965）。他们将对自己自主性的威胁感知为无处不在。关于人际关系，他们反复出现的恐惧是：自己会被置于外部控制之下，任何尝试靠近他们的人都是在试图秘密地接管他们。这种担忧可能表露为一种对被动同性恋冲动的恐惧——这一现象最初由弗洛伊德（Freud，1911/1958）在精神病性失常的法官施雷伯（Judge Schreber）的案例中进行过描述。然而，不是所有偏执性个体都必然担心被动的同性恋冲动。公开的同性恋和偏执性人格障碍可以、也确实会存在于同一个人身上。这里的要点更多的是在于，这些患者所担心的是对*所有*冲动和所有人的*所有*被动屈服（Shapiro，1965）。

成功的治疗能够让我们一窥是什么潜伏在投射系统之下：大量的抑郁性内容（Meissner，1976）和截然相反的自体表征。与特别的、有资格的、夸大版的自体共存的，是一个虚弱的、无价值的、低等的极端对立面。阿卡塔（Akhtar，1990）系统地剖析了这些共存的自体表征，并描述了他们的如下特征：

表面上，偏执性个体是苛求的、傲慢的、多疑的、努力的、不浪漫的、说教的和对外部环境极其警觉的。然而在内心深处，他们是害怕的、胆怯的、自我怀疑的、易受骗的、不体谅他人的、易发色情狂的，并且在认知上无法把握住真实事件的全貌。

（pp. 21–22）

意识到偏执性人格的这另外一个维度的治疗师，能够更容易共情这些难以应对的患者。

在获得客体恒常性上的发展性失败，是偏执性患者的一个特征，这一特征组织着这些患者的大量行为和思维（Auchincloss & Weiss，1992；Blum，1981）。因为他们无法与内在客体表征维持一种充满爱的联结，他们确信爱的关系都是危险而不稳定的。为了应对这种与客体不恒定（object inconstancy）相关的恐惧，偏执性患者建构了与客体发生具体而神奇的联结的幻想（Auchincloss & Weiss，1992）。偏执性个体对关系施加一个极端的非此即彼的要求。或者是他们所关注的客体持续地在想着他们，或者是那个人在情绪上对他们漠不关心—— 一个偏执性患者无法忍受的想法。这一系列关于漠视与联结的焦虑，在很大程度上是偏执性患者愿意限制自己自由的原因——为了感受到与客体具体而神奇的联结。

治 疗 方 法

因为偏执性患者的疑心，他们在团体心理治疗中通常效果不佳。因此大部分治疗活动必须在个体治疗的情境中开始，尽管这对个体心理治疗师而言是相当艰巨的挑战。如前所述，这些患者通常是在一些外部压力下进入治疗的，而且他们极其难以信任任何人。鉴于这些阻碍，心理治疗的第一步应该是建立治疗联盟。由于偏执性患者倾向于在他人身上唤起防御性反应，所以这个过程就变得更加困难。治疗师也不例外，正如下述治疗片段所显示的。

患　者：我真的对你很生气，因为我已经在候诊室坐了 30 分钟。你告诉我今天 9:30 来这里。

治疗师：不，不是这样的，我说的是上午 10:00。

患　者：你说的是 9:30。

治疗师（稍大声且更有力地说）：我说的是 10:00，我记在本子上的。

患　者：你想骗我！你不会承认你错了，所以想让我以为是我错了。

> 治疗师（仍然更大声地）：如果我错了，我会承认。反而，我想你才是那
> 个不会承认自己犯错的人，并且把错误推给我！
> 患　者：我不接受这种事，我会换别的治疗师！

这种略显夸张的互动，说明了偏执性患者身上极其常见的投射性认同循环。患者将治疗师视为迫害性的坏客体来对待。治疗师感到被强迫着进入防御，并最终给出一个解释，试图迫使投射回到患者身上。而患者以感到被攻击、被误解和被欺骗来回应。为了避免这种不断恶化升级的循环，治疗师必须共情患者对投射的需要——作为一种情绪存活的方式。治疗师必须愿意发挥一个容器的功能，去涵容恨、恶、无能和绝望的感受（Epstein，1979；Gabbard，1991，1996）。过早地试图将这些感受返还给患者，只会导致患者感到内在张力增加，并变得更加僵硬。治疗师必须能够接纳指责，甚至要能够承认自己缺乏帮助患者的能力（Epstein，1984）。大部分治疗师对于为治疗失败承担责任有强烈的反移情阻抗；当患者指责他们无能时，他们很自然地会变得防御。然而，如果能认识到是患者的低自尊导致他们产生这种要在别人身上看到过错的需要，治疗师就能够共情患者的观点，并真诚地寻求如何让治疗更有成效的建议。变得具有防御性，也是对于被指责为不诚实的一种自然反应。然而，防御性可能会被患者错误地解读为证实了治疗师有所隐瞒。到目前为止，开放性是对待偏执性患者的最佳策略。如果患者对治疗师的病历记录或会谈过程笔记表现出怀疑，那么治疗师可以与患者分享这些记录，并借此机会利用它们作为一种治疗性干预。拒绝分享笔记只会刺激患者进一步的偏执。

在整个心理治疗期间，特别是在建立治疗联盟的早期，治疗师必须避免防御性地回应——像患者环境中的其他所有人那样。治疗师不应挑战患者对于事件的阐释或他们对治疗师的感知，不论其内容有多么负面。治疗师应该只是询问更多细节，并且应该共情患者的感受与感知。最重要的是，治疗师必须忍住这种频繁的反移情倾向，即通过过早的解释将不想要的投射强行返还到患者身上，从而使自己摆脱它们（Epstein，1979）。正如在之前的例子中，这种类型的解释只会证实患者的感知：治疗师正致力于攻击患者。使用下述这些技术原则，同样的情境也许可以以相当不同的方式得到处理。

> 患　者：我真的对你很生气，因为我已经在候诊室坐了 30 分钟。你告诉我

今天 9:30 到这里。

治疗师：让我看看，我理解得对不对。你的理解是，你会在今天 9:30 来见我，而不是在 10:00。

患　者：你说的是 9:30。

治疗师：那我可以理解你为什么会对我这么生气了。等一个人等了 30 分钟，这会让大部分人都感到生气。

患　者：你承认你告诉我 9:30 来？

治疗师：坦白地说，我不记得我这样说过，但我想听听更多关于你对那天对话的回忆，这样我就能搞清楚我说了什么，给了你这样的印象。

在这一治疗情境中，治疗师非防御性地接纳了责备，同时没有承认任何过错。治疗师涵容患者的投射，并寻求找到更多关于这件事如何发生的信息。通过愿意考虑自己确实有可能误导了患者，治疗师确认了患者的感知是合理的并值得进一步讨论。最后，治疗师没有试图以解释的形式将被投射的内容返还给患者。

治疗师也需要共情患者保持警惕的倾向。戒备无疑有一定的适应性性质；大量谈论自己的感知的偏执性患者可能会使别人疏远他们。允许患者保持一些沉默和抑制，而非侵入性地询问问题的治疗师，可能会帮助患者更多地敞开内心。另一个建立治疗联盟的技术是聚焦于患者的张力状态——继发于维持偏执性认知模式所必要的高度警觉。诸如"你肯定感到精疲力竭了"或"在经历这一切之后，你一定累坏了"，这样的干预性评论可能会帮助患者感到被理解。当患者愿意谈话的时候，治疗师应该鼓励他详述细节，这有可能会揭示患者目前应激情况的历史前因（Meissner，1976）。治疗师也可以通过接受这种可能性，即患者的断言可能包含着某些与他们有关的实情，来建立治疗联盟（Stone，2014）。治疗师最终可以帮助患者思考，在有可能发生的事情与极其罕见的事情之间存在区别。偏执性人格障碍与共情能力缺陷密切相关，因此，心理治疗中的另一个目标是帮助患者去理解，与他们自己的思考方式相比，其他人可能是如何思考的。换句话说，治疗师帮助患者进行心智化。

与偏执性患者进行心理治疗工作的整体目标，是帮助患者将他们对自己的问题之来源的感知从外部定位转移至内部。这一转变只能遵循一个从容不迫的时间表，这对每位患者来说都是独特的。与这种转变密切相关的第二种转变是将偏执性思考模式转换为一种抑郁性模式，在后者中，患者允许自己体验脆弱、虚弱、自卑和缺陷等感受（Meissner，1995）。治疗师必须能够承受住患者反复的一连串指责和怀疑，而不会变得恼怒或感到绝望。当患者变得更为开放时，治疗师可以开始为患者的感受贴标签，并由此帮助患者在情绪与现实之间做出区分（Meissner，1976）。治疗师也能够帮助患者确定他们所知上的空白。例如，治疗师可以问："你的老板说过他恨你吗？"如果患者对这个问题的回答是否定的，治疗师可以实事求是地评论：患者其实对老板的内在感受所知有限。这些问题的措辞必须巧妙且中立，不要过度地挑战患者的世界观。治疗师不需要在事件上采取赞成或反对的立场，而应该只是表明需要获得更多的信息（Meissner，1976）。

在整个心理治疗的过程中，治疗师必须涵容各种感受，而不能根据它们行事。这种涵容会为患者提供一种有别于以前遭遇到的、新的客体关系。这种不一样的体验最终将随着时间而被患者内化。这种变化的关系模式被思维上的逐渐改变所补充。对于这样的患者来说，关键在于对自己对世界的感知持有一种"创造性怀疑"（Meissner，1986）。当患者远离偏执－分裂位而去遭遇内在的抑郁性元素时，他们便开始更为有效地心智化，并且体验到能够调解并解释经验的自体感。事情可能会变成它们"似乎（as if）"是某种方式，而非**真的**就是某种方式。患者可能也会允许更长时间地瞥见自己的无价值感与自卑感，以使抑郁性元素能够在移情中被修通。在最佳情况下，这些患者能够展露自己对于接纳、爱和亲密的渴望——与他们和自己生活中早年人物在一起时的挫败和失望有关（Meissner，1976，1995）。由此，他们能够开启对这些依恋的哀悼过程。

对一位偏执性人格障碍患者的心理治疗早期阶段的简要报告，阐述了在前面段落中所描述的一些技术性原则。下面括号中的评论指出了这个案例中的理论与技术是如何相互联系的。

AA 先生是一位 42 岁的会计师，由于他持续抱怨对工作环境中的物质过敏，他已有 1 年的时间处于失能状态。在获得一次晋升后，他搬到了一间新的办公室，在那里，他突然体验到一些恼人的躯体症状，包括头痛、思维迟钝、胸闷、视力模糊、全身疼痛、虚弱、容易疲劳以及缺乏动力。AA 先生将这些症状归因于办公室里新装饰的嵌板和地毯，以及风机系统引起的地板震动。只要他离开办公室，这些不良影响就开始消退，而且在 AA 先生看医生时也常常会消失。AA 先生去看过各种专家，接受过许多诊断性评估，其中只有一位专家认为这些症状有某种躯体基础。AA先生利用这一个别意见来佐证他自己的看法。公司经理担心他的失能会变成永久性的，因此强迫他接受心理治疗。在治疗的开始阶段，除了婚姻关系紧张——他将此归咎于他妻子——AA先生否认有任何其他情绪上的问题。他长时间地谈论他的症状，并且坚信起因是躯体上的，不顾绝大多数专家对此的检查结果都是否定的。(患者表现出完全不受专家的理性论证所影响。从他认为自己比医生知道得多，也显露出他的自大。)

当询问到他的人际关系时，AA先生表示他与父亲不相往来，因为他父亲曾经在生意上欺骗过他。此外，他抱怨父亲对他总是比对其他兄弟更为严厉。他总结了自己对父亲的描述，说他是一个不公正且不值得信任的人。AA先生继续说他的妻子也是一个善于欺骗的人。她没有采取避孕措施并怀了孕，从而"骗"他要了一个孩子。他说自己从未原谅妻子的欺骗——已经过去8年了——他还说，他们的婚姻从那之后就变成了一场灾难。他说能够改变这种情况的唯一方式是她变得更值得信任。(患者将恶意的迫害性客体投射到家庭中亲近的人身上，并且视他们为他所有问题的根源。患者本人不承认自己对家庭关系中的这些困难有"贡献"，并认为唯一可能的解决之道在于其他人的改变，而不在于他自己。)

在第一次心理治疗会谈中，AA先生全程非常专注地聆听治疗师，常常要求治疗师进一步澄清他的话。他似乎在最友好的交流中寻找着潜藏的信息。AA先生也对治疗师的任何细微的身体动作高度警觉，常常将它们错误地解释为无聊或不感兴趣的迹象。在倾听了一段时间后，治疗师共情地评论道："你现在一定觉得很糟糕，你的老板要求你接受治疗，你的身体很难受，你太太和你现在也互不讲话。"作为对治疗师这些共情性评论的回应，患者变得更开放了一些，承认自己总是"脸皮很薄"。他承认自己总是会被一些并不会影响其他人的小事情所困扰。(治疗师对AA先生处境艰难的自尊所做的共情性确认让他感到被理解。这个初始的联盟让患者第一次承认自己身上有一个问题，那就是他"脸皮薄"。)

AA先生用冷漠且过于理智的语言来描述他和儿子的关系，"我们相处得比大多数人的平均水平要好"。（这样的描述透露出偏执性人格者无法感受到关系中情绪性的温暖与温情，因为这样的感受会使他很容易被拒绝或攻击所伤。）AA 先生将话题转到他对给自己做过检查的医生的担忧上。他表达了一种强烈的信念，所有的医生基本上都是无能的，并且似乎确信有一位医生开的一种药差点导致他脑出血。他将之前给他做检查的三位精神科医生都描述为不称职的。然后他询问治疗师是否知道某种特别的非精神科药物。当治疗师承认他对药物不熟悉时，AA 先生很快回应说，治疗师可能与其他医生一样也是一个"江湖郎中"。（偏执性个体对于"被控制"的恐惧与关系中的自卑感结合，这常常导致他们对他人的贬低和贬损。通过贬低治疗师，AA 先生确保自己没什么好嫉妒的，也没有理由感到自卑。）

当 AA 先生继续贬低他去看过的许多专科医生的意见时，治疗师说："这肯定让你很泄气。"AA 先生迅速做出了强烈反应，"你在试图诱导我！"（在这里，治疗师尝试通过引入一种新的感受来共情患者，但是超出了患者承认这种感受的能力。如果治疗师更贴近患者自己进行描述时所使用的词语和情感状态，患者的反应可能会更积极。）

当 AA 先生继续谈论他目前的状况时，他承认，他觉得很难适应担任主管职位后的失能和失业。治疗师感觉到了患者对自尊议题的开放态度，于是提到无法工作肯定是一个相当大的打击。AA 先生回应治疗师："你认为我很弱吗？"（再一次，治疗师能够共情患者的低自尊，而不是变得具有防御性，这让 AA 先生能够袒露他对于自己深层的虚弱与劣势的忧虑。）

预 防 暴 力

虽然患有任何一种精神障碍的患者都有可能变得暴力，但是偏执性患者对精神科医生构成了特别的威胁。对偏执的动力学理解，可能会帮助精神科医生避免受到攻击。为了预防攻击性的恶化升级，医生必须牢记下列几项处理原则。

尽一切可能帮助患者保住面子。　偏执的核心是低自尊，因此精神科医生应该共情患者的体验，并且不去挑战患者所说的是否为真相。在与偏执性患者在一起的任何治疗情境下，首要的任务都是建立治疗性联盟。在一项对328位住院患者的研究中，入院时与医生所建立的治疗联盟较弱的患者，在住院期间显著地更可能表现出暴力行为（Beauford et al., 1997）。在忙碌的门诊中，一位第一次接诊偏执性患者的实习医生怀疑患者没有将目前的居住情况据实相告。他告诉患者，他会给患者声称自己居住的中途之家打电话，去核实他所说的话。当这位实习医生从书桌抽屉中拿电话簿时，患者往他的脸上揍了一拳。这个不幸的事件直接引出了另一个防范暴力的重要原则。

避免激起更多的猜疑。　由于这些患者最根本的不信任感，所有的干预措施都必须尽力避免增加他们的偏执。对每一步行动都应该缓慢而谨慎仔细地进行解释说明。行动本身要慢慢地执行，并且可以被看得一清二楚。举例来说，你可以说："我现在要从桌子上拿张预约单，好让你知道下一次我们会面是在什么时候。"你也应该避免对这些患者过度友善，因为这样的行为与他们平常的经验形成强烈对比，这只会进一步激发他们的猜疑。

帮助患者维持掌控感。　对偏执性患者而言，"控制"尤其重要。他们可能与治疗师一样害怕失控。治疗师要不惜任何代价避免恐慌。表现出害怕患者会失控的治疗师，只会加重患者自己对于失控的恐惧。偏执性个体的许多焦虑源自害怕别人会试图控制他。出于这个原因，治疗师所能做的任何证明尊重患者自主性的事情，都有助于降低患者对于"被动屈从"的焦虑。治疗师的干预应该认可患者有权利按照他们的方式看待事情。举例来说，治疗师可以对患者这样说："考虑到你所经历的一切，我认为你对这个情况的感受是合理的，我尊重你那样感受的权利。"

永远鼓励患者用言语表达愤怒，而不是将愤怒暴力性地付诸行动。　让患者尽可能详细地讨论他们的愤怒。鼓励他们思考变得暴力后的逻辑后果。如果可能，提供替代暴力的建设性方案，这样，患者就能够开始看到还有其他的选择。赞同"愤怒是一种合理的反应"，并不意味着赞同攻击性的行为。感受到即刻威胁的治疗师可以尝试将这种威胁转化为言语。当一位精神科住院医生感到一位新患者即将爆发暴力时，他说："我想知道，你是否觉得现在想要打我？"患者点头表示同意。然后住院医生回应道："也许，如果我们去走一走，并把你现在的感觉告诉我，你会能够避免根据这些感觉行事。"这种冷静而务实的处理方式帮助患者变得更有掌控感，而患者也确实感谢了住院医生的帮助。

永远给患者充足的喘息空间。 偏执性患者对于"被迫屈服于他人"的恐惧，会因为身体的接近而加剧。座位的安排应避免让患者感觉被困在治疗室里。有暴力倾向的个体需要与他人保持更大的距离才能感到安全（Kinzel，1971）。避免坐得太近，以及避免碰触到他们，即使是以最温和的方式。一位偏执性女性患者在治疗师坚持每次治疗结束时拥抱她一下后，开始带着一把枪来做治疗。

在处理有潜在暴力倾向的患者时，要熟悉自己的反移情（Felthous，1984）。 反移情性的否认在与偏执性患者工作的医院工作人员及治疗师身上都很常见。他们可能没有询问重要的病史问题，因为担心会证实他们对于患者的潜在暴力可能性的最可怕的担忧。治疗者必须承认自身的恐惧；与过去有过攻击行为的患者在一起时，必须避免危险的情境。在与女性患者工作时，这种反移情性否认可能更加明显，因为人们的性别刻板印象是认为男性比女性更具攻击性。但事实上，男性和女性住院患者的暴力模式是类似的；女性在住院前 1 个月内攻击过另一个人的可能性与男性一样高（Tardiff et al.，1997）。治疗师也可能使用反移情性的投射来否认自身的攻击性，并将它外化到患者身上。当治疗师只看到患者身上的破坏性与攻击性，而没有看到自己身上的破坏性与攻击性时，投射性认同可能会引发患者的暴力。一项针对曾被患者攻击过的精神科医生的研究发现，53% 的精神科医生在被攻击之前都以某种方式刺激过患者（Madden et al.，1976）。

分裂样和分裂型人格障碍

除了偏执型人格障碍，DSM-5（American Psychiatric Association，2013）中的 A 类人格障碍还包括分裂样人格障碍（schizoid personality disorder）和分裂型人格障碍（schizotypal personality disorder）。虽然这两者是不同的实体，但在此将它们放在一起讨论，是因为对这两种障碍的动力学理解以及治疗方法均有许多共同之处。

　　区分分裂样和分裂型人格障碍的这一决定，在很大程度上是基于有愈来愈多的文献表明：分裂型人格障碍在遗传上与精神分裂症相关，但分裂样人格障碍并没有（Kendler et al.，1981，1995；Kety et al.，1971；Rosenthal et al.，1971）。这些研究提示，分裂型人格障碍是精神分裂症的温和版，其特征是：现实检验力基本完好无损，人际关系困难，以及轻度的思维紊乱。另外，对分裂型人格障碍患者的长期随访显示，他们的结局与精神分裂症患者类似（McGlashan，1983）。一项研究证实，分裂型与偏执型人格障碍患者的一级亲属罹患精神分裂症相关障碍的风险，显著高于其他类型人格障碍患者的一级亲属（Siever et al.，1990）。分裂型人格与精神分裂症之间的关联在注意缺陷和眼动追踪领域也被证实了（O'Driscoll et al.，1998；Roitman et al.，1997）。最近的研究也指出，女性分裂型人格障碍患者的语义功能失调困难与精神分裂症患者相似（Niznikiewicz et al.，2002）。其他研究还证实，在磁共振成像研究中二者在丘脑枕体积下降上有相似性（Byne et al.，2001），抑制性缺陷（Cadenhead et al.，2002）。在最近的一项研究（Asami et al.，2013）中，54 名从未服用过抗精神病药的分裂型人格障碍男性患者，与 54 名健康男性对照组受试者进行了比较。磁共振成像数据显示，与健康对照组相比，分裂型人格障碍男性在左侧颞上回、广泛的额叶、额叶－边缘区域以及顶叶区域的灰质体积明显减小。此外，这些区域的体积差异与阴性症状显著相关。换句话说，体积下降越多，阴性症状出现的程度就越大。这一模式与在精神分裂症患者中发现的相似；但在分裂型人格障碍中，不存在精神分裂症中出现的进行性灰质体积减小。童年早期的营养不良也被认为在分裂型人格障碍的发展中扮演着角色（Venables & Raine，2012）。

　　作为纵向人格障碍协作研究的一部分，研究者针对患有边缘型、分裂型、回避型或强迫型人格障碍的受试者进行了为期 2 年的研究，以确定最普遍存在和最不可变的诊断标准（McGlash et al.，2005）。对于分裂型人格障碍，最常见和最具特征性的诊断标准是：牵连观念、古怪的信念、偏执观念和不寻常体验，所有这些都可能反映了对现实认知歪曲的温和变体，而这正是精神分裂症谱系障碍的核心。在分裂型人格中，现实扭曲以较为温和的形式存在，并且只是间歇性地表达为行为上的冷漠或古怪。

　　冈德森（Gunderson，1983）指出，除了分裂型人格障碍的定义中包含少数提示有轻度形式精神分裂症的症状外，分裂型人格障碍与分裂样人格障碍非常相似。实际上，分裂样和分裂型人格障碍形成了一个连续谱，所以要在这两个实体之间画出一条分界线有些武断。对 DSM-5 分裂样人格障碍（专栏 14–2）和分裂型人格障碍（专栏 14–3）诊断标准的仔细研究显示，两种障碍都包含大量的社会疏离和情感限制。

专栏 14–2　DSM-5 分裂样人格障碍诊断标准

301.20（F60.1）

A.　一种脱离社交关系、在人际环境中情感表达受限的普遍模式，起始不晚于成年早期，存在于各种背景下，表现出下列四项（或更多）症状。

　　1. 既不渴望也不享受亲近的人际关系，包括成为家庭的一部分。

　　2. 几乎总是选择独自活动。

　　3. 对与他人发生性经历的兴趣很少或不感兴趣。

　　4. 很少或几乎没有活动能够令其感到有乐趣。

　　5. 除了一级亲属外，缺少亲密的朋友或知己。

　　6. 对他人的赞扬或批评都显得无所谓。

　　7. 表现为情绪冷淡、疏离或情感平淡。

B.　并非仅出现于精神分裂症、伴精神病性特征的双相或抑郁障碍、其他精神病性障碍或孤独症（自闭症）谱系障碍的病程之中，也不能归因于其他躯体疾病的生理效应。

注：如果在精神分裂症起病之前已符合此诊断标准，可加上"病前"，即"分裂样人格障碍（病前）"。

来源：Reprinted from the *Diagnostic and Statistical Manual of Mental Disorders*, 5th Edition. Washington, DC, American Psychiatric Association, 2013. Used with permission. Copyright © 2013 American Psychiatric Association.

专栏 14–3　DSM-5 分裂型人格障碍诊断标准

301.22（F21）

A.　一种社交和人际关系缺陷的普遍模式，表现为对亲密关系感到强烈不适，建立亲密关系的能力下降，且有认知或知觉的扭曲和古怪行为，起始不晚于成年早期，存在于各种背景下，表现出下列五项（或更多）症状。

　　1. 牵连观念（不包括关系妄想）。

　　2. 影响行为的古怪信念或魔幻思维，且与亚文化常模不一致（例如，迷信、相信千里眼、心灵感应或"第六感"；在儿童和青少年中，可表现为怪异的幻想或先占观念）。

　　3. 不寻常的知觉体验，包括躯体错觉。

　　4. 古怪的思维和言语（例如，含糊的、赘述的、隐喻的、过分渲染的或刻板的）。

　　5. 猜疑或偏执观念。

　　6. 不恰当或受限制的情感。

7. 古怪的、反常的或不寻常的行为或外表。

8. 除了一级亲属外，缺少亲密的朋友或知己。

9. 过度的社交焦虑，并不随着熟悉程度而减弱，且与偏执性的恐惧有关，而不是对自己的负性判断。

B.　并非仅出现于精神分裂症、伴精神病性特征的双相或抑郁障碍、其他精神病性障碍或孤独症（自闭症）谱系障碍的病程之中。

注：如果在精神分裂症起病之前已符合此诊断标准，可加上"病前"，即"分裂型人格障碍（病前）"。

来源：Reprinted from the *Diagnostic and Statistical Manual of Mental Disorders*, 5th Edition. Washington, DC, American Psychiatric Association, 2013. Used with permission. Copyright © 2013 American Psychiatric Association.

分裂型患者自身形成了一个连续谱，从非常像分裂样患者的一端——除了在行为和沟通上有一些更为奇怪之处，到更接近精神分裂症患者的一端——容易有短暂的精神病性发作。接下来针对这两种障碍的动力学理解的讨论反映了这样一个事实，即相似的治疗方法通常是有帮助的。

精神动力学理解

分裂样与分裂型患者通常生活在社会的边缘。他们可能会被嘲讽为"怪人""怪物"或"格格不入的人"，也可能只是独自一人去追求成为一种孤独而独特的存在。他们的孤立以及快感缺失可能会让别人为他们感到难过，并向他们伸出援手。然而，做出这样姿态的个体多半会在被反复回绝后放弃。家庭成员可能会变得恼怒，进而强迫他们分裂样的家属接受治疗。出于担心自己的孩子在生活中有所缺失，青少年或年轻人的父母可能会带他们的孩子去看精神科医生（Stone，1985）。另外一些分裂样或分裂型患者会因为痛苦的孤独感而主动寻求精神科治疗。

分裂样患者的内在世界与他们的外表可能有相当大的差异。确切地说，这些人常常是许多矛盾的混合体。阿卡塔（Akhtar，1987）将这些矛盾分为显性与隐性表现两组："分裂样个体的显性表现是疏离的、自我满足的、心在不焉的、缺乏兴趣的、无性欲的、道德观独特的；而隐性表现是极度敏感的、在情感上渴求关怀的、高度警觉的、有创造性的、常常有悖常理的以及易于堕落的。"（p.510）。这些截然对立并不反映意识性及潜意识性的人格特质，而是代表了自体被分裂或破碎为不同的自体表征，它们保持着未被整合的状态。从精神动力学的观点看，"分裂样"这个名称反映了自体的这一根本性分裂。其结果是一种弥散的身份认同——分裂样患者不确定他们自己是谁，而且感到被高度冲突性的想法、感受、愿望和冲动所冲击。这种身份认同的弥散使他们在与他人建立关系时困难重重。实际上，分裂样和分裂型患者最突出的特征或许是他们看起来与他人没有关系。但与这些患者的精神分析工作显示，他们肯定是有感受的，并会为了他人而努力，但这些患者自身被冻结在了建立关系的早期发展阶段（Lawner，1985）。这些患者选择被孤立的决定，似乎是建立在这样一种信念的基础上，即：他们无法从母亲那里获得他们所需要的，而这意味着他们也无法做进一步的努力，从以后的重要他人那里获得任何东西（Nachmani，1984）。分裂样患者可能陷入两种焦虑之中：如果离得太近，他们可能担心会被客体吞没并与之融合；但如果离得太远，他们又害怕丧失和崩溃（Williams et al.，2005）。

我们对分裂样患者内心世界的理解，很多是源自英国客体关系理论家的工作。巴林特（Balint，1979）认为，这些患者在建立关系的能力上存在着根本性缺陷—— 一种在婴儿期经历的母性养育中的显著不足所导致的"基本缺陷"。他相信，分裂样患者与他人建立关系上的困难源于这种基础性的无能，而非源于冲突（如在神经症性患者身上看到的那样）。费尔贝恩（Fairbairn，1954）可能是对于理解分裂样患者来说最重要的贡献者，他将"分裂样退缩（schizoid retreat）"视为一种对冲突的防御—— 一方面希望与他人建立关系，另一方面害怕自己的渴求会伤害到别人。最初将母亲感知为拒绝性的婴儿可能会在这个世界中变得退缩。然而，婴儿的渴求会愈发强烈，直至被体验为是贪得无厌的。随后，婴儿害怕自己的贪婪会吞噬掉母亲，并再次留下他孤独一人。因此，这个婴儿最需要的那个客体可能会被他自己的融合努力（incorporative strivings）所摧毁。基于小红帽的童话，费尔贝恩将这种担忧称为"小红帽幻想（Little Red Riding Hood Fantasy）"：小女孩非常惊恐地发现她的祖母消失了，只留下了她自己以及她所投射的口欲贪婪——以一只贪婪的大灰狼的形式出现。

正如"小红帽"可能将她的贪婪投射到狼身上，婴儿也可能将他们自己的贪婪投射到妈妈身上，然后他们就将妈妈视为具有吞噬性的且危险的。对于分裂样患者来说，他们最初害怕自己的渴求会吞噬掉他人，然后又害怕被他人吞噬掉，婴儿期的这种两难困境被冻结在时间里。分裂样患者的这一根本性的两难困境迫使他们在两种恐惧之间摇摆不定：恐惧自己的渴求会把别人赶走，同时也恐惧他人会憋死或吞噬他们。结果，所有关系都被体验为危险的、需要避免的。因为决定不与他人建立关系，这使分裂样个体感到孤单且空虚，因此常常存在着一种"分裂样妥协（schizoid compromise）"（Guntrip，1968），即患者同时既黏附他人，又拒绝他人。

分裂样患者生活在被遗弃、被迫害和解体的持续威胁之下（Appel，1974）。吸收任何来自他人的东西，都是冒着会触发对依赖与融合之强烈渴望的风险。爱就等同于与另外某个人相融合，失去自己的身份认同，以及摧毁那个人。虽然英国学派的著作聚焦于分裂样患者，但巴林特、冈特里普（Guntrip）和其他一些人的描述也同样适用于分裂型患者（Stone，1985）。

分裂样患者特征性的从人际关系中退缩可能有着重要的发展性功能。温尼科特（Winnicott，1963/1965）相信，分裂样患者的孤独保护了一种重要的真实性，这对于患者发展中的自体来说绝对是神圣的："在健康的发展过程中存在一个过渡阶段，在这个阶段中，患者与好的或潜在满足性的客体有关的最重要的体验，是对它的拒绝。"（p. 182）。分裂样的退缩是一种与内在"真性自体"交流的方式；而不是牺牲那个真实性去和他人虚伪地互动，这会导致产生一个"假性自体"。温尼科特认为，我们都具有这种非交流性的核心，而我们必须尊重分裂样个体"不交流"的权利和需求。极端节制与孤立的时期可能会帮助分裂样个体和这个与外界隔绝的自体建立联系，以便它能够与其他的自体表征相整合（Eigen，1973）。

允许治疗师进入他们内心世界的分裂样患者常常会流露出全能幻想。这些幻想通常与那个隐遁的自体部分——患者所撤退到的地方——相关联。如同被隐藏起来的自体的其他部分，这些幻想充当着"避免暴露的避难所"（Grotstein，1977），以支撑住脆弱的自尊，并缓解对于自体瓦解的焦虑。像偏执性患者一样，分裂样患者全能幻想的频率与他们的自尊水平成反比（Nachmani，1984）。由于缺乏好的内在自体与客体表征帮助他们完成取得关系或事业成功所必要的工作，分裂样患者会利用全能幻想绕过这样的工作，直接实现他们的夸大幻想。分裂样患者通常对自己的幻想感到非常羞耻，也不愿意与自己的治疗师分享这些幻想，直到他们在关系中感觉到安全。

个体心理治疗

如同偏执性人格障碍患者一样，分裂型与分裂样人格障碍患者并不常出现在治疗师的门口。在一项针对美国临床医生的全国调查中，分裂型人格障碍是所有人格障碍中最少得到治疗的诊断实体（Westen，1997）。在美国哥伦比亚精神分析中心一项对 100 名申请接受精神分析的患者进行的研究（Oldham & Skodol，1994）中，只有一位患者被诊断患有分裂样人格障碍，且没有一位患者被诊断为分裂型人格障碍。因此，至今为此积累起来的对这些患者的心理治疗与心理治疗性干预的数据许多都是非正式的，基于相对较小的案例数。

与偏执性人格障碍很像，分裂样和分裂型人格障碍是很少出现在治疗中的疾病，以致我们没有基于大样本的系统性研究可供尝试去评估心理治疗的有效性。临床经验上的普遍看法认为，分裂样与分裂型人格障碍患者都能够从个体支持性治疗、动力性团体治疗或者这两者的结合中获得帮助（Stone，2014）。由于团体设置中可预见的互动性要求通常会导致产生大量的焦虑，因此这些患者中的大多数人会感觉以个体治疗作为开始更为舒服。关于分裂样与分裂型人格障碍的心理治疗，许多现代文献表明，治疗作用的机制可能是对治疗关系的内化，而非对冲突的诠释（Appel，1974；Gabbard，1989；Nachmani，1984；Stone，1983，1985；Winnicott，1963/1965）。

治疗师的任务是通过提供一种新的关系体验来"融解"患者冻住的内在客体关系。分裂样建立联系的风格源自患者最早期与父母式人物关系中的缺陷和不足，爱泼斯坦（Epstein，1979）称之为"**原发性成熟失败**（primary maturational failure）"。终其一生，患者总是唤起环境中其他人类似的反应，从而导致"**继发性成熟失败**（secondary maturational failures）"。换句话说，分裂样患者可能一生都在与所有人保持距离。治疗师必须想出如何以一种成熟的修正性方式与患者建立联系。治疗师务必不能让自己像患者生活中的所有其他人那样被赶走或被疏远。

说治疗目标是提供一种新的关系用以内化，这看似直接而简单。然而，这一策略面临着巨大的阻碍。首先，患者的基本存在模式就是无关联性（nonrelatedness）。治疗师是在要求一个不与他人发生联系的人变得与人有更多联系。可以想象，治疗师为患者提供一种新的关系模式的努力，将会遭遇情绪上的疏远以及大量的沉默。

努力尝试治疗退缩的分裂样患者的治疗师必须怀有极大的耐心，因为内化的过程缓慢而艰辛。面对沉默，他们也必须采取一种宽容与接纳的态度。尤其是，沉默不能仅仅被视为一种阻抗——它也是非言语交流的一种独特形式，可能提供有关患者的重要信息。

治疗师对患者的情绪反应不管多么微妙，都有可能是关于患者的主要信息源。当沉默一直持续时，治疗师必须谨防形势反转，将自己的自体和客体表征投射到患者身上。英格玛·伯格曼（Ingmar Bergman）的感人电影《人格面具》（*Persona*）很好地描绘了这种情形。在这部电影中，一名护士照料着一名缄默的患者，在经历了许多尝试但都无法成功让患者开口说话之后，护士变得很挫败，并开始把她内心的部分内容投射到患者身上。快要被逼疯的护士开始将患者当作自己内在世界的一个化身来对待（Gabbard，1989）。

这种治疗模式要求治疗师接受患者的投射并监测自己的投射，而不被迅速地卷入反移情性的付诸行动。当治疗师似乎感觉想要退出或放弃患者时，他们必须做到看待这些感受就像看待这个过程中的任何其他感受一样，并努力尝试去理解它们。正如第四章在对心理治疗的讨论中提到的，只有当治疗师"被迫使"着去扮演一个对患者来说特别的角色时，投射性认同才可能被诊断和被理解。治疗师必须静静地留意发生在自己与患者之间的互动，然后应用这些信息来指导接下来的互动。奥格登（Ogden，1982）总结了在这样的情境下治疗师的任务。

> 投射性认同的视角，既不要求也不排除使用言语进行解释。治疗师努力尝试找到一种与患者谈话以及和他们在一起的方式，这将形成一种媒介，通过它，治疗师也许可以接纳患者内在客体世界里无法整合的部分，并将它们以一种患者能够接受并从中学习的方式还给他们。
>
> （p. 42）

实际上，"不做解释"的决定可能是对分裂样与分裂型患者来说最有效的治疗策略。一方面，如果沉默被解释为阻抗，这些患者可能会感到要为自己的没有能力交流而负责，并感到蒙羞（Nachmani，1984）。另一方面，通过克制解释与接纳沉默，治疗师认可了温尼科特（Winnicott，1963/1965）所说的那个隐私的、非交流性的自体核心。在与某些患者一起工作时，治疗师必须尊重患者的这个沉默的自体。这可能是用以建立治疗联盟的唯一切实可行的技术性方法（Gabbard，1989）。

治疗师非常重视人际间的联系。我们希望自己对患者而言是有意义的。接纳患者沉默的"无联系"，与我们的训练和心理倾向背道而驰。但是我们的这种自然倾向是在向患者施加重压，因为我们期待他们应该与他们本来的样子不同。尤其是，我们想让患者对我们说话，并与我们建立联系。然而，这样的期待意味着我们一定会要求患者面对那些痛苦——他们通过分裂样退缩所回避的痛苦。治疗师的期待愈大，反而会导致患者愈发疏离，正如瑟尔斯（Searles，1986）所观察到的。

> 温尼科特（Winnicott，1941/1958）的……"足够好的抱持性环境（good-enough holding environment）"这一概念，意味着分析师为了患者不仅要相对稳定地在那里；而且要（在心理上）相对地可被患者破坏，一次又一次地，当患者对自闭性（全能）功能的持续需求仍然对

此有需要时。因此，分析师需要直觉性地在恰当的时刻向患者提供自己的"不在场"，也许与自己的"在场"一样频繁。

（p. 351）

有些患者会以自己在治疗关系中更大的开放性来回应这种包容的、共情性的接纳。这些患者可能开始谈论自体隐藏的部分，最终将这些部分整合入一个更为内聚的自体感。在心理治疗过程的开始阶段，很难知道哪些患者可能从中获益。斯通（Stone，1983）在关于分裂型（边缘性精神分裂症性）患者的文章中认为，那些在心理治疗中效果比较好的患者是具有一些抑郁性症状的患者，或是具有感受情绪温暖及共情的能力。他警告治疗师，要小心过度的反移情期望，因为只能期待有限的进展。他还建议治疗师接受这一事实，即许多令人尴尬的话题可能在很长一段时间内都不得不在治疗中隐藏着（Stone，2001）。太急切于探究，可能会让患者感到害怕或羞耻。在斯通看来，治疗师必须能够容忍一种令人失望的可能性，即他们的患者只会在"建立联系"以外的领域中取得进步。一般而言，那些自我功能较好的患者（例如较完好无损的现实检验力，较好的判断力，认知功能下降程度较少）的治疗效果，比那些自我功能更严重紊乱的患者要好。与自我功能严重变损的患者工作时，治疗师可能需要作为一个辅助性自我来发挥作用，支持性地帮助患者完成各种任务，诸如现实检验、做判断以及辨别自体—客体。斯通（Stone，2001）也指出，像精神分裂症患者（详见第七章）一样，分裂型患者所需要的不仅是表达性–支持性心理治疗。低功能的分裂型患者也需要社交技巧训练、再教育以及各种社会支持。

动力性团体心理治疗

一般而言，分裂样患者是动力性团体心理治疗的最佳人选（Appel，1974；Azima，1983）。团体治疗旨在帮助患者社会化，而这正是分裂样患者最受困扰之处。团体治疗也是大量新的养育可以在其中发生的一种设置。对很多分裂样患者来说，他们在团体过程中的同伴可以作为一个重建的家庭来行使功能，并最终被这些患者所内化，以平衡他们更为负面和可怕的内在客体（Appel，1974）。

仅通过定期地与他人接触，这些患者就可能相当受益。实际上，有些分裂样患者除了他们的团体治疗会面外，没有任何社交渠道。随着他们开始感觉到被接纳，并发现他们最害怕的事情并未发生，他们在与人相处时会逐渐感到更舒服。以与前述的个体心理治疗过程类似的方式，其他团体成员的反应也可能提供修正性体验——与患者之前的所有关系体验都截然不同。在分裂样患者的团体治疗中会出现的一些困难，包括来自其他患者的不满——这些患者不得不"掏心掏肺"的倾诉，而分裂样患者依然保持沉默。这些感受可能会促成某种"拉帮结派"，强迫分裂样患者开口说话。在这样的时刻，治疗师必须支持团体中的分裂样成员，并帮助其他成员接纳某位患者保持沉默的需要（Azima，1983）。其他患者也可能就干脆忽略了沉默寡言的分裂样患者，继续进行活动，就仿佛那位患者不在场。在这种情形下，治疗师的任务是将这位患者带入团体，通过向其他患者指出，在团体外发生的人际模式如何正在团体内重复着。和分裂样患者一样，分裂型患者也能够从团体治疗中获益；但那些行为怪异或有精神病性思维的患者，可能会变成替罪羊，因为他们与团体中的其他成员太过不同。对这样的患者而言，单独的个体治疗可能是首选的模式。

团体与个体治疗相结合，对于很多分裂样患者来说是非常理想的，因为他们在团体中遭遇的社交领域，可以与个体心理治疗师进行讨论和处理。然而，相当多的分裂样患者会感到，接受参加团体治疗的建议就好像是"被扔进了狮子群中"。当他们的治疗师提出这个建议时，他们甚至可能会觉得自己被背叛了。团体转介的一个预备步骤通常是修通患者关于在团体治疗中会发生什么的幻想。

下面的案例阐明了团体治疗对某些分裂样患者的一些独特优势。

> BB 先生是一位 23 岁、患有分裂样人格障碍的单身男性。他在养老院担任夜班护士助手，白天在一所当地大学上课。他喜欢在夜间上班，因为没有什么人际压力。他的上级常常睡着，所以他可以自由地读小说。在他醒着的时候，BB 先生会花几个小时进行高强度的健身锻炼。他会全身赤裸地在镜子面前摆姿势、屈伸肌肉和自我欣赏。很多时候，这样的摆姿势和屈伸肌肉都伴随着对成为奥林匹克十项全能运动冠军的全能幻想。他还想象着，如果他达到了一定水平的身体上的完美，就会吸引到学校班上的一位他从来不敢主动与之攀谈的女生。
>
> BB 先生深深地在意自己是被领养的这件事。他谈论此事时带着极大的羞

耻感，好像确信这说明自己生来就有一些缺陷。在他看来，早年被生母抛弃标志着他天生就如此不受欢迎，所以如果别人有机会，无疑也会抛弃他。

像很多分裂样患者一样，BB 先生有一种变态特征，表现为露阴障碍。他会将自己置于女性会突然撞见他裸体的情境。然后他会表现出惊讶的样子，并立刻逃离现场以避免被起诉。然而，他从这种活动中获得的性快感诱使他进行越来越多有风险的冒险行为。有一次，他互换了健身房男女更衣室门上的标牌，这样，女性便进入了男更衣室，然后发现他赤裸地站在那里，正在擦干淋浴后的身体。

最终，BB 先生来到一间门诊寻求团体心理治疗。他担心自己的露阴行为会失控，并可能导致法律后果；而且他真的被生活中的孤独所困扰。他寻求团体心理治疗是因为他以前尝试过 2 年的个体心理治疗。他报告，他几乎在整个治疗过程中都保持着沉默。最后，他和治疗师共同判定继续下去没有意义。BB 先生还报告，他有强烈的愿望想要克服自己对他人的恐惧，他相信团体治疗可能是处理这种恐惧的一个好方法。

在一个由相当高功能的各种人格障碍患者组成的团体中，BB 先生开始了动力性团体心理治疗的过程。他定期参加治疗，但在大部分团体讨论中都只是静静地坐着。一点一点地，他能够愈来愈多地透露关于自己的事情。当他积聚了足够的勇气去谈论那位女同学——他的幻想对象——时，某种突破发生了。团体中的一位女性患者回应说："为什么你不约她出去？你是一个相当有吸引力的男人。"被这个反馈所感动，BB 先生回应，之前从没有人这样告诉过他。

这位患者从其他团体成员那里得到的支持和积极反馈增强了他的自尊，也让他更频繁和更开放地说话。当他终于能讨论他的露阴行为，而没有人对他的自我揭露表现出惊恐地退避时，他感到如释重负。

在几年的团体治疗后，BB 先生有关人际关系和自尊的焦虑获得了明显改善，他能够开始约会，并与男性建立一些恰当的同伴关系。露阴障碍发作的次数逐渐减少；虽然当团体放假而 BB 先生感到被治疗师和同伴抛弃时，它往往会复发。

BB 先生的案例说明，在分裂样人格障碍患者身上，客体关系的外显缺失可能如何伴随着对关系的强烈幻想，并伴随着隐蔽的、具有变态性质的性活动。长期锻炼在分裂样与分裂型个体中也相当常见。这种类型的躯体活动可能起到了"燃烧掉"性能量的作用；或者，正如在 BB 先生的例子中，这也可能是一种建立自尊的方式——通过幻想这种努力会让其他人觉得自己这个人更有吸引力。

虽然一些性变态在分裂样患者中相当常见，但露阴障碍似乎对这些患者有着特殊的重要意义。费尔贝恩（Fairbairn，1954）观察到，分裂样个体常常过度重视他们的心理内容，将它们看得异常珍贵。他们害怕将自身的任何东西给予他人，因为如果这样做，他们会消耗掉自己自恋性珍视的内容。费尔贝恩注意到，分裂样患者通常使用露阴作为一种防御——防御对于"给予"的恐惧。更确切地说，"展示"变成了"给予"的替代物，因为后者承载着对于失去某种宝贵东西的恐惧，而前者没有。虽然在 BB 先生的案例中露阴是外显的，但它也常常以被升华的形式出现，诸如参与表演。

团体心理治疗为 BB 先生提供了一系列新的人际关系用以内化。与同伴患者（以及与治疗师）的人际联系推翻了他对于"其他人会如何回应他"的预期。他没有令团体成员疏远他，他们接纳了他本来的样子，并确认了他作为一个人的可取之处。对分裂样患者来说，团体治疗中其他患者的确证可能比来自个体治疗师的类似确证更有影响力。分裂样患者可能会将治疗师的积极关注贬低成为了治疗效果而设计出来的态度；治疗师"只是在做他的工作"。

很多分裂样和分裂型患者的病情比 BB 先生的难以治疗得多。正如斯通（Stone，2001）所建议的，治疗师必须真诚地尊重患者的需要——与别人不同，并且一定不能觉得必须要将患者转变成为另外一个人。在治疗分裂样和分裂型患者时，我们都应该记住梭罗（Thoreau）的智慧："如果一个人跟不上他同伴的步伐，也许是因为他听到了不同的鼓点。那就让他随着他听到的音乐节拍起舞，无论那节奏多么缓慢，多么悠远"（Thoreau，1854/1950，p. 290）。

参考文献

Akhtar S: Schizoid personality disorder: a synthesis of developmental, dynamic, and descriptive features. Am J Psychother 61:499–518, 1987

Akhtar S: Paranoid personality disorder: synthesis of developmental, dynamic, and descriptive features. Am J Psychother 44:5–25, 1990

American Psychiatric Association: Diagnostic and Statistical Manual of Mental Disorders, 5th Edition. Washington, DC, American Psychiatric Association, 2013

Appel G: An approach to the treatment of schizoid phenomena. Psychoanal Rev 61: 99–113, 1974

Asami T, Whitford TJ, Bouix S, et al: Globally and locally reduced MRI gray matter volumes in neuroleptic-naive men with schizotypal personality disorder: association with negative symptoms. JAMA Psychiatry 70:361–372, 2013

Auchincloss EL, Weiss RW: Paranoid character and the intolerance of indifference. J Am Psychoanal Assoc 40:1013–1037, 1992

Azima FJC: Group psychotherapy with personality disorders, in Comprehensive Group Psychotherapy, 2nd Edition. Edited by Kaplan HI, Sadock BJ. Baltimore, MD, Williams & Wilkins, 1983, pp 262–268

Balint M: The Basic Fault: Therapeutic Aspects of Regression. New York, Brunner/ Mazel, 1979

Beauford JE, McNiel DE, Binder RL: Utility of the initial therapeutic alliance in evaluating psychiatric patients' risk of violence. Am J Psychiatry 154:1272–1276, 1997

Blum HP: Object inconstancy and paranoid conspiracy. J Am Psychoanal Assoc 29: 789–813, 1981

Byne W, Buchsbaum MS, Kemether E, et al: Magnetic resonance imaging of the thalamic mediodorsal nucleus and pulvinar in schizophrenia and schizotypal personality disorder. Arch Gen Psychiatry 58:133–140, 2001

Cadenhead KS, Light GA, Geyer NA, et al: Neurobiological measures of schizotypal personality disorder: defining an inhibitory endophenotype. Am J Psychiatry 159: 869–871, 2002

Eigen M: Abstinence and the schizoid ego. Int J Psychoanal 54:493–498, 1973

Epstein L: Countertransference with borderline patients, in Countertransference. Edited by Epstein L, Feiner AH. New York, Jason Aronson, 1979, pp 375–405

Epstein L: An interpersonal–object relations perspective on working with destructive aggression. Contemp Psychoanal 20:651–662, 1984

Fairbairn WRD: An Object-Relations Theory of the Personality. New York, Basic Books, 1954

Felthous AR: Preventing assaults on a psychiatric inpatient ward. Hosp Community Psychiatry 35:1223–1226, 1984

Freud S: Psycho-analytic notes on an autobiographical account of a case of paranoia (dementia paranoides) (1911), in The Standard Edition of the Complete Psychological Works of Sigmund Freud, Vol 12. Translated and edited by Strachey J. London, Hogarth Press, 1958, pp 1–82

Gabbard GO: On "doing nothing" in the psychoanalytic treatment of the refractory borderline patient. Int J Psychoanal 70:527–534, 1989

Gabbard GO: Technical approaches to transference hate in the analysis of borderline patients. Int J Psychoanal 72:625–637, 1991

Gabbard GO: Love and Hate in the Analytic Setting. Northvale, NJ, Jason Aronson, 1996

Grotstein JS: The psychoanalytic concept of schizophrenia, I: the dilemma. Int J Psychoanal 58:403–425, 1977

Gunderson JG: DSM-III diagnoses of personality disorders, in Current Perspectives on Personality Disorders. Edited by Frosch JP. Washington, DC, American Psychiatric Press, 1983, pp 20–39

Guntrip H: Schizoid Phenomena, Object-Relations, and the Self. New York, International Universities Press, 1968

Kendler KS, Gruenberg AM, Strauss JS: An independent analysis of the Copenhagen sample of the Danish adoption study of schizophrenia, II: the relationship between schizotypal personality disorder and schizophrenia. Arch Gen Psychiatry 38:982–984, 1981

Kendler KS, McGuire M, Gruenberg AM, et al: Schizotypal symptoms and signs in the Roscommon Family Study: the factors, structure and familial relationship with psychotic and affective disorders. Arch Gen Psychiatry 52:296–303, 1995

Kety SS, Rosenthal D, Wender PH, et al: Mental illness in the biological and adoptive families of adopted schizophrenics. Am J Psychiatry 128:302–306, 1971

Kinzel AF: Violent behavior in prisons, in Dynamics of Violence. Edited by Fawcett J. Chicago, IL, American Medical Association, 1971

Lawner P: Character rigidity and resistance to awareness of the transference. Issues in Ego Psychology 8:36–41, 1985

Madden DJ, Lion JR, Penna MW: Assaults on psychiatrists by patients. Am J Psychiatry 133:422–425, 1976

McGlashan TH: The borderline syndrome, II: is it a variant of schizophrenia or affective disorder? Arch Gen Psychiatry 40:1319–1323, 1983

McGlashan TH, Grilo CM, Sanislow CA, et al: Two-year prevalence and stability of individual DSM-IV criteria for schizotypal, borderline, avoidant and obsessive-compulsive personality disorders: toward a hybrid model of Axis II disorders. Am J Psychiatry 162:883–889, 2005

Meissner WW: Psychotherapeutic schema based on the paranoid process. Int J Psychoanal Psychother 5:87–114, 1976

Meissner WW: Psychotherapy and the Paranoid Process. Northvale, NJ, Jason Aronson, 1986

Meissner WW: Paranoid personality disorder, in Treatments of Psychiatric Disorders, 2nd Edition, Vol 2. Edited by Gabbard GO. Washington, DC, American Psychiatric Press, 1995, pp 2249–2259

Nachmani G: Hesitation, perplexity, and annoyance at opportunity. Contemp Psychoanal 20:448–457, 1984

Niznikiewicz MA, Shenton ME, Voglnaier M: Semantic dysfunction in women with schizotypal personality disorder. Am J Psychiatry 159:1767–1774, 2002

O'Driscoll GA, Lezenweger MF, Holzman PS: Antisaccades and smooth pursuit eye tracking and schizotypy. Arch Gen Psychiatry 55:837–843, 1998

Ogden TH: Projective Identification and Psychotherapeutic Technique. New York, Jason Aronson, 1982

Ogden TH: The Matrix of the Mind: Object Relations and the Psychoanalytic Dialogue. Northvale, NJ, Jason Aronson, 1986

Oldham JM, Skodol AE: Do patients with paranoid personality disorder seek psychoanalysis?, in Paranoia: New Psychoanalytic Perspectives. Edited by

Oldham JM, Bone S. Madison, CT, International Universities Press, 1994, pp 151–166

Reich J, Braginsky Y: Paranoid personality traits in a panic disorder population: a pilot study. Compr Psychiatry 35:260–264, 1994

Roitman SEL, Corblatt BA, Bergman A, et al: Attentional functioning in schizotypal personality disorder. Am J Psychiatry 154:655–660, 1997

Rosenthal D, Wender PH, Kety SS, et al: The adopted-away offspring of schizophrenics. Am J Psychiatry 128:307–311, 1971

Searles HF: My Work With Borderline Patients. Northvale, NJ, Jason Aronson, 1986

Shapiro D: Neurotic Styles. New York, Basic Books, 1965

Siever LJ, Silverman JM, Horvath TB, et al: Increased morbid risk for schizophrenia-related disorders in relatives of schizotypal personality disordered patients. Arch Gen Psychiatry 47:634–640, 1990

Stone MH: Psychotherapy with schizotypal borderline patients. J Am Acad Psychoanal 11:87–111, 1983

Stone MH: Schizotypal personality: psychotherapeutic aspects. Schizophr Bull 11:576–589, 1985

Stone MH: Schizoid and schizotypal personality disorders, in Treatments of Psychiatric Disorders, 3rd Edition, Vol 2. Edited by Gabbard GO. Washington, DC, American Psychiatric Publishing, 2001, pp 2237–2250

Stone MH: Paranoid, schizoid, and schizotypal personality disorders, in Gabbard's Treatments of Psychiatric Disorders. Edited by Gabbard GO. Washington, DC, American Psychiatric Publishing, 2014

Tardiff K, Marzuk PM, Leon AC, et al: Violence by patients admitted to a private psychiatric hospital. Am J Psychiatry 154:88–93, 1997

Thoreau HD: Walden (1854), in Walden and Other Writings of Henry David Thoreau. Edited by Atkinson B. New York, The Modern Library, 1950, p 290

Venables PH, Raine A: Poor nutrition at age 3 and schizotypal personality at age 23: the mediating role of age 11 cognitive functioning. Am J Psychiatry 169:822–830, 2012

Westen D: Divergences between clinical and research methods for assessing personality disorders: implications for research and the evolution of Axis II. Am J Psy- chiatry 154:895–903, 1997

Williams P, Haigh R, Fowler D: Paranoid, schizoid, and schizotypal personality disorders, in The Oxford Textbook of Psychotherapy. Edited by Gabbard GO, Beck J, Holmes JA. Oxford, UK, Oxford University Press, 2005

Winnicott DW: The observation of infants in a set situation (1941), in Through Paediatrics to Psycho-Analysis. New York, Basic Books, 1958, pp 52–69

Winnicott DW: Communicating and not communicating leading to a study of certain opposites (1963), in The Maturational Processes and the Facilitating Environment: Studies in the Theory of Emotional Development. New York, International Universities Press, 1965, pp 179–192

第十五章

B 类人格障碍：

边缘型

本章目录

尽管边缘型人格障碍（borderline personality disorder，BPD）曾被认为是一种大多数治疗方法都难以治疗的慢性障碍，但是过去二十年来大量的文献描绘了一幅不同的画面。涉及神经生物学特征的复杂病因学，包括遗传因素、家庭因素和心理内部因素，带来了对这种障碍更为广泛和深入的理解。此外，长期随访研究显示大多数病例预后良好。最后，许多基于不同理论观点及使用严格研究设计的治疗研究显示，大多数得到这种诊断的患者对治疗的反应较好。对该诊断实体的一个简要历史概述，将在美国精神病学的背景下，追溯我们对边缘性人格障碍的理解的演化过程。

术语的演化

从 20 世纪 30 年代末期开始以及在整个 40 年代，临床医生开始描述某些尚未严重到被贴上精神分裂症的标签，但对于经典的精神分析性治疗来说又太过紊乱的患者。为了捕捉这些患者典型的"在中间（in between）"的状态，霍克和波拉丁（Hoch & Polatin，1949）将这组患者描述为"假神经症性精神分裂症"（pseudoneurotic schizophrenia），以"泛神经症（panneurosis）""泛焦虑症（pananxiety）"和"泛性症（pansexuality）"的症状模式为特征。罗伯特·奈特（Robert Knight，1953）通过聚焦于自我功能的损伤，包括无法现实地进行计划，没有能力防御原始冲动，以及初级过程思考超越次级过程思考占据主导地位，进一步对这组不明确的患者进行了特征描述。

这些早期贡献者观察到的是一种"混乱而复杂的"的综合征，它不能很好地符合当时已有的诊断类别。格林克等人（Grinker et al.，1968）在 20 世纪 60 年代早期对大约 60 名在芝加哥住院的这类患者进行了统计分析，为该综合征带来了一定程度的诊断严谨性。对这些患者数据的一项聚类分析（cluster analysis）显示，这些边缘性患者可以分为四组。这些患者似乎覆盖了从"精神病性边界"（I 型）直至"神经症性边界"（IV 型）的连续谱。而在这两个极端之间可以看到，有一组患者有着显著的负性情感以及在维持稳定人际关系上的困难（Ⅱ型），而另一组患者以普遍地缺乏身份认同为特征，导致他们需要从他人那里借用身份（Ⅲ型）。

格林克等人（Grinker，1968）也尝试识别出边缘综合征（borderline syndrome）存在的共同特征，无论是哪种亚型。他们提出了以下四个主要特征：（1）愤怒是主要或唯一的情感；（2）人际关系上的缺陷；（3）缺乏一致的自体身份认同；（4）弥散性抑郁。这项实证研究最重要的贡献之一，是发现了边缘综合征明显不同于精神分裂症。格林克及其同事发现，这些患者并不会随着时间的推移恶化为明显的精神分裂症。更确切地说，他们在整个病程中是稳定地不稳定的（Schmideberg，1959）。这个发现有助于驳倒一些怀疑论者所持有的观点——他们认为边缘性患者实际上就是精神分裂症患者。

到了20世纪90年代，在聚焦于边缘综合征之描述性特征的研究基础之上，冈德森（Gunderson）及其同事（Zanarini et al., 1990）识别出了明确的鉴别特征（表15–1）。

表 15–1　边缘性人格障碍的鉴别特征

类精神病性思维
自伤行为
操纵性自杀尝试
对被抛弃／被吞没／被湮灭的担心
过度苛求／权利资格
治疗退行
反移情困难

来源：根据 Zanarini et al.（1990）

在这些标准中，有许多是相互关联的。边缘性患者沉迷于建立排他的一对一关系，无论如何不能有丝毫被抛弃的风险。他们可能带着"理所当然有资格"的架势要求这样的关系，这令其他人无法承受并疏远他们。此外，当他们确实变得与另一个人关系亲密时，一系列孪生焦虑（twin anxieties）就被激活了。一方面，他们开始担心被另一个人吞没，以及在这种原始的融合幻想中失去自己的身份认同；另一方面，他们也因为深信自己随时都会被拒绝或被抛弃，而体验到近乎惊恐的焦虑。为了防止孤单，边缘性患者会诉诸割腕或自杀的姿态，期望以此引起他们所依恋之人的拯救。

认知歪曲，诸如类精神病性思维（quasi-psychotic thought，被定义为：短暂、局限和 / 或非典型的现实检验力受损）可能也出现在人际关系情境中。关于会被所爱之人抛弃的近乎妄想性的感知是很常见的，并且当患者变得依恋治疗师时，会出现精神病性的移情性退行。目睹着患者不断变化的自我状态如万花筒般呈现出来的临床医生，很容易出现各种各样的强烈反移情反应，包括拯救幻想、罪疚感、违反职业边界、愤怒和憎恨、焦虑和惊恐，以及深深的无助感（Gabbard，1993；Gabbard & Wilkinson 1994）。

冈德森和格林克等人主要关注描述性的诊断标准，而奥托·科恩伯格（Otto Kernberg，1967，1975）则尝试从精神分析的角度来描述边缘性患者的特征。使用一种自我心理学与客体关系相结合的方法，他新造了"**边缘性人格组织（*borderline personality organization*）**"这一术语，以涵盖这一组患者——他们表现出包括自我虚弱、原始性防御运作以及有问题的客体关系在内的特征性模式。在这些患者身上他观察到多样化的症状，包括自由浮动的焦虑、强迫症状、多种恐惧症、分离反应（dissociative reactions）、疑病性先占观念、转换症状、偏执倾向、多形态的反常性行为，以及物质滥用。而科恩伯格提醒，仅通过描述性症状不足以得到确定的诊断。他相信，诊断需要基于能够揭示四个关键特征的精细的结构分析（表 15–2）。

表 15–2 科恩伯格的边缘性人格组织的判断标准

Ⅰ. **自我虚弱的非特异性表现**

    A. 缺乏焦虑耐受

    B. 缺乏冲动控制

    C. 缺乏成熟的升华途径

Ⅱ. **转向初级过程思维**

Ⅲ. **特定的防御运作**

    A. 分裂

    B. 原始的理想化

    C. 早期投射形式，尤其是投射性认同

    D. 否认

    E. 全能化和贬低

Ⅳ. **病理性内化的客体关系**

来源：根据 Kernberg（1975）

自我虚弱的非特异性表现。 自我功能的一个方面，是延迟冲动释放及调节情感（如焦虑）的能力。在科恩伯格看来，因为内在固有的非特异性（自我）虚弱，边缘性患者无法集结自我力量去执行这些功能。类似地，他们也难以将强烈的驱力升华，以及用自己的良心来引导行为。

转向初级过程思维。 同罗伯特·奈特一样，科恩伯格也注意到，这类患者在缺乏结构时或在强烈的情感压力之下，倾向于退行到精神病样思维中。但是，这些转变主要发生在现实检验力基本完好的背景之下。

特定的防御运作。 在这些防御中，最重要的是分裂，科恩伯格将它视为一种将相互矛盾的内射物及情感主动地分开的过程（参见第二章）。在具有边缘性人格组织的个体身上，分裂机制的临床表现如下：（1）交替表达相互对立的行为和态度，而患者对此漠不关心并无动于衷地否认；（2）将自己周围环境中的所有人划分为"全好"和"全坏"两个阵营，对一个特定的个体的评判会在这两个阵营间频繁地摇摆；（3）同时存在着相互对立的对自己的看法及意象（自体表征），它们每天每时交替着轮流处于支配地位。

> 一个41岁的牧师因被发现与男童和女童有大量的性行为而被收入精神专科医院。入院后不久，常规化验检查发现梅毒测试阳性。当与他对质这个化验结果时，他回答说："我不知道怎么可能会有这样的事情。我是一个禁欲的牧师。"负责治疗这个牧师的住院医生直截了当地指出，患者是因为与未成年人有大量的性行为而入院的。这位牧师对此对质淡漠地回答："你期望什么呢？我也只是个人。"

这个临床案例阐明了，相互对立的自体表征是如何同时存在于边缘性患者身上的——一位"禁欲的牧师"与一个性滥交的双性恋恋童障碍者共存。此外，这位牧师一副就事论事的态度，正是许多边缘性患者在他们使用的分裂策略受到对质时所展现出来的典型反应——无动于衷的否认。其他的防御，例如原始的理想化、全能化、贬低，都同样反映出分裂的倾向（例如，以完全正面的或完全负面的方式看待他人）。根据科恩伯格的观点，投射性认同是另一种在边缘性人格组织中非常重要的防御机制，在此，自体或客体表征被分裂开来并被投射到他人身上，以努力控制住它们。

病理性内化的客体关系。 由于使用分裂机制，具有边缘性人格组织的个体不会将他人看成正面和负面特质的混合体；相反，他们会将他人分为截然相反的两个极端，并将他人视为——用一名患者的话来说——"不是神就是魔"。这类患者无法整合他人身上的力比多及攻击性的方面，这抑制了他们真正理解他人内在体验的能力。他们对他人的感知可能每天都在理想化和贬低之间交替，任何与患者有关系的人可能都会感到非常困扰。同样地，患者没有能力整合积极的和消极的自体表征，这导致深刻的身份认同弥散，正如前面牧师的例子所展示的。

科恩伯格的"边缘性人格组织"的概念与识别一种特定人格障碍的实际现象学特征是不同的。换句话说，他的术语涵盖了许多不同的人格障碍。按照他的观点，例如自恋性、反社会性、分裂样、偏执性、婴儿化以及循环心境性人格障碍，都以一种深层的边缘性人格组织为特征。

对人格障碍的诊断普遍缺乏区分效度，因为得到一种人格障碍诊断的患者可能还会得到四到六种附加的人格障碍诊断（Oldham et al.，1992）。这种重叠在 B 组人格障碍中尤为普遍，在该组中，许多患者所具有的特征属于组中两种或以上人格障碍。为了避免概念上的混淆（也因为相关的人格障碍，如偏执性、分裂样、自恋性、反社会性以及表演性人格障碍等，会在本书的其他章节中得到详尽地讨论），本章的讨论仅限于针对具有 DSM-5（American Psychiatric Association，2013）所描述的边缘型特征的患者（专栏 15–1）。

专栏 15–1　DSM-5 边缘型人格障碍诊断标准

301.83（F60.3）

一种人际关系、自我形象和情感不稳定性以及显著冲动性的普遍模式；起始不晚于成年早期，存在于各种背景下，表现出下列五项（或更多）症状。

1. 极力避免真正的或想象的被抛弃（注：不包括诊断标准第五项中的自杀或自残行为）。
2. 一种不稳定的、紧张的人际关系模式，以在极端理想化和极端贬低之间交替变化为特征。
3. 身份认同紊乱：显著而持续地不稳定的自我形象或自我感觉。
4. 至少在两个方面有潜在的自我伤害的冲动性（例如，消费、性行为、物质滥用、鲁莽驾驶、暴食）（注：不包括诊断标准第五项中的自杀或自残行为）。
5. 反复发生自杀行为、自杀姿态或自杀威胁，或者自残行为。

6. 由于显著的心境反应所致的情感不稳定（例如，强烈的发作性烦躁、易激惹或焦虑，通常持续几小时，很少超过几天）。

7. 慢性的空虚感。

8. 不恰当的强烈愤怒或难以控制发怒（例如，经常发脾气、持续愤怒、反复斗殴）。

9. 短暂的与应激有关的偏执观念或严重的分离症状。

来源：Reprinted from the *Diagnostic and Statistical Manual of Mental Disorders*, 5th Edition. Washington, DC, American Psychiatric Association, 2013. Used with permission. Copyright © 2013 American Psychiatric Association.

疾病的人口学特征和病程

美国及挪威的流行病学研究显示，边缘型人格障碍在普通人群中的患病率为 0.7% ~ 1.8%（Swartz et al., 1990；Torgersen et al., 2001）。然而在临床人群中，其患病率为 15% ~ 25%（Gunderson 2014；Gunderson & Zanarini, 1987）。在几乎所有样本中，女性被诊断为边缘型人格障碍的比例都高得多；在大部分样本中，有 71% ~ 73% 为女性（Widiger & Weissman, 1991）。男性边缘型患者倾向于呈现出与典型女性边缘型患者有所不同的临床症状。兹洛特尼克等人（Zlotnick et al., 2002）评估了 130 例门诊边缘型人格障碍患者的各种与"冲动"相关的终生障碍。男性边缘型人格障碍患者更可能有物质滥用障碍，并符合反社会型人格障碍的诊断标准。而女性边缘型人格障碍患者则更可能有进食障碍。因此，患有边缘型人格障碍的男性常常被贴上反社会性的标签，而非边缘性。

最近有研究显示，尽管人格障碍的结局各异，但大多数患者的结局是良好的（Paris, 2012）。两项前瞻性长期随访研究（Gunderson et al., 2011；Zanarini et al., 2012）证实，这种障碍的一些主要急性症状，例如冲动性、自伤、自杀倾向以及情绪失调，即使没有治疗，也会在这种障碍病程的相对早期自然缓解。在纵向人格障碍协作研究（Collaborative Longitudinal Personality Disorders Study；Gunderson et al., 2011）中，175 例边缘性人格障碍患者在 10 年的病程中，有 85% 的患者病情得到缓解。复发率低，但在社会功能方面存在持续的困难。麦克莱恩（McLean）的一项为期 16 年的前瞻性随访研究（Zanarini et al., 2012）有类似的发现。边缘性人格障碍患者的症状缓解率与其他人格障碍类似。但 2 年的症状缓解比 2 年的康复常见得多——康复被定义为症状缓解**以及**良好的社会和职业功能同时存在。只有 60% 的边缘性患者获得了 2 年的康复，而有 85% 的其他人格障碍患者达到了类似程度的康复。当检查的是持续 8 年的康复情况时，这两个数据分别下降到了 40% 和 75%。

这些结果是令人鼓舞的。一方面，尽管它们也表明，那些即使不再符合边缘型人格障碍诊断标准的个体，有可能继续在挣扎并且需要治疗。另一方面，很少有边缘性人格障碍患者看起来需要终生治疗（Paris，2012）。大多数患者能够安定下来生活，停止持续地思考自杀。正如帕里斯（Paris，2012）所言，"边缘性人格障碍并不像过去曾经认为的那样是一种无期徒刑"（p. 446）。其预后似乎比双相障碍好得多。在麦克莱恩的研究中，在持续参与其中的 264 名边缘性患者中，只有 13 例死于自杀，另有 13 例死于其他原因。因此，患者的自杀率大概在 3% ~ 5% 的范围内。

精神动力学理解和病因学

理解边缘性人格障碍病因的早期努力聚焦于母性人物的过度卷入，她们在允许儿童与自己分离上有内在冲突，这导致儿童产生对于分离和被抛弃的焦虑，长大后最终被诊断为边缘型人格障碍（Mahler et al.，1975；Masterson & Rinsley，1975）。其他研究更多地聚焦于缺陷或"不足"模型（Adler，1985），该模型认为不可靠的母性养育会使边缘性患者难以发展出一个抱持性和抚慰性的内射物，以在母亲不在场的时候支撑住自己。

所有精神动力学模型在某种程度上都受到实证性研究文献的挑战。例如，"母亲过度卷入"这一假设在一系列研究中受到质疑（Frank & Hoffman，1986；Frank & Paris，1981；Goldberg et al.，1985；Gunderson et al.，1980；Paris & Frank，1989；Paris & Zweig-Frank，1992；Soloff & Millward，1983；Zweig-Frank & Paris，1991），这些研究共同得出三个总体结论（Zanarini & Frankenburg，1997）：（1）边缘性患者通常将他们与母亲的关系视作疏远的、高度冲突性的或是不参与的；（2）和与母亲的关系相比，父亲的不在场是患者原生家庭更具鉴别性的特征；（3）和单独与父母任何一方存在紊乱关系相比，与父母双方都存在紊乱的关系，可能对边缘性人格障碍来说更具致病性和特异性。

这些发现表明，"忽视"可能是一个比"过度卷入"更重要的病因学因素。一项设计精巧的前瞻性研究（Johnson et al.，1999）发现，童年期忽视与边缘性人格障碍症状以及其他几种人格障碍相关症状的增加有关。

　　强调"分离"和"抛弃"之重要性的精神动力学理论，已经从评估边缘性人格障碍患者童年史中"早期分离"与"丧失"的发生率的研究中获得了一些证实（Akiskal et al.，1985；Links et al.，1988；Walsh，1977；Zanarini et al.，1989a）。一项将边缘性患者与被诊断为其他人格障碍的患者、精神病性患者以及情感障碍患者进行比较的研究（Zanarini & Frankenburg，1997）发现，边缘性人格障碍患者在其生活史背景中有显著更高比例的早年丧失及分离的经历。该比例在不同研究中为37% ～ 64%，并对边缘性人格障碍具有高度鉴别性（Zanarini & Frankenburg，1997）。

　　早期的精神动力学模型严重地低估了童年期创伤在边缘性人格障碍病因及病理机制中所扮演的角色。目前已有大量实证性研究支持童年期虐待是此类障碍在病因学上的主要促成因素（Baker et al.，1992；Gunderson & Sabo，1993；Herman et al.，1989；Ogata et al.，1990；Swartz et al.，1990；Walsh，1977；Westen et al.，1990；Zanarini et al.，1989b，1997）。一方面，童年期性虐待在约60%的边缘性患者中似乎是一个重要的病因学因素。但其他人格障碍或抑郁症对照组的患者尽管没有报告如边缘性患者一样常见的性虐待，但躯体虐待的发生率各组大致相同。大约25%的边缘性患者有亲子乱伦史。但是另一方面，对于边缘性人格障碍的发生及发展来说，性虐待既非必要条件也非充分条件；而其他的早年体验，例如被两性照料者忽视以及混乱或反复无常的家庭环境，似乎也是重要的风险因素（Zanarini et al.，1997）。约翰逊等人（Johnson，1999）的一项前瞻性研究也支持了这一观点，他们发现成年期的边缘性症状与童年期的性虐待及被忽视有关，但与躯体虐待无关。

　　相对较少的研究试图确定童年期虐待是边缘性人格障碍特异性的，还是所有人格障碍病理机制的一部分。在一项协作性纵向人格障碍研究（Battle et al.，2004）中，研究者剖析了600位成年人格障碍患者的童年史，报告了三项主要发现：（1）大比例的人格障碍患者报告在成长过程中曾有被忽视或被虐待的经历（73% 透露曾受虐待，82% 报告童年期忽视）；（2）当同时评估几种人格障碍的诊断时，与童年期虐待相关性最高的是边缘性人格障碍；（3）另外两种人格障碍患者组——强迫性和反社会性——也有较高比例的虐待经历。虽然此项研究的回顾性质是其劣势，但它仍然证实了童年期虐待在边缘性人格障碍的发展中扮演着角色的这一观点。然而，研究发现也证明，并非所有发展出边缘性人格障碍的个体都报告有在童年期被忽视或被虐待的经历。

　　虐待或忽视的经历，通常与有问题的依恋模式相关联。贝特曼和福纳吉（Bateman & Fonagy，

2004a，2004b）从依恋理论中发展出了一个基于心智化的模型（mentalization-based model）。正如第二章所讨论的，依恋理论提出四种"儿童—照料者"联结的类型：（1）安全/自主型（secure/autonomous）；（2）不安全/忽略型（insecure/dismissing）；（3）不安全/先占型（insecure/preoccupied）；（4）未解决/混乱型（unresolved/disorganized）。与这些不安全型依恋模式密切相关的，是心智化能力上的缺陷。特别是许多边缘性患者非常难以理解和认识到，人们所感知到的自己与他人的状态是可能出错的和主观的，是现实的表征——只反映了一系列可能的视角之中的一个。心智化是内隐程序记忆的一个特征，是在与照料者的安全依恋背景中产生的；在这种安全依恋中，照料者理解儿童有自己的心理状态；将儿童视为拥有能动性（agency）的人来对待；并帮助儿童发展内在工作模式。换句话说，一个人自动地读懂另一个人脸上的表情并知道对方的感受，而无须付出过多有意识的努力去弄清楚其面部表情的含义。

一个安全型依恋的照料者会将这种安全依恋及心智化能力传递给婴儿。在缺乏安全依恋的情况下，儿童难以辨别出自己的和他人的心理状态。研究已经将边缘性人格障碍患者与不安全依恋中的先占型或未解决/混乱型联系起来（Alexander et al.，1998；Allen，2001；Patrick et al.，1994；Stalker & Davies，1995）。无解的创伤似乎能够将边缘性人格障碍组与其他组相区分。童年早期创伤导致受害者从自己的心理世界中防御性地撤退。因此，一些有过严重创伤的边缘性人格障碍患者，通过回避思考照料者心智中的内容来应对虐待，而这阻止了虐待经验得到解决（Fonagy，2001）。有一位患者，当她弄乱东西时，母亲曾威胁要砍掉她的双手。她说那时她已经无法思考母亲为什么冲她吼叫了，因为她很害怕妈妈恨她并把她当成一个怪物。

福纳吉等人（Fonagy et al.，1996）对一个以女性为主的严重人格障碍住院患者的样本进行了研究。使用为测量心智化能力而发展出来的反思功能量表（Reflective Functioning Scale；Fonagy et al.，1997）使他们能够量化这个维度。在曾受虐待且反思功能低的患者当中，有97%的患者符合边缘型人格障碍的诊断标准。然而，在报告经历过虐待但在反思功能上得到高评分的受试者中，仅有17%的人符合边缘型人格障碍的诊断标准。因此，具有心智化能力的患者能够理解照料者的心理并消化所发生的事情，以解决该创伤。而通过拒绝思考照料者内心发生的事情来应对自己所受虐待的患者，无法进行心智化，因而无法解决自己受虐待的体验。

在正常的发展中，心智化是一种心理成就。小于3岁的儿童的心理主要在"心理等同模式（psychic equivalence mode）"下运作（Fonagy，2001）。在此模式中，儿童认为对现实的感知就等同于现实本身。四五岁时，儿童开始将思维的"假装模式（pretend mode）"与"心理等同模式"整合在一起。五六岁的儿童能够理解一个人的感知受到主观性因素的影响。这就允许了"游戏（play）"现象的出现，此时，儿童能够假装成不是自己的某个其他人。边缘性人格障碍患者在从"心理等同模式"至"假装模式"的转变上存在巨大的困难。

自体组织（self-organization）在很大程度上建立在将自己及他人想象成心理施动者的能力的基础之上（Bateman & Fonagy，2004a）。在发展过程中，儿童在巨大的压力之下，要以某种方式发展出内在状态的表征。通常，儿童会在母亲或照料者的眼中发现自己，因为养育者将他们在儿童身上所看到的映照回给儿童。当父母或照料者无法提供这种体验时，一个令人害怕的或受到惊吓的照料者就会被内化成为儿童自体结构的一部分（Fonagy & Target，2000）。从此，一个怀有敌意的或"异己的"表征就驻扎在儿童的自体表征中。儿童在随后的成长过程中就需要将这个异己的自体外化，以便让另一个心智去控制这些令人不愉快的属性。这种机制可以解释为什么边缘性患者会反复地进入令他们感到被他人伤害的关系之中——他们将他人体验为具有迫害性。通过这种投射性认同的过程，患者可能也影响到心理治疗师或任何其他重要的人，使他们呈现出那个"异己自体（alien self）"或"坏客体"的特征。

越来越多的证据表明，在边缘性人格障碍的病因学中存在着显著的神经学基础。早期创伤和/或忽视的体验作用于一种脆弱易感、反应过度的气质，导致个体产生强烈的内在痛苦，并伴随在应对和表达这种痛苦上的困难（Zanarini & Frankenburg，2007）。这二者的结合似乎会导致在发展稳定的身份认同方面的极大困难，以及慢性的人际功能紊乱。在强烈情绪的控制下，情感和认知都存在调节障碍（Clarkin et al.，2007），边缘性个体感到难以整合对自我和对他人的正面和负面的看法，这导致被分开的情感——积极的与消极的情感——之间发生了根本性的分裂。这种身份认同的弥散与将客体分裂为全坏或全好形象的过程相平行。边缘性个体主要的防御机制是分裂和投射性认同，借此，患者设法将好的与坏的相分离，并将自己否认的部分投射到治疗师或自己生活中的某个重要他人身上（Clarkin et al.，2007a）。如在第二章中详细论述的，参与投射性认同的边缘性患者可能对另外一个人坚持施加强烈的人际压力，迫使这个人承担被（患者）否认的坏客体的特征。

边缘性人格障碍患者身上暴怒的强烈程度，可能会掩盖伴随着这种障碍的深层痛苦。研究显示，边缘性患者会体验到巨大的羞耻感，并伴有强烈的被暴露感和被贬低感（Rüsch et al.，2007）。这种容易感到羞耻的倾向性与愤怒、高冲动性以及低自尊有关。

神经生物学发现

与父母或照料者的早期创伤性互动所带来的后果之一，是边缘性患者可能存在持续的过度警觉，因为担心其他人可能会对自己怀有恶意，他们需要持续不断地监测环境。神经生物学的发现证实了发展性创伤的这一后遗症。里尼等人（Rinne et al., 2002）研究了 39 名接受地塞米松 / 促肾上腺皮质激素释放激素（corticotropin-releasing hormone，CRH）联合测试的女性边缘性人格障碍患者，并用 11 名健康受试者作为对照组。这些女性中的 24 人曾经历过持续的童年虐待。另外 15 人没有持续的童年虐待史。当作者剖析研究结果时，与未受虐待的受试者相比，长期受虐待的边缘性人格障碍患者对地塞米松 / 促肾上腺皮质激素释放激素给药刺激有显著增强的促肾上腺皮质激素及皮质醇应答。他们得出结论，持续的童年虐待史与促肾上腺皮质激素释放的高反应性相关。他们的发现表明，这种过度反应的生理状态只与边缘性患者的一个亚组相关，而非对所有边缘性人格障碍患者都适用。持续的童年虐待看起来会增加促肾上腺皮质激素释放激素受体的敏感性。

关于下丘脑－垂体－肾上腺轴的高应答性的知识，非常符合我们对边缘性人格障碍患者的内在客体关系模式的理解。因为我们理解，内在客体关系是通过构建自体表征、客体表征以及联结这两者的情感等基础要素而被创建起来的，因此我们可以推断，一种焦虑和过度警觉的情感状态可能与将他人感知为迫害性的以及将自己感知为被迫害的相关联（图 15-1）。

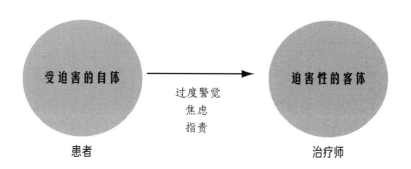

图 15-1　与下丘脑－垂体－肾上腺轴的高反应性相关联的内在客体关系

杏仁核的功能之一是提高警觉性，并帮助个体评估新的或含混不明的情况出现的潜在可能性

（Donegan et al.，2003）。一项功能性磁共振成像研究比较了6名女性边缘性人格障碍患者和6名对照组女性（Herpertz et al.，2001）。研究主要发现，与对照组的杏仁核相比，边缘性患者的双侧杏仁核均表现出激活增强。研究人员得出结论，边缘性患者的感觉皮质可能是通过杏仁核来调控的，这导致对与情绪相关的环境刺激的注意增加。

两项不同的研究（Donegan et al.，2003；Wagner & Linehan，1999）测试了边缘性患者对标准面容呈现的反应。在其中一项研究（Donegan et al.，2003）中，与对照组受试者相比，边缘性患者对情绪的面部表达表现出显著更强的左侧杏仁核激活。不过更重要的是，与对照组相比，边缘性患者倾向于把消极的属性加之于中性的面部表情。没有情绪表达的面孔被视为有威胁的、不可信赖的、可能在密谋去做恶毒事情的。对相对温和的情绪表达表现出高度警觉和过度反应，这种气质倾向可能与过度活跃的杏仁核密切相关。而这种对中性面部表情的错误解释，显然与边缘性患者在心理治疗中发生的移情性误读（transference misreadings）有关。

边缘性人格障碍患者对面部表情的反应方式要远比最初认为的更为复杂。瓦格纳和莱恩汉（Wagner & Linehan，1999）在他们的研究中指出，被诊断为边缘型人格障碍的女性在标识恐惧性面部表情方面，实际上比非边缘型人格障碍的对照组受试者更为准确。一些观察者指出，边缘性人格障碍患者具有一种"雷达"，使他们能够以一种极其准确的方式读取治疗师的表情；而另一些研究者则强调边缘性患者所带来的歪曲。林奇等人（Lynch，2006）采用一种"图像变形"的方法，研究了20名边缘性人格障碍个体和20名健康对照组个体。他们使用一项技术使面容逐渐且单调地从中性表情向最大强度的典型情绪表达发生变化。这项技术使他们可以在评估识别的准确性的同时，还评估出如果要发生准确的识别，面部情绪的表达需要达到多大强度。在这个研究中，患有边缘性人格障碍的受试者比健康对照组在更早阶段便准确地识别出了面部情感。此外，在对情绪表达的整体识别上——不考虑其效价，边缘性人格障碍受试者比健康对照组更为敏感。林奇等人指出，增强的情绪敏感性似乎是边缘性人格障碍的一个核心特征，并且可能与反应过度的杏仁核应答有关，而后者又与创伤以及反应过度的下丘脑－垂体－肾上腺轴相关。对于经历过童年早期创伤的患者来说，这种过度警觉可能是适应性的和保护性的。

在一项相关研究中，费尔塔克等人（Fertuck et al.，2009）使用巴伦－科恩等人（Baron-Cohen et al.，2001）开发的观眼读心测试（Reading the Mind in the Eyes Test，RMET），比较了30名边缘性人格障碍患者和25名健康对照组个体。这项研究发现，边缘性人格障碍组在解读面部表情的测试中，尤其是表达于眼中的信息，他们的表现显著优于健康对照组。研究人员认为，边缘性人格障碍患者有更好的表现，可能与他们从面部刺激中感知到更大的潜在威胁以及上面提到的过度警觉有关。中性面部表情可能代表着最含混不清的威胁，所以他们对中性面部表情给予特别的警觉。与对照组相比，此研究中的边缘性人格障碍组在中性情绪效价的面部表情的测试中，表现得尤其好。研究小组强调，边缘性人格障碍患者对面部表情的实际感知相当准确，因为出于生存的目的，他们需要评估他人情绪状态时时刻刻的转变。边缘性人格障碍的问题领域不在于对情绪表达的感知，而在于对情绪表达的**解释**。"错误解读"的问题在中性面部表情上最为突出，因为这里存在不明确性。他们的困难似乎在于：评估某个人是否值得信赖。边缘性人格障碍患者似乎在将"可信赖"与面部表情相联系方面有很大的困难，并且可能对微小的恶意迹象反应过度。

使用磁共振成像技术对边缘性患者及对照组受试者进行的研究证明，与对照组相比，边缘性人格障碍患者的海马及杏仁核体积变小（Driessen et al.，2000；Schmahl et al.，2003a；van Elst et al.，2003）。尽管创伤在减小海马体积上所扮演的角色已经在许多研究中得到了确认，但早期创伤与杏仁核体积缩小之间的确切关系仍不清楚。在两项研究中（Lyoo et al.，1998；van Elst et al.，2003），额叶和眶额叶体积的缩小也被注意到了。这些发现提供了一个可能的解释，即来自前额叶的抑制性控制的减弱可能实际上促成了杏仁核的过度活跃（参见图15-2）。采用一种特别设计的功能性磁共振成像活化探针的研究（Silbersweig et al.，2007）证实，在与行为抑制和负性情绪间相互作用有关的条件下，与健康受试者相比，边缘性患者表现出腹内侧前额叶活动的相对降低。换句话说，在边缘性患者身上产生的与杏仁核高反应性相关的负性情绪，没有足够地被腹内侧前额叶皮质的抑制性功能所抗衡，可能导致了那个被公认的问题，即边缘性患者在焦躁不安之后难以平静下来。

在范埃尔斯特等人（van Elst et al.，2003）的功能性磁共振成像研究中特别令人感兴趣的，是左侧眶额叶的体积与杏仁核的体积显著相关。海马体积的减少，可能与边缘性患者的下述困难有关：他们难以评估当前关系与既往关系之间可能如何相似或者如何不相似，也难以从与既往关系有关的经验中学习。

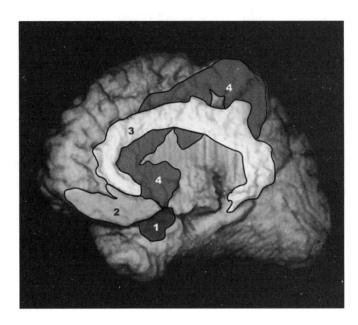

图 15-2　杏仁核邻近前额叶皮质

右侧大脑半球内视图：（1）杏仁核；（2）腹内侧（眶）前额叶皮质；（3）扣带皮质；（4）躯体感觉相关皮质。

转自 Schore AN: *Affect Regulation and the Repair of the Self*. New York, W.W. Norton, 2003. Copyright 2003, Allan N. Schore. Used with permission.

　　分离焦虑及遗弃的主题在边缘性人格障碍患者中的核心地位，也应用正电子发射体层成像得到了研究。施梅尔等人（Schmahl et al., 2003b）研究了 20 名有童年性虐待史的女性，在她们聆听描述中性事件和个人被遗弃事件的文字时，测量她们的脑部血流变化，并比较了边缘性人格障碍患者与非边缘性人格障碍患者的反应。研究发现，边缘性人格障碍患者的内侧及背外侧前额叶皮质，包括前扣带回、左颞叶及视觉联合皮质，存在功能失调。在女性边缘性人格障碍患者中，暴露于提示个人被遗弃经历的文字所导致的脑区激活增加，与文献中记载的恒河猴在与母亲分离后的脑区激活增加，发生于相同的大脑区域。因此，研究人员假设，与母亲分离相关的应激所激活的脑区，与这些患者回忆童年被遗弃的经历时所激活的脑区是相同的。由于内侧前额叶皮质有通向杏仁核的抑制性连接，并在恐惧反应的消退上发挥着作用，所以另一种可能性是：这种模式反映了患者的大脑无法关停从杏仁核中产生的负性情绪。

　　分裂的神经学基础也被提出。早期创伤可能促进了大脑半球偏侧化（hemispheric lateralization），并对左右半球间的整合产生了不利影响。当 10 位有童年创伤史的受试者及以 10 位相匹配但无童年创伤史的对照组受试者在先回忆一个中性记忆、随后回忆一个创伤性记忆时，研究人员使用听觉探针诱发电位衰减（auditory probe-evoked potential attenuation）作为大脑半球活动性的指标，进行了测量（Schiffer et al.，1995）。曾受到虐待的受试者在回想中性记忆时使用左侧大脑半球，在回想令人恐惧的记忆时使用右侧大脑半球。而对照组受试者，无论记忆内容为何，都同等地同时使用左、右两侧半球。边缘性人格障碍患者使用分裂作为主要的防御机制，可能反映了这种大脑左右半球的整合失败。

影像学研究显示，心智化过程要求数个不同的大脑结构协同一致地工作（Baron-Cohen et al.，1999；Calarge et al.，2003；Frith & Frith，1999；Gallagher et al.，2000；Goel et al.，1995）。这些研究中的大多数都包括要求受试者去完成一些需要理解另一个人的内心世界的心理活动。例如，卡拉格等人（Calarge et al.，2003）要求 13 名健康志愿者将自己置于另一个人的位置上，理解那个人的心理状态，方法是让他们描述在公园长凳上偶然遇到的一个正在哭泣的陌生人的体验。研究人员指出，这些能力在精神动力学心理治疗实践中是必要的。与在其他研究中一样，在受试者理解其他人的心理状态时，其内侧额叶区域被激活。其中一个最重要的发现是，在完成任务的过程中，最大的激活发生在右侧小脑。这些研究人员，比如弗里思和弗里思（Frith & Frith，1999）建议，最好考虑"心智理论（theroy of mind）"的系统或网络的可能性，它广泛地分布，由可能位于内侧额叶、颞上沟、额下区以及小脑的相互作用的节点组成。

心智化和认识另一个人内心状态的能力似乎与边缘性人格障碍患者遇到的信任问题相关。使用包括两个同时进行的功能性磁共振成像的神经成像技术，金－卡萨斯等人（King-Casas et al.，2008）利用一个信任游戏来研究边缘性人格障碍患者与对照组受试者之间的差异。简单地说，两名游戏者参与一个经济信托计划。一名游戏者被指定为投资者并投入资金，另一名游戏者被指定为信托人并得到了投资。在游戏期间测量信托人前脑岛的大脑活动性。研究发现，边缘性人格障碍患者倾向于假定没有人是值得信赖的，因而预期所有人都是不公正的。对于投资人与信托人之间的关系陷入危机的情况他们缺乏"直觉"，并且无法心智化另一位游戏者的动机和意图。研究人员得出结论，边缘性人格障碍患者的前脑岛激活受损；更确切地说，他们不能准确而有效地评估一个由另一个人计划的、具有消极后果的行动。

除了上述总结的神经生物学特征外，阿片类物质缺乏似乎在边缘性人格障碍中扮演着角色。

波辛等人（Prossin et al.，2010）比较了边缘性人格障碍患者与无该障碍的对照组后发现，边缘性人格障碍患者存在着区域性的内源性阿片类物质的相对失调。这种固有的阿片类物质缺乏与见于边缘型人格障碍患者的某些临床特征可能非常相关。例如，他们割伤自己可能是在自我用药，因为他们此时会释放内源性阿片类物质。阿片类物质参与情绪调节，内源性阿片类物质在健康个体中还能促进正常社会功能，这些已经得到公认。这种固有的内源性阿片类物质的缺乏，很可能与在边缘性人格障碍患者身上观察到的几乎所有社会功能失调有关。钮和斯坦利（New & Stanley，2010）指出，服用阿片制剂的边缘性人格障碍患者报告的是自己感到情绪正常而不是欣快亢奋。此外，撤药与持续的烦躁不安相关。在整个一生中，伴随着与他人亲密而获得的满足，甚至是早期与母亲的依恋，似乎都对边缘性人格障碍患者构成了挑战；鉴于这样的事实，我们可以推测，这种困难至少部分地与内源性阿片类物质不足有关。类似地，这种不足可能与在建立治疗联盟上的困难相关联。边缘性人格障碍患者的情绪痛苦可能被体验为躯体上的和无法忍受的；正是这种主观体验对于治疗这些患者的心理治疗师来说可能尤其困难。内源性阿片类物质的相对缺乏很可能在这种情绪性痛苦方面扮演着重要角色。

许多边缘性人格障碍在神经生物学上的相关性似乎都与创伤有关，但其中有些因素也可能源于遗传、产前或产后的影响。病因学研究一致地发现，并非所有边缘性患者都有创伤或被忽视的历史。因此，任何病因学考量都必须被认为是多因素的。遗传学数据表明，遗传因素在起作用（Torgersen et al.，2000）。对于边缘性人格障碍来说，同卵双生子的一致患病率为35%，而异卵双生子仅为7%。

冈德森（Gunderson，2014）认为，对人际过度敏感可能是一种有遗传基础的气质，而这是发展出边缘性人格障碍的一个共同路径。他指出，边缘性人格障碍的核心是在面对人际事件时无法控制或涵容情绪。他指出，负性人际互动可以预测自杀企图，而正性人际事件先行于病情缓解。前边缘性（preborderline）儿童，倾向于具有一种过度敏感性，这会负面地影响早期照料并激活一个否定性的环境，使儿童易于发展出紊乱的依恋，并导致创伤性的人际应激。这个模型也与最近的研究兼容（Reichborn-Kjennerud et al.，2013），该研究显示，大多数作用于个体边缘性人格障碍的诊断标准的遗传效应，来源于一个高度可遗传的整体边缘型人格障碍因素，而环境影响则更多的是诊断标准特异性的。

有关边缘性人格障碍的生物学基础的更多证据，来自提示了存在神经认知损伤的数据。安德鲁洛尼斯（Andrulonis，1991）指出，相当多的边缘性患者有神经系统出问题的软征象，包括有注意缺陷/多动障碍、学习问题、不良的冲动控制以及品行障碍的病史。针对神经心理性损伤的研究，报告了边缘性患者有显著更多的这种损伤的征象；但是，有些问题可能很微妙，且只有当边缘性人格障碍受试者与健康对照组受试者匹配时才变得明显（O'Leary，2000；O'Leary & Cowdry，1994；Swirsky-Sacchetti et al.，1993；vanReekum et al.，1993）。至少有一项研究已经发现，与对照组受试者相比，边缘性人格障碍患者在获得诊断前有显著更高比率的头部损伤（Streeter，1995）。

这些累积的数据表明，边缘性人格障碍具有多因素的病因学。扎纳里尼和弗兰肯伯格（Zanarini & Frankenburg，1997）提出了三个首要因素。第一个因素是创伤性和混乱的家庭环境，包括长时间的早期分离、忽视、家庭中的情感不和谐、对孩子的感受和需求不敏感，以及不同程度的创伤。第二个因素是具有生物学基础的易感气质。第三个因素与触发性事件相关，例如尝试发展亲密关系、搬离家庭、经历强暴或其他创伤事件等，其中任何一件都可以作为催化剂导致边缘性障碍的症状。具有遗传基础的气质之中的某些类型，有可能增加负性生活事件发生的可能性，因此，在边缘性人格障碍的发展过程中存在基因与环境持续地交互效应（Paris，1998）。一个结论是，每个边缘性患者都可能有一个独特的病因学路径，包含不同程度的各种病因学因素。

治　　疗

药 物 治 疗

虽然美国精神病学协会（American Psychiatric Association，2001）的《边缘型人格障碍治疗临床实践指南》（*Practice Guideline for the Treatment of Patients With Borderline Personality Disorder*）对心理治疗与药物治疗都做了推荐，但是在过去的 10 年中，使用药物治疗的热情已经有所减退。没有任何药物被发现有一致的或显著的帮助（Gunderson，2014），也没有任何药物被美国食品及药品管理局批准为边缘性人格障碍的有效治疗药物。一些个体似乎能够从某些药物治疗中获益，但许多其他患者并未显示出显著改善。边缘性人格障碍的症状如此复杂多变，所以对于开处方的精神科医生来说常是一项艰巨的挑战；而且很多例子表明，用药的数量与病情的改善呈负相关（Gunderson，2014）。精神科医生必须警惕过度处方，且在开药时必须小心过度承诺。大约 50% 的边缘性人格障碍患者会共病重性抑郁障碍，而如果考虑一生的时间跨度，这个数字会上升到 80%（Gunderson，2014）。通过向患者解释这种共病现象，并强调药物（比如可能是选择性 5- 羟色胺再摄取抑制剂）不是以解决人格障碍的问题为目标，而是以抑郁症为目标，常常能够建立起牢固的治疗联盟。

当考虑对边缘性人格障碍患者使用药物时，可以参考以下指导原则：（1）与患者合作以确定靶症状并承认副作用。（2）确立一项策略，如果药物无效，会逐渐减量并尝试另一种药物。（3）带着适度的预期介绍药物，并强调首要的治疗是心理治疗。（4）如果有明确的征象显示共病重性抑郁症或者冲动和愤怒的问题，考虑使用选择性 5- 羟色胺再摄取抑制剂。（5）如果必须使用心境稳定剂来治疗抑郁心境、冲动和愤怒，托吡酯和拉莫三嗪比锂盐更安全（Gunderson，2014）。（6）非典型性抗精神病药可能对控制愤怒和冲动有效，但有导致明显体重增加以及引起代谢综合征的风险，因此如果可能的话应尽量避免；如果确实有必要使用，要考虑有时限地用药，在患者病情稳定后逐渐停药。（7）要谨慎使用苯二氮䓬类药物，因为它们会导致患者镇静，并导致行为上的脱抑制。

我们也必须意识到，边缘性人格障碍患者很可能会根据自己在一天当中的感觉来决定增加或减少用药剂量。因此，精神科医生必须在改变或中止用药的问题上也建立一个治疗联盟，使患者感觉自己可以给医生打电话并合作商讨他们增加或减少药物剂量的需要，而不是直接付诸实施。当患者拒绝用药时，最好不试图强迫患者立即做决定，而是体贴周到、开放地与患者讨论药物治疗的利弊，这是最有效的推进方法。通常，当患者没有感到来自精神科医生的压力时，他们反而更愿意去尝试药物治疗。

心理治疗的方法

实证性研究

临床医生早已知道，边缘性人格障碍可以从心理治疗中获得帮助。现在，这种临床印象已经获得了大量实证研究的支持。至少有七种心理治疗形式，在随机对照实验中被证明是有效的：基于心智化的疗法（mentalization-based therapy，MBT；Bateman & Fonagy，2009）、移情焦点疗法（transference-focused therapy，TFP；Clarkin et al.，2007b）、辩证行为疗法（dialectical behavior therapy，DBT；Linehan，2006）、图式焦点疗法（schema-focused therapy；Giesen-Bloo et al.，2006）、情绪预测和问题解决的系统训练（Systems Training for Emotional Predictability and Problem Solving，STEPPS；Blum et al.，2008）、一般精神科管理（general psychiatric management，GPM；McMain et al.，2012）以及动力学解构性心理疗法（dynamic deconstructive psychotherapy，DDP；Gregory et al.，2010）。

当我们回顾针对边缘性人格障碍心理治疗的研究发现时，我们也许可以轻易地得出结论"所有的都有效"。那么，我们如何理解基于不同理论模型的心理治疗似乎都能带来患者的改善？对此应该考虑几种可能的解释（Gabbard，2010）：

1. 所有治疗方法都提供了一个有关发病机制和治疗的系统性概念框架，让患者能够组织并理解自己内在的混乱。

2. 不同类型的边缘性人格障碍患者会对不同的治疗作用要素产生不同的应答。例如，某些患者可以应用移情性解释；而其他人可能会因此变得不稳定，从而不能处理提供给他们的想法。使用治疗结果的组平均值的研究会产生一种"冲刷效应（washout effect）"，因为获益的患者会抵消掉效果不好的患者（Gabbard & Horowitz，2009）。

3. 治疗联盟可能是发生改变的关键性因素。如第四章所指出的，治疗关系被普遍认为是治疗结果的最佳预测因素，无论治疗的理论取向为何。

4. 所有不同的方法都可能通过相似的深层神经生理学过程起作用。正如在"神经生物学发现"部分所指出的，研究表明，杏仁核的高反应性在边缘性人格障碍中很常见，并伴有前额叶皮质的活动性降低。有可能是有效的治疗模式增加了前额叶皮质的活动性，从而带来对杏仁核更有效的调控。换句话说，治疗关系被用来提高患者的自我观察能力，对自动的和反射性的假设和感知进行重新评估。

尽管目前还不能回答这些疑问，但我们无疑能够从当前的发现中获得鼓舞：边缘性人格障碍是一种对系统性心理治疗方法有应答的、可以被治疗的精神障碍。因为本书聚焦于精神动力性精神病学，所以我们会将讨论限定在七种有效的心理治疗方法中的四种精神动力学方法上。

基于心智化的疗法的基石，是强化心智化能力。因为认识到患者在童年缺乏安全依恋，使他们难以在照料者或父母的眼中找到自己，因此治疗的一个主要目标是稳定自体感。当边缘性患者开始治疗时，他们可能会攻击治疗师，但这应该被视为一种表达希望的姿态——对一个新开始孤注一掷的希望和一种对治疗师的热切渴望，希望治疗师帮助自己处理自体中无法容忍的部分——这对他们自己来说似乎是无法应对的。想要通过将这个"异己自体"外化给治疗师以稳定患者自己的自体结构，关系就是绝对不可或缺的。就这一点而言，贝特曼和福纳吉（Bateman & Fonagy，2004a）曾表示，"边缘性患者需要而非享受关系"（p. 41）。他们的模型包含个体心理治疗和团体心理治疗的结合。

有几项核心技术对这种治疗方法非常关键。治疗师必须在自己的心智中保持一个作为治疗师这一角色的清晰而连贯一致的形象，并维持一种心智化的立场。在这个位置上，治疗师通过接纳被投射进入他们的内容，允许自己被卷入患者的内心世界；但同时，也维持自己清晰而连贯一致的、观察着整个治疗过程的心智状态形象。另一个增强心智化的关键要素是，尽可能地展示对自己和对他人进行观察的视角的多重可能性。在基于心智化的治疗中，治疗师尝试描绘患者当前的或者刚刚过去的感受状态，以及与之伴随的内在表征（Bateman & Fonagy，2004a）。将强调的重点放在当前的关系以及患者的希望、信念和感受上，以帮助患者熟悉他们自己的内心世界。不再强调移情中的重构，而移情性歪曲则主要用于呈现治疗师与患者的不同视角。根据患者的焦虑水平，处理而移情的方法是缓慢而渐进的。治疗师的大部分焦点放在简单的解释上，以呈现治疗师认为患者是如何体验治疗师的。贝特曼和福纳吉将解释的**过程**视为比解释的**内容**更加重要，因为这样可以帮助患者看到，他们是存在于治疗师心中的。

贝特曼和福纳吉（Bateman & Fonagy，2009）对一种疗程为 18 个月的基于心智化的治疗方法在门诊环境中进行了测试，对照治疗是门诊的结构化临床管理。在两种治疗方案下，所有结果变量均显示有显著的改善。尽管自伤的改善在基于心智化的治疗组中比在对照组缓慢；但在人际关系判断、社会适应、心境以及需要住院方面，基于心智化的治疗组的改变更为迅速和广泛。

移情焦点疗法是建立在科恩伯格的"边缘性人格组织"这一概念构想的基础之上的（Clarkin et al.，2007b）。与贝特曼和福纳吉的方法一样，"心理表征"被视为源于所内化的与照料者的依恋关系，并且它在与治疗师的关系中被再次体验。这一模型的关键组成要素包括：身份认同弥散；

负性情感问题，尤其是敌意和攻击性；以及表现为冲动行为的不良自我调节。其治疗技术主要依赖于在患者与治疗师之间不断发展变化的移情关系中进行澄清、面质和解释。个体治疗会谈每周两次，并有一个基于最初的治疗合同和清晰的治疗重点的、更为严格地结构化的治疗框架。与基于心智化的治疗相反，移情焦虑疗法在早期就把重点聚焦在移情上，尤其是负性移情。会根据患者的需要给予药物治疗。每周一次的团体督导是这种治疗方法的一部分，正如在基于心智化的治疗中一样。

在一项包括三种治疗方法的随机对照试验中，移情焦虑疗法被与支持性治疗及辩证行为疗法进行了比较（Clarkin et al.，2007b）。90 名边缘性人格障碍患者被随机分到三种手册化治疗中（Clarkin et al.，2004）。三组均显示相似程度的改善，但接受移情焦点疗法的患者显示出心智化（通过反思功能测量）能力的更大提升，并向更为安全依恋的方向发生移动。

动力学解构性心理疗法与本章讨论的其他方法相比，是一种相对较新的治疗方法。但在一项 12 个月的对照实验中，它已经被证明是有效的。在该研究中，有边缘性人格障碍且同时有酒精使用障碍的患者被随机分配到动力学解构性心理疗法或优化的社区护理中。在接受了 12 个月积极的动力学解构性心理疗法的治疗之后，他们在随后附加的 18 个月的社区自然护理后，接受再次评估。对于边缘性人格障碍的核心症状、抑郁、自杀行为、酒精滥用、娱乐性药物使用、住院治疗需要以及感知到的社会支持方面，动力学解构性心理疗法显示出显著的组间治疗效应（Gregory et al.，2010）。

动力学解构性心理疗法是建立在客体关系理论、神经科学最新进展以及解构主义哲学的基础之上的。治疗师提供每周 1 小时的个体会谈，会谈聚焦于最近的人际遭遇及适应不良行为的事件上，识别和区分与这些事件相关的特定情绪。治疗师帮助患者整合理解这些事件意义的不同方式。治疗师也在治疗师－患者的关系中提供新的经验，来帮助患者挑战他们关于自己及他人的基本假设。

综上所述，这些研究表明，虽然对边缘性人格障碍没有"快速修复"的方法，但在动力学治疗中坚持相当长一段时间的患者可能会体验到显著的改善。此外，这些研究也表明，对延长每周心理治疗的经济支持，从长远看是具有成本效益的。就其本质而言，边缘性患者是会寻求治疗的，而且如果被拒绝进入心理治疗，他们所要付出的经济成本会增加；他们会因为过量服药而需要重症护理或精神科住院治疗，因而出现在急诊科；会拜访其他的医生；会因全面的工作失能而产生所谓的间接成本（Gabbard，1997）。贝特曼和福纳吉（Bateman & Fonagy，2003）深入研究了在哈里威克日间病房项目（Halliwick Day Unit program）中接受治疗的边缘性患者的医疗服务使用成本，并与普通的精神科护理进行了比较。他们发现，与精神分析取向治疗相关的住院成本，可以被较少的精神科住院患者护理以及减少的急诊科治疗所抵消。在出院之后，治疗组的监测医疗护理的年平均成本是普通精神科护理组的1/5。

第四种以精神动力学为基础的治疗是一般精神科管理。这种形式的治疗在一项大型多中心随机对照试验中得到了测试（McMain et al.，2009），该试验显示一般精神科管理与辩证行为疗法有同样的临床有效性。一般精神科管理以《边缘型人格障碍——临床指南》（*Borderline Personality Disorder: A Clinical Guide;* Gunderson & Links，2008）这本书为基础。在本质上，它是一种包含以精神动力学为指导的个案管理的治疗，在很大程度上借鉴自温尼科特的"抱持性环境（holding environment）"及"足够好的养育（good enough parenting）"的概念（Winnicot，1953）。冈德森（Gunderson，2014）随后将这种方法发展为一本手册，其目的是使更大的患者群体能够获得有效的治疗。实际上，冈德森之所以将治疗的名称略微修改为"良好的精神科管理（good psychiatric management）"，就是为了传递这种治疗"对大多数边缘性患者来说是足够好的（good enough for most borderline patients）"的信息。它并非为了与职业兴趣在于成为边缘性人格障碍治疗专家的专业人士所做的循证治疗进行竞争而设计。这种方法是结构化的，这使经验和专业知识较少的精神卫生专业人员仍然能够提供有胜任力的治疗，从而令更多的边缘性人格障碍患者能够获得有效的、以精神动力学为指导的治疗。

这种方法的突出特征包括下列几点：（1）个案管理聚焦于患者在治疗之外的生活，其基础理念是：过度的人际敏感必须是治疗的主要目标之一；（2）心理教育告知患者及其家庭有关边缘性人格障碍的遗传或气质特征、可预期的变化以及治疗的不同方法；（3）涉及减轻症状及自我控制的治疗目标被认为是次要的；所要达到的首要目标是在同伴关系上取得成功和起作用；（4）多模式的治疗策略包括：在必要时使用药物、团体治疗和／或家庭训练；（5）没有规定具体的治疗持续时间或频率，但由治疗师与患者合作共同来判断治疗是否有效。尽管一般精神科管理可能与更为严格的经实证验证的治疗方法有所差异；但值得注意的是，其临床结果与从其他方法中得到的结果大致相同。

表达性与支持性方法

虽然个体精神动力学治疗对边缘性人格障碍患者是有效的，但实际上所有的临床医生都会同意，有时候，这对治疗师来说是极其具有挑战性和情绪消耗性的。在这里强调这一点很重要，即所有由经验验证的治疗方法都包括某种形式的团体和个体督导。因此，建议治疗边缘性患者的治疗师最好定期咨询一位受人尊敬且学识渊博的同行，以确保反移情盲点不会以拯救幻想或者将愤怒或挫败付诸行动的形式造成意想不到的困难。在边缘性患者的心理治疗中，一个主要的问题是治疗联盟的脆弱性（Adler，1979；Gabbard et al.，1988，1994；Gorney，1979；Horwitz et al.，1996；Kernberg，1976；Masterson，1976；Modell，1976；Zetzel，1971）。这些患者很难将他们的治疗师视为一个助人的角色，一个与他们合作朝着共同的目标一起努力的人。

文献中关于表达性干预与支持性干预的相对价值的争论，许多都是多围绕着哪种方法更有可能促进治疗联盟的发展与维持。如果没有基本的治疗联盟，治疗师可能一个患者都没有。

有关表达性和支持性干预的相对优点的争论，反映在门宁格基金会心理治疗研究项目（The Menninger Foundation Psychotherapy Research Project）相互矛盾的发现之中。该项目的定量研究（Kernberg et al.，1972）揭示，由经验丰富、专注地聚焦于移情的治疗师所治疗的边缘性患者显示出的治疗结果，显著地好于由熟练但较少聚焦于移情的治疗师所治疗的患者。与此相比，该项目的预测研究（Horwitz，1974）对治疗过程同时采用了定性和定量评估，其结果显示，一系列患者（其中一些是边缘性患者且主要接受支持性方法的治疗）都表现出从支持性治疗中获得了比预期更大的收获。正如第四章所报告的，沃勒斯坦（Wallerstein，1986）对此项目数据的深入研究显示，所有的治疗都以表达性和支持性干预相混合为特征。这些关于"聚焦于移情"的似乎相互矛盾的发现仍然悬而未决，部分原因是此研究的最初设计存在着一些与此问题相关的缺点：（1）未使用具体的边缘性人格障碍诊断分类；（2）未采取详尽的过程研究，致使重要的治疗进展只能在治疗结束时粗略地被估计；（3）治疗联盟不是此项目的研究变量之一。但是回顾性地来看，该项目的预测研究发现，治疗联盟在构想结果方面是有帮助的（Horwitz，1974）。

表达性和支持性方法都在治疗中的某些时刻对某些患者有用（Gabbard et al.，1994；Horwitz et al.，1996）。我们打交道的是一个具有高度异质性的患者的连续谱，他们需要个性化的心理治疗方法（Meissner，1988）。在很大程度上，指导治疗师与其他诊断实体进行工作的、显示适用于强调表达性或支持性方法的指征（参见第四章表 4-1），也适用于对边缘性患者的心理治疗工作。

出于这些关切，门宁格临床治疗干预项目研究了在门宁格诊所接受长程动力学治疗的三位边缘性患者的案例中有代表性的治疗会面的详细过程（Gabbard et al., 1988, 1994; Horwitz, 1996）。这三个个案心理治疗过程的所有会谈都被录音，两组研究人员根据随机选择的治疗时间的逐字稿进行工作。一个由三名临床研究人员组成的团队根据表达性或支持性的程度对干预进行评价。如第四章所描述的，从连续谱的表达性一端到支持性一端，（该研究中）干预被评定为以下类型：解释、面质、澄清、鼓励阐述、共情性确认、建议和赞扬以及肯定。这七种干预的每一种还被分为聚焦于移情或聚焦于移情以外的议题。另一个独立团队由三位临床鉴定人员组成，他们评估患者与治疗师的合作情况，作为对治疗联盟的评估。这些鉴定人员主要的关注点是发现患者合作性的提升和下降情况——以患者"带入重要内容"或"建设性地使用治疗师的帮助"来评估。我们对确定这些变化是否与治疗师的干预有关特别感兴趣。

研究得到的结论之一是，在对边缘性患者的动力学心理治疗中，对移情的解释是一种"高风险，高收获"的干预（Gabbard, 1994）。与对这些患者所做的其他干预相比，对移情的解释倾向于产生更大的影响——既有积极的，也有消极的。在一些个案中，它们会带来患者在与治疗师合作的能力上的明显改善，但在其他个案中，它们会导致合作的明显恶化。

在努力确定哪些移情解释加强了合作以及哪些导致了治疗联盟恶化的过程中，我们发现了几个起作用的关键因素。首先，通过对患者的内在体验给予肯定性理解而为移情解释铺平道路，是至关重要的。外科医生在手术之前需要先麻醉。心理治疗师在提供对潜意识动力学的解释之前，需要先通过对患者体验的共情性确认来创造一个抱持性环境。表达性和支持性方法经常被人为地极化对立起来；而实际上，在大多数心理治疗情境中，这两者是协同工作的。

冈德森强调，认识到许多边缘性患者曾经历过以儿童虐待为形式的早期创伤这一事实，非常重要（Gunderson & Chu, 1993; Gunderson & Sabo, 1993）。他们观察到，治疗师也许能够通过确认和承认早期创伤对患者在成年后形成信任关系之能力上的影响，去锻造一个更坚固的治疗联盟。

尚未准备好的患者趋向于外化和行动，而非反思。对这样的患者强行给予移情解释的倾向，可能源自许多分析师和动力性治疗师的固有偏好——偏好表达性而非支持性的策略。冈德森（Gunderson, 1992）坦诚地反思了他自己的倾向：在没有充分地确认患者在治疗之外的功能运转已经有了显著改善时，就推动患者参与移情工作。他认识到自己有时会犯错误——变得全神贯注于患者在自我剖析上无法合作，而不积极主动地支持和帮助患者在功能上获得重要改善。

尽管治疗方法会根据患者的需求而有所变化，但有几项技术原则相当广泛地适用于大多数边缘性患者。这些建议源自所报告的神经生物学研究发现和随机试验两者的启示。

保持灵活性。　　一种灵活的治疗立场对于给边缘性人格障碍患者提供最佳治疗来说是必要的。一般来说，有更强的自我力量以及更好的心理学头脑的高功能边缘性患者，更能够利用表达性取向的心理治疗；而更接近精神病性边界的边缘性患者，则会需要一种强调支持性的干预。大多数情况需要治疗师保持一种灵活的立场，在解释性和非解释性的干预之间转换，以与患者在某个特定时刻和治疗师的关系状态相适应。没有一种理论可以使治疗师与这种二元体中的双方都会经历的动荡的情绪性影响相隔绝。大多数治疗师都发现自己在使用一种试错的方法，直到他们可以清楚地确定哪些干预对一个特定的患者是最有效的。

由于有充分的理由担心在与边缘性患者工作时会有越界的潜在可能性（Gabbard，2003；Gabbard & Wilkinson，1994；Gutheil，1989），新手治疗师可能会采取一种强硬坚决的立场，这被患者体验为疏远和冷漠。随后，患者可能会因为治疗师看起来缺乏回应而退出治疗。在这里，治疗师需要力求一种训练有素的、有原则的自发性（disciplined spontaneity），使职业边界和焦点得以保持——但要在一种被承认的、包含两个人努力相互了解的人类互动的背景之中。将边缘性患者的性格维度思考为涉及一种在当前的关系中实现某些内在客体关系模式的持续努力，会非常有帮助（Gabbard，1998；Sandler，1981）。患者通过自身的行为微妙地试图将某种回应和体验的方式强加于他人。治疗师需要允许自己足够地灵活，自然自发地对那些强加于他们的客体联系形式做出回应。换句话说，治疗师加入一场基于患者内心独特音乐的"舞蹈"，这在移情－反移情情境之外提供了有关患者在人类关系中的特征性困难的丰富信息。治疗师的这种回应必须是减弱的和局部的；当然，治疗师也必须努力对这段"舞蹈"保持一种反思性的立场。

建立使心理治疗切实可行的先决条件。　　由于边缘性患者生活的混乱性质，在治疗过程早期，稳定性必须借助外部资源强制实现。在治疗前的咨询以及整个治疗期间，心理治疗师必须确定和重新确定：治疗都包括什么，以及它与其他关系如何相区分。应该涵盖的议题包括：对费用支付的明确预期；始终如一的治疗时间；准时结束治疗的需要，即使者可能希望停留更长时间；以及关于错过治疗的后果的明确政策等。此外，对于一个有自杀倾向的边缘性患者，治疗师可能会希望说清楚，在有急性自杀风险的情况下，治疗师是无法阻止患者冲动行事的，并且可能有住院治疗的需要。对于有物质滥用的患者，治疗师可能需要坚持让患者参加"十二步骤项目"，作为进行心理治疗的前提条件。当有明显指征显示需要药物治疗时，治疗师可能也需要说清楚，患者愿意尝试药物治疗是整体治疗方案中的一个必要组成部分。除了建立使心理治疗切实可行的先决条件外，治疗师也需要与患者交流自己的局限性。这种交流常常与患者的预期是不一致的——他们期待治疗师会是一个全能的救助者。因此，这样的沟通会直接带来对"什么是治疗，什么不是"的讨论。

在治疗前的咨询阶段，移情焦点疗法会与患者签订一份"协议"（Clarkin，2007b；Kernberg et al.，1989）。作为订立这份协议的一部分，治疗师要说清楚，介入患者治疗会面以外的生活不在心理治疗师的角色范围之内。因此，治疗师不期望在治疗间期接到患者的电话，并且说清楚自己的"可获得性"是非常有限的。但是，这种方式可能会妨碍患者对治疗师发展出稳定的依恋，尤其是如果"协议"中的条件对于患者来说看起来是不可能实现的。正如冈德森（Gunderson，1996，2001）所指出的，患者可能由于唤起记忆发展不良而反复发生惊恐反应，并且可能需要间或地打电话给治疗师，以发展出一个可以被患者内化的、稳定的心理表征。冈德森建议，治疗师应该只在患者主动提出对这方面的要求*之后*，才讨论治疗师在治疗会谈外的"可获得性"。他建议，而我也同意，应该告知患者，治疗师希望患者只在紧急情况下才联系治疗师。这样的立场避免了治疗过程以"对立"开始，并常常能够让患者感到被理解和如温尼科特所说的"被抱持"。如果患者确实在治疗会谈外打了电话，冈德森建议，这些电话应该是在治疗工作中探索的焦点。当治疗师开始认识到患者对孤单的恐惧及其发展性意义时，患者发展阿德勒（Adler，1979，1985）所描述的"抱持性－抚慰性"内射物的过程就可能得到促进。如果患者打电话变得过于频繁，则可以强制设立明确的界限，同时去探索在治疗会谈外进行联系的意义和重要性。

避免被动的立场。 精神动力学治疗有时被误解为是非指导性的，但事实是，一名好的动力性治疗师经常指导患者去关注那些被防御性地回避掉的议题。神经生物学的发现表明，前额叶皮质需要参与处理和调控源于杏仁核高反应性所引起的强烈感受。治疗师必须向患者清楚表明的一个关键原则是：***治疗性改变需要付出努力***。太多治疗师可能会允许患者在整个治疗会谈过程中闲谈，对最近发生的事情发泄情绪，而没有花时间去思考和反思他们所描述的事件的意义。治疗师必须帮助患者认真地思考，那些在人际关系方面触发了情绪反应及后果的因素。因此，心理治疗师有时需要直截了当地打断患者，并邀请患者去反思他们正在描述的事情的意义。从神经生物学的角度来看，治疗师正在引导心理资源离开较低水平的边缘系统反应，而转为使用较高水平的前额叶功能（Gabbard，2012）。

得到实证支持的边缘性人格障碍的心理治疗方法都以可推动上述过程的、不同形式的自我反思性技术或促进正念的技术为重要组成部分。奥克斯纳等人（Ochsner et al.，2002）使用功能性成像技术已经表明，积极地重新思考或重新评价感受，能够引起前额叶皮质激活，从而调节基于边缘系统的负性感受，例如恐惧。

允许转化为坏客体。　　边缘性患者心理治疗中最困难的挑战之一，是忍受和涵容患者强烈的愤怒、攻击和恨。治疗师经常感到被患者错误地指责，并且有一个内心的声音想问患者，"我这么努力地在帮助你，你怎么可以指责我毫无价值呢？"在此，非常有帮助的是要记住，这些患者一直在与体质性气质相关的强烈愤怒做斗争，他们的这种气质对于相对较小的触发刺激都会过度敏感和过度反应；并且，他们一生都一直在与激怒他们的人做斗争。在一些情况下，他们经历过来自他人的虐待；而在其他情况下，他们以一种高度主观而怪异的方式将某个人解读为对他们怀有恶意，而这也许并不准确地代表那个人的意图。边缘性患者一直在搜寻一个"足够坏的客体（bad-enough object）"（Rosen，1993）。以一种自相矛盾的方式，患者觉得与治疗师一起重新创建一个来自童年的、愤怒而冲突性的内在客体关系，是可预测的、熟悉的，甚至是抚慰性的。当治疗师抗拒被这样转化时，患者可能不得不升级他们的挑衅性，并更加努力地转化治疗师（Fonagy，1998）。贝特曼和福纳吉（Bateman & Fonagy，2004a，2004b）将这种"转化"描述为接纳患者将"异己自体"外化的需要。

防御自己内心不断增长的攻击性的治疗师，在回应患者的言语攻击时，可能会努力变得像圣人一般。他们也可能会做移情解释，试图迫使患者收回自己的敌意，而不是将它投射给治疗师。或者，治疗师可能会微妙地撤回对患者的情感投入，有意识或潜意识地希望患者退出治疗，另找他人去折磨。而另一种更让人不安的应对是治疗师可能开始做出充满敌意或嘲讽挖苦的评论，甚至是对患者大发雷霆。允许自己被转化为坏的客体，并不意味着治疗师失去任何职业性庄重。反而，这要求治疗师作为容器发挥功能，接纳患者的投射，并尝试理解和为患者抱持住它们，直到患者再次有能力自己拥有这些被投射出去的部分，正如在第十四章中所描述的应对偏执性患者的方式。如同我在其他地方提到过的（Gabbard & Wilkinson，1994），"治疗师最佳的心智状态，是他们允许自己被'吸入'患者的世界，与此同时保持着观察这个过程在自己眼前发生的能力。在这样的状态下，治疗师在真正地思考自己的想法，尽管他们在一定程度上处于患者的影响之下"（p. 82）。

许多对自杀威胁处理不当的情况，都与治疗师避免成为坏客体的反移情愿望有关（Gabbard，2003）。边缘性患者经常暗示治疗师，他们会因为治疗师的（能力）不足而被驱使着去自杀（Maltsberger，1999）。这些指责加剧了治疗师的怀疑，并激活了他们自己对于被抛弃的焦虑。因而在这种情况下，治疗师可能会试图证明自己的关心，想英雄般地尝试拯救患者——一种被我称为"对攻击者去认同（disidentification with the aggressor）"（Gabbard，2003）的反移情反应。其结果可能是，患者对治疗师行使一种全能控制——马尔茨伯格（Maltsberger，1999）称之为"**强制性束缚**（coercive bondage）"。在这种情况下，治疗师为患者的生存担负起了全部的责任，而代替了让患者来为自己的生或死承担大部分责任；但是，如果患者最终想要好起来，后者是极其重要的。

共情愤怒背后的痛苦。　许多临床医生都曾因边缘性患者表达或活现出来的愤怒的强烈程度而吃惊，尤其是在患者感到自己被轻视之后。如果临床医生只根据表面现象对这种愤怒做出回应，就有可能加剧治疗师与患者之间的冲突。临床医生必须记住，这种爆发来自患者深层的自恋性伤害。它也可能产生于患者的感受——感到自己将要被抛弃，或是感到自己不值得被治疗师关注。因此，成功治疗边缘性患者的一个关键是超越这种愤怒，并调谐自己以与患者深层的痛苦产生共鸣。边缘性患者体内似乎缺乏阿片类物质，这使得与他人的亲密关系和人际信任成了他们一生的挑战。边缘性人格障碍患者的情绪痛苦，可能因为这种内源性阿片类物质的缺乏而被体验为是躯体上的或难以忍受的；而在其他人身上，这种阿片类物质是一种化学形式的舒缓，起到解救的作用。记住这一点对治疗师很有帮助。

治疗师的一个主要任务是涵容患者的痛苦和愤怒，并知道这可能需要两个心智：一个去思考一个人最令人情感痛苦的想法；另一个去体验一个人最痛苦的感受（Bion，1987）。治疗的目标是帮助患者发展他们自己的思考能力，并驾驭情感和痛苦的强烈程度。用比昂的话来说就是，治疗师接收患者的 β 元素——它们是与情绪体验相关的感官印象；并使用治疗师自己的 α 功能，将这

些 β 元素转化为可以思考的想法。因此，正如必须利用前额叶皮质去思考杏仁核的风暴及其来源一样，必须运用思考去应对无法忍受的情绪痛苦。虽然阿片类物质的缺乏是导致患者感到痛苦无法忍受的原因之一，但从观念性角度看，当治疗师认识到患者身上这种生物性基础的匮乏状态时，这可以帮助治疗师避免责备患者。这样，通过向患者阐明痛苦的情感状态是可以承受的和可以挺过去的，治疗师点燃了希望。治疗师应采取一种冷静地拒绝接受患者提出的条件的立场，并在感到被患者的情感所控制时努力尝试继续思考。

促进心智化。　在对边缘性患者的心理治疗中，最大的挑战之一是处理移情性感知，它们被锁定在一种"心理等同模式"中。在此模式中，患者将他们对现实的感知视为绝对的事实，而非基于内在因素的多种可能性中的一种。

　　一位 28 岁的患者已经接受了 6 个月的治疗。在治疗会谈中，一件看起来很微小的事情触发了患者严重的反应。在治疗还剩下大约 5 分钟时，她开始谈论在假期拜访家人的事。她说觉得自己在父亲心里并不重要，因为父亲似乎对她兄弟的事情更感兴趣。在这个讨论过程中，治疗师看了一下挂在墙上的时钟，因为他知道时间快要到了，而他想知道自己是否还有时间观察一下，就父亲对她的感受，她自己的猜测是什么。这时，患者停止了说话，看着地板。治疗师问她怎么了。沉默了一会儿之后，她突然大哭起来，说："你等不及了，要我离开你的办公室！我很抱歉，我让你觉得无聊了！我很早以前就知道你受不了我，你做这件事情只是为了钱。如果你想要我离开，我现在就可以走。"

　　治疗师吓了一跳，有些防御性地回应说，他只是在查看时间，因为他想确定，在治疗结束之前他还有时间说些什么。患者回答道："这真是个好借口，你以为我会相信吗？"治疗师升级了自己的防御，强调说："不管你相不相信，我说的是实话。"患者非常固执地说："我看到了我看到的东西。"她把手用力按在自己椅子旁边的木制桌子上，提高了她的音量："这就像你告诉我这个桌子不是木头做的一样！"就像患者感到被误解一样，治疗师也感到被误解，他继续说道："我唯一想要说的就是，我看时钟的原因有可能不是你所认为的那样。就像你对你父亲所做的猜测。"作为对治疗师努力提供其他可能性的回应，患者甚至变得更加固执了："现在你想要说我没有看到我看到的东西！至少你可以承认这一点地！"

在这个治疗片段里，心理治疗师努力去应对这位患者几近妄想性的信念，即她的感知就是对现实的直接反映，而非基于（她自己的）内在感受、信念与过往经验的对现实的一种表征。无法心智化——以心理等同模式为特征——可能使针对移情议题的工作极其困难。处于这种功能运转模式的患者坚信他们对治疗师的看法是"正确的"，因为他们没有能力在移情中进行"表演（playing）"；他们无法进入"假装模式"并反思自己的或他人的内在世界。

在这个治疗片段中，因为再度体验了基于过去创伤的内在客体关系，患者变得非常恐惧而无法思考或反思。另外也要注意到，患者的指责程度之强烈，侵蚀了治疗师的思考能力，因而他升级了自己的防御，以至于治疗师实际上变成了患者所害怕的那个迫害性客体的一个版本。这个投射性认同的过程——在其中，治疗师被迫扮演患者内在剧本中的一个角色——可能导致治疗师在患者的压力下暂时失去自己心智化的能力（Gabbard，2010）。换句话说，治疗师此时也坚持只有他自己对现实的看法才是真实有效的。这样，边缘性患者可能就控制了治疗师的心智，作为挤压出和控制住所感知到的、来自内部的危险的一种方式。很显然，治疗师变成了那个坏的迫害性客体。

患者近乎妄想性的信念可能让治疗师开始怀疑自己。想要在这种情况下促进心智化，是极其具有挑战性的。如前面提到的，对于没有能力心智化的患者来说，解释活现的意义可能还为时尚早。而帮助这样的患者详细阐述可能触发了活现的情绪状态，可能会更有助益（Fonagy，1998）。比如，一位来治疗的患者说她前一天晚上暴食了十块糖。治疗师让她详细描述是什么触发了这种暴食行为。虽然她一开始说她不知道，但当治疗师继续温和地追问可能的促发因素及情绪状态时，这位患者终于想起，她认识的一位男士给她打电话邀请她出去约会。她接着说，如果她出去和他共进晚餐，他必定会认为她是头"肥猪"，并且再也不会邀她出去了。所以，她挂了电话后就去了商店买糖果。通过鼓励患者去理解促发了活现的情绪状态，治疗师也在帮助患者建立感受与行为之间的关联。换句话说，暴食行为不是凭空出现的，而是源于自我厌恶和焦虑的感受——与她认识的男士邀请她吃晚饭有关。

另一种促进心智化的方式，是观察患者每时每刻感受的变化，从而使患者最终能够内化治疗师对他们内在状态的观察。此外，鼓励患者去想象治疗师的内在状态也是很有帮助的（也就是广义上的治疗师的反移情）。因此，冈德森（Gunderson，1996）建议，如果半夜接到患者的电话，治疗师可以在下次治疗中探索患者的幻想，询问患者："你觉得，我对于你打电话有什么感受？"另一种鼓励更多反思的技术，是帮助患者思考自我毁灭行为的后果。边缘性患者的许多自我毁灭行为都是在紧急时刻付诸实施的，而没有对这些行动的最终后果进行过任何深思。通过反复地询问这些行为潜在的不良后果，治疗师可以帮助患者降低这些行为给他们带来的满足感。

在必要时设定限制。　许多边缘性患者将通常的职业边界体验为治疗师残酷的和惩罚性的剥夺。他们可能要求治疗师有更具体的关爱表现，例如拥抱、延长治疗时间、降低费用以及全天候的"可获得性"等（Gabbard & Wilkinson，1994）。有些对设定限制有罪疚感的治疗师，可能会以灵活性或预防自杀的名义开始与边缘性患者跨越职业边界（Gabbard，1989c；Gutheil，1989）。比如，一位男性治疗师与一位女性患者刚开始进行心理治疗时是每周两次，但在1年内就变成了每周7次。在周日，他会专门到办公室去，只是为了见这位患者。当督导师质疑他的这一行为时，治疗师辩解称，为了预防患者自杀，这是必要的。他也承认，他允许患者在治疗时坐在他的腿上，并辩解该行为是一种为患者提供她小时候未曾得到过的母性照料的方式。

有些治疗师觉得对患者的活现施加合理界限是无情而施虐性的。然而自相矛盾的是，许多要求有更多自由的患者，当其要求被满足后，他们的状况却变得更差。在门宁格基金会心理治疗研究项目（Menninger Foundation Psychotherapy Research Project）的一个派生研究中，科尔森等人（Colson et al.，1985）仔细研究了有负性治疗效果的案例。一个常见的共同特征是：治疗师没能给付诸行动的行为设定界限。当患者的状况恶化时，治疗师反而只是继续解释付诸行动的潜意识动机。

在一份针对需要设定界限的行为的简要总结中，瓦尔丁格（Waldinger，1987）识别出了威胁治疗师或患者的安全以及危及心理治疗本身的行为。自杀是边缘性患者始终存在的风险，当这些冲动变得无法抵挡时，治疗师必须准备好让患者住院治疗。治疗师常常发现自己处于一种难以为继的境地，因为他们英勇地试图通过与患者持续的联络来治疗有致命危险的患者。一位治疗师为了防止一位边缘性患者自杀，每天晚上要与她通话1小时。

帮助患者重新拥有曾被否认或被投射到他人身上的自体部分。 由于分裂和投射性认同是边缘性人格障碍患者的主要防御机制，因此，一种不完整的或碎片化的体验是边缘性病理的一个核心表现。心理治疗中的患者经常使用一种暂时性的分裂，表现为他们否认发生在 1 周或 1 个月前的行为或言论，几乎就好像是另外一个人要为此负责。治疗师可能会询问上次会谈时患者为什么会爆发，而患者甚至可能会对治疗师提起这次爆发感到困惑。患者可能会回答说："我不知道你为什么现在提这件事。我现在已经没有那种感觉了。"这种自体连续性的缺乏，也会在这些患者每周如何在治疗师面前呈现自己的戏剧性变化中显露出来。治疗师的任务是把患者自体的这些碎片化部分联系起来，以及解释与将这些不同的自体表征整合为一个连贯一致的整体并重新拥有它有关的深层焦虑。类似地，患者内在的自体及客体表征被投射到治疗师或其他个体身上。随着时间的推移，治疗师试图帮助边缘性患者理解他们在潜意识地把自己的某些部分放置在他人身上，以此作为尝试去控制自己身上这些令人痛苦的部分的一种方式。许多这方面的工作都涉及对患者的恐惧进行解释，即他们害怕如果把自己或他人的好与坏的方面整合起来，他们心怀的强烈的恨就会摧毁残余的爱。治疗师必须帮助边缘性患者认识到，恨是一种普遍存在的情绪，必须与爱相整合并以爱来调和，这样攻击性才能被驾驭，朝向更为建设性的方向前进。就如我曾在其他地方提到的，"我们帮助患者学会活在他们自己的身体里，不偏不倚地活在由爱和恨以及由生存和毁灭所创造的对立统一之中"（Gabbard，1996，p. 231）。

建立和维持治疗联盟。 在与边缘性患者工作时，治疗联盟不能被认为是理所当然的，因此治疗师必须调整自己，以与每次会谈及每时每刻向治疗联盟的变化保持调谐。建立联盟并不意味着同意患者所说的一切。然而，这确实意味着治疗师需要持续不断地努力与患者合作，以理解患者正在感知什么；以及需要不断地重新评估治疗目标，并对如何修正目标保持灵活，以使治疗师与患者在治疗中追求共同的目标。边缘性患者在与另一个人进行合作上有显著的困难（King-Casas et al.，2008）。此外，因为边缘性人格障碍患者倾向于将中性表情错误地解读为是有潜在恶意的或对人漠不关心的，故治疗师必须注意自己可能传递出的非言语交流信息。此外，经常说的"白屏脸（blank screen face）"是新手治疗师常犯的一个错误，在治疗边缘性人格障碍患者时，这种错误会对治疗联盟的形成造成极大破坏。更好的做法是，与患者进行自发而温暖的对话，同时尊重患者可能会对治疗师的动机有所怀疑这一事实。面部成像变形实验的研究数据的一个提示是，我们意识到边缘性人格障碍患者有能力比大多数人更早地识别出情绪表达，因为他们对他人的情感状态过度调谐（hyperattunement）。因此，治疗师需要意识到，这种高度发展的敏感性可能使患者能够更早地识别出治疗师的潜意识情绪状态——早于治疗师觉察到自己的感受，患者可能就识别出治疗师正在感到无聊或恼怒。治疗师必须避免自动化地否认患者归于他们的情绪状态。一个用以维持治疗联盟的更具建设性的方法是，考虑存在这样的可能性，即患者准确地感知到了一些存在于治疗师意识之外的东西（Gabbard，2012）。

监测反移情感受。　在针对心理治疗的整个讨论中隐含着的核心，是处理反移情。涵容患者所投射出来的部分并反思这些投射的性质，会帮助治疗师理解患者的内在世界（Gabbard & Wilkinson，1994）。此外，持续地关注自己的感受，可以预防反移情付诸行动。至于能够承受多大的恨意及愤怒，每位治疗师有个人的极限。如果治疗师密切地监测自己的反移情感受，这个极限就能够被建设性地而非破坏性地应对。比如，治疗师可以治疗性地使用反移情感受，对患者说，"我越来越有一种感觉，就是你想让我生你的气，而不是让我帮助你。让我们看看，我们是否能理解这里到底发生了什么。"另一种方式是，基于反移情反应，治疗师可能必须对患者的言语攻击设定界限，例如："如果你持续对我吼叫，我真的不觉得我能够有效地和你一起工作。我认为对你来说很重要的是，你要努力控制愤怒，这样你就可以不用带着尖叫地向我表达它们。"对待边缘性患者，治疗师必须是真实而真诚的；否则，他们只会增加患者对他们作为圣人般人物形象的嫉羡，而这种形象基本上是不属于人类的（Searles，1986）。

以下心理治疗会谈的临床案例来自一位 22 岁的边缘性患者 CC 女士，阐释了刚刚描述过的一些技术原则：

> （CC 女士前来治疗。她前一次失约了。她从打趣治疗师书架上的一本书开始了这次会谈。）
>
> CC 女士：嘿，你有了本新书！
>
> 治疗师：没有，那本书一直在那儿。
>
> CC 女士：不，它没有。如果有，我之前就会注意到。

治疗师：噢，我很确定它一直都在那儿。但是我很想换一个话题，想多了解一下你上次没来的原因。

（治疗师参与了这段最开始的有些自发性的说笑，但最终回到患者缺席上次会谈这个重要话题上。）

CC女士：我只是不想来做治疗而已。我不想非得处理我之前在这里时的感受。

治疗师：你接到我给你的电话留言了吗？

（治疗师担心患者的自杀风险，患者上次没来时，治疗师曾给她家打电话。）

CC女士：有的。在你留言的时候，我就在电话旁边。

治疗师：你为什么不接电话呢？

CC女士：噢，我所有电话都不接。我不想跟任何人说话。

治疗师：你记得我有请你回我电话吧？

CC女士：我知道啊，不过我实在不好意思回你电话。

治疗师：关于我可能会对此如何做反应，你想到了什么？

（治疗师通过邀请患者探索她自己对于治疗师的反移情的想象，来促进她的心智化。）

CC女士：我真的没有想那么多。

（患者未能反思自己或他人的内在状态，显示了她缺乏心智化。）

治疗师：你担心我会担忧你伤害自己吗？

CC女士：有，我想我确实对此有担心。对不起，我不会再这样做了。

治疗师：我想应该跨越只是对此感到抱歉，而看看我们能不能理解在那些时刻你的内心发生了什么，因为如果你不来治疗，真的影响到我们合作的能力。

（治疗师清楚地指明，让治疗能够继续进行下去的必要条件之一，是患者有规律地参加治疗。）

CC女士：那时我只是陷在我自己里面了。我有点消沉。

治疗师：关于什么？

CC女士：我不知道。

治疗师：这样吧，我们不要接受"我不知道"这样的说法。让我们看看可能有什么原因。

（患者并不想反思自己的内在状态。但治疗师鼓励她跨越自己本能的不想理会，进一步详细阐述。）

CC女士：嗯，我只是觉得所有人都会忘了我，没有人会在意我做了什么，或是我需要什么。

治疗师：不过，你曾经告诉我，你无法忍受父母侵扰你的生活并一直徘徊在你身边。

CC女士：我知道，但那是因为我总是搞砸事情。

治疗师：你有没有想过，如果你不再搞砸事情并负起责任，就没人会给你任何关注了？

（治疗师对患者的行为提出一个可能的诠释或解释，作为一个供患者考虑和反思的问题，而不是一个强有力的事实声明。）

CC女士：我只是想到所有人都会忘了我。

治疗师：对于这一点，我有个想法。我想知道，当你不在别人身边时，你会不会忘了他们，所以你担心别人也会这样对你。

（治疗师基于自己对患者不良的客体恒常性与唤起记忆的了解，对患者的担忧提出了一个诠释性理解。）

CC女士：我无法把别人记在头脑中。当我不和你在一起时，我就无法想起你的脸。我也无法想起我父母或者我兄弟的脸。就好像他们不在那里。我向来都做不到。

治疗师：这样我就可以想象，对你来说，当你远离人们的时候，你就很难想象人们会如何对你做回应。就像上星期四你错过我们的会谈。那时你可能很难想象，我坐在这里想着你在哪里，以及你为什么没有给我打电话。

（治疗师共情地传递了他对患者在心智化及唤起记忆上所面临的困难的理解。）

      CC女士：我就是没有想这些。有一部分原因是，我就是已经厌倦治疗了。还有些事情我没有告诉你。我停止服用盐酸氟西汀了。

      治疗师：什么时候？

      CC女士：大约1周之前。

      治疗师：你为什么没有和我讨论？我们可以讨论这么做有什么好处和坏处。

（当治疗师开始认同监管性父母——他们想强迫患者一切都按照他们说的去做——时，治疗师的反移情性挫败感出现了。）

      CC女士：我就知道你会这么说。

      治疗师：我还是不明白你为什么会停药。

      CC女士：我只是不想当个患者。好吧，我喜欢治疗，可是我不想吃药。

      治疗师：让我最感到困扰的，是你没有和我讨论你对于你做的事情是怎么想的。这和你上周四没来、没有打电话告诉我、没有回我的电话类似。这就好像是，有一部分的你把我看成是敌人，并且在重要的决定上不希望与我合作，比如停止服用盐酸氟西汀或是来接受治疗。

      CC女士：这就像每个人都在仔细审查我，监视着我的一举一动。每个人都企图抓到我做错了什么事。

      治疗师：嗯，如果你是这样感觉的，我就能够理解为什么你想与治疗保持距离。我想很重要的是我们都要记着，你来这里是因为你希望战胜自杀的倾向，并且想过更有收获的生活。

（治疗师探索新出现的负性移情以及他所扮演的敌人角色，以此来巩固治疗联盟并回到最初的治疗目标上。）

在监测反移情时的一个常见问题是，许多被患者引发的感受是潜意识性的。因此，可能只有因为发生了一些微妙的活现，比如治疗延迟开始或提前结束，治疗师才会开始觉察到它们。反移情可能是由治疗师的顾问或督导师先发现的，然后治疗师才意识到自己对患者正在发展出的潜意识感受。治疗师在治疗进程中应该自由地与顾问或督导师探讨反移情。一些治疗师对自己的强烈感受——积极的或消极的——感到尴尬，他们不愿意与督导师分享这样的感受，因为害怕被督导师否定。但是，所有治疗师都应该记住的一个基本原理是，治疗师最希望向督导师隐藏的感受或活现，恰恰是治疗师**应该**与督导师讨论的。

住院治疗及部分住院治疗

第六章已经概述了以精神分析为指导的住院治疗及部分住院治疗的原则。此外，对分裂的处理——治疗边缘性患者的工作中必不可少的基本要素——也在第六章中进行过讨论。因此，关于边缘性患者环境治疗的基本原则，读者可以返回去参考第六章。我们在此讨论特别针对边缘性人格障碍患者的其他要点。

在医院里，当边缘性患者将其内在的混乱外化到周围环境中时，他们有可能扰乱病房。有些人会成为"特殊的"患者——他们会制造强烈的、与分裂及投射性认同相关的反移情问题（Burnham，1966；Gabbard，1986；Main，1957）。另外一些患者则极其心怀仇恨，并恶毒地攻击所有试图帮助他们的医务人员（Gabbard，1989b），在工作人员心中制造一种徒劳无益感。还有一些患者可能表现为被动地对抗，拒绝参与任何一项治疗计划中的内容（Gabbard，1989a）。虽然这些患者的疾病可能看起来是难以治疗的，但通过仔细地关注患者的个体动力学以及工作人员的反移情，有些患者最终是可能从治疗中获益的。

关于边缘性患者的住院治疗存在许多传说，其中大部分几乎或根本没有可靠的数据支持。有些临床医生认为，住院治疗不应该用于边缘性患者，因为这会促进退行和依赖。没有有力的证据支持这一假设，但至少已经有一项对照研究显示，住院治疗对于严重的人格障碍患者来说有可能是相当有益的。在英国，多兰等人（Dolan et al.，1997）在亨德森医院（Henderson Hospital）研究了 137 名先后前来的严重人格障碍患者，评估时间点分别为在转介时及在治疗后 1 年。在被转介的患者中，有 70 人被收入院，另外 67 人则未入院。研究人员指出，与未住院者相比，住院组的"边缘性综合征指数（Borderline Syndrome Index）"评分有显著更多地下降。同时，分数的变化与住治疗的时长之间呈现出显著的正相关。

过去在住院设置下实施的很多治疗，现在在日间病房或部分住院的设置下也可以进行。哈利威克日间病房（Bateman & Fonagy，1999，2001）令人印象深刻的研究结果表明，这种模式可能在未来的人格障碍治疗方面有很好的应用前景。派珀等人（Piper et al.，1993）也在一项日间治疗的随机试验中取得了人格障碍治疗上的成功。威尔伯格等人（Wilberg et al.，1999）证明了在日间医院治疗人格障碍的积极结果。为了确定日间治疗在学术研究的环境设置之外是否也会成功，卡特鲁德等人（Karterud et al.，2003）在1993—2000年测试了在挪威心理治疗日间医院网络系统（Norwegian Network of Psychotherapeutic Day Hospitals）中八个不同治疗项目里的1010名人格障碍患者。在参与并完成治疗及测试的人格障碍患者中包括许多边缘性患者，他们从入院到出院在所有的结果变量上都显示出显著的改善；并且这些改善在随访阶段都能够维持或提高。因此，日间住院治疗现在作为一种治疗边缘性及其他严重人格障碍患者的高度有效的方法，已经得到了确立。长期住院治疗在过去多年间使用的治疗原则，同样可以有效地应用于日间治疗的患者。

有些患者在门诊心理治疗的大部分时间里表现良好，但在整个心理治疗的进程中会周期性地需要短期住院，因为出现了暂时的强烈自杀倾向、自我伤害或某种程度的脱离现实。在心理治疗过程中也可能会出现不同程度的混乱。因为短期住院的目标是要迅速恢复患者的防御和适应性功能，所以病房医务人员必须传递一种反退行的期望。住院环境中的治疗者必须向这样的患者传达一个信息：他们能够控制自己的冲动，尽管他们会否认。虽然外部的控制，诸如约束和抗精神病药，有时可能也是必要的；但重点应放在帮助这些患者为"自我控制"承担起责任上。患者虚弱的自我可以通过稳定一致的结构化安排来补充，包括规律的作息时间表、将冲动性付诸行动的明确后果，以及与工作人员及其他患者的团体和个体会谈的可预测模式。

新住院的边缘性患者常见的倾向是，他们会期待能够按照自己的需求与护理人员进行冗长的个体治疗会面。当护士真的被"说服"尝试去满足这些要求时，患者恶化的程度通常会与在这些一对一"治疗"会谈中所花费的时间量呈正比。如果护理人员能在有规律的结构化安排中嵌入简短的5～10分钟会谈，边缘性患者的情况会好得多。

环境中的工作人员和病房的结构化安排本身，对边缘性患者来说就起着辅助性自我的功能。与尝试探索性或解释性的工作（如第六章中所描述）相比，病房工作人员可以帮助患者识别他们危机的诱发因素，通过寻求替代方案来延迟冲动的释放，预测他们行为的后果，以及澄清他们的内在客体关系。短期住院的另一个功能是，它提供了一个对患者内在世界更精确的见解。最后，病房工作人员常常能够协助心理治疗师理解，在患者的心理治疗中所出现的危机或困境的性质。除了处理任何发生了的分裂过程（如第六章中所描述），病房工作人员也能够通过认可治疗师作为临床医生的能力和价值来帮助治疗师（Adler，1984）。从上述阿德勒的自体心理学视角来看，病房护士和其他工作人员可以同时为患者和治疗师起到自体客体的功能（Adler，1987）。

同时还必须有不鼓励保守秘密的病房规则。患者对某位工作人员说的任何事都必须在团队会议中与其他工作人员分享。病房工作人员必须能够以一种实事求是、关心体贴、不传递出恶意的方式反复地对患者说"不"。否则，患者可能就无法整合一个事实，即"好"的、关心体贴的人与实施限制性措施的人（即"坏的"干预）是同一些人。这种内在自体及客体表征的整合是长期住院治疗的另一个主要目标。

应用于患者的限制，必须总是基于对患者需要限制的共情性理解，而非建立在任何施虐性的控制企图之上——患者通常正是这样看待这些限制的。

自杀和自残行为经常是一个严重的问题，因为边缘性患者企图控制整个治疗团队，正如他们用这样的行为控制他们的家人和所爱之人一样。工作人员必须强调，每位患者最终为控制自己的这种行为负责；实际上，没有任何人能够阻止患者实施自杀。边缘性患者经常用回形针、饮料罐、电灯泡或其他通常在医院里能获得的东西，在自己身上造成一些浅表的割伤。虽然这种表面划伤造成的实际伤害可能很小，但病房工作人员仍然应该仔细地调查自残的起因。这是否与人格解体的发作或分离有关？是否有童年性虐待的经历？患者的状况是否需要尝试使用氟西汀来治疗？该行为是否主要是操控性的，以努力获得工作人员对他们的注意？

有慢性自杀倾向的边缘性患者，可能会引起工作人员强烈的反移情，他们将患者的自杀尝试和姿态感知为具有操弄性，因此开始以漠不关心来回应患者的自杀威胁。负责住院患者的工作人员必须记住，自杀未遂者实施自杀的可能性是未尝试过自杀者的 140 倍（Tuckman & Youngman，1963），而 10% ~ 20% 的自杀未遂者最后会杀死自己（Dorpat & Ripley，1967）。

家 庭 治 疗

对边缘性患者内在客体世界的治疗性修正通常需要一个强化的个体心理治疗的过程。但是，与家庭一起工作常常是整个治疗计划必不可少的辅助。曾经有一个时期，父母常常会因为孩子发展出边缘性人格障碍而受到指责。尽管破坏性的父母养育可能是情况的一部分；但在许多其他情况下，父母在回应的是一个生来就难以相处的孩子，这样的孩子会在整个家庭中制造冲突。第一步是让父母作为合作者参与进来。为此非常有帮助的是对配偶、伴侣或父母进行大量的基础心理教育，作为对患者的治疗的一部分。这种合作方法也许可以帮助父母或重要他人感到有动机去参与某种形式的家庭治疗。

除了家庭治疗，治疗中的家庭参与可以采取许多形式。心理教育可能会让他们寻求咨询或者支持性团体的帮助，例如由来访者组织赞助的、为了应对边缘性人格障碍的广泛流行而建立的团体。有时，会面包括多个家庭团体。另外，患者与父母共同参与以解决问题为目标的联合治疗会谈，可能也很有价值。正式的家庭治疗，最好留给那些能够讨论冲突、而不会爆发愤怒或因离开而打乱会面的患者及其父母。无论来自患者的指责是否为真，如果父母能够带着歉意接纳它们，那么将责任归因于父母也许是有用的（Gunderson，2014）。

如第五章所述，分裂与投射性认同是极为常见的机制，它们服务于维持家庭系统内部的病理性动态平衡。例如，父母中的某一方可能会避开坏的内部自体或客体表征，并将它们投射到青少年期或年轻成年后代身上；后者随后认同了这些投射，而成为家庭中出现症状的那一位成员。

在对家庭模式的诊断中，治疗师应该避免把自己的理论构想强加给这个家庭。例如，即使某些精神动力学模型（Masterson & Rinsley，1975）可能以母亲的过度卷入为假设的前提；但是实证研究（Gunderson & Englund，1981；Gunderson et al.，1980）显示，与过度卷入的父母相比，疏忽型的父母更为常见。边缘性患者的疏忽型父母往往自身就很需要别人的关怀，因此通常无法给他们的孩子提供以规则或"结构"为形式的指导。

在以过度卷入为普遍模式的家庭中，家庭干预必须尊重每位家庭成员对其他成员的需求。父母可能自身就有边缘性病理，设想到会通过治疗"失去"他们边缘性的孩子，可能使他们感觉受到可怕的威胁。临床医生必须认真地对待这种可能性，即患者身上的一个显著改善可能会造成父母某一方的严重代偿失调，他们会因为感知到的分离而陷入恐慌（Brown，1987）。在这些情况下，家庭治疗师应该帮助家庭处理这种因患者的改变以及家庭系统作为一个整体的改变而带来的两难困境。治疗师必须谨慎地避免任何想要把边缘性患者和家人"撬开"的尝试。这样的努力会被家庭和患者同时视为一种极具威胁性的攻击，这只会让他们"团结起来严阵以待（circle the wagons）"，并增加他们之间的纠缠。如果家庭治疗师对"改变"采取一种非评判性的、中性的立场，共情家庭因为过度卷入所固有的稳定性而必须"在一起"，会产生更好的结果（Jones，1987）。系统中的任何改变必须来自内部，而不是由传统上高度重视分离与自主性的心理健康专业人士强加的。

另一个与边缘性患者的家庭一起工作时的关键原则是，要避免支持患者对父母的诋毁，好像每个骇人听闻的陈述都是千真万确的。在一项比较边缘性患者、其父母以及普通家庭对家庭的感知的研究中，冈德森和利奥（Gunderson & Lyoo，1997）发现，与边缘性患者的父母或常规家庭相比，边缘性患者对自己家庭关系的感知明显更消极。父母倾向于彼此意见一致，但与边缘性子女不一致。家庭中的这种分裂必须被认真对待。临床医生应该记住，边缘性患者的描述可能被他们自身的心理倾向所着色；与此同时也要认识到，在接受父母的看法时也必须慎重。很多父母在评估时会表现出防御性反应，并感到自己似乎正在因为孩子的问题而被指责。在大部分情况下，真相介于这两种视角之间的某处，每一方的感知都有一定的合理性。

团体心理治疗

团体心理治疗可能也是对边缘性患者个体心理治疗的一个有益辅助。如安扎拉（Ganzarain，1980）和霍维茨（Horwitz，1977）所指出的，所有的团体都倾向于使用分裂和投射性认同这两种边缘性防御机制。当这些防御出现在团体情境中时，团体心理治疗为边缘性个体提供了一个理解它们的机会。但是，大多数有关边缘性患者的团体治疗的文献作者都建议，边缘性患者在神经症或高功能人格障碍患者的团体中能够得到最为有效的治疗。

同样地，这些文献的共识是，边缘性患者在进行团体心理治疗时，需要同时接受个体心理治疗（Day & Semrad，1971；Horwitz，1977；Hulse，1958；Slavson，1964；Spotnitz，1957）。在团体心理治疗中的移情稀释，使边缘性患者与治疗师双方都显著获益。边缘性患者在治疗中受挫时通常会产生的暴怒可能会被稀释，并指向除个体治疗师外的其他成员。类似地，对边缘性患者的强烈反移情反应，也会因其他人的在场而被冲淡。

霍维茨（Horwitz，1977）指出，当边缘性患者的焦虑在面对团体情境中的面质时恶化升级，此时个体心理治疗师可以提供关键的支持性功能。在理想的情况下，个体治疗师应该是团体治疗师以外的某位治疗师，因为"对团体治疗师来说，单独见某些患者而不见其他人是反治疗性的（p. 415）"。霍维茨还识别出，粗鲁不友善的性格特质，也是适合团体心理治疗辅助个体心理治疗的指征。他观察到，相比于来自治疗师的面质和解释，边缘性患者似乎更愿意接受来自团体治疗中的伙伴对这些特征的面质和解释。他们可能也觉得，比起单独将他们挑出来作为个体进行解释，将治疗师的解释作为以团体为中心的主题的一部分时更容易接受。

确证"团体治疗对边缘性患者可能相当有用"这一普遍临床印象的实证数据正在出现。辩证行为疗法虽然不是一种精神动力学模式，但是它（Linehan et al.，1991）将团体作为基石已经被证明可以降低自残和自杀行为。在一项人际团体心理治疗对比个体动力学治疗的随机对照试验中，门罗－布鲁姆和马尔齐阿利（Munroe-Blum & Marziali，1995）发现，二十五次每周一次每次90分钟的团体治疗，随后五次每两周一次的团体治疗，在治疗结束时带来了显著的改善。第十二和二十四个月的随访分析显示，所有主要结果指标都有显著进步。此外，团体患者的表现与个体治疗患者一样好。最后，每周三次的动力学团体治疗也是贝特曼和福纳吉（Bateman & Fonagy，1999，2001）在哈利威克日间病房所使用的有效方法的核心。

尽管在团体情境中工作有其优势，但治疗师仍然会发现边缘性患者团体心理治疗的某些固有困难。因为他们有更为原始的精神病理以及更倾向于用直接的方式表达情感，这些患者很容易成为替罪羊。当替罪羊过程成为团体的主题时，治疗师可能需要支持这些边缘性患者。另外，因为要与团体竞争治疗师的滋养，边缘性患者可能也体验到更强烈的被剥夺感。最后，因为主要对个体治疗师产生依恋，边缘性患者在团体治疗中倾向于与众人保持一定的距离。

参考文献

Adler G: The myth of the alliance with borderline patients. Am J Psychiatry 47:642–645, 1979

Adler G: Issues in the treatment of the borderline patient, in Kohut's Legacy: Contributions to Self Psychology. Edited by Stepansky PE, Goldberg A. Hillsdale, NJ, Analytic Press, 1984, pp 117–134

Adler G: Borderline Psychopathology and Its Treatment. New York, Jason Aronson, 1985

Adler G: Discussion: milieu treatment in the psychotherapy of the borderline patient: abandonment and containment. Yearbook of Psychoanalysis and Psychotherapy 2:145–157, 1987

Akiskal HS, Chen SE, Davis GC, et al: Borderline: an adjective in search of a noun. J Clin Psychiatry 46:41–48, 1985

Alexander PC, Anderson CL, Brand B, et al: Adult attachment and long-term effects in survivors of incest. Child Abuse Negl 22:45–61, 1998

Allen JG: Traumatic Relationships and Serious Mental Disorders. New York, Wiley, 2001

American Psychiatric Association: Practice Guideline for the Treatment of Patients With Borderline Personality. Washington, DC, American Psychiatric Association, 2001

American Psychiatric Association: Diagnostic and Statistical Manual of Mental Disorders, 5th Edition. Washington, DC, American Psychiatric Association, 2013

Andrulonis PA: Disruptive behavior disorders in boys and the borderline personality disorder in men. Ann Clin Psychiatry 3:23–26, 1991

Baker L, Silk KR, Westen D, et al: Malevolence, splitting, and parental ratings by borderlines. J Nerv Ment Dis 180:258–264, 1992

Baron-Cohen S, Ring HA, Wheelwright S, et al: Social intelligence in the normal and autistic brain: an fMRI study. Eur J Neurosci 11:1891–1898, 1999

Baron-Cohen S, Wheelwright S, Hill J, et al: The "Reading the Mind in the Eyes" test revised version: a study with normal adults, and adults with Asperger syndrome or high-functioning autism. J Child Psychol Psychiatry 42:241–251, 2001

Bateman A, Fonagy P: Effectiveness of partial hospitalization in the treatment of borderline personality disorder: a randomized controlled trial. Am J Psychiatry 156: 1563–1569, 1999

Bateman A, Fonagy P: Treatment of borderline personality disorder with psychoanalytically oriented partial hospitalization: an 18-month follow-up. Am J Psychiatry 158:36–42, 2001

Bateman A, Fonagy P: Health service utilization costs for borderline personality disorder patients treated with psychoanalytically oriented partial hospitalization versus general psychiatric care. Am J Psychiatry 160:169–171, 2003

Bateman AW, Fonagy P: Mentalization-based treatment of BPD. J Pers Disord 18: 36– 51, 2004a

Bateman A, Fonagy P: Psychotherapy for Borderline Personality Disorder: Mentalization-Based Treatment. Oxford, UK, Oxford University Press, 2004b

Bateman A, Fonagy P: Randomized controlled trial of outpatient mentalization-based treatment versus structured clinical management for borderline personality disorder. Am J Psychiatry 166:1355–1364, 2009

Battle CL, Shea MT, Johnson DM, et al: Childhood maltreatment associated with adult personality disorders: findings from the Collaborative Longitudinal Personality Disorder Study. J Pers Disord 18:193–211, 2004

Bion WR: Clinical Seminars and Other Works. London, Karnac, 1987

Blum N, St. John D, Pfohl B, et al: Systems Training for Emotional Predictability and Problem Solving (STEPPS) for outpatients with borderline personality disorder: a randomized controlled trial and one year follow-up. Am J Psychiatry 165:468– 478, 2008

Brown SL: Family therapy and the borderline patient, in The Borderline Patient: Emerging Concepts in Diagnosis, Psychodynamics, and Treatment, Vol 2. Edited by Grotstein JS, Solomon MF, Lang JA. Hillsdale, NJ, Analytic Press, 1987, pp 206–209

Burnham DL: The special-problem patient: victim or

agent of splitting? Psychiatry 29:105–122, 1966

Calarge C, Andreasen NC, O'Leary DS: Visualizing how one brain understands another: a PET study of theory of mind. Am J Psychiatry 160:1954–1964, 2003

Clarkin JF, Levy KN, Lenzenweger MF, et al: The Personality Disorders Institute / Borderline Personality Disorder Research Foundation randomized control trial for borderline personality disorder: rationale, methods, and patient characteristics. J Pers Disord 18:52–72, 2004

Clarkin JF, Lenzenweger MF, Yeomans F, et al: An object relations model of borderline pathology. J Pers Disord 21:474–499, 2007a

Clarkin JF, Levy KN, Lenzenweger MF, et al: Evaluating three treatments for patients with borderline personality disorder: a preliminary multi-wave study of behavioral change. Am J Psychiatry 164:922–928, 2007b

Colson DB, Lewis L, Horwitz L: Negative outcome in psychotherapy and psychoanalysis, in Negative Outcome in Psychotherapy and What to Do About It. Edited by Mays DT, Frank CM. New York, Springer, 1985, pp 59–75

Day M, Semrad E: Group therapy with neurotics and psychotics, in Comprehensive Group Psychotherapy. Edited by Kaplan HI, Sadock BJ. Baltimore, MD, Williams & Wilkins, 1971, pp 566–580

Dolan B, Warren F, Norton K: Change in borderline symptoms one year after therapeutic community treatment for severe personality disorder. Br J Psychiatry 171: 274–279, 1997

Donegan NH, Sanislow CA, Blumberg HP, et al: Amygdala hyperreactivity in borderline personality disorder: implications for emotional dysregulation. Biol Psychiatry 54:1284–1293, 2003

Dorpat TL, Ripley HS: The relationship between attempted suicide and committed suicide. Compr Psychiatry 8:74–79, 1967

Driessen M, Herrmann J, Stahl K: Magnetic resonance imaging volumes of the hippocampus and the amygdala in women with borderline personality disorder and early traumatization. Arch Gen Psychiatry 57:1115–1122, 2000

Fertuck EA, Song JA, Morris WB, et al: Enhanced "reading the mind in the eyes" in borderline personality disorder compared to healthy controls. Psychol Med 39:1979–1988, 2009

Fonagy P: An attachment theory approach to treatment of the difficult patient. Bull Menninger Clin 62:147–169, 1998

Fonagy P: Attachment Theory and Psychoanalysis. New York, Other Press, 2001

Fonagy P, Target M: Playing with reality, III: the persistence of dual psychic reality in borderline patients. Int J Psychoanal 81:853–874, 2000

Fonagy P, Leigh T, Steele M, et al: The relationship of attachment status, psychiatric classification, and response to psychotherapy. J Consult Clin Psychol 64:22–31, 1996

Fonagy P, Steele M, Steele H, et al: Reflective Functioning Manual, Version 4.1, for Application to Adult Attachment Interviews. London, University of London, 1997

Frank H, Hoffman N: Borderline empathy: an empirical investigation. Compr Psychiatry 27:387–395, 1986

Frank H, Paris J: Recollections of family experience in borderline patients. Arch Gen Psychiatry 38:1031–1034, 1981

Frith CD, Frith U: Interacting minds: a biological basis. Science 286:1692–1695, 1999

Gabbard GO: The treatment of the "special" patient in

a psychoanalytic hospital. International Review of Psychoanalysis 13:333–347, 1986

Gabbard GO: On "doing nothing" in the psychoanalytic treatment of the refractory borderline patient. Int J Psychoanal 70:527–534, 1989a

Gabbard GO: Patients who hate. Psychiatry 52:96–106, 1989b

Gabbard GO (ed): Sexual Exploitation in Professional Relationships. Washington, DC, American Psychiatric Press, 1989c

Gabbard GO: An overview of countertransference with borderline patients. J Psychother Pract Res 2:7–18, 1993

Gabbard GO: Love and Hate in the Analytic Setting. Northvale, NJ, Jason Aronson, 1996

Gabbard GO: Borderline personality disorder and rational managed care policy. Psychoanalytic Inquiry 17(suppl):17–28, 1997

Gabbard GO: Treatment-resistant borderline personality disorder. Psychiatr Ann 28: 651–656, 1998

Gabbard GO: Miscarriages of psychoanalytic treatment with suicidal patients. Int J Psychoanal 84:249–261, 2003

Gabbard GO: The therapeutic action in psychoanalytic psychotherapy of borderline personality disorder, in The Psychoanalytic Therapy of Severe Disturbance. Edited by Williams P. London, Karnac, 2010, pp 1–19

Gabbard GO: Neurobiologically informed psychotherapy of borderline personality disorder, in Psychodynamic Psychotherapy Research: Evidence-Based Practice and Practice-Based Evidence. Edited by Levy RA, Ablon JS, Kachele H. New York, Humana Press, 2012, pp 257–268

Gabbard GO, Horowitz MJ: Insight, transference interpretation and therapeutic change in the dynamic psychotherapy of borderline personality disorder. Am J Psychiatry 166:517–521, 2009

Gabbard GO, Wilkinson SM: Management of Countertransference With Borderline Patients. Washington, DC, American Psychiatric Press, 1994

Gabbard GO, Horwitz L, Frieswyk S, et al: The effect of therapist interventions on the therapeutic alliance with borderline patients. J Am Psychoanal Assoc 36: 697–727, 1988

Gabbard GO, Horwitz L, Allen JG, et al: Transference interpretation in the psychotherapy of borderline patients: a high-risk, high-gain phenomenon. Harv Rev Psychiatry 2:59–69, 1994

Gallagher HL, Happe F, Brunswick N, et al: Reading the mind in cartoons and stories: an fMRI study of "theory of mind" in verbal and nonverbal tasks. Neuropsychologia 38:11–21, 2000

Ganzarain RC: Psychotic-like anxieties and primitive defenses in group analytic psychotherapy. Issues in Ego Psychology 3:42–48, 1980

Giesen-Bloo J, van Dyck R, Spinhoven P, et al: Outpatient psychotherapy for borderline personality disorder: randomized trial of schema-focused therapy vs. transference-focused therapy. Arch Gen Psychiatry 63:649–658, 2006

Goel V, Grafman J, Sadato N, et al: Modeling other minds. Neuroreport 6:1741–1746, 1995

Goldberg RL, Mann LS, Wise TN, et al: Parental qualities as perceived by borderline personality disorders. Hillside J Clin Psychiatry 7:134–140, 1985

Gorney JE: The negative therapeutic interaction. Contemp Psychoanal 15:288–337, 1979

Gregory RJ, Delucia-Deranja E, Mogle JA: Dynamic deconstructive psychotherapy versus optimized community care for borderline personality disorder co-occurring with alcohol use disorders: 30 months follow-up. J Nerv Ment Dis 198:292–298, 2010

Grinker RR Jr, Werble B, Drye RC: The Borderline Syndrome: A Behavioral Study of Ego-Functions. New York, Basic Books, 1968

Gunderson JG: Studies of borderline patients in psychotherapy, in Handbook of Borderline Disorders. Edited by Silver D, Rosenbluth M. Madison, CT, International Universities Press, 1992, pp 291–305

Gunderson JG: The borderline patient's intolerance of aloneness: insecure attachments and therapist availability. Am J Psychiatry 153:752–758, 1996

Gunderson JG: Borderline Personality Disorder: A Clinical Guide. Washington, DC, American Psychiatric Publishing, 2001

Gunderson J: Handbook of Good Psychiatric Management for Borderline Patients. Washington, DC, American Psychiatric Publishing, 2014

Gunderson JG, Chu JA: Treatment implications of past trauma in borderline personality disorder. Harv Rev Psychiatry 1:75–81, 1993

Gunderson JG, Englund DW: Characterizing the families of borderlines: a review of the literature. Psychiatr Clin North Am 4:159–168, 1981

Gunderson JG, Links P: Borderline Personality Disorder: A Clinical Guide. 2nd Edition. Washington, DC, American Psychiatric Publishing, 2008

Gunderson JG, Lyoo K: Family problems and relationships for adults with borderline personality disorder. Harv Rev Psychiatry 4:272–278, 1997

Gunderson JG, Sabo AN: The phenomenological and conceptual interface between borderline personality disorder and PTSD. Am J Psychiatry 150:19–27, 1993

Gunderson JG, Zanarini MC: Current overview of the borderline diagnosis. J Clin Psychiatry 48(suppl 8):5–14, 1987

Gunderson JG, Kerr J, Englund DW: The families of borderlines: a comparative study. Arch Gen Psychiatry 37:27–33, 1980

Gunderson JG, Stout RL, McGlashan TH, et al: Ten year course of borderline personality disorder: psychopathology and function from the collaborative longitudinal personality disorders studies. Arch Gen Psychiatry 68:827–837, 2011

Gutheil T: Borderline personality disorder, boundary violations, and patient–therapist sex: medicolegal pitfalls. Am J Psychiatry 146:597–602, 1989

Herman JL, Perry JC, van der Kolk BA: Childhood trauma in borderline personality disorder. Am J Psychiatry 146:490–495, 1989

Herpertz SC, Dietrich TM, Wenning B, et al: Evidence of abnormal amygdala functioning in borderline personality disorder: a functional MRI study. Biol Psychiatry 50:292–298, 2001

Hoch P, Polatin P: Pseudoneurotic forms of schizophrenia. Psychiatr Q 23:248–276, 1949

Horwitz L: Clinical Prediction in Psychotherapy. New York, Jason Aronson, 1974

Horwitz L: Group psychotherapy of the borderline patient, in Borderline Personality Disorders: The Concept, the Syndrome, the Patient. Edited by Hartocollis PL. New York, International Universities Press, 1977, pp 399–422

Horwitz L, Gabbard GO, Allen JG, et al: Borderline Personality Disorder: Tailoring the Psychotherapy to the Patient. Washington, DC, American Psychiatric Press, 1996

Hulse WC: Psychotherapy with ambulatory schizophrenic patients in mixed analytic groups. Arch Neurol Psychiatry 79:681–687, 1958

Johnson JG, Cohen P, Brown J, et al: Childhood maltreatment increases risk for personality disorders during early adulthood. Arch Gen Psychiatry 56:600–606, 1999

Jones SA: Family therapy with borderline and narcissistic patients. Bull Menninger Clin 51:285–295, 1987

Karterud S, Pedersen G, Bjordal E, et al: Day treatment of patients with personality disorders: experiences from a Norwegian treatment research network. J Pers Disord 17:243–262, 2003

Kernberg OF: Borderline personality organization. J Am Psychoanal Assoc 15:641– 685, 1967

Kernberg OF: Borderline Conditions and Pathological Narcissism. New York, Jason Aronson, 1975

Kernberg OF: Technical considerations in the treatment of borderline personality organization. J Am Psychoanal Assoc 24:795–829, 1976

Kernberg OF, Burstein ED, Coyne L, et al: Psychotherapy and psychoanalysis: final report of The Menninger Foundation's Psychotherapy Research Project. Bull Menninger Clin 36:3–275, 1972

Kernberg OF, Selzer MA, Koenigsberg HW, et al: Psychodynamic Psychotherapy of Borderline Patients. New York, Basic Books, 1989

King-Casas B, Sharp C, Lomax L, et al: The rupture and repair of cooperation in borderline personality disorder. Science 321:806–810, 2008

Knight RP: Borderline states. Bull Menninger Clin 17:1–12, 1953

Linehan MM, Armstrong HE, Suarez A, et al: Cognitive-behavioral treatment of chronically parasuicidal borderline patients. Arch Gen Psychiatry 48:1060–1064, 1991

Linehan MM, Comtois KA, Murray AM, et al: Two-year randomized controlled trial and follow-up of dialectical behavior therapy vs. therapy by experts for suicidal behaviors and borderline personality disorder. Arch Gen Psychiatry 63:757– 766, 2006

Links PS, Steiner M, Offord DR, et al: Characteristics of borderline personality disorder: a Canadian study. Can J Psychiatry 33:336–340, 1988

Lynch TR, Rosenthal MZ, Kosson DS, et al: Heightened sensitivity to facial expressions of emotion in borderline personality disorder. Emotion 6:647–655, 2006

Lyoo IK, Han MH, Cho DY: A brain MRI study in subjects with borderline personality disorder. J Affect Disord 50:235–243, 1998

Mahler MS, Pine F, Bergman A: The Psychological Birth of the Human Infant: Symbiosis and Individuation. New York, Basic Books, 1975

Main TF: The ailment. Br J Med Psychol 30:129–145, 1957

Maltsberger JT: Countertransference in the treatment of the suicidal borderline patient, in Countertransference Issues in Psychiatric Treatment (Review of Psychiatry Series, Vol. 18; Oldham JM and Riba MB, series eds). Edited by Gabbard GO. Washington, DC, American Psychiatric Press, 1999, pp 27–43

Masterson JF: Psychotherapy of the Borderline Adult: A Developmental Approach. New York, Brunner/Mazel, 1976

Masterson JF, Rinsley DB: The borderline syndrome: the role of the mother in the genesis and psychic structure of the borderline personality. Int J Psychoanal 56: 163–177, 1975

McMain SF, Links PS, Gnam WH, et al: A randomized trial of dialectical behavior therapy versus general psychiatric management for borderline personality disorder. Am J Psychiatry 166:1365–1374, 2009

McMain SF, Guimond T, Streiner DL, et al: Dialectical behavior therapy compared with general psychiatric management for borderline personality disorder:

clinical outcomes and functioning over a two-year follow-up. Am J Psychiatry 169:650–661, 2012

Meissner WW: Treatment of Patients in the Borderline Spectrum. Northvale, NJ, Jason Aronson, 1988

Modell AH: "The holding environment" and the therapeutic action of psychoanalysis. J Am Psychoanal Assoc 24:285–307, 1976

Munroe-Blum H, Marziali E: A controlled trial of short-term group treatment for borderline personality disorder. J Pers Disord 9:190–198, 1995

New AS, Stanley B: An opioid deficit in borderline personality disorder: self-cutting, substance abuse, and social dysfunction. Am J Psychiatry 167:882–885, 2010

Ochsner KN, Bunge SA, Gross JJ, et al: Rethinking feelings: fMRI study of the cognitive regulation of emotions. J Cogn Neurosci 14:1215–1229, 2002

Ogata SN, Silk KR, Goodrich S, et al: Childhood sexual and physical abuse in adult patients with borderline personality disorder. Am J Psychiatry 147:1008–1013, 1990

Oldham JM, AE, Kellman HD, et al: Diagnosis of DSM-III-R personality disorders by two structured interviews: patterns of comorbidity. Am J Psychiatry 149: 213– 220, 1992

O'Leary KM: Neuropsychological testing results. Psychiatr Clin North Am 23:41–60, 2000

O'Leary KM, Cowdry RW: Neuropsychological testing results in borderline personality disorder, in Biological and Neurobehavioral Studies of Borderline Personality Disorder. Edited by Silk KR. Washington, DC, American Psychiatric Press, 1994, pp 127–157

Paris J: Does childhood trauma cause personality disorders in adults? Can J Psychiatry 43:148–153, 1998

Paris J: The outcome of borderline personality disorder: good for most but not all patients. Am J Psychiatry 169:445–446, 2012

Paris J, Frank H: Perceptions of parental bonding in borderline patients. Am J Psychiatry 146:1498–1499, 1989

Paris J, Zweig-Frank H: A critical review of the role of childhood sexual abuse in the etiology of borderline personality disorder. Can J Psychiatry 37:125–128, 1992

Patrick M, Hobson RP, Castle D, et al: Personality disorder and the mental representation of early experience. Developmental Psychopathology 6:375–388, 1994

Piper WE, Rosie JS, Azim HF, et al: A randomized trial of psychiatric day treatment for patients with affective and personality disorders. Hosp Community Psychiatry 44:757–763, 1993

Prossin AR, Love TM, Koeppe RA, et al: Dysregulation of regional endogenous opioid function in borderline and schizotypal personality disorder. Am J Psychiatry 167:925–933, 2010

Reichborn-Kjennerud T, Ystrom E, Neale MC, et al: Structure of genetic and environmental risk factors for symptoms of DSM-IV borderline personality disorder. JAMA Psychiatry 70:1206–1214, 2013

Rinne T, de Kloet ER, Wouters L, et al: Hyperresponsiveness of hypothalamic-pituitary-adrenal axis to combined dexamethasone/corticotropin-releasing hormone challenge in female borderline personality disorder subjects with a history of sustained childhood abuse. Biol Psychiatry 52:1102–1112, 2002

Rosen IR: Relational masochism: the search for a bad enough object. Paper presented at scientific meeting of the Topeka Psychoanalytic Society, Topeka, KS, January 1993

Rüsch N, Lieb K, Göttler I, et al: Shame and implicit

self-concept in women with borderline personality disorder. Am J Psychiatry 164:500–508, 2007

Sandler J: Character traits and object relationships. Psychoanal Q 50:694–708, 1981

Schiffer F, Teicher MH, Papanicolaou AC: Evoked potential evidence for right brain activity during the recall of traumatic memories. J Neuropsychiatry Clin Neurosci 7:169–175, 1995

Schmahl CG, Vermetten E, Elzinga BM, et al: Magnetic resonance imaging of hippocampal and amygdalar volume in women with childhood abuse and borderline personality disorder. Psychiatry Res 122:193–198, 2003a

Schmahl CG, Elzinga BM, Vermetten E, et al: Neural correlates of memories of abandonment in women with and without borderline personality disorder. Biol Psychiatry 54:142–151, 2003b

Schmideberg M: The borderline patient, in American Handbook of Psychiatry, Vol 1. Edited by Arieti S. New York, Basic Books, 1959, pp 398–416

Searles HF: My Work With Borderline Patients. Northvale, NJ, Jason Aronson, 1986

Silbersweig D, Clarkin JR, Goldstein M, et al: Failure of frontolimbic inhibitory function in the context of negative emotion in borderline personality disorder. Am J Psychiatry 164:1832–1841, 2007

Slavson SR: A Textbook in Analytic Group Psychotherapy. New York, International Universities Press, 1964

Soloff PH, Millward JW: Developmental histories of borderline patients. Compr Psychiatry 24:574–588, 1983

Spotnitz H: The borderline schizophrenic in group psychotherapy: the importance of individualization. Int J Group Psychother 7:155–174, 1957

Stalker CA, Davies F: Attachment organization, and adaptation in sexually abused women. Can J Psychiatry 40:234–240, 1995

Streeter CC, vanReekum R, Shorr RI, et al: Prior head injury in male veterans with borderline personality disorder. J Nerv Ment Dis 183:577–581, 1995

Swartz M, Blazer D, George L, et al: Estimating the prevalence of borderline personality disorder in the community. J Pers Disord 4:257–272, 1990

Swirsky-Sacchetti T, Gorton G, Samuel S, et al: Neuropsychological function in borderline personality disorder. J Clin Psychol 49:385–396, 1993

Torgersen S, Kringlen E, Cramer V: The prevalence of personality disorders in a community sample. Arch Gen Psychiatry 58:590–596, 2001

Torgersen S, Lygren S, Oien PA, et al: A twin study of personality disorders. Compr Psychiatry 41:416–425, 2000

Tuckman J, Youngman WF: Suicide risk among persons attempting suicide. Public Health Rep 78:585–587, 1963

van Elst TL, Hesslinger B, Thiel T, et al: Frontolimbic brain abnormalities in patients with borderline personality disorder: a volumetric magnetic resonance imaging study. Biol Psychiatry 54:163–171, 2003

vanReekum R, Conway CA, Gansler D, et al: Neurobehavioral study of borderline personality disorder. J Psychiatry Neurosci 18:121–129, 1993

Wagner AW, Linehan MM: Facial expression recognition ability among women with borderline personality disorder: implications for emotion regulation? J Pers Disord 13:329–344, 1999

Waldinger RJ: Intensive psychodynamic therapy with borderline patients: an overview. Am J Psychiatry 144:267–274, 1987

Wallerstein RS: Forty-Two Lives in Treatment: A Study of Psychoanalysis and Psychotherapy. New York,

Guilford, 1986

Walsh F: The family of the borderline patient, in The Borderline Patient. Edited by Grinker RR, Werble B. New York, Jason Aronson, 1977, pp 158–177

Westen D, Ludolph P, Misle B, et al: Physical and sexual abuse in adolescent girls with borderline personality disorder. Am J Orthopsychiatry 60:55–66, 1990

Widiger TA, Weissman MM: Epidemiology of borderline personality disorder. Hosp Community Psychiatry 42:1015–1021, 1991

Wilberg T, Urnes O, Friis S, et al: One-year follow-up of day treatment for poorly functioning patients with personality disorders. Psychiatr Serv 50:1326–1330, 1999

Winnicott DW: Transitional objects and transitional phenomena—a study of the first not-me possession period. Int J Psychoanal 34:59–97, 1953

Zanarini MC, Frankenburg FR: Pathways to the development of borderline personality disorder. J Pers Disord 11:93–104, 1997

Zanarini MC, Frankenburg FR: The essential nature of borderline psychopathology. J Pers Disord 21:518–535, 2007

Zanarini MC, Gunderson JG, Frankenburg FR: Axis I phenomenology of borderline personality disorder. Compr Psychiatry 30:149–156, 1989a

Zanarini MC, Gunderson JG, Marino MF, et al: Childhood experiences of borderline patients. Compr Psychiatry 30:18–25, 1989b

Zanarini MC, Gunderson JG, Frankenburg FR, et al: Discriminating borderline personality disorder from other Axis II disorders. Am J Psychiatry 147:161–167, 1990

Zanarini MC, Williams AA, Lewis RE, et al: Reported pathological childhood experiences associated with the development of borderline personality disorder. Am J Psychiatry 154:1101–1106, 1997

Zanarini MC, Frankenburg FR, Reich DB, et al: Attainment and stability of sustained symptomatic remission and recovery among patients with borderline personality disorder and Axis II comparison subjects: a 16-year prospective follow-up study. Am J Psychiatry 169:476–483, 2012

Zetzel ER: A developmental approach to the borderline patient. Am J Psychiatry 127:867–871, 1971

Zlotnick C, Rothschild L, Zimmerman M: The role of gender in the clinical presentation of patients with borderline personality disorder. J Pers Disord 16:277–282, 2002

Zweig-Frank H, Paris J: Parents' emotional neglect and overprotection according to the recollections of patients with borderline personality disorder. Am J Psychiatry 148:648–651, 1991

第十六章

B 类人格障碍：

自恋型

啊！你生了自命不凡的病，马伏里奥，你缺少一副健全的胃口。你认为是大炮子弹，但在宽容慷慨、无愧于心、性情洒脱的人看来，那不过是射鸟的箭。

——莎士比亚（shakespeare）

《第十二夜》（*The Twelfth Night*）第一幕第五场 "奥丽维娅"

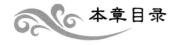

本章目录

在莎士比亚的喜剧中，奥丽维娅和观众们都很清楚，马伏里奥对他自己的爱以及他倾向于把轻微的怠慢体验为毁灭性的打击，都是他"病了"的迹象。然而，在当代精神病学实践中，要区分健康的和病理性的自恋程度，充满了困难。一定程度的健康的利己（self-interest）和自爱（self-love）不仅是正常的，而且对心理健康来说也是绝对必要的。但是在这个自我关注（self-regard）的连续谱上的哪一个点，健康的自恋转变成了病理性自恋，这并不容易确定。

另一个使人困惑的因素是，某些行为在某个人身上可能是病理性的自恋，而在另一个人身上就是健康的自我关注的表现。人们对自恋的判断会因一个人所处生命周期阶段的不同而不同。但即使我们觉察到这些发展上的差别，**自恋**这个词也很少被用来赞美一个拥有健康自尊（self-esteem）的人。相反地，这个词几乎总是被贬低性地使用，尤其当我们指的是让我们不舒服的同事和熟人时。而且，这个词常常被用来指某个我们嫉妒其成功和自信的人。因为我们每个人都在与自恋议题做斗争，所以在给他人贴上自恋的标签时，我们必须始终警惕潜在的虚伪。

让事情变得更为复杂的是，我们生活在一种自恋性的文化中。1979年，克里斯托弗·拉什（Christopher Lasch）指出，电子媒体靠肤浅的影像大行其道，忽视了实质与深度，而我们对这种电子媒体奴隶般的献身使一种自恋性文化已经形成（Lasch，1979）。今天的"千禧一代"生活在脸书网（Facebook）和其他社交媒体上，总有一个电子设备"黏"在他们的手上，他们创造了一种新版本的自恋性文化。正如特文格和坎贝尔（Twenge & Campbell，2009）指出的，自尊和自恋已经侵入了我们社会的社会话语中。在20世纪70年代早期，"自恋"一词在大众媒体中很少被提及；而在2002—2007年，这个词被提及了5000次。自1975年以来，每年有5～10本有关自恋的书籍出版，但在1970年以前出版发行的书在流通中的不到3本。一项由国家健康研究所资助的自恋型人格障碍研究（Stinson et al.，2008）发现，在20—29岁年龄组中，符合自恋型人格障碍诊断标准的个体，几乎是65岁以上年龄组个体的3倍。在《时代》（*Times*）杂志的封面上，千禧一代被称为"我，我，我的一代（Me, Me, Me Generation）"（J. Stein，2013）。这一代中的许多年轻人是带着一种应得的权利感而成长起来的，他们觉得自己就应该出名或者获得高薪，而不用付出很多努力去实现自己的梦想。他们与同龄受众一起在社交媒体中长大，从白天到深夜，持续不断地获得着即刻满足与对自尊的强化。

在这种文化氛围中，要确定哪些特征反映着一种自恋性人格障碍，哪些只是适应性的文化性特征，通常是很难的。另外，健康的自尊与被人为夸大的自尊之间的差异也常常模糊不清。例如，让我们想象一位精神卫生专业人士正向他的同行报告一篇科学论文。讲者注意到大约有一半听众在他报告时睡着了，而其他人正站起身准备离开。在报告最后的讨论阶段，这名讲者因"思路不清""对文献不熟悉"以及"没有新意"遭到严厉的批评。他对这些批评的反应是对自己说："不管他们怎么想，反正我知道我很有能力！"我们如何评估他的这个反应呢？根据这个例子中的信息，我们可能得出下列两个结论中的一个：（1）这个人有着健康的自我关注，不会仅因为一次事与愿违的体验就崩溃；（2）这名讲者的反应反映了一种病理性自恋——这是一种夸大的防御反应，以补偿他的自尊所受到的毁灭性伤害。

面对如此令人困惑的一系列用途、发展性差异以及文化影响，那么什么样的决定性标准能够用来区分健康的和病理性的自恋呢？历史悠久的心理健康标准——爱与工作——在回答这个问题上也只是部分地有用。个体的工作经历可能对做出区分没有什么帮助。高度紊乱的自恋性个体可能在某些专业领域非常成功，例如大型企业、艺术、政治、娱乐产业或体育（Gabbard，1983）。然而在某些情况下，自恋性病理可能在一个人的专业兴趣的肤浅品质上得到反映（Kernberg，1970），似乎获得成就和赞誉比掌握这个领域本身更加重要。

自恋的病理形式更容易通过个体人际关系的品质进行识别。影响这些人的一个悲剧是，他们没有能力去爱。健康的人际关系可以通过一些特性得到识别，比如：共情和关心他人的感受，对他人的想法真诚地感兴趣，有能力忍受长期关系中的矛盾心理而不放弃，以及有能力承认自己对人际冲突的"贡献"。人际关系以这些品质为特征的人，虽然有时也会利用他人以满足自己的需求，但这种倾向发生在一个更为广泛的善解人意的人际联系的背景之中，而不是作为一种对待其他人的普遍模式。相反，自恋性人格障碍患者可能会根据自身的需要，将别人当作用完即弃的物品，而不考虑他人的感受。其他人没有被他们视为一个独立的存在或有他们自己的需求。自恋性人格障碍患者会频繁地在一段很短的时间后就结束一段关系，通常是当别人开始出于自己的需要而提出要求时。最重要的是，就自恋者维持自身自尊感的能力而言，这样的关系显然无法"奏效"。

自恋性人格障碍的现象学

　　有关自恋性人格障碍（Narcissistic Personality Disorder，NPD）的精神动力学文献多少是有些令人困惑的，因为这个标签似乎被广泛地应用于有着相当不同的临床表现的患者。DSM-5（American Psychiatric Association，2013）列出了诊断自恋型人格障碍的九条标准（专栏16-1）。这些标准识别出了自恋性患者的某一种类型——确切地说，是那种傲慢自大的、自我吹嘘的、"聒噪的"个体，他们要求成为众人瞩目的焦点。然而，这些标准无法描述那种害羞的、不声张地夸大的自恋性个体，他们对于怠慢的极度敏感导致他们会极力避免成为众人注意的焦点。

专栏 16-1　DSM-5 自恋型人格障碍的诊断标准

301.81（F60.81）

　　一种需要他人赞扬且缺乏共情的自大（在幻想中或在行为上）的普遍模式；起始不晚于成年早期，存在于各种背景下，表现出下列五项（或更多的）症状。

1. 具有一种自我重要性的夸大感（例如，夸大成就和才能，即使没有相称的成就，也期望被认为是优越的）。
2. 专注于对无限成功、权力、才华、美丽或理想爱情的幻想。
3. 相信自己是"特殊"的和独特的，只能被其他特殊的或地位高的人（或机构）所理解，或只应与这样的人（或机构）结交。
4. 要求过度的赞美。
5. 有一种应得的权利感（不合理地预期得到特别优待或他人自动顺从其期望）。
6. 在人际关系上是剥削性的（为了达到自己的目的而利用他人）。
7. 缺乏共情：不愿意认识或认同他人的感受和需求。
8. 常常妒忌他人，或者认为他人妒忌自己。
9. 表现出自大的、傲慢的行为或态度。

来源：Reprinted from the *Diagnostic and Statistical Manual of Mental Disorders,* 5th Edition. Washington, DC, American Psychiatric Association, 2013. Used with permission. Copyright © 2013 American Psychiatric Association.

　　多年来，有关自恋性人格障碍的文献相对较少。但是近些年来，文献已经拓展到包括自恋性人格障碍的概念架构、这种障碍患者的评估与评价、其流行病学和病因学，以及各种治疗方法等议题（Campbell & Miller，2011；Ogrodniczuk，2013）。这些文献有一个广泛的共识，即自恋性人格障碍存在于一个连续谱上。在精神动力学文献中，这个连续谱的一端是典型的嫉妒、贪婪的个体，他们要求他人的关注和称赞，科恩伯格（Kernberg，1970，1974a，1974b，1998）对此做了详细的描述。而科胡特（Kohut，1971，1977，1984）则描述了更容易受到怠慢及自体破碎所伤害的这一类型的自恋性人格障碍患者。这两位精神动力学作者识别出了这个连续谱上的两个端点，而其他作者所描述的一些患者则位于这两个端点之间的某个位置——基于他们人际联系的典型模式。

从描述性的立场来看，这个连续谱上两个对立的极端也许可以被称为**未觉察型**（oblivious）自恋者和**过度警觉型**（hypervigilant）自恋者（Gabbard，1989）（表16-1）。这两个术语特指一个人占主导的互动模式——既包括在与治疗师的移情关系中，也包括在普遍的社交关系中。

表 16-1　两类自恋性人格障碍患者比较

未觉察型自恋者	过度警觉型自恋者
无法察觉他人的反应	对他人的反应高度敏感
傲慢且有攻击性	抑制的、害羞的，甚或自我谦避的
自我专注	把注意力更多地放在他人身上而非自己身上
需要成为众人注意的中心	避免成为众人注意的中心
"有发送器，但没有接收器"	仔细地倾听他人，寻找被怠慢或批评的证据
对于情感被他人伤害，看起来无动于衷	容易感觉受到伤害，容易感到羞耻或被羞辱

未觉察型自恋者似乎对于自己给他人造成的影响丝毫没有觉察。他们谈话时就像在对着一大群听众讲话，很少建立目光接触而通常都是看着周围人的脑袋。他们居高临下地"对"他人讲话，而不是平等地"和"他人讲话。这种类型的人觉察不到这一事实，即他们自己是令别人感到无聊的，并且有些人会因此离开对话而寻求其他陪伴。他们的谈话都围绕着自己的成就，他们明显需要成为注意的中心。他们对他人的需求漠不关心，甚至到了不允许他人参与对话的程度。这些人常常被感知为"只有发送器但没有接收器"。未觉察型的自恋性人格障碍非常符合 DSM-5 诊断标准所描述的临床表现。

与之相对，过度警觉型的自恋议题以截然不同的方式呈现出来。这种类型的自恋者对于他人如何对自己做出反应极其敏感。事实上，他们的注意持续地指向他人，与未觉察型自恋者的自我专注正好相反。就像偏执性患者一样，他们仔细地倾听别人以寻找任何批评性反应的证据，并且他们往往事事处处都感到被怠慢。一位自恋性患者如此地敏感于治疗师的反应，以至于治疗师每次改变坐姿或清一下喉咙，这位患者都将它们视为治疗师感到无聊的迹象。当治疗师从办公桌上拿走一片从办公室植物上掉落的枯叶时，这位患者感到被羞辱了并要求更换治疗师。这种类型的患者是害羞、抑制的，甚至到了自我谦避的程度。他们会避开众人的注意，因为他们深信自己会被拒绝或羞辱。位于他们内在世界核心的，是一种深深的羞耻感（sense of shame），这与他们想以夸大的方式展现自己的这一秘密愿望有关。

羞耻还有其他的决定性因素。羞耻与一种自我评估过程有关，在此，一个人感到自己不够好（即达不到一个人应该达到的标准或理想）。羞耻的核心是一种"固有缺陷之感（sense of inherent defect）"（Cooper，1998）。刘易斯（Lewis，1987）将羞耻与内疚（guilt）做了区分。内疚的人可能感到他们没有达到某一个标准，但他们没有那种不可挽回的缺陷感，而这正是某些自恋性人格障碍个体所有的。当面对一个人能力上的缺陷或认识到需求没有被满足时，那种受到羞辱或痛苦地被暴露的感受，是病理性自恋者的精神病理学的核心，这样的个体所发展的许多防御都旨在阻止他们自己觉察到与这些体验有关的感受。斯坦纳（Steiner，2006）指出，看到和被看到，是自恋性患者的核心议题，他们在与一种剧烈的、关于自己如何给其他人留下印象的自我意识（self-consciousness）做斗争。特定类型的关系可能对于这种面对羞辱时的脆弱性有保护作用，但在丧失这种保护的情境下，一个人可能感到极其惹眼，并感到以一种毁灭性和羞辱性的方式暴露于他人的注视之下。

虽然这两种类型的自恋者都在与维持自己的自尊做斗争，但他们处理这个议题的方式截然不同。未觉察型自恋者，试图以他们的成就给别人留下深刻印象，同时通过屏蔽他人的反应将自己隔离，以免受自恋性伤害。而过度警觉型自恋者，则试图通过回避容易受伤害的情境，以及认真地研究他人以搞清楚自己该如何行事，来维持他们的自尊。他们投射性地将他们对自己夸大幻想的否认归因于他人（Gabbard，1983）。

尽管DSM-5的诊断标准未能体现自恋性人格障碍的过度警觉型变体，但未觉察型与过度警觉型的区别获得了实证研究的支持。温克（Wink，1991）对六个明尼苏达多相人格问卷的自恋量表（Minnesota Multiphasic Personality Inventory narcissism scales）进行了主成分分析（principal-components analysis），并发现了两个正交因子：脆弱性—敏感性维度（Vulnerability–Sensitivity dimension）和夸大性—表现性维度（Grandiosity–Exhibitionism dimension）。温克得出结论，这两组相对不相关的系列——他称之为**隐性的**和**显性的**自恋，证实了病理性自恋存在两种不同的形式。虽然这两种形式共享了无视他人、自我放纵和自负的特征，但脆弱性—敏感性组是以内向、防御、焦虑以及对生活创伤的脆弱易感为特征；而夸大性—表现性组则是以外向、自信、爱表现以及有攻击性为特征。迪金森和平卡斯（Dickinson & Pincus，2003）也证实了这种区分，并且指出了过度警觉型自恋者与回避性人格障碍患者之间的相似之处。

对自恋性人格障碍两个亚型的进一步实证研究支持，来自一项针对 701 名大学生的研究（Hibbard，1992）。受试者填写完成了包含测量自恋、客体关系、受虐和羞耻感的八个量表的问卷。自恋形成了两个不同的亚组：一组是自恋性脆弱型（narcissistically vulnerable），一组是"阴茎样"夸大型（"phallic" grandiose）。羞耻感的影响在对这两组的划分上非常核心——它与脆弱型呈正相关，与夸大型呈负相关。

与过度警觉型或隐性的个体相比，未觉察型或显性的自恋者可能实际上会宣称是快乐的。在一项对 262 名大学生的研究中，罗斯（Rose，2002）发现，显性自恋者在夸大、应得权利和剥削这些特征上得分高，但也在快乐和自尊的测量上给自己评分很高。换句话说，显性自恋性人格可能从普通人并不喜欢的自我欺骗中得到了某些心理获益。维持对自己不切实际的信念以及将他人视为劣等的，可能是通过防御住痛苦和羞耻感而有益于维持他们对生活整体的适应感。而隐性自恋者因为对自恋性伤害的防御发展得不好，他们将自己评价为有自卑感和不快乐的。

虽然这两种类型可以以纯粹的形式出现，但是许多患者表现出两种类型的现象学特征的混合。在这个连续谱的两个端点之间会有许多自恋性个体，他们在社交上精明圆滑得多，并具有很大的人际魅力。

一项基于临床医生描述的研究显示，事实上可能存在三种自恋性人格障碍的亚型（Russ et al.，2008）。在这项研究中，临床医生使用希德勒－韦斯滕评定程序–II（Shedler-Westen Assessment Procedure-II，SWAP-II）描述他们感到最具自恋性人格障碍特征的患者。1200 名精神科医生和临床心理学家参与了该研究，共有 255 名患者符合 DSM-IV 的自恋型人格障碍诊断标准。作者使用 Q 因素分析（Q-factor analysis）识别出三种亚型，并将它们称为夸大 / 恶性型（grandiose/malignant）、脆弱型（fragile）以及高功能／好表现型（high-functioning/exhibitionistic）。他们还发现，自恋性人格障碍的核心特征包括：人际脆弱、情感调节困难、竞争性以及深层的情绪痛苦，而所有这些特征均没有出现在DSM-5的概念架构中。

夸大恶性型与未觉察型自恋者紧密一致，以过度的自负、缺乏懊悔、人际操控、强烈的愤怒、追求人际权力以及特权感为特征。脆弱型与过度警觉亚型非常相似，以防御性地使用夸大来抵御痛苦的不足感，他们潜藏着强烈的自己不够好的感觉、负性情感状态和孤独感的暗流。最后，高功能型有着夸大的自负感，但是这些个体也是开朗友好、精力充沛和善于表达的。他们似乎使用了自恋作为取得成功的强烈动机。

精神动力学理解

围绕自恋性人格障碍的理论性理解的主要争议，一直都是围绕着科胡特（Kohut）和科恩伯格（Kernberg）的模型（Adler，1986；Glassman，1988；Heiserman & Cook，1998；Josephs，1995；Kernberg，1974a，1974b，1998；Ornstein，1974a，1998）。罗宁斯塔姆（Ronningstam，2011）指出，精神分析作者的主要理论分歧在于客体是如何被呈现给患者的。尽管科恩伯格将客体与自体区分开来，并认为存在着很大程度的内部分离（separateness）；但自体心理学家将客体看成自体的延伸，为患者提供缺失的功能。因为科胡特的自体心理学理论在第二章中有较为详细的叙述，在这里仅做简要回顾。

科胡特（Kohut，1971，1977，1984）相信，遭受自恋性困扰的个体在发展上受阻于一个阶段。在这个阶段，个体需要所处环境中的他人提供特定的回应，以维持一个内聚的自体。如果这样的回应没有出现，这些个体就易于遭受自体的碎片化。科胡特将这种状态理解为父母共情失败的结果。更明确地说，父母没有以肯定和赞赏来回应孩子的那些与他们的发展阶段相适应的表现欲展示，没有提供孪生体验，也没有为孩子提供值得理想化的榜样。这些失败表现在患者倾向于形成镜像、孪生或理想化移情中。

科胡特提出了一个双轴理论（参见第二章图2–5），来解释"自恋需求"与"客体相关需求"

是如何共存于同一个体身上的。科胡特认为，贯穿一生，我们都需要来自周围人的自体客体回应。换句话说，在某种程度上，我们都不将他人视为独立的人，而是作为自体满足的来源。人对自体客体的抚慰性和肯定性功能的需要，永远不会因为长大而消失。治疗的目标，是从对原始自体客体的需要转向有能力使用更为成熟和恰当的自体客体。

以下案例可以帮助阐明自体心理学的理论如何在一个临床情境中呈现出来。

> DD 女士是一位 26 岁的单身女性，她在与交往 4 年的男友分手后，前来寻求治疗。她表示男友对她的抛弃是"毁灭性的"。虽然她特意否认有任何自杀的想法，但的确说过她觉得没有他自己就活不下去。虽然他们已经分手 1 年了，但她仍然无法让生活回归正轨。她总是呆坐着，感到空虚和寂寞。虽然一直去上班，但每天傍晚回到公寓以后，她就只是一个人坐着茫然地发呆或看电视。在白天上班时，她自始至终感到与所有要做的事情都是疏离的，仿佛自己处于一种"自动驾驶状态"。她反复提及自己需要与男友"接通电源"，才能感觉自己活着。她极度地想念过去当她焦虑地下班回家时，他会抚摩她的头发让她平静下来。她痛苦地说道："没有他，我什么都不是。我无法安抚我自己。"她缺乏诊断重性抑郁症发作所必需的症状，但是她将自己描述为抑郁和空虚的。

> 她与治疗师见了几周后，报告说她开始"感觉又活过来了"。DD 女士接着说，她感觉自己与治疗师"接通了电源"。她倾向于将治疗师的话错误地解读为它们意味着他会在任何时刻抛弃她。她询问治疗师是否可以将每周两次的会谈增加为每周五次，这样她就能在每个工作日都见到他了。而在治疗师的角度来看，他相信自己所有在做的就是倾听。他告诉他的督导："我不认为她真的对我说的任何话感兴趣。只要我全神贯注地关注她，她就非常满足。"

科恩伯格（Kernberg，1970，1974a，1974b，1984，1998，2009）的理论表述与科胡特的（表16-2）有很大的不同。他们在自恋性人格障碍的概念化构思上的主要理论差异，可能与他们研究的是不同的患者群体密切相关。科胡特的样本来自功能相对良好的门诊患者，他们能够做精神分析。通常，他们都是专业人士，他们描述自己模糊的空虚和抑郁的感觉，以及关系中的特殊困难。他们拼命维持自己的专业自尊，且易于感到被他人怠慢（Kohut，1971）。而另一边，科恩伯格一直在与医院相关的学术中心工作，他的概念构思的框架建立在住院患者与门诊患者二者混合的基础之上。与科胡特描绘的患者相比，科恩伯格临床描绘的患者更为原始，更为傲慢，更具侵略性（常常伴随反社会特征），以及更为明显地夸大（尽管这种夸大可能会与害羞交替出现）。

表 16–2　自恋性人格障碍的动力学理解——科胡特与科恩伯格的理论比较

科胡特	科恩伯格
将理论建于功能相对良好的人群——均是门诊患者——的基础之上，他们的自尊易于受怠慢所伤	将理论建于住院患者和门诊患者二者混合的基础之上，他们大多是原始性的、具有攻击性的、自大的，伴有与害羞共存的傲慢的夸大
将自恋性人格与边缘性状态相区分	将自恋性人格定义为边缘性人格的一个极其相似的亚类（虽然大部分自恋性患者有比边缘性患者更好的自我功能，但有些功能处于明显的边缘水平）
因强调缺失功能的内化，未定义自恋性人格的内在世界	描绘了边缘性人格障碍典型的原始性防御和客体关系
将古老的"正常"自体，定义为是发展上受阻的	将自体定义为一种高度病理性的结构，由理想自体、理想客体和真实自体的融合体所组成
将自体视为非防御性的	将夸大自体视为防御对他人的投入和依赖
主要聚焦于力比多的／理想化的方面，并将攻击性构思为继发于自恋性伤害	强调嫉羡和攻击性
接受表面价值上的理想化，视其为一个弥补缺失的心理结构的正常的发展阶段	将理想化视为对狂怒、嫉羡、蔑视和贬低的防御

科胡特（Kohut，1971）将自恋性人格障碍与边缘性障碍相区分。他认为，边缘性患者的自体未获得足够的内聚性以接受分析。他对自恋性人格的诊断是基于试验性分析情景下镜映的发展或理想化移情的发展。相比之下，科恩伯格（Kernberg，1970）认为，自恋性人格的防御组织与边缘

性人格障碍非常类似。事实上，他将自恋性人格视为在边缘性人格组织水平上运作的几种人格类型之一（参见第十五章）。基于自恋者整合的但病理性夸大的自体，他对自恋性人格障碍和边缘性人格做了区分。自恋者的这种自体结构是理想自体、理想客体和真实自体的一种融合。这种融合导致了对客体意象的破坏性贬低。自恋性人格障碍患者将自己与理想化的自体意象进行认同，以否认自己对外部客体（他人）以及这些客体的内部意象的依赖。与此同时，他们通过将自己自体意象中不可接受的特征投射到他人身上来否认它们。

科恩伯格提出的这种病理性夸大自体解释了一个悖论，即在边缘性患者典型的原始防御（分裂、投射性认同、全能感、贬低、理想化以及否认）存在的情况下，拥有相对良好的自我功能。换句话说，边缘性患者往往拥有交替出现的自体表征，这使他们看起来每天都不一样；而自恋性患者拥有基于一个整合的病理性自体的、更为流畅一致的功能水平。此外，边缘性人格更可能出现与自我虚弱相关的问题，例如不良的冲动控制以及不良的焦虑耐受。而因为拥有功能运转流畅的自体结构，这种自我虚弱在自恋性人格中少见得多。然而，科恩伯格也补充到，一些自恋性患者的功能处于明显的边缘性水平。这些患者具有自恋性人格的夸大与傲慢，同时有着边缘性患者的不良冲动控制及千变万化的客体关系。这个亚组的患者有时需要住院治疗。

科恩伯格所提供的对自恋性患者的防御丛及内在客体关系的详细描述，与科胡特倾向于不去定义自恋性患者的内在世界，形成了鲜明对比。科胡特强调从环境中的他人那里内化所缺失的功能，因而较少关注患者的心理内部结构。科胡特将自恋性自体（narcissistic self）概念化构思为一个古老的"正常"自体，只是在发展上被"冻结"住了——换句话说，患者是一个在成人身体里的小孩。与科胡特不同，科恩伯格（Kernberg，1974a，1974b，2009）将自恋性自体视为一个高度病理性的结构，完全不同于儿童正常发展中的自体。他指出，儿童表现性的自我展示（self-display）是迷人和可爱的，这与自恋者病理性自体的贪婪和苛求截然不同。

在他们对自体的观点上，另一个差异与自体的防御功能有关。科胡特认为自体在本质上是非防御性的（也就是，只是被卡住的正常发展中的自体）。科恩伯格则将病理性夸大的自体视为防御——对向他人（情感或力比多）投入的防御，特别是对依赖他人的防御。这一特征可以表现为一种假性自给自足（pseudo-self-sufficiency），借此，患者否认任何对于养育的需要，与此同时试图给他人留下深刻印象并赢得认可。例如，自恋性患者经常坚称他们对治疗师的休假没有任何反应。

科胡特对自恋性人格的观点或许比科恩伯格的更为宽容。他把焦点主要放在童年期对父母的某些回应的渴求上。攻击性被看作一种**继发**现象（也就是，自恋性暴怒是一个人对镜映和理想化的需求没有得到满足后的反应）。在这个意义上，科胡特将攻击性看成一种完全可以理解的、对父母失败的反应。而科恩伯格则将攻击性视为一个更为原始的因素。异常高水平的攻击性导致自恋性患者对他人具有破坏性。在科恩伯格（Kernberg，1970）看来，这种攻击性的病因既可以是体质性的，也可以是环境性的。但是它被视为产生于内部，而不仅仅是一种可以被理解的针对外在他人失败做出的反应。自恋性患者的攻击性的一种表现是慢性的强烈嫉羡（Kernberg，1974b），它导致患者想要破坏和摧毁他人美好的东西。虽然科胡特并不认为嫉羡起着核心的作用，但科恩伯格将这些患者描述为不断地将自己与他人进行比较，结果只是发现自己被自卑感和对占有他人东西的强烈渴望所折磨。通过贬低他人来应对对他人的嫉羡，这与内在客体表征世界的清空有关，并留给患者一种内在的空虚感（Kernberg，1998）。这种空虚感只能通过不断地得到来自他人的羡慕和赞赏，以及一种对他人的全能控制来得到补偿，这样，他人自由而自主的功能运转以及享受感就不会引发进一步的嫉羡。科恩伯格（Kernberg，2009）还强调了恶性自恋综合征（syndrome of malignant narcissism），包括更严重的超我病理、一些反社会行为以及自我协调的攻击性。这些个体几乎没有内疚或懊悔的能力，他们在许多方面与 DSM-5 中的反社会性人格障碍患者很相似（参见第十七章）。

科胡特与科恩伯格对理想化有相当不同的看法。科胡特将移情中的理想化看成正常发展阶段的重演。他没有将它称为一种防御姿态，而是视它为一种弥补缺失的心理结构的方式。在科胡特的理解中，最根本的观点是：没有自体客体，自恋性个体是不完整的。科恩伯格则将理想化视为一种对各种负性感受的防御，包括暴怒、嫉羡、蔑视和贬低。

在逐条比较科胡特与科恩伯格的观点差异之后，我们可以清楚地看到，科恩伯格所描述的患者更接近未觉察型，而科胡特似乎描述的是更接近过度警觉型的患者。科恩伯格描述的自恋性患者，似乎经常是除了拥有最肤浅形式的客体联系之外，其他一无所有。如果患者是男性，他可能会有"唐璜"综合征（"Don Juan" syndrome），他会有计划性地引诱女性，而当他对这些女性的理想化转为贬低后，就将她们抛弃。他只将这些女性视为自己的爱情俘虏，而没有能力共情她们的内在体验。这样的患者似乎对他人说什么没有兴趣，除非内容是奉承的。虽然这样的患者最常见为男性，但女性也可能有类似的自恋性病理。

　　EE 女士是一位非常迷人的女演员。作为一位女演员，她非常成功，因为她在舞台上散发出的非凡魅力给她带来了大量来自观众的赞美和掌声。然而，一系列与男性的关系让她感到，她可能永远也找不到一个适合她的人，因而来寻求治疗。她描述了在最初的理想化阶段之后，她很快地就失去了对每一个情人的兴趣。她抱怨男人似乎只专注于自己的利益，没有给予她足够的关注。她最近的一段关系破裂了，她的男友勃然大怒地对她说："你需要的那种关注没有男人能够给你。你唯一会见到那种关注的地方，是母亲给婴儿的！"这些话刺痛了 EE 女士，并让她开始想到心理治疗可能对她会有帮助。她基本上描述的是，她没有能力心智化和理解她的男友们有独立的主体性以及与她无关的需要和兴趣。

　　因为文化中的某些性别刻板印象，一些观察者推测男性在本质上比女性更容易自恋。然而一项针对 665 名大学生的实证研究（Klonsky et al. 2002）发现，这样的假设可能是没有根据的。在这项研究中，行为表现与自己的性别一致的研究受试者表现出更多的自恋特征，无论他们是男性还是女性。这些研究者推测可能存在着自恋的男性和女性方式，它们反映了文化中的性别刻板印象。

　　科胡特与科恩伯格的争论仍然在继续，双方的支持者都声称临床经验证实了他们自己偏好的理论观点。在实践中，某些自恋性患者似乎更符合两种理论架构中的一种。"自恋性人格障碍"这一术语所涵盖的患者范围广泛，可能需要不止一种理论观点来进行解释。一项尝试验证这两种理论构想的研究发现，研究数据与两种理论都吻合，但也提示，最简化的解释是将科胡特的模型视为科恩伯格更具普遍性的自我心理学—客体关系理论（ego psychological–object relations theory）的一种特殊情况。

　　科胡特与科恩伯格之间的理论辩论常常掩盖了其他人对于理解自恋性人格障碍所做的创造性贡献。罗森菲尔德（Rosenfeld，1964）和斯坦纳（Steiner，2006）详细地阐释了克莱因学派的观点。罗森菲尔德认为，自恋性关系最重要的功能，是维持一种主体与客体间没有分离的虚幻体验。自恋性个体否认他们的依赖，并表现得好像他们全能地自给自足。当客体是令人沮丧的时候，他们会失望，并对无法维持对客体的全能控制而感到强烈焦虑。正如在"自恋性人格障碍的现象学"部分中所指出的，斯坦纳（Steiner，2006）相信，"被看到"和"看到"，是对病理性自恋的精神分析性理解的核心。在他的观点中，对自恋性个体来说，羞辱（humiliation）被认为是尤其不堪忍受的，患者会设法把自己隐藏起来以避免羞辱。他们经常看不起治疗师，将这作为一种使别人也遭受羞辱的方式。或者他们可能邀请治疗师加入，与他们一起看不起治疗室外的某个第三方。这些防御通常会崩溃，使得患者意识到自己被看到，并感受到强烈的暴露感以及所有伴随而来的羞耻和难堪。

罗思坦（Rothstein，1980）尝试在弗洛伊德的结构模型的框架内理解自恋性人格障碍（参见第二章）。他将自恋定义为"一种（自己）感觉到的完美品质（a felt quality of perfection）"，这是人类心灵普遍存在的一个方面。这种完美状态，既可以与一个健康的自我整合，也可以与一个病理性的自我相整合——自我的性质，决定了自恋是健康的还是病理性的。

莫德尔（Modell，1976）使用"茧"的隐喻来描述自恋性个体与环境没有关联的感受。这个茧就像一种全能的自给自足的幻象，被夸大幻想所强化，这可能是由对自己孩子的能力抱有过度夸大看法的母亲所引发的。莫德尔相信，这种没有沟通也没有关联的虚假外表，反映了一种融合恐惧，这是患者必须要防御的。而治疗师的任务必须是创造一个抱持性的环境（Winnicott，1965），以允许发展继续进行，就像在对分裂样人格障碍的治疗中一样（详见第十四章）。

依恋理论也可以作为一种有用的概念框架来应用。未觉察型自恋者可以被认为是心智化能力受损，因为他们无法与另一个人的心智保持调谐，也无法理解他们自己的影响。过度警觉型自恋者也会遇到心智化困难，他们会错误地解读他人的体验。例如，他们在治疗师的评论和行为中臆断出的对他们的自恋性伤害，反映了他们无法理解治疗师拥有与自己不同的、独立的心智。羞耻和羞辱体验可能在童年期是创伤性的，因此未觉察型自恋者关闭了对他人内在反应的好奇，以此避免未来再度体验到被羞辱的感受。与之相反，过度警觉型自恋者通过预期这样的体验会发生，来试图维持一种掌控这些体验的假象。有缺陷的心智化反而导致进一步的羞辱和羞耻体验，因为当他人被错误地解读时，他们会感到被误解和被指责。

许多针对自恋性人格障碍的理论构想都是"责怪父母的"。例如，自体心理学强调父母的共情失败。在大众文化中，有另一种观点认为是父母过度纵容孩子。科恩伯格则强调自恋性人格障碍患者生活史中父母的冷漠和严厉。霍尔顿（Horton，2011）评估了有关父母卷入的各种理论，他强调，认为"某种特定的父母养育方式是致病性的"这种观点相对缺乏有说服力的证据。一些研究表明自恋有显著的遗传成分（Vernon et al.，2008）。所以，我们必须考虑到一种可能性，即父母是在对他们孩子身上特别难以应对的特征做出反应，因此要将"父母－孩子"的困难理解为双向的。父母所起作用的确切性质仍不清楚，还需要进一步研究。但是作为一名临床治疗师，我们对于想当然地认为患者对父母的报告是一种真正客观的描述，必须保持警惕。而治疗中的移情－反移情发展，可能会以叙述性病史描述无法做到的方式阐明父母－孩子间冲突的各个方面。

治疗方法

个体心理治疗和精神分析

技术

科恩伯格和科胡特都认为，精神分析是大多数自恋性人格障碍患者的治疗选择。由于现实中时间与金钱的限制，许多这样的患者都接受每周一或两次以表达性技术为主导的表达性－支持性心理治疗。科胡特和科恩伯格的具体技术建议反映了他们不同的理论构想。

对科胡特而言，共情是技术的基石（Ornstein，1974b，1998）。治疗者必须共情患者的努力——通过强迫治疗师满足患者对肯定（镜像移情）、理想化（理想化移情）或像治疗师一样（孪生移情）的需要重新激活失败的父母关系。对于这些自体客体移情的出现，不应过早地给予解释。科胡特强调，要将患者作为一个他人共情失败的受害者去共情，并不意味着治疗技术主要以支持性为主。他强调分析师或治疗师应该去解释——而不是主动地去满足——患者被抚慰的渴望（Kohut，1984）。一个典型的干预可能是这样的："当你没有得到你觉得你应该得到的对待时，你很受伤。"

尽管科胡特坚称，他的技术方法并没有彻底地偏离经典的精神分析技术，但是正如接受他督导的治疗师（Miller，1985）所描述的，他的建议透露出与经典精神分析技术在根本上的差异。他建议分析师总是以"直接（straight）"的方式理解分析材料，就如同患者体验它一样。治疗师因此可以避免重复父母的共情失败——这些父母经常试图说服孩子，孩子实际上的感受与孩子所描述的**不同**。科胡特指出，如果这种依据表面价值的方法不奏效，治疗师总是可以将材料反转，或者在"贴近体验（experience-near）"的感受下寻找隐藏的意义。这种方法与科胡特将"阻抗"视为一种保护自体内聚性的心理活动的观点密切相关（参见第二章）。

科胡特对患者在实际的分析或治疗过程中自体破碎的证据非常敏感。当这种破碎发生时，治疗师必须将焦点放在促发事件上，而不是破碎的内容本身上（Miller，1985；Ornstein，1974）。例如，一位科胡特的受督导者在一次分析过程中打了个喷嚏之后，他的患者发觉很难再继续；科胡特建议这位分析师聚焦于患者对这种意外刺激所做出的反应的自然性，而非聚焦于患者对这个刺激的特殊敏感性（Miller，1985）。这一焦点与自体心理学的普遍前提相一致，即治疗师必须不断地调谐，以理解自己是如何与患者一起重演婴儿性创伤的。科胡特相信患者总是对的；如果患者感到挫败或受伤害，则可以合理地假定是分析师或治疗师犯了一个错误。他指出，当分析师去注意口误时，患者常常会感到被暴露和羞耻，因此，他不强调对动作倒错的解释。科胡特始终对自恋性患者易于感到羞耻的倾向很敏感。治疗师必须避免绕过患者意识层面的主观体验去处理在患者察觉之外的潜意识材料。对潜意识动机的解释，只会让患者感到"被逮住"、被误解和被羞辱。

科胡特强调看到患者体验中*积极*一面的重要性，他小心翼翼地避免可能被当成严厉批评的评论。他呼吁注意患者的进步，并避免提问题。他相信，"理解"是治疗师的工作，而不是患者的。

科胡特主张，对自恋性人格障碍的精神分析或心理治疗的目标，是去帮助患者识别并找到恰当的自体客体。他认为心理健康专业人士倾向于过分高估分离和自主性的价值。他担心治疗师可能会使用一种说教的语气向患者传递这种期望：他们**应该**变得更加独立。

科胡特的技术方法在很多方面受到了批评。他将所有的精神病理都归结为父母共情的失败，这被批评为过于简单化地"责怪父母"，且与精神分析核心的"多因素决定原则（principle of overdetermination）"不符（Curtis，1985；M.H. Stein，1979）。他所强调的在治疗技术中保持"贴近体验"也受到了挑战，因为这有忽略掉重要的潜意识议题的潜在可能性，而这些应该在治疗中得到处理（Curtis，1985）。最后，科胡特倾向于将暴怒视为自体瓦解的产物，这可能低估了内在冲突所起的作用。

虽然科恩伯格（Kernberg，1974a，1974b）观察到一些与科胡特所观察到的相同的移情现象，但是他认为需要使用不同的技术方法。例如，他将镜像和理想化移情以一种更为简约的方式进行概念化构思（表16-3）。科恩伯格认为患者的夸大性自体交替地被投射及被再内射，以至于一个被理想化的人物总是在房间中，同时另一个人物被贬低并处于理想化人物的阴影之中。他还将理想化视为一个包含了分裂的常用防御操作。换言之，患者对治疗师的理想化，可能是患者防御被分裂了的轻蔑、嫉妒和暴怒感的方式；所以治疗师应该将理想化解释为一种防御，而不是像科胡特所主张的那样，简单地将它视为一种正常的发展性需求。

表 16-3　心理治疗技术——科胡特与科恩伯格的比较

科胡特	科恩伯格
视镜像和理想化移情为两极自体（Kohut，1977）或三极自体（Kohut，1984）中的两个不同极	视镜像和理想化为与患者夸大自体的投射及再内射有关的移情的不同方面
接纳患者的理想化，视之为正常的发展需要	解释理想化为一种防御
共情患者的感受，视之为对父母及他人失败而做出的可以理解的反应	帮助患者看到自己在关系问题中的"贡献"
接纳患者所做评论的表面意义，视阻抗为保护自体的健康心理活动	面质并解释阻抗，视之为防御策略
看到患者体验中的积极一面	剖析患者体验中的积极和消极双方面（如果只强调积极的体验，患者可能会发展出对内在嫉羡与暴怒的更大的恐惧）
呼吁关注患者的进步	聚焦于嫉羡以及它如何阻碍患者承认并接受帮助
治疗目标在于帮助患者获得识别及找到恰当的自体客体的能力	治疗目标在于帮助患者发展内疚和关心，以及帮助患者将理想化和信任与暴怒和轻蔑相整合

一般来说，科恩伯格的方法比科胡特的更具对质性。科恩伯格深信，自恋性人格障碍典型的贪婪与苛求绝非简单地是正常发展的一些方面，他认为这些特征必须从它们对他人所产生的影响的角度加以对质和剖析。科胡特强调患者体验中积极的一面；科恩伯格则相信，必须对早期的负性移情的发展予以系统性地剖析和解释。更确切地说，科恩伯格强调治疗师必须聚焦于嫉羡，以及嫉羡如何阻止患者接受或承认帮助。当患者从治疗师那里接收到一些积极的东西时，这通常会加重他们的嫉羡，因为面对治疗师所具有的滋养和理解的能力，他们会产生不足感或自卑感。一个解释示例可能是这样的："为了避免痛苦的嫉羡感，你可能需要将我的话视为荒谬可笑或毫无

意义。"科恩伯格（Kernberg，2009）指出，自恋性患者通常会与治疗师激烈竞争，并且无法想象治疗师真诚地对他们感兴趣和关心他们。因此他们害怕依赖，并试图通过全能地控制治疗来防御依赖。

尽管科恩伯格经常被误解为只专注于负性移情，但他实际上提倡对正性和负性移情的发展这两方面都做系统性的剖析。他警告，只处理移情中正性部分的治疗师，可能会潜意识地增加患者对自己的嫉羡或暴怒的恐惧。一个相信治疗师无法处理患者这些部分的患者，可能因此会将这些部分分裂掉，并将它们排除在治疗过程之外。

在治疗目标方面，科恩伯格也与科胡特显著不同。科胡特的技术意味着，治愈的本质并不在于认知性范畴；而科恩伯格相信，经由解释过程所获得的认知性理解是治疗成功的关键。对科恩伯格（Kernberg，1970）而言，治疗的目标包括发展对他人的内疚和关心，以及将理想化和信任与暴怒和轻蔑进行整合（例如，将体验中"好的"部分与"坏的"部分相整合）。

科恩伯格认为自恋性人格障碍患者属于最难治疗的患者类型之一，因为他们的许多努力都用在试图击败治疗师上。为了使治疗和治疗师能切实有效地发挥作用，这些患者必须处理他们强烈的竞争感和嫉羡感——有人拥有他们所没有的良好品质。科恩伯格相信，为使治疗切实可行，必须持续地对质这些防御策略。一名具有显著反社会特征（这在自恋性患者中很常见）的患者可能就是无法治疗的。（决定反社会性患者是否可以治疗的因素，将在第十七章中更为详细地讨论。）然而，有几个因素提示预后良好（Kernberg，1970）：一定的耐受抑郁和哀伤的能力；在移情中有更多的内疚而非偏执的倾向；一定的升华原始驱力的能力；相对良好的冲动控制；以及良好的动机。仅仅为了培训的目的而寻求治疗或分析的患者，或者因为他们认为这会给他们带来在别人眼中的声望的患者，则可能会呈现非常强大的阻抗，从而导致预后不佳。

对于刚刚提到的在明显的边缘性水平运作的一组患者，科恩伯格（Kernberg，1984）认为，真正的支持性心理治疗比表达性心理治疗或精神分析更有效。如果自我虚弱特别地严重，例如缺乏冲动控制，则这种方法可能应该与住院治疗相结合。支持性心理治疗对自恋性人格障碍的适应证包括：过度的残忍和施虐；显著的反社会特征；几乎不与他人交往；对他人强烈的偏执反应；以及长期慢性的暴怒倾向——这总是被合理化为他人的过错。在支持性过程中，科恩伯格（Kernberg，1984）认为，患者可能会从"偷取"他们的治疗师身上的积极品质中获益。由于这种对治疗师的认同可能会帮助患者更好地行使功能，所以最好不要对这个过程加以解释。

科恩伯格方法的批评者认为，他的方法干扰了自体客体移情的自然发展。一些人甚至认为，攻击性地对质患者的口欲攻击，可能会导致他们功能恶化（Brandschaft & Stolorow，1984）。按照这种观点，边缘性暴怒、轻蔑和贬低的临床表现，是治疗师"批判性的干预"所造成的自恋性伤害的人工产物。因此，科恩伯格与科胡特所描述的患者在类型上的差异，或许可以被视为部分地是由医源性因素造成的（Adler，1986）。

面对治疗自恋性患者这一艰巨任务的心理治疗师，必须避免对科恩伯格和科胡特的理论采取"非此即彼"的态度。与其困扰于哪一个是"正确的"，治疗师也许可以更有效地让自己认真地倾听患者，观察移情与反移情的发展，尤其注意患者对尝试性干预的反应。通过这种方式，治疗师很快会对此得出一个初步的结论：哪一种理论和技术模型对当下的这位患者是最有帮助的。有些患者可能就是只接受基于科胡特模型的共情性的、贴近体验的方法。任何偏离此种模式的干预都会遇到长期持续的"关闭"：患者会拒绝谈话，感到被误解，甚至突然决定终止治疗。在其他情况下，患者可能因为对嫉妒和蔑视的解释而感到被理解，因此可能对科恩伯格的技术反应更好。有些自恋性患者没有发展出任何科胡特所描述的自体客体移情，而是呈现给治疗师持续的贬低和暴怒。在某些情况下，治疗师必须解释和对质这些公开的言语攻击，否则患者会发现很难或无法在治疗中坚持。米切尔（Mitchell，1988）指出，认为科胡特的方法比科恩伯格的更具共情性，是错误的。两者都共情性地回应了患者的不同方面。

还有一些患者能够从这些技术策略的结合使用中受益。尽管纯粹主义者可能会争辩这两个理论是不兼容的，但患者通常是不了解理论的。再者，治疗师治疗的是患者，而不是理论。许多患者在治疗的早期阶段在技术上需要自体心理学的方法，因为它有助于建立治疗联盟——基于患者感到治疗师理解并共情他们的受害体验。实际上，与自恋性人格障碍患者建立治疗联盟是一项艰巨的挑战。他们害怕面对自己的不完美和令人感到耻辱的暴露；并且因为这些恐惧，他们自我披露的能力受到限制（Ronningstam，2014）。他们也可能预期治疗师会指责或者贬低他们，让他们感觉自己没有价值和没有能力。另外，他们可能会高度地具有防御性，以免将自己的性格特征视为有问题。在某些情况下，患者拥有可以维持他们自尊的关系，以至他们确信自己功能运转良好。通过识别出治疗师与患者能够达成一致的目标，并承认实现这些目标可能会给患者的自尊带来伤害并暴露他们的脆弱，治疗联盟的建设还是可以操作的。

在治疗联盟建立之后，治疗师也许可以开始对质患者自己在人际困难中所起的作用，比如对他人抱有他人无法实现的过度期望。实际上来说，自恋性病理很少能够被概念化构想为完全是父母的错或完全是患者的错。更常见的是双方都对此负有责任，一个全面性的治疗应该从这两个角度处理这些问题。实际上，大多数分析师或其他动力学取向的临床医生都是从两个极端之间的某个点上开展工作的（Gabbard，1998；Mitchell，1988）。约瑟夫斯（Josephs，1995）认为，尽管在治疗开始时共情患者的原始自体客体需要是有帮助的，但这最终必须通过解释自体客体移情的防御功能加以平衡。

从基于心智化的治疗模型的角度来思考，治疗师也许可以使用第十五章所描述的治疗边缘性患者的一些策略，来帮助自恋性患者。研究表明，有自恋型人格障碍诊断的患者存在共情能力上的困难，因而能够从帮助他们心智化他人的体验中获益（Ritter et al.，2011）。治疗的重点应该放在促进过度警觉型患者的安全依恋感上，这样，他们的唤起状态可能会降至一个更有益于反思的水平（Allen，2003）。与未觉察型和过度警觉型这两类患者工作时，治疗师可能希望探索患者对于治疗师内在状态的幻想。特别是与未觉察型患者工作时，治疗师应该鼓励他们对于自己的言行如何影响他人变得更加好奇。其他有用的技术是，识别患者内心的感受并询问患者，当他们确信自己知道治疗师的想法时，是否还能想到其他的可能性。

最后，我们不能想当然地认为，自恋性性格病理的病因学与发病机制始终很好地符合科胡特和科恩伯格的理论框架。正如前面在"精神动力学理解"部分所指出的，患者可能存在遗传上或体质上的特征，使父母很难应对孩子的要求。因此，他们的共情失败可能与孩子的遗传特征有关，而非父母固有的消极方面。与共情失败的父母形成鲜明对照的是，有些自恋性患者的父母倾向于过度纵容。他们似乎在通过一种过度镜映的模式来鼓励自大。这样的父母给予他们的孩子大量的赞美和肯定，使他们感到自己真的很特别，很有天赋。当这些孩子长大后，他们会反复地遭受打击，因为其他人不会像他们的父母那样回应他们。

在另外一些情况下，母子乱伦或其变体可能导致产生过度警觉型的自恋表现（Gabbard & Twemlow，1994）。这些患者对自己有一种夸大的看法，认为自己在与他人在一起时有权力占据特殊的地位，同时伴有一种偏执的倾向，即预期自己会因为被他人察觉到俄狄浦斯背叛而被报复或抛弃。因此，治疗师可以从对自恋性患者采用开放心态的方法中获益；治疗应当是一种合作性的努力，在此，患者与治疗师一起去发现患者的困难源自何处，而不是僵硬地强迫临床材料去符合这个或那个理论。

反移情

无论治疗师的理论框架为何，某些可预期的反移情问题都会在自恋性患者的治疗中发生（Gabbard，2013）。其中有些问题的重要性和强度足以给治疗情境造成不可挽回的破坏。因此，怎么强调对反移情模式的最优化管理都不为过。

因为反移情与移情有着不可分割的联系，所以对自恋性移情做一个回顾，可以帮助我们预先考虑到在与自恋性人格障碍患者工作时会发生的许多反移情问题。表 16-4 总结了最重要的自恋性移情的变体。

表 16-4　自恋性移情的变体

需要来自治疗师的赞赏和肯定

理想化治疗师

假定治疗师和患者之间有孪生关系

容易感到被治疗师羞辱和侮辱

蔑视和贬低治疗师，通常与嫉羡有关

否认治疗师的自主性

全能控制治疗师

执着于排他性的二元关系，不允许第三方进入

将治疗师当作回音板，不共情治疗师的体验

否认对治疗师的依赖

无法接受来自治疗师的帮助

毋庸置疑，心理治疗作为一种职业，为治疗师提供一个机会去满足被爱、被需要和被理想化的愿望（Finell，1985）。"自恋"议题不是自恋性人格障碍的专属领域，这些议题存在于所有患者和所有治疗师身上。不能承认和接纳自己的自恋需求，并为了提供有效的治疗而驾驭好这些需求的治疗师，可能会否认和外化这些需求。而这些防御会促成一种错误的观点，即将患者视为"患者—治疗师"两元关系中唯一的自恋载体。

另一个在对自恋性患者的治疗中经常出现的反移情问题是无聊。这通常来自一种感觉——患

者没有意识到或没有注意到治疗师的存在。在很长一段时间内，治疗师可能不得不忍受一种被患者当作回音板来使用的感受。这种模式在未觉察型自恋患者中尤其典型，他们滔滔不绝地仿佛在给观众演讲，忽略了治疗师是一个有着独立想法和感受的独立个体。

　　在之前三次失败的尝试后，FF 先生前来接受治疗。他的前一次治疗是与一位在另一个城市的治疗师进行的，持续了 3 年。FF 先生将那次治疗体验贬低为"完全是在浪费时间"，甚至无法回想起之前治疗师的名字（这两个征象——无法想起之前治疗师的名字以及彻底贬低之前的治疗体验，通常是自恋性性格病理的诊断线索）。他说"那个叫什么来着的医生"总是打断他，不是一个好的聆听者。FF 先生用了很长时间谈论他需要一位真正"特别的"治疗师。他甚至推测在这个城市里可能没有人能够真正理解他。

　　随着 FF 先生在许多周的时间里持续喋喋不休地闲扯，他的治疗师开始对每次会面感到害怕。治疗师发现自己的思绪跑到了晚上的计划、财务状况、没有完成的文书工作，以及各种各样与 FF 先生及其问题无关的其他事情上。治疗师也发现自己比平时更频繁地看时钟，急切地等待着与 FF 先生的治疗结束。当治疗师试着干预时，FF 先生经常忽略治疗师的话，并说，"先让我把我这个思路说完"，或者"哦，是的，我早就意识到了"。

　　在度完 3 周假期回来后，治疗师重新开始与 FF 先生的治疗会面。在第一次会谈中，FF 先生直接从他们上次治疗结束时的地方说起，仿佛时间在这中间没有流逝过。治疗师很恼怒，因为他感到自己对 FF 先生来说完全不重要，他说："你表现得就好像我们昨天见过面一样。和我分开的这 3 周对你没有任何影响吗？"FF 先生从治疗师的话中听出了批评和讽刺的语气，他回应道："你和我的上一个治疗师有同样的问题。你们总是把自己塞进来。我不是付钱来谈论你或你的感受的。我来这里是来谈论我自己的。"

我们所有人都有"被需要"的需要，因此对治疗师来说，要去忍受许多自恋性患者分派给他们的"附属性存在（satellite existence）"是很困难的（Kernberg，1970）。这种被患者排除在外的感受，可能反映了一种投射性认同的过程（Adler，1986；Finell，1985），在这个过程中，患者排斥治疗师就像他曾经被自己的父母排斥一样。因为自恋性患者倾向于将分析师当成自体延伸（self-extension）来对待，因此患者可能会在分析师身上唤起某些状态，它们反映出了患者自己的内心挣扎（Groopman & Cooper，2001）。换句话说，患者的一部分被投射到治疗师身上，而在治疗师帮助患者将这部分自体重新内射回去之前，治疗师先认同了这部分自体。涵容患者所投射的这个部分，可能是自恋性患者心理治疗的一个主要部分。理解这一模式可以帮助治疗师避免撤离患者，避免施虐性地对质患者，或者避免感到被患者伤害和虐待。

过度警觉型的自恋性人格则导致治疗师与"感到被控制"的反移情问题做斗争。当患者将治疗师的每一个举动都解读为对厌倦或拒绝的暗示时，治疗师可能感到被迫坐着不动，并每时每刻都要将注意力集中在患者身上。旨在处理这种互动的干预措施，可以建设性地解决这种反移情的发展。一个从科恩伯格的视角来工作的治疗师可能会说："你似乎有种不现实的期待，期待自己能够控制其他人，并让他们表现得好像是你的延伸物一样，而不是允许他们根据自己的需求从内在做出反应。"一个自体心理学的干预可能是"当我清喉咙或在座位上动了动时，这似乎伤害了你的感受，因为你觉得我没有给你我的全部注意力"。不考虑这两个干预示例的优缺点，这里的重点在于，这样的评论将与反移情反应相关的行为互动带入了语言的范畴，在此，它可以作为治疗师与患者之间的一个议题进行开放地讨论。

作为对患者强烈贬低的反应，治疗师通常不得不与反移情感受做斗争。

GG 女士是一位明显处于边缘性功能水平的自恋性患者，曾经因为物质滥用而住院治疗。她因为失眠要求使用巴比妥类药物，当医院医生拒绝给她开这些药物时，她勃然大怒。之后每当这位医生来查房时，GG 女士都会列举这位医生的缺点："你只是个住院医生，所以你不懂得如何与患者相处。等你的住院实习期结束后尝试执业时，你不会有任何患者的，因为你不知道如何与人相处。你没有倾听我的需要，你只会按照书本实践精神病学。你甚至不知道该如何穿衣服。你当医生简直就是一个笑话。"这位医生问 GG 女士："你为什么这么恨我呢？"GG 女士回答道："恨？你不值得我恨吧！我根本懒得理你！"

这样的言语连环攻击在自恋性患者中非常常见。这样持续一段时间后，医生会感到自己无用和无能，以及受伤和愤怒。这些患者会引起强烈的反移情怨恨，这可能导致治疗师做出报复性的评论或者做出不明智的处理决策，作为一种报复患者的方式。尽管我们作为治疗师能够涵容一定程度的虐待，但我们所有人都有一个限度，它只有我们自己能够决定。当这条界线被跨过时，治疗师可能需要有力地对质患者的轻蔑——通过指出这种强烈的一连串攻击正在如何摧毁患者获得有效治疗的机会。

患者的自恋性移情使通常休眠着的反移情浮出了水面，并以这种方式触发治疗师内心潜在的冲突。例如，科恩（Cohen，2002）描述了他如何开始感到患者对他的漠视也是有道理的。长期存在于治疗师心中的不安全感和不足感，被患者假性自给自足的态度所触发。此外，治疗师必须意识到，他们自己希望患者以某种特定方式行事的愿望，可能会强化自恋性阻抗（Gabbard，2000；Wilson，2003）。我们在尝试帮助有情绪困难的人时，在表面的利他主义之下总有一股利己的暗流（Gabbard，2000）。我们日复一日地工作，带着想要满足一个愿望的希望，即去体验一种特定形式的客体关系——包括一个无私奉献的助人者和一个承认得到了帮助、满怀感激的患者。而毫不领情的自恋性患者可能挫败治疗师所希望拥有的这种关系的发展，导致治疗师向患者传递出微妙或不那么微妙的信息：他们应该改变自己对待治疗的方式。于是，患者就被安排进入一个角色，不得不去应对治疗师希望有一个"好的"患者和一个"好的"治疗过程的愿望。这种来自治疗师的压力会强化患者的自恋性阻抗（Wilson，2003）。因为自恋性人格障碍患者所呈现的某些材料令人难以忍受，治疗师可能会放弃去理解自恋性患者，停止倾听，提供一些轻率的解释以让患者转换话题，或者传递其他信息以示患者在表达的东西是不可接受的。像其他人一样，治疗师可能感到自己所有必须给予的东西都被吸干了，然后在患者用完后就被丢弃掉了。以这种方式被利用的体验，即使对于最为宽容的治疗师的耐心来说都可能是挑战，而我们中的许多人会努力让患者在不同层面上参与进来，以免（我们自己）带着这种感受离开治疗室。

最后，另一种反移情形式出现在与特别迷人或有趣的自恋性患者的工作中。拉斯等人（Russ et al.，2008）报告了自恋性人格障碍的第三种亚型，他们的特点是高功能个体，在自己的专业领域比较成功。这样的患者可能实际上会引起治疗师嫉羡和钦佩的感受，使治疗师发现自己在"欣赏表演秀"，而不是在治疗性地工作以帮助患者（Gabbard，2013）。在这样的情况下，治疗师可能没有注意到自己正在被当作患者自体的延伸物来对待，治疗师只是简单地迎合患者对于肯定和认可的需求。这样的治疗会在一种相互赞赏的交往中陷入僵局——患者与治疗师彼此恭维。

团体心理治疗

如果单独使用自恋性人格障碍患者的动力性团体心理治疗，会困难重重（Azima，1983；Horner，1975；Wong，1979，1980；Yalom，1985）。派珀和奥格罗德尼丘克（Piper & Ogrodniczuk，2005）指出，对赞美的渴望、应得权利感以及缺乏共情，会使他人疏远。因此自恋性患者的脱落率很高。未觉察型的自恋患者可能享受在团体心理治疗中会有一群观众的想法，但他们可能也讨厌其他人占用治疗师的一些时间和注意力。一位这样的患者退出了团体治疗，因为他从来没有得到足够的"播出时间"。过度警觉型的自恋患者则甚至对接受团体治疗的建议都会感到受伤害。转介本身可能被体验为一种拒绝或者一种暗示，即治疗师对患者不感兴趣。大部分自恋性患者会视团体心理治疗为一种令他们的特殊性和独特性会被忽略的情境。因为自恋性患者需要从团体中获得自恋满足，他们常常给团体治疗师施加巨大的压力（Roth，1998）。当自恋性患者真正进入团体治疗后，他们经常独占团体讨论，或者扮演"医生助手"的角色，观察别人的问题，但否认自己的问题（Wong，1979）。

尽管团体设置对于自恋性患者来说存在着固有的问题，但显然也有一些优势。在团体中，自恋性患者必须面对和接受这个事实，即他人也有需要，他们不能期望自己永远是众人注意的中心。另外，自恋性患者也可以从其他人就"他们的性格特征如何对他人造成影响"所提供的反馈中获益。而通过激活患有其他形式的性格紊乱的患者身上潜在的嫉羡和贪婪的感受，自恋性患者对团体中的其他人可能有治疗效果。

一些作者认为，个体与团体心理治疗相结合，可能比任何一种单独的方法都更能使自恋性患者受益（Horwitz，1977；Wong，1979，1980）。很少有团体能够削弱自恋性患者对于关注的强烈要求，但是如果个体治疗过程先开始，患者可能就会对团体少一些要求。王（Wong，1979，1980）特别推荐，使用科胡特所描述的技术方法先进行一段相当长时间的个体治疗，作为准备阶段，以使患者在进入团体时已经有一个牢固的治疗联盟在支撑他。这个准备阶段也给患者时间去探索自己对于团体心理治疗的个人幻想。王建议由同一位治疗师来进行个体心理治疗与团体心理治疗。然而，即使是将两种方法相结合，如果其他团体成员开始让自恋性组员成为替罪羊，治疗师也必须积极地支持这位患者。团体治疗师能够帮助其他患者去共情自恋性患者被认可和被欣赏的需要。

正如在第五章中所讨论的，团体心理治疗可以起到稀释强烈负性移情的作用。这个原则当然也适用于自恋性患者，而且团体中的其他患者通常在指出涉及贬低或理想化治疗师的扭曲上，很有帮助。类似地，在自恋性患者的治疗中非常成问题的反移情反应，也能够在团体治疗中被稀释（Wong，1979）。不管怎样，明智的做法是在一个异质性团体中每次只有一位自恋性患者，以免这些患者的苛求所造成的影响压垮其他成员。

整个生命周期中的自恋性人格障碍

前来寻求治疗的年轻成年自恋性患者常常抱怨他们的亲密关系的质量。他们可能反复地陷入热恋，它们短暂且并不令人满意。在关系最初的光彩褪去后，对伴侣的理想化要么转变为贬低，要么转变为乏味，然后他们就会撤离并寻找新的、能够满足他们对于欣赏、肯定、无条件的爱以及完美契合之需要的伴侣。这种将人吸干然后甩掉空壳的模式，可能最终变得令人厌倦。这些患者可能会在三四十岁时安顿下来并结婚。

毫不意外，自恋性人格障碍患者的婚姻中会出现特征性的困难模式。他们可能最初是在性问题、抑郁症或冲动行为的表现形式之下，前来寻求婚姻治疗（Lansky，1982）。在这些伪装起来的表象之下，常常隐藏着对于被婚姻伴侣羞辱的恐惧（也就是对自体破碎的恐惧——用自体心理学的术语来说）。举例来说，一个自恋的丈夫可能责怪妻子故意试图羞辱他，而不承认他自己有过度脆弱、依赖以及过度需要来自妻子的自体客体回应（比如镜映）的问题。这位丈夫可能最终进入一种慢性自恋性暴怒的状态，在这种状态中，他维持着对妻子难以化解的怨恨和痛苦，因为妻子没有以他觉得自己有资格获得的方式对待他。婚姻治疗可能对这样的婚姻很难起作用，因为自恋的配偶感到自己受到的伤害是如此之大，以致宽恕对方是不可能的，冒犯自己的配偶做什么都不可能平复这种不满。

无论自恋性患者在人生旅途中是否选择结婚，他们都可能觉得衰老的过程非常令人痛苦。在许多情况下，这些患者年轻时很有身体吸引力，或者在人际关系中非常有魅力，并且取得了一定程度的成功。正如罗斯（Rose，2002）的研究显示的，如果生活境遇良好，未觉察型患者可能甚至是相对比较快乐的。然而，即使他们能够延迟面对自己内心中的空虚，但他们最终也无法逃脱它。正如科恩伯格（Kernberg，1974b）所指出的：

> 如果我们考虑到在通常的一生中，大多数自恋满足都发生在青少年和成年早期，并且即使在整个成年期都获得了自恋性胜利和满足，但个体最终仍然必须面对围绕衰老、慢性疾病、躯体与精神局限，以及最重要的分离、丧失和孤独的基本冲突——那么，我们必然得出这样的结论：夸大自体与人类生命的脆弱性、局限性以及暂时性的终极对质，是不可避免的。
>
> （p. 238）

许多自恋性患者衰老的过程并不顺利。他们对于无止尽的青春与美貌的夸大幻想，被衰老过程中的变化撕碎。为了证明自己的青春与活力，他们可能疯狂地寻求与年龄只有自己一半的情人发生婚外情，或者追求一些不明智的目标，比如参加马拉松赛跑。同样常见的还有戏剧性的宗教皈依，在此，自恋者通过躁狂性地逃入一个理想化客体的影子中来逃避哀悼。

中年人和老年人的许多乐趣都涉及间接地享受年轻人成功的快乐，比如自己子女的成功（Kernberg，1974b）。而自恋性人格障碍患者所面临的一个悲剧在于，由于他们的嫉羡和绝望，他们被剥夺了这种快乐的来源。这些感受可能在患者步入40多岁时第一次将他们带进心理治疗。面对一种失去了什么的感受，以及那种感到自己的人生走入了有缺陷的进程中的感觉，他们可能终于愿意接受治疗。他们经常发现自己很孤独，没有任何支持性的关系，并且有一种不被爱的毁灭性感受。他们看到自己印证了本杰明·富兰克林（Benjamin Franklin）的警告："爱自己的人，不会有对手。"

一些具有高功能病理性自恋的患者，可能对某些生活事件做出良好的反应，所以我们有理由抱有希望。罗宁斯塔姆等人（Ronningstam et al.，1995）报告了在一项为期3年、针对20名自恋性人格障碍患者的随访研究中观察到的自恋的改变。尽管有40%的患者没有变化，但60%的患者显示了显著的进步。仔细研究有改善的患者的生活事件，发现有三种类型的经验为他们的自恋取向带来了改变。在其中9位受试者身上发生了**修正性的成就**（corrective achievements），促成了对一个更为实事求是的自我概念的接纳增强，同时夸大的幻想减少。对于其中4位患者，一种修

正性的关系（corrective relationship）在减少病理性自恋上发挥了作用。这个观察使研究者得出结论，在一些被诊断为自恋型人格障碍的个体身上，有些自恋性防御并不像它们看起来的那样根深蒂固。最后，在3位患者身上发生了**修正性的幻灭**（corrective disillusionments），这帮助患者获得了一个对自己更为实事求是的评估。

　　自恋性患者给心理治疗师带来了巨大的挑战。但是努力是值得的，因为即使只是部分成功，这也将有助于减弱对（患者）后半生的破坏。通过治疗，如果自恋性患者能够实现某种程度的共情，能够部分地用赞赏取代他们的嫉羡，以及能够开始接受他人是有自己需求的独立个体，那么他们也许就有能力避免在怨愤的孤立中走完自己的人生。

参考文献

Adler G: Psychotherapy of the narcissistic personality disorder patient: two contrasting approaches. Am J Psychiatry 143:430–436, 1986

Allen JG: Mentalizing. Bull Menninger Clin 67:91–112, 2003

American Psychiatric Association: Diagnostic and Statistical Manual of Mental Disorders, 5th Edition. Washington, DC, American Psychiatric Association, 2013

Azima FJC: Group psychotherapy with personality disorders, in Comprehensive Group Psychotherapy, 2nd Edition. Edited by Kaplan HI, Sadock BJ. Baltimore, MD, Williams & Wilkins, 1983, pp 262–268

Brandschaft B, Stolorow R: The borderline concept: pathological character or iatrogenic myth? in Empathy II. Edited by Lichtenberg J, Bornstein M, Silver D. Hillsdale, NJ, Analytic Press, 1984, pp 333–357

Campbell WK, Miller JD (eds): The Handbook of Narcissism and Narcissistic Personality Disorder: Theoretical Approaches, Empirical Findings, and Treatments. Hoboken, NJ, Wiley, 2011

Cohen DW: Transference and countertransference states in the analysis of pathological narcissism. Psychoanal Rev 89:631–651, 2002

Cooper AM: Further developments in the clinical diagnosis of narcissistic personality disorder, in Disorders of Narcissism: Diagnostic, Clinical, and Empirical Implications. Edited by Ronningstam EF. Washington, DC, American Psychiatric Press, 1998, pp 53–74

Cooper AM, Michels R: Book review of Diagnostic and Statistical Manual of Mental Disorders, 3rd Edition, Revised (DSM-III-R by the American Psychiatric Association). Am J Psychiatry 145:1300–1301, 1988

Curtis HC: Clinical perspectives on self psychology.

Psychoanal Q 54:339–378, 1985

Dickinson KA, Pincus AL: Interpersonal analysis of grandiose and vulnerable narcissism. J Pers Disord 17:188–207, 2003

Finell JS: Narcissistic problems in analysts. Int J Psychoanal 66:433–445, 1985

Gabbard GO: Further contributions to the understanding of stage fright: narcissisticissues. J Am Psychoanal Assoc 31:423–441, 1983

Gabbard GO: Two subtypes of narcissistic personality disorder. Bull Menninger Clin 53:527–532, 1989

Gabbard GO: Transference and countertransference in the treatment of narcissistic patients, in Disorders of Narcissism: Diagnostic, Clinical, and Empirical Implications. Edited by Ronningstam EF. Washington, DC, American Psychiatric Press, 1998, pp 125–146

Gabbard GO: On gratitude and gratification. J Am Psychoanal Assoc 48:697–716, 2000

Gabbard GO: Countertransference issues in the treatment of pathological narcissism, in Understanding and Treating Pathological Narcissism. Edited by Ogrodniczuk JS. Washington, DC, American Psychological Association, 2013, pp 207–217

Gabbard GO, Twemlow SW: The role of mother–son incest in the pathogenesis of narcissistic personality disorder. J Am Psychoanal Assoc 42:159–177, 1994

Glassman M: Kernberg and Kohut: a test of competing psychoanalytic models of narcissism. J Am Psychoanal Assoc 36:597–625, 1988

Groopman L, Cooper AM: Narcissistic personality disorder, in Treatments of Psychiatric Disorders, 3rd Edition, Vol 2. Edited by Gabbard GO. Washington, DC, American Psychiatric Publishing, 2001, pp 2309–2326

Heiserman A, Cook H: Narcissism, affect, and gender: an empirical examination of Kernberg's and Kohut's theories of narcissism. Psychoanalytic Psychology 15:74–92, 1998

Hibbard S: Narcissism, shame, masochism, and object relations: an exploratory correlational study. Psychoanalytic Psychology 9:489–508, 1992

Horner AJ: A characterological contraindication for group psychotherapy. J Am Acad Psychoanal 3:301–305, 1975

Horton RS: Parenting as a cause of narcissism: empirical support for psychodynamic and social learning theories, in The Handbook of Narcissism and Narcissistic Personality Disorder: Theoretical Approaches, Empirical Findings, and Treatments. Edited by Campbell WK, Miller JD. Hoboken, NJ, Wiley, 2011, pp 181–190

Horwitz L: Group psychotherapy of the borderline patient, in Borderline Personality Disorders: The Concept, the Syndrome, the Patient. Edited by Hartocollis PL. New York, International Universities Press, 1977, pp 399–422

Josephs L: Balancing Empathy and Interpretation: Relational Character Analysis. Northvale, NJ, Jason Aronson, 1995

Kernberg OF: Factors in the psychoanalytic treatment of narcissistic personalities. J Am Psychoanal Assoc 18:51–85, 1970

Kernberg OF: Contrasting viewpoints regarding the nature and psychoanalytic treatment of narcissistic personalities: a preliminary communication. J Am Psychoanal Assoc 22:255–267, 1974a

Kernberg OF: Further contributions to the treatment of narcissistic personalities. Int J Psychoanal 55:215–240, 1974b

Kernberg OF: Severe Personality Disorders: Psychotherapeutic Strategies. New Haven, CT, Yale University Press, 1984

Kernberg OF: Pathological narcissism and narcissistic personality disorder: theoretical background and diagnostic classification, in Disorders of Narcissism: Diagnostic, Clinical, and Empirical Implications. Edited by Ronningstam EF. Washington, DC, American Psychiatric Press, 1998, pp 29–51

Kernberg OF: Narcissistic personality disorder, in Psychodynamic Psychotherapy for Personality Disorders: A Clinical Handbook. Edited by Clarkin JF, Fonagy P, Gabbard GO. Washington, DC, American Psychiatric Publishing, 2009, pp 257–287

Klonsky ED, Jane JS, Turkheimer E, et al: Gender role and personality disorders. J Pers Disord 16:464–476, 2002

Kohut H: The Analysis of the Self: A Systematic Approach to the Psychoanalytic Treatment of Narcissistic Personality Disorders. New York, International Universities Press, 1971

Kohut H: The Restoration of the Self. New York, International Universities Press, 1977

Kohut H: How Does Analysis Cure? Edited by Goldberg A. Chicago, IL, University of Chicago Press, 1984

Lansky MR: Masks of the narcissistically vulnerable marriage. International Journal of Family Psychiatry 3:439–449, 1982

Lasch C: The Culture of Narcissism: American Life in an Age of Diminishing Expectations. New York, WW Norton, 1979

Lewis HB (ed): The Role of Shame and Symptom Formation. Hillsdale, NJ, Lawrence Erlbaum, 1987

Miller JP: How Kohut actually worked. Progress in Self Psychology 1:13–30, 1985

Mitchell SA: Relational Concepts in Psychoanalysis: An Integration. Cambridge, MA, Harvard University Press, 1988

Modell AH: "The holding environment" and the therapeutic action of psychoanalysis. J Am Psychoanal Assoc 24:285–307, 1976

Ogrodniczuk JS (ed): Understanding and Treating Pathological Narcissism. Washington, DC, American Psychological Association, 2013

Ornstein PH: A discussion of the paper by Otto F. Kernberg on "Further contributions to the treatment of narcissistic personalities." Int J Psychoanal 55:241–247, 1974a

Ornstein PH: On narcissism: beyond the introduction, highlights of Heinz Kohut's contributions to the psychoanalytic treatment of narcissistic personality disorders. Annual of Psychoanalysis 2:127–149, 1974b

Ornstein P: Psychoanalysis of patients with primary self-disorder: a self psychological perspective, in Disorders of Narcissism: Diagnostic, Clinical, and Empirical Implications. Edited by Ronningstam EF. Washington, DC, American Psychiatric Press, 1998, pp 147–169

Piper WE, Ogrodniczuk JS: Group treatment for personality disorders, in The American Psychiatric Publishing Textbook of Personality Disorders. Edited by Oldham JG, Skodol A, Bender O. Washington, DC, American Psychiatric Publishing, 2005

Ritter K, Dziobek I, Preibler S, et al: Lack of empathy in patients with narcissistic personality disorder. Psychiatry Res 187:241–247, 2011

Ronningstam E: Psychoanalytic theories on narcissism and narcissistic personality, in The Handbook of Narcissism and Narcissistic Personality Disorder: Theoretical Approaches, Empirical Findings, and Treatments. Edited by Campbell WK, Miller JD. Hoboken, NJ, Wiley, 2011, pp 41–55

509

Ronningstam EF: Treatment of narcissistic personality disorder, in Treatments of Psychiatric Disorders, 5th Edition. Edited by Gabbard GO, Washington, DC, American Psychiatric Publishing, 2014

Ronningstam E, Gunderson J, Lyons M: Changes in pathological narcissism. Am J Psychiatry 152:253–257, 1995

Rose P: The happy and unhappy faces of narcissism. Pers Individ Diff 33:379–391, 2002

Rosenfeld HA: On the psychopathology of narcissism: a clinical approach. Int J Psychoanal 45:332–337, 1964

Roth BE: Narcissistic patients in group psychotherapy: containing affects in the early group, in Disorders of Narcissism: Diagnostic, Clinical, and Empirical Implications. Edited by Ronningstam EF. Washington, DC, American Psychiatric Press, 1998, pp 221–237

Rothstein A: The Narcissistic Pursuit of Perfection. New York, International Universities Press, 1980

Russ E, Shedler J, Bradley R, et al: Refining the construct of narcissistic personality disorder: diagnostic criteria and subtypes. Am J Psychiatry 165:1473–1481, 2008

Stein J: The new greatest generation. Time, May 20, 2013, pp 26–34

Stein MH: Book review of The Restoration of the Self by Heinz Kohut. J Am Psychoanal Assoc 27:665–680, 1979

Steiner J: Seeing and being seen: narcissistic pride and narcissistic humiliation. Int J Psychoanal 87:939–951, 2006

Stinson FS, Dawson DA, Goldstein RB, et al: Prevalence, correlates, disability, and comorbidity of DSM-IV narcissistic personality disorder: results from the Wave II National Epidemiological Survey on Alcohol and Related Conditions. J Clin Psychiatry 69:1033–1045, 2008

Twenge JM, Campbell WK: The Narcissism Epidemic: Living in the Age of Entitlement. New York, Free Press, 2009

Vernon PA, Villani VC, Vickers LC, et al: A behavioral genetic investigation of the dark triad and the big V. Journal of Personality and Individual Differences 44:445–452, 2008

Wilson M: The analyst's desire and the problem of narcissistic resistances. J Am Psychoanal Assoc 51:72–99, 2003

Wink P: Two faces of narcissism. J Pers Soc Psychol 61:590–597, 1991

Winnicott DW: The Maturational Processes and the Facilitating Environment: Studies in the Theory of Emotional Development. London, Hogarth Press, 1965

Wong N: Clinical considerations in group treatment of narcissistic disorders. Int J Group Psychother 29:325–345, 1979

Wong N: Combined group and individual treatment of borderline and narcissistic patients: heterogeneous versus homogeneous groups. Int J Group Psychother 30: 389–404, 1980

Yalom ID: The Theory and Practice of Group Psychotherapy, 3rd Edition. New York, Basic Books, 1985

第十七章

B 类人格障碍：

反社会型

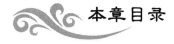

本章目录

反 社会性患者可能是所有人格障碍患者当中被研究得最多的，但是他们也是临床医生最倾向于回避的患者。在治疗性情境中，这些患者可能会说谎、欺骗、偷窃、威胁，以及其他不负责任和欺瞒的行为。他们被称为"精神变态者（psychopaths）""反社会者（sociopaths）"和"性格障碍（character disorders）"——在精神病学中，这些术语传统上等同于无法医治。有些人可能甚至认为这些患者应该被当作"罪犯"，而不应该被包括在精神病学的范畴内。然而临床经验表明，"反社会"这个标签被用于非常广的患者范围，包括从完全无法治疗的到在某些条件下可以治疗的患者。后一组患者的存在提示，有必要对这些患者进行详细的理解，以使那些愿意接受帮助的患者能够获得最好的治疗。

赫维·克莱克利（Hervey Cleckley）在其经典著作《神志清醒的面具》（*The Mask of Sanity*，1941/1976）中第一次对这些患者进行了全面的临床描述。正如其书名所暗示的，克莱克利认为"精神变态者"是非明显精神病性的、但其行为如此混乱和不适应现实与社会之要求——以至于这暗示了在其表象之下是一种精神病（psychosis）——的个体。尽管精神变态者似乎能够在表面上与他人建立联系，但在他们所有的人际关系中，他们是完全不负责任的，也毫不顾忌他人的感受或关切。

在克莱克利这本里程碑式的著作出版后的几十年中，**精神变态者**这个术语逐渐不再受欢迎。**反社会者**这个术语曾经被使用过一段时间，但它似乎反映的是这些个体所面对的一些困难背后的社会性起源，而非心理性起源。直到1968年，美国精神病学协会的第二版《精神障碍诊断与统计手册》（DSM-II，American Psychiatric Association，1968）出版时，"**反社会型人格**（antisocial personality）"才成为首选的命名。随着1980年DSM-III的问世（American Psychiatric Association，1980），反社会型人格障碍（antisocial personality disorder，ASPD）的诊断相比于克莱克利最初的描述已经发生了相当大的改变。虽然反社会型人格障的DSM-III诊断标准提供了比任何其他人格障碍都多的诊断细节，但它们将此障碍的焦点缩小到犯罪人群——很可能与受压迫和弱势的低层社会经济群体被联系起来。

当把DSM-III诊断标准应用于被监禁的犯人时，研究者发现，该群体中的大多数人

（50% ～ 80%）都可诊断出反社会型人格障碍（Hare，1983；Hart & Hare，1998）。当研究人员使用更接近克莱克利的传统，即强调精神变态的诊断标准时，他们得到了非常不同的结果。例如，如果使用黑尔（Hare）的"精神变态检查表 – 修订版（Psychopathy Checklist-Revised，PCL-R）"，则只有 15% ～ 25% 的被监禁犯人符合精神变态的标准（Hare，1991；Hare et al.，1991；Ogloff，2006）。在一项针对 137 名寻求治疗的可卡因依赖的女性的研究中（Rutherford et al.，1999），超过 1/4 的女性根据 DSM 的诊断标准可被诊断为反社会型人格障碍，但只有 1.5% 的女性根据"精神变态检查表 – 修订版"被诊断为中度精神变态。该工具依赖于专家的临床评定而非自我报告，包括的项目如：不负责任、冲动性、缺少符合现实的长远的目标、混乱的性行为、早年的行为问题、寄生虫式的生活方式、麻木不仁和缺乏共情、肤浅的情感、缺乏懊悔或内疚感、需要刺激且易感到乏味、夸大的自我价值感，以及与肤浅的魅力有关的油腔滑调。

精神变态者（psychopath）这个术语近年来作为一个诊断术语再次流行起来，它暗示了一些特定的心理学和生物学特征，这些特征没有被包括在反社会型人格障碍的 DSM-5 诊断标准中（见专栏 17–1；American Psychiatric Association，2013）（Hart and Hare，1998；Meloy，1988，1995；Person，1986；Reid et al.，1986）。

专栏 17–1　DSM-5 反社会型人格障碍的诊断标准

301.7（F60.2）

A. 一种漠视或侵犯他人权利的普遍模式，始自 15 岁，表现为下列三项（或更多）症状。

  1. 不能遵守与合法行为有关的社会规范，表现为反复做出可作为拘捕理由的行动。

  2. 欺诈，表现为了个人利益或乐趣而反复说谎，使用假名或诈骗他人。

  3. 冲动性或事先不制订计划。

  4. 易激惹和攻击性，表现为反复地身体斗殴或攻击。

  5. 鲁莽地不顾自身或他人的安全。

  6. 一贯不负责任，表现为反复地不坚持工作或不履行财务义务。

  7. 缺乏懊悔之心，表现为对于做出伤害、虐待或偷窃他人的行为表现得不在乎或合理化。

B. 个体至少 18 岁。

C. 有证据表明品行障碍出现于 15 岁之前。

D. 反社会的行为并非仅出现于精神分裂症或双相障碍的病程之中。

来源：Reprinted from the *Diagnostic and Statistical Manual of Mental Disorders*, 5th Edition. Washington, DC, American Psychiatric Association, 2013. Used with permission. Copyright © 2013 American Psychiatric Association.

精神变态（Psychopathy），如黑尔（Hare，1991）所定义的，强调前面列出的特征，它们一方面属于人际间 / 心理动力性特征，另一方面是反社会行为。虽然这两个要素之间明显相互关联，但它们在某些个体身上可能会单独出现（Livesley，2003）。比如，有些个体可能缺乏共情能力或冷酷无情、自大而且喜欢操纵他人，但他们可能并不会在黑尔构想的那个成分上表现出行为问题。不过一般而言，精神变态在临床表现和治疗阻抗上都更严重。这些患者可能与非精神变态者相比有重大的神经心理学差异；并且可能更冷酷无情，更没有能力建立任何形式的情感依恋，只有建立在权力基础上的施虐受虐性人际互动方式（Meloy，1988）。黑尔（Hare，2006）估计，在符合反社会型人格障碍诊断标准的个体中，有 20% ～ 50% 的人也符合精神变态的标准。

DSM-5 诊断标准在确定可治疗性上不是特别有帮助。面对反社会性患者，临床医生必须首先确定一个特定的患者是否在一些条件下是可以治疗的。这一两难困境可以通过将反社会性表现看作自恋性人格障碍的一个亚类别来进行概念化构思（Kernberg，1984，1998；Meloy，1988，1995；Reid，1985）。实际上，存在着反社会性病理的一个自恋性连续谱，从形式最纯粹、最原始的精神变态，到带有自我协调地反社会性特征的自恋性人格障碍，再到患者只是在移情中不诚实的自恋（Kernberg，1984，1998）。

临床医生会遇到很多带有反社会性特征的患者。动力学取向的精神科医生应该在对待每一位患者时都在头脑中想着这个自恋性连续谱。同时使用与精神变态和自恋性及反社会性病理相关的精神动力学理解以及仔细的（精神病学）诊断（本章稍后讨论），临床医生能够对此做出以动力学为指导的决定，即一位患者是否可以治疗，以及在什么样的情况下有必要做出治疗努力。在本章中，精神变态者这个术语被狭义地用于指黑尔的"精神变态检查表 – 修订版"的标准以及梅洛伊（Meloy，1988，1995）和珀森（Person，1986）的精神动力学描述所刻画的患者亚组。反社会性患者则一般用于描述在连续谱上表现出不同程度反社会行为的患者。

流行病学

关于反社会性人格障碍的流行病学已经累积了相当多的知识，它在美国人群中的终生患病率为 3.6%（Black，2013）。患该障碍的个体更常见于贫穷的中心城区，并且许多在高中毕业前辍学。反社会性个体的生活有着一种向下的流动（Person，1986），他们倾向于循环性地赚钱和亏钱，直到中年时他们"精疲力竭"，经常伴有严重的酗酒和身体衰弱（Halleck，1981）。即使他们的冲动性可能随年龄的增加而获得改善，但他们仍旧在工作、养育子女以及爱情关系上继续挣扎（Paris，2003）。有些人会过早地死亡。

反社会性性格病理和物质滥用之间存在显著的相关性（Cadoret，1986；Halleck，1981；Meloy，1988；Modlin，1983；Reid，1985；Vaillant，1983；Walsh et al.，2007）。当然，同样明确的一点是，犯罪行为与物质滥用之间也有紧密的关联（Holden，1986）。在重罪犯中，52%～65%的人被发现是药物滥用者。反社会性人格障碍与物质滥用的共病率为 42%～95%（Meloy & Yakeley，2014）。

一般认为，大多数有反社会问题的患者都是男性，而确实反社会性人格障碍的男女比例约为4∶1（Black，2013）。精神变态与躯体化障碍（癔症）之间的家族性关联已被广泛记载（Cadoret，1978；Cloninger & Guze 1975；Cloninger et al.，1984；Woerner & Guze，1968）。对这种关联性提出的一种解释是，性别会影响有癔症性或表演性人格倾向的个体是发展出反社会性人格还是躯体化障碍（Lilienfeld et al.，1986）。

尽管更常见于男性，但精神变态可能会并且也确实会出现在女性患者身上。临床医生可能因为对性别角色的刻板印象而忽视女性中的这一诊断。一个表现出相当多反社会行为、诱惑性且善于操纵他人的女性，更可能被贴上癔症性、表演性或边缘性的标签，尤其是被男性临床医生贴上这样的标签。一位 19 岁的女性住院患者参与了大量的反社会行为，包括谋杀一个她说正试图强暴她的男人，并且偷窃、说谎和破坏其他患者的治疗。在住院期间，她说服了两名男性患者把一根撬棍拿到她窗口，帮助她逃跑。在和这两名男性从美国的一头飞到另一头（使用她父母的信用卡）后，她将身无分文的他们扔在一个机场。后来她回到了医院，当她在自己的房间里纵火、危及病房所有人的安全时，她的治疗到达了一个转折点。因为这名患者很有吸引力、诱惑性和人际魅力，她的治疗师始终把她往好处想。有些治疗师甚至将她的行为视为反映了她的"抑郁"，而不是反社会性病理表现。然而，她既符合 DSM-5（American Psychiatric Association，2013）的反社会型人格障碍的诊断标准，也符合精神变态的诊断标准。

在对人格障碍的研究中，人格障碍诊断中的性别差异受到的关注相对比较少。但是，一项针对 665 位大学生的调查显示，传统上定义的男性气质特征与反社会倾向之间存在关联性（Klonsky et al.，2002）。也有一些推测认为，表演性人格障碍可能是精神变态的女性变体，而反社会性人格障碍是精神变态的男性变体。研究尚未证实这一区分，对此显然还需要进一步的研究（Cale & Lilienfeld，2002）。

精神动力学理解

对反社会性人格障碍的全面理解，必须从认识到生物学因素对这种障碍的病因和发病机制有着明显的贡献开始。反社会性人格障碍的家族研究显示，如果父母一方表现出反社会性，孩子发展出这种障碍的可能性大约为 16%（Black，2013）。尽管双生子研究有令人信服的证据表明遗传因素在起作用，但是环境性的虐待和忽视可能也参与其中。事实上，反社会性人格障碍似乎是一种可用以研究基因与环境间相互作用的模型障碍。研究一致地表明，遗传上的易感性会在不利环境因素的协同作用下导致反社会或犯罪行为的发生（Cadoret et al.，1995；Caspi et al.，2002；Foley et al.，2004；Hodgins et al.，2001；Raine et al.，1996，1997）。在达尼丁多学科健康与发展研究（Dunedin Multidisciplinary Health and Development Study；Caspi et al.，2002）中，研究人员前瞻性地跟踪调查了一个包含 1037 名新生儿童的出生队列，分别在他们 3 岁、5 岁、7 岁、9 岁、11 岁、13 岁、15 岁、18 岁和 21 岁进行了随访。研究者与 96% 的样本在 26 岁时取得了联系并进行了评估。在 3—11 岁，有 8% 的孩子遭受了"严重"的不良对待，28% 的孩子经历了"可能的"不良对待，64% 的孩子没有经历不良对待。"不良对待"被定义为：母亲的拒绝、反复失去主要照料者、严酷的管教、身体虐待和性虐待。研究人员查明，在负责神经递质代谢酶单胺氧化酶 -A（monoamine oxidase-A，MAO-A）的基因上的功能多态性，被发现可以调节不良对待的影响。具有低单胺氧化酶 -A 活性的基因型且童年期受到不良对待的男性，反社会性的评分升高。而具有高单胺氧化酶 -A 活性的基因型的男性，即使他们经历过童年期的不良对待，反社会性的评分也没有升高。在同时具有低单胺氧化酶 -A 活性的基因型和经历了严重不良对待的男性中，85% 的人发展出了反社会行为。

福利等人（Foley et al.，2004）研究了 514 对年龄在 8—17 岁的男性双生子的品行障碍。他们的研究发现与达尼丁的研究相同。一项瑞典的针对 81 名男性青少年随机样本的研究（Nilsson et al.，2006）再一次得出了同样的结果。如果只考虑基因型，也就是说，不考虑不良环境因素，那么单胺氧化酶-A 基因型似乎对青少年犯罪行为没有影响。因此，这三项研究共同为基因型与早年创伤性事件之间的特定相互作用提供了强有力的证据支持。换句话说，基因型可能可以调节孩子对环境应激源的敏感性；而遗传上的易感性与不良经验的结合，似乎导致了反社会行为的产生。但需要注意的是，另一项针对 247 名有持续品行问题的男性青少年患者的研究（Young et al.，2006），并不支持"编码单胺氧化酶-A 的基因中的多态性导致了品行障碍的遗传风险"这样的假设。在此项研究中，虐待和不良对待的程度在品行障碍的发展上清楚地发挥着作用；但是研究人员没能识别出在其他研究中发现的这种虐待和不良对待与基因型之间的相互作用。

另一个设计巧妙的关于基因与环境之间相互作用的研究显示，独特的环境——不被同一家庭中的兄弟姐妹所共享的环境——可能对反社会行为的发展产生重大的影响。赖斯等人（Reiss et al.，1995，2000）研究了 708 个家庭，它们都至少有两个同性的青少年兄弟姐妹，包含多种变化形式。93 个家庭有同卵双生子，99 个家庭有异卵双生子，95 个家庭有普通的亲兄弟姐妹，181 个重组家庭中有亲兄弟姐妹，110 个重组家庭中有同父异母或同母异父的兄弟姐妹，130 个重组家庭中有没有血缘关系的兄弟姐妹。本研究中关于养育风格的数据是通过录像和问卷进行收集的。在青少年反社会行为的方差中，有将近 60% 可以通过负性的和冲突性的父母行为来解释。

研究者认为，孩子的某些遗传特征唤起了严厉和反复无常的养育方式。相比之下，没有那些遗传特征的兄弟姐妹没有引发消极的父母行为，且当严厉的父母行为指向其他兄弟姐妹时，他们似乎体验到一种保护性作用。赖斯等人（Reiss et al.，2000）发现，家庭对这些遗传特征的反应往往采取以下四种形式之一：（1）使孩子令人烦扰的问题更加恶化；（2）强化孩子可取的特征；（3）保护孩子免受与问题行为有关的负面后果的影响；（4）父母为了保护有更好前途的兄弟姐妹而放弃有问题的孩子。他们认为，"将遗传信息编码入家庭过程，在重要性上可能与更广为人知的 RNA* 编码过程——遗传信息在蛋白质合成通路上的关键性细胞内转导——相匹敌，并且与之协同作用"（p. 386）。

---

* 英文"ribonucleic acid"的缩写，中文为"核糖核酸"，在蛋白质的合成过程中行使多重复杂功能。——译者注

为了确定潜在的遗传因素与所测量的亲子关系是否在预测青少年反社会行为和抑郁症方面发生相互作用，研究人员对此项家庭研究的数据做了进一步分析（Feinberg et al.，2007）。这一调查发现，基因型与父母的消极态度和缺乏温暖之间的交互作用，可以预测整体的反社会行为，但无法预测抑郁症。换句话说，当父母养育缺乏温暖并表现出更多的消极性时，遗传因素对青少年反社会行为的影响更大。

关于精神变态和反社会性人格障碍的生物学基质之特征的证据也越来越多。与没有反社会性人格障碍家族史的婴儿相比，有反社会性人格障碍家族史的婴儿的 5- 羟吲哚乙酸水平显著较低（Constantino et al.，1997）。特别是精神变态似乎有着很强的生物学根源，一项针对具有"冷酷 - 无情（Callous-unemotional）"特质（包括如缺乏共情和无内疚感这样的特征）的儿童的研究提示了这一点（Blair et al.，2001）。这些儿童在处理恐惧和悲伤方面有困难。当将具有"冷酷 - 无情"特质的男孩与相同年龄对照组受试者相比时，这些男孩对表现出恐惧的面容有小得多的杏仁核反应性（Jones et al.，2009）。另外，童年时期自主神经系统对"恐惧"不良的条件化，与成年期犯罪和精神变态倾向强相关（Gao et al.，2010）。由此，在长大后成为精神变态的儿童身上，没有迹象显示他们曾经有过一种类型的学习，使孩子在思考反社会行为时焦虑和参与性恐惧会增加。这些儿童早在 3 岁时就表现出对自己行为的后果缺乏恐惧，这一点可以通过降低的皮肤电反应性来测定。杏仁核负责处理恐惧、羞愧和内疚感，并参与年幼儿童"渴望表现良好"之愿望的发展。"冷酷 - 无情"的儿童在伤害别人或违反父母的规则时不会感到不舒服。在影像学研究中，与对照组相比，精神变态的个体表现出双侧杏仁核体积的减小（Yang et al.，2009）。显著的相关性也存在于降低的自主神经系统反应性与犯罪行为的发生风险之间（Brennan et al.，1997；Raine et al.，1990，1995）。事实上，在前瞻性青少年随访研究中，升高的自主神经系统反应性似乎可以防止犯罪行为的发生。从精神动力学的角度来看，拥有强烈内化了的对错标准的个体——通常与超我和自我理想有关，当他们违反这些道德标准时，会以内疚为形式体验到焦虑和升高的自主神经系统反应性。

反社会性人格障碍患者常常共病焦虑和心境障碍。而精神变态与反社会性人格障碍之间的一个明显的差别是，心境和焦虑障碍很少出现在精神变态中。杏仁核区域的结构性缺陷似乎导致了杏仁核的反应缺失，这阻止了精神变态个体发展出心境或焦虑障碍（Blair，2012）。精神变态者还具有变薄的颞叶皮质厚度，以及减少的岛叶与背侧前扣带皮质之间的连接（Ly et al.，2012）。从经历中学会恐惧，这一能力有赖于杏仁核和颞叶皮质的整合功能，而精神变态者似乎缺乏这种整合

（Blair，2012）。

越来越多的证据记录了精神变态者特征性的解剖学及功能性差异。一项研究将 25 名精神变态者与 18 名边缘性人格障碍受试者及 24 名对照组受试者进行了比较（Herpertz et al.，2001）。精神变态者以降低的皮电反应、缺失的惊跳反射（startle reflex）和较少面部表情为特征。研究者认为，精神变态性个体明显缺少对事件的恐惧反应，并在处理情感信息上存在普遍的缺陷。这种情绪的低反应性非常突出，且是精神变态者高度特异性的。另一项由雷恩和同事所做的研究（Raine et al.，2003）比较了 15 名精神变态得分高的男性与 25 名匹配对照组受试者的大脑胼胝体。精神变态者的胼胝体白质体积及胼胝体长度有统计学意义上的显著增加。此外，他们的胼胝体在厚度上有 15% 的减少，以及大脑左右半球间的功能性连接增加。研究者提示，异常的神经发育过程，包括早期轴突修剪的抑制或白质髓鞘形成的增加，可能是精神变态中胼胝体异常的原因。

儿童期的各种神经心理学缺陷似乎也预测了反社会性人格障碍的发生和发展。例如，注意缺陷 / 多动障碍的儿童随后发展出反社会性人格障碍的风险显著更高（Mannuzza et al.，1998）。在母亲怀孕的前三个月和 / 或第三至六个月暴露于严重产前母体营养缺乏的男性，发展出反社会性人格障碍的风险升高（Neugebauer et al.，1999）。使用结构性磁共振成像（structural magnetic Resonance Imaging，sMRI），雷恩等人（Raine et al.，2000）发现，与健康受试者、精神科对照组受试者以及 26 名物质依赖受试者相比，反社会性人格患者的前额叶灰质体积有 11% 的减少。研究者认为，这一结构性缺陷可能与反社会性和精神变态性个体典型的低自主神经系统唤起、缺乏良知以及决策困难有关。

一项设计巧妙的前瞻性研究（Johnson et al.，1999）显示，儿童期忽略和身体虐待（但不是性虐待）可以预测成人反社会症状发生率的增加。但是，虽然儿童期受虐待的经历确实可以预测成年后反社会性人格障碍症状的出现，但是病因学不能简化为"受害者变成加害者"这样简单的公式。在一项研究（Luntz & Widom，1994）中，86% 的受虐待或被忽视的儿童长大后没有发展出反社会性人格障碍，而 7% 没有这种生活史的孩子却发展出了反社会性人格障碍。类似地，一项针对 85 名被监禁女性的研究（Zlotnick，1999）显示，儿童期虐待与反社会性人格障碍无关。

儿童的遗传特征（通常会被围产期的脑部损伤所加重），可能给父母养育带来特别的困难。这样的孩子可能难以被抚慰，并缺乏父母渴望看到的正常情感反应。在某些情况下，父母因为自身的精神病理可能已经具有虐待倾向；在另外一些情况下，父母可能会对没有按照他们期望的方式做出回应的孩子变得越来越没有耐心和易激惹。梅洛伊（Meloy，1988）指出，在反社会性个体的发展过程中，常常发生着两个独立的过程。一个是普遍地与所有关系和情感体验深刻地疏离。另一个是与客体更为相关的路径，其特征是施虐性地试图与他人产生联结，以此行使权力和破坏性。由于儿童的遗传性／生物性缺陷以及儿童所降生的不良家庭环境，他们在内化他人方面也有显著的问题。

精神变态者严重的内化缺陷显然导致了超我发展的重大失败——这是精神变态者在动力学意义上的经典标志。这些个体身上缺乏一切道德感，这是他们令人胆寒的品质之一，这令他们看上去缺少基本的人性。他们唯一重要的价值体系就是行使攻击性权力；而他们唯一的超我发展痕迹可能是施虐性的超我前体（superego precursors）或陌生人自体客体（stranger selfobjects），它们通过精神变态者施虐性的和残忍的行为表现出来（Kernberg，1984）。

一些不符合"纯粹的"精神变态这一类别的高功能患者，可能表现出超我缺漏（superego lacunae）（Johnson，1949）。这些个体因为相对更有利的体质因素及父母养育方面的环境体验，看起来具有一些良知，但在某些限定的领域中，超我似乎不起作用。在这些个体中，有一些人的反社会行为微妙地或者不那么微妙地受到了父母一方或父母双方的鼓励。

艾伦（Allen）是一个 10 岁的男孩，被他的父母带来住院。在与精神科医生和社会工作者进行的入院访谈中，他的母亲和父亲描述了他长期的攻击行为的历史。艾伦在学校里经常打架，有轻微的毁坏邻居财物的行为，并且拒绝服从父母。艾伦的父亲描述了最终促成他儿子住院的事件："一个老家伙开车经过我们家，当时艾伦正拿着弓箭在院子里。即使这人的车速是每小时 56 公里，艾伦还是能够用弓箭射穿车子的挡风玻璃，命中了这个人的眼睛。你不得不承认他那一箭射得很漂亮。"当一丝微笑掠过父亲的嘴角时，艾伦的脸上出现了困惑的表情。

白领阶层的罪犯常常符合这种超我缺漏的类型。他们的自恋性人格结构使他们能够获得成功，但他们在良知上的某些缺陷最终会表现在可以被他人察觉到的反社会行为上。在此种情况下，区分出反社会性的*行为*和真正的反社会性人格是非常重要的。表现出反社会性质的行为可能是源自同伴压力、神经症性冲突或精神病性思维。在这些情况下，这可能与反社会性人格障碍无关。

超我病理学的另一个方面——更多地是真正的精神变态（而非高功能的自恋性变体）的特征——是完全缺乏为反社会行为做道德辩护或做合理化辩解的努力（Meloy，1988）。当他们的反社会行为受到对质时，精神变态者可能做出的反应是自以为是，宣称其反社会行为的受害者是罪有应得。精神变态者也可能会选择说谎，并逃避为自己的行为承担任何责任。

HH先生是一位被法庭判定强制性长期住院的23岁男性。在入院后不久，一位顾问医生见了他，发生了以下对话：

顾问医生：你为什么来住院呢？

HH先生：是法院送我来的。

顾问医生：怎么会这样呢？

HH先生：我出了一场车祸，我最好的朋友意外死亡了。

顾问医生：事情是怎么发生的？

HH先生：我在街上开车，想着自己的事，就在这时我前面的那个家伙突然踩了刹车。我就撞到了他的后面，而我车前储物箱里的枪走火了，意外地射穿了我朋友的脑袋。

顾问医生：你为什么在储物箱里放枪呢？

HH先生：在我生活的社区里是得有把枪的。我得保护自己。那里有各种各样的毒品贩子。

顾问医生：为什么法庭因为这个事故把你送进医院？

HH先生：好问题。

顾问医生：你有任何情绪问题吗？

HH先生：没有，我是个无忧无虑的人。

顾问医生：你还有任何其他法律方面的问题吗？

HH先生：另外发生的一件事也不是我的错。我的哥儿们从自助洗衣店偷了一台兑币机，然后把它放在了我家的门廊上，作为一个恶作剧。但警察认为是我干的，就抓了我。

　　HH 先生否认自己的责任，对自己"最好的朋友"显得漠不关心，并且完全无法承认他自己的任何问题，而正是这些问题可能导致了他现在的处境。这个对话片段凸显了治疗师在让反社会性患者参与治疗方面可能遇到的困难，因为他们会将所有问题外化。

　　反社会行为的特点可以被最为有效地描述为自恋性人格障碍连续谱中的一个原始变体（Kernberg，1984，1998；Meloy，1988，1995）。图 17–1 列出了这一连续谱。在连续谱的底部是精神变态性个体，他们无法想象对他人的利他行为，也完全没有能力将自己投入到非剥削性的关系中。连续谱向上一级是严格意义上的反社会性人格障碍，这样的人具有一定的焦虑和抑郁的能力。从反社会性人格障碍向上一级是恶性自恋（malignant narcissism），以自我协调的施虐及偏执取向为特征。处在这一级的个体与精神变态性和反社会性个体的不同之处在于，他们具备一定的对他人忠诚和关心的能力。他们也能够想象到，自身之外的其他人可能有道德关切和信念。连续谱再上一级，包含的是表现出反社会行为的自恋性人格障碍患者。这些个体没有恶性自恋者身上的偏执及施虐的品质；但为了他们自己的目的，他们可以无情地剥削他人。然而，他们有时确实会体验到内疚和关心，他们也许有能力为未来做切实的规划。他们在对深入的客体关系做承诺方面的困

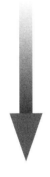
反社会行为作为症状性神经症的一部分
伴有反社会特征的神经症性人格障碍
其他人格障碍中的反社会行为
自恋性人格障碍伴有反社会行为
恶性自恋综合征（malignant narcissism syndrome）
反社会性人格障碍
精神变态

图 17–1　反社会和精神变态行为的连续谱

来源：根据 Kernberg（1998）

难，可能反映在看上去是反社会性质的行为中。连续谱的等级再向上升，我们遇到的是其他人格障碍中偶发的反社会行为，例如边缘性、表演性以及偏执性人格障碍。这些现象发生在有着更发达的超我结构的个体身上。在连续谱最顶端的两级，我们发现有着神经症性性格特征的个体出于一种潜意识的罪疚感而可能以一种反社会的方式行事，希望被抓住并受到惩罚。自恋性和反社会性人格障碍的所有变体都可能出现在那些有魅力的和善于操纵的人身上，以致其他人经常被他们所欺骗。

在上述等级中，我特意遗漏了一个具有争议的类别，被称为**成功的精神变态**（successful psychopath）。人们经常读到在商业、政治、法律或执法（他们逃避了逮捕或定罪）方面功能运转得非常好的"精明圆滑的人（smooth operators）"。尝试研究这组能够逃脱逮捕的人，尽管在方法学上面临着巨大的挑战，但一些研究人员已经找到了研究他们的方法。有 91 名男性参加了一项大洛杉矶地区的研究（Ishikawa et al., 2001）。采用黑尔的精神变态清单，研究人员能够识别出 13 名成功的精神变态者和 17 名不成功的精神变态者，而后者均有犯罪定罪记录。他们还纳入了 26 名对照者。在这项研究中，成功的精神变态者没有表现出典型精神变态所具有的特征性的自主神经系统反应性降低。事实上，他们比对照组表现出了显著更高的自主神经反应性。在神经心理学测试中，成功的精神变态者也比对照组或不成功的精神变态者有更好的执行功能。在皮肤传导反应上，各组没有差异；他们在自我报告的犯罪率上也没有差异。在这个研究团队随后发表的文献（Yang et al., 2005）中，研究人员报告，不成功的精神变态者，而非"成功的"或"白领"精神变态者，在额叶灰质体积上比对照组减少了 22.3%。这一发现可能与不良决策以及不受调控的冲动行为有关，而正是这些原因导致不成功的精神变态者被抓住。正常的前额叶体积与高自主神经功能的结合，使成功的精神变态者能够对提示危险的环境线索敏感地做出反应，并由此逃避定罪。当然还需要有更多的研究，因为这些个体很少前来接受治疗或受到犯罪指控。因此积累的数据还很少。

将高功能的、可治疗的具有反社会特征的自恋性患者与不可治疗的、纯粹的精神变态者进行基于精神动力学的区分，是一项非常复杂的任务，因为所有的反社会性患者都倾向于欺骗临床医生。在做这种区分方面，能够指导临床医生的研究非常少，但在接下来的部分中，我会剖析一些已经被发现在确定可治疗性方面有用的标准。

治疗方法

机构性治疗

人们经常听到这样一概而论的说法，认为反社会性和精神变态性患者是无法治疗的。但是，这在很大程度上取决于治疗背景和治疗设置中工作人员的专业水平。一项对八个使用了严格精神变态诊断的研究所做综述（Salekin et al.，2010）发现，八个研究中的三个有积极的治疗效果。当评估的是对年轻精神变态者的治疗时，八个研究中的六个有令人鼓舞的结果。这些治疗都发生在矫治性或机构性环境设置中，患者在那里可以得到仔细的监测。

有一个普遍的共识认为，有严重反社会行为的患者不太可能从完全以门诊心理治疗为特征的治疗方法中获益（Frosch，1983；Gabbard & Coyne，1987；Meloy，1995；Person，1986；Reid，1985）。某些形式的机构性或住宿性设置是必要的，即使是对于较小的改善来说。如果心理治疗作为一种治疗方法被使用，那么它必须在反社会性患者被全天候环境的结构化安排所控制的时候开始。只要他们可以以行为作为出口释放自己的冲动，这些以行动为导向的个体就永远不会触及自己的情感状态。只有当他们被住院或矫治性设置限制住行动时，治疗人员才会开始看到他们显露出情绪，比如焦虑和空虚（Frosch，1983；Person，1986）。当这些患者被纳入日间治疗计划时，记录显示脱落率很高（Karterud et al.，2003）。

将一个反社会性患者收入一个包含各种诊断的患者的普通精神科病房的决定，通常是会让人后悔的。精神变态者的破坏性行为可能会极大地妨碍其他患者的治疗，并可能会导致住院环境中的所有治疗程序陷入停滞。这些患者会偷其他患者的东西，会性剥削和攻击其他患者；他们也会对工作人员撒谎和戏弄他们，偷带毒品和酒精进入病房，嘲笑治疗理念，并且腐化工作人员从事不诚实与违反伦理的行为。有些人会有计划地破坏其他患者与治疗工作人员间一切已经建立起来的治疗联盟。

　　Ⅱ先生，46岁，因其行为在工作单位制造了混乱，被上级主管强制来接受住院治疗。他引诱了许多与他在工作中有关联的女性，并以挑战她们的基本信念，"破坏她们的信念"为乐。相似的行为模式和客体关系模式也出现在医院里。Ⅱ先生在大多数团体会面中保持沉默，但他通过私下在与其他患者一对一的会面中贬低工作人员，以及系统性地削弱其他患者对于"治疗会有帮助"的信心，来暗中"毒害"治疗环境。他将他与女性患者或女性治疗者的关系都看作性的征服。即使他在性方面的付诸行动被住院病房的结构化设置阻断，Ⅱ先生也会找到其他途径来支配和羞辱女性。他经常与其他患者一起就病房中各位女性护士和女性医生在性方面的相对优势开玩笑，并不分男女地贬低所有工作人员的专业能力。在他计划并且实施了与一位女性住院患者的私奔后，他的治疗结束了。然而，在Ⅱ先生离开病房数个月之后，他对病房的影响依然能够从患者对治疗价值的普遍怀疑中被感受到——他的言论和行为助长了这种怀疑。

更为世故和聪明的精神变态者可能会在医院环境中呈现一种不同的问题。因为他们知道住院远比被监禁舒服得多，所以他们可能误导治疗人员认为他们正在从治疗中获得很大的帮助。这些患者可能是能够高度熟练地施展魅力的人，他们会说服工作人员相信他们应该比最初预计的更早出院。然而，反社会性患者在住院期间发生的行为改变，通常并不会在出院后持续（Frosch，1983）。这些患者经常只是在治疗中走过场，但并没有被触动。当他们出院后重拾反社会行为时，医院工作人员可能因为被骗而感到非常愤慨。

为了避免浪费大量的时间、金钱和精力的投入，医院的临床医生必须确定哪些反社会性患者有必要进行精神科住院治疗的尝试。有一个普遍的共识是，真正的精神变态者不属于普通精神科病房，因为他们无法从这样的治疗中获得帮助，也许是因为他们会将体验转化为谚语"鸡舍中的狐狸"所说的那种剥削性情境。一些特殊的病房，例如在监狱环境中的病房（Kiger，1967；Sturup，1968）、非医疗性社区寄宿计划（nonmedical community residential programs；Reid & Solomon，1981）以及荒野计划（wilderness programs；Reid，1985），可能对精神变态性患者效果比较好，并且一般被认为是对这类诊断患者的唯一希望。

过去在一些特殊的机构设置中，例如位于马里兰州的帕塔克森特福利机构（Patuxent Institution）或丹麦的赫斯特维斯特福利机构（Herstedvester Institution），对精神变态者的治疗因同质性的环境构成而得到加强。这些项目在很大程度上依赖于来自同伴的团体对质。其他精神变态者对同为"欺骗高手"的同伴的技术了如指掌；当这些伎俩被不断地对质时，它们的效果也就被抵消了。这些项目也会采用牢固的结构化安排，有着清晰并严格执行的规则。任何违反规则的后果都会被立即执行，患者没有任何讨价还价或合理化的余地（Reid，1985；Yochelson & Samenow，1977）。

一旦这类机构建立起对患者生活的控制，并阻断了他们通常通过行为宣泄不愉快情感的渠道，这些患者就可能开始接受他们的焦虑和攻击性。工作人员对一切破坏结构的行为做出的可预测且一致的反应，挫败了患者通常想绕过"制度体系"的努力。不过，这些项目依赖于法院授权强制执行的治疗，因为一旦事与愿违的感受不知不觉进入觉察，他们就可能会希望离开机构。

具有反社会特征的患者中一个小的亚样本是那些有边缘性或自恋性人格障碍的患者，他们有可能从在普通精神科病房的自愿住院治疗中获益（Gabbard & Coyne，1987）。但由于反社会性患者所引发的强烈反移情反应，将这个亚群体的患者与纯粹的精神变态者做区分可能很困难。精神健康专业人士，就其职业选择的本质而言，倾向于对他们所治疗的患者仁慈和友好。他们倾向于把患者往好处想，并将他们看作以某种方式是可以治疗的，无论他们看起来可能有多么抗拒。这种倾向可能导致治疗者轻视精神变态性患者冷酷无情的程度，并假定反社会行为实际上是一种"求救的呼喊"。尤其是医院的工作人员常常有一种深层的需要，需要认为自己有能力治疗那些无法治疗的患者。他们可能会采取不同寻常的措施，以与某位对有意义的人类关系没有兴趣的患者建立联结。在走近这些患者的过程中，他们可能会与患者淡化自己反社会行为及超我病理学程度的倾向共谋。这种反移情性否认的一个方面是，临床医生可能对精神变态者诊断不足，因此将他们视为比实际情况更可治疗。例如，在一项研究中，只有一半符合DSM-III-R（American Psychiatric Association，1987）中反社会型人格障碍诊断标准的患者得到了这个诊断（Gabbard & Coyne，1987）。

诊断不足可能导致治疗师仅仅将患者视为自恋性的而非精神变态的，视为不成熟的——有着"尚未定型"的性格结构，或者视为一个物质滥用者。事实上，物质滥用可能是精神变态者自己使用的一个借口。在一些情况下，治疗人员会与这种借口共谋，激烈地争辩患者的犯罪行为只是在毒品和酒精的影响下才发生的，所以患者不应该被视为反社会性的。这些专业人员经常会辩称，只要治疗患者的物质滥用问题，就能消除有问题的反社会行为。这种观点没有考虑到精神变态与物质滥用之间存在着广泛的重叠，如本章前面所描述的。此外，一些研究已经证明，共病物质滥用的诊断绝不会改善精神变态者发生心理改变的前景（Gabbard & Coyne，1987；Woody et al.，1985）。

在区分可治疗的反社会性患者与纯粹的精神变态者时，由于存在反移情污染，所以客观的标准对于做这样的决定是必不可少的。众所周知，对特定患者的"直觉"是不可靠的。一项针对具有反社会特征的住院患者所做的研究，识别出三个对于在普通精神科病房的患者来说可获得相当积极治疗结果的预测因素（Gabbard & Coyne，1987）（表17-1）：焦虑、抑郁和一个精神病性诊断。

表 17-1　普通精神科病房中积极和消极治疗反应的预测因素

消极反应

　　重罪逮捕史

　　反复说谎、使用假名、欺骗的历史

　　住院时有尚未解决的司法问题

　　重罪定罪史

　　强制住院作为监禁的替代选择

　　对他人使用暴力的历史

　　器质性脑损伤的诊断

积极反应

　　焦虑的存在

　　抑郁症的诊断

　　除抑郁症或器质性脑综合征外的精神病性诊断

注：根据 Gabbard & Coyne（1987）

有重性抑郁发作的诊断，可有效地排除（根据定义）真正的精神变态的存在。符合抑郁症诊断标准的患者拥有一定的超我发展以及一些懊悔的能力——不管多么少。类似地，有焦虑症状，代表了具有一定的对自己的行为及其后果的担心。德布里托和霍金斯（De Brito & Hodgins，2009）指出，反社会性人格障碍人群中大约有一半患者以同时发生焦虑为特征，且在儿童时期的"冷酷-无情"特征的水平相对较低。焦虑是一个标志着良好预后的因素，其原因之一是它代表了一种被内化了的客体关系的能力，并且可能也表示存在着其他情感（Meloy & Yakeley，2014）。另外，焦虑常常反映了一种形成情绪性联结的能力。治疗通常有赖于一定的依恋能力。

药物治疗对真正的精神变态者并没有特别的效果。近来两项对药物试验的荟萃分析（Khalifa et al.，2010；National Institute for Health and Clinical Excellence，2009）得出的结论是，没有一致的证据支持使用任何药物可以治疗反社会性人格障碍。最后，如果存在一种精神病性诊断，比如躁狂症，则提示药物治疗可能改善预后。因为众所周知，处于躁狂发作当中的患者经常表现出反社会行为。

上述提示了积极预后因素的研究，也为同一患者群体提出了消极治疗反应的几个预测因素（参见表 17–1）。当没有其他方法让精神变态性患者参与治疗时，他们或许可以在一种专门的刑事设置中从强制性住院治疗中获益。然而，被迫寻求医院治疗以代替监禁的精神变态者就会利用这个机会欺骗病房的工作人员，而后者仍然倾向于将这些患者视为"生病的"或"紊乱的"，而非需要接受惩罚的罪犯。在这些状况下，患者可能会扰乱病房，也可能仅仅是对治疗走过场。许多患者会利用医院来"躲避"尚未解决的、需要出庭的法律处境。严重的暴力史是治疗效果不佳的预兆，因为一旦这些患者遭遇挫折，他们就可能会诉诸暴力，或者针对工作人员，或者针对其他患者。类似地，涉及严重脑损伤的情况可能会妨碍患者理解医院环境所提供的建设性反馈并从中获益的能力，这转而可能加重患者的挫败感。

反社会性患者很少具有全部的积极预测因素，而通常会有表 17–1 中的一些消极预测因素。虽然不存在理想的反社会性患者，但是每多一个积极预测因素都会改善患者住院治疗的适合性；而每一个消极预测因素都会恶化患者对住院治疗的服从性（Gabbard & Coyne，1987）。

即使有相对有利的条件，反社会性患者在典型的精神科环境中依然会呈现出许多困难。唯有长期的住院治疗才有可能让这些患者身上发生持久性改变。他们很自然地试图继续保持他们冲动地将感受转化为行动的模式。因此，治疗的基础必须是一个严格控制的结构。从第一天开始，治疗者就必须预期并处理在医院中可能出现的各种形式的付诸行动。某些期望在入院时就必须讲清楚。例如，必须告知患者，物质滥用、暴力、偷窃以及与其他患者的性关系都是不被容忍的。如果患者是一名药物滥用者，则所有信件都必须在工作人员面前拆开，以避免偷带药物。必须清楚地告知患者，每当他们离开病房都会有工作人员陪同，以及他们将在相当长一段时间内一直要承担接受监督的义务。打电话、使用现金和信用卡也必须受到限制。患者必须清楚地意识到，任何对结构的破坏都会导致明确的后果，例如禁足在房间内。治疗在最初必须被视为仅在试验的基础上进行——作为一个评估阶段——用以确定患者是否适合治疗。所有这些条件可以在入院时作为一个"合同"写下来，这样患者就有一份副本可以参阅。

在个体和团体治疗情境中，工作人员都必须审慎地监测自身的反移情反应。工作人员的两个常见反应是"不相信"和"共谋"（Symington，1980）。**不相信**可能表现为否认患者真的"那么坏"。将患者的反社会行为合理化为是由于药物滥用或青春期叛逆这样的问题所造成的，这可能导致工作人员否认精神变态特征的存在，反而将患者视为抑郁的或被误解的。

共谋是最成问题的反移情形式中的一种。在反社会性患者的住院治疗中一种常见的发展是：患者腐化了一名或多名工作人员。在相信自己是在帮助患者的情况下，这些卷入了这种反移情付诸行动的工作人员，可能会做出违法行为或其他违反伦理的行为。工作人员会代表这些患者撒谎，他们也会篡改记录，被引诱发生性关系，并帮助这些患者逃离医院。这些反移情发展可以被理解为投射性认同过程的一部分，在此，患者自体中腐败堕落的那一部分进入了治疗者并改变了那个个体的行为。卷入这种反移情付诸行动的工作人员经常报告："我做的事情不像我自己。"

在对反社会性患者的治疗中，其他常见的反移情反应还包括：在面对患难治性疾病的患者时的无助感和无能感，出于愤怒而想毁灭患者的愿望，以及无效感和身份认同丧失感（Strasberger，1986）。治疗人员也可能害怕受到这些患者的攻击，因为他们常常进行恐吓和威胁。[某些精神变态性患者仅仅看了治疗者一眼，就能唤起治疗者对于被捕食的强烈恐惧（Meloy，1988）]。对被攻击的恐惧可能导致工作人员回避执行严格的结构，而这恰是患者极度需要的。为了避免激起患者的愤怒或暴力，工作人员可能会合理化自己松散的结构及对患者的纵容。或许，最成问题的反移情之一，是假设精神变态性个体的心理复杂性（Meloy & Yakeley，2014）。机构治疗人员在接受精神变态者与自己有着根本性**不同**上常常有巨大的困难。他不关心他人的感受或安全，他与治疗人员互动只是在为自己的利益服务。精神变态者可能会通过将自己表现得与治疗者一样，来利用这个反移情盲点。这种**自恋性孪生**（narcissistic twinship）是一种常用策略，以拉拢治疗者参与一种堕落的共谋。通过说服工作人员相信他们与他从根本上是相同的，患者博取了治疗者的信任，获得了拥有更多自由或权力的许可。这种与治疗者调谐的能力，反映了许多精神变态性患者所具有的高度发展的共情感，尽管传统的观点认为这些患者是没有共情能力的。

反社会性患者住院治疗的一个重点是，必须持续地聚焦于患者错误的思维过程（Yochelson & Samenow，1976）。当他们因为要为自己的行为负责而假装成受害者时，治疗人员必须就"他们如何为发生在自己身上的事情负责"这一点进行对质。工作人员必须在做判断方面行使辅助自我的功能。他们也必须一遍又一遍地指出来，这些患者如何没能预料到他们行为的后果。

反社会性患者倾向于直接由冲动转向行动。医院工作人员因此必须帮助这些患者在冲动与行动之间插入想法。换言之，每当反社会性患者产生冲动时，工作人员必须鼓励患者去思考该行动可能导致的后果。在环境治疗中，患者也必须明白，冲动和行为产生自感受。情绪语言对患者来说常常如此陌生，以致他们无法识别自己的内在状态。治疗者也必须认识到，这些患者的冲动性代表了自杀的风险。在科罗拉多一项包含 4745 名受试者的调查中，反社会行为在男性和女性中均与自杀风险相关（Verona et al.，2004）。作者指出，在该样本中自杀行为并不必然与共病的抑郁障碍相关。

所有这些策略都聚焦于治疗环境中的"此时此地"，因为探索这些问题的童年起源对反社会性患者常常是没有用的。反社会性患者试图腐化工作人员的任何尝试，都必须在发生之时当场予以对质。如果没有在付诸行动的行为后立刻予以干预，患者就可能忽略或忘记它。

虽然缺乏共情通常被认为是反社会性人格障碍的特征，但这一理解是有问题的。为了剥削另一个人，许多反社会性患者具有发展良好的认识那个人内在状态的能力。因此，缺乏同情心和情绪共鸣可能是对这一亚组的反社会性患者更为恰当的描述。

> JJ 先生是一位 40 岁的男性，他被送入医院，因为他声称自己因妻子和孩子死于车祸而抑郁。他在收治他入院的女精神科医生面前表现出极度悲伤的样子，他知道她会被他对死去妻子的深爱所打动。他详细地讲述了他们的关系如何对他来说意味着一切。在某个时刻，他对女精神科医生说："我们不是只有性，我们在做爱。"这位精神科医生被他描述他们亲密关系的方式深深地打动，并深信他讲的是他的真实情况。在将不存在的地皮卖给其他患者而诈骗了他们之后，他就从医院消失了。后来医生得知，JJ 先生捏造了家人的死亡，而且他过去在几家医院使用过同样的伎俩，以使他能够获准入院并对毫无戒心的患者实施诈骗。他的精神科医生感到被欺骗与被羞辱。虽然 JJ 先生明显缺乏同情心，但他显然精于使用他的共情或心智化能力来操纵他人。

个体心理治疗

在动力学和生物学意义上，纯粹的精神变态者不会对心理治疗产生反应，因此也不应该进行心理治疗的尝试（Kernberg，1984；Meloy，1988，1995；Woody et al.，1985）。沿着连续谱进一步，具有严重反社会特征的自恋性人格障碍患者，在某种程度上更容易接受心理治疗。这些患者可能微妙地在移情中流露出依赖性，他们的反社会行为可能有一种被激怒的性质，而相比于纯粹精神变态者的，他们的内在"理想客体"可能没那么有攻击性（Kernberg，1984；Meloy，1988）。他们可能试图合理化或正当化其行为，因此反映出一些原始的价值系统。他们的可治疗性，在本质上将主要取决于他们对他人形成某种类似于情绪依恋以及运用一些基本的超我功能的能力。

存在真正的抑郁症似乎是愿意接受心理治疗的一个征象，正如它是住院治疗反应的一个积极预测因素。在一项对阿片类药物成瘾的反社会性人格障碍患者的研究中，存在抑郁症似乎指示了心理治疗的适合性，尽管精神变态的行为表现持续存在（Woody et al.，1985）。在本研究中，不抑郁的反社会性患者对心理治疗反应不佳。此外，缺乏与他人的联系是心理治疗反应最为消极的预测因素。

评估反社会性患者的临床医生必须对做出不予治疗的建议感到自在。这样的一个决定可能是一个完全理性的决定，基于患者的优势与劣势，以及这位患者可能对那些正在努力尝试治疗他的人构成的威胁。这种评估可治疗性的方式与之前描述的膝跳反射式的反移情反应有很大的不同。没有研究显示动力学取向的治疗对这组患者具有有效性。

尽管如此，如果治疗师能够接受这些患者会行骗的事实，他们仍然可以根据对该人群已经有丰富经验的治疗师的建议来推进心理治疗（Adler & Shapiro，1969；Frosch，1983；Kernberg，1984；Lion，1978；Meloy，1988，1995；Person，1986；Reid，1985；Strasberger，1986；Vaillant，1975）。这些建议可以被提炼为九个基本技术原则。

治疗师必须稳定、持续和彻底地不受腐化。 与任何其他患者群体相比，治疗师更是必须绝对严格认真地维持正常的治疗程序（Person，1986）。偏离治疗会谈的结构和常规环境是不可取的。这些患者会尽其所能地腐化治疗师，使治疗师陷入违反伦理的或不诚实的行为。大卫·马梅特（David Mamet）的电影《游戏屋》（*House of Games*，1987）描绘了治疗师为了试图帮助反社性患者，偏离治疗师的角色并过分卷入患者生活所带来的极大危险。

治疗师必须反复地对质患者对自己反社会行为的否认与淡化。　随处可见的否认，甚至会渗透到反社会性患者对词语的选择中。如果患者说，"我敲了这家伙竹杠"；那么治疗师需要去澄清，"所以，你是一个小偷"。如果患者说，"我除掉了这个家伙"；那么治疗师可以这样对质患者，"那么，你就是个杀人犯"。这种反复对质的技术，使治疗师能够帮助这些患者对自己外化所有责任的倾向开始有所觉察，他们由此能够开始承认并为自己的反社会行为承担责任。

治疗师必须帮助患者将行动与内在状态联系起来。　就像接受住院治疗的反社会性患者一样，这些接受个体心理治疗的患者也需要接受这方面的教育。

对质此时此地的行为比解释来自过去的潜意识材料更有效。　尤其是患者对治疗师的诋毁以及对治疗过程轻蔑的贬低，必须反复地受到挑战。

治疗师必须缜密地监测反移情，以避免付诸行动。　必须小心地避免任何共谋，尽管人人都倾向于"选择阻力最小的路走"。

治疗师必须避免对患者的改善有过高的期望。　反社会性患者会察觉到这种"狂热的治疗（furor therapeuticus）"，并以挫败治疗师想要改变他们的愿望为乐。个人自尊取决于患者改善的治疗师，不应该治疗反社会性患者。

可治疗的疾病，比如焦虑和抑郁，应该被识别出来并加以治疗。

应该促进患者的心智化和共情。　这组患者一生都被利己所驱使，通常不会停下来思考他们的言行对他人的最终影响。因此，尝试去发展与对受害者的同情有关的心智化能力，可能是一个值得在心理治疗中去尝试的系统性努力。一项针对患有反社会性人格障碍的暴力男性的预初研究项目发现，基于心智化的治疗带来了攻击行为的减少（McGauley et al., 2011）。

治疗师应该对治疗中的法律问题保持警惕。 很少有反社会性患者自己主动前来寻求门诊治疗。如果他们这样做，治疗师应该对他们的动机保持警惕。可能是在不久的未来有待决的法庭诉讼促使他们来寻求治疗的。他们可能想通过声称自己有情绪问题且正在为此寻求治疗，来给法官或陪审团"留个好印象"。

最后要说一条。治疗反社会性患者的治疗师，不能合乎情理地期望自己对患者的反社会行为保持中立立场。试图这么做就等同于默许患者的行为，或是与患者的行为共谋。更确切地说，治疗师道德上的愤慨会在大量的非语言交流和声音语调中显露无遗。因此，患者会将治疗师保持中立的任何努力视为虚伪。当治疗师对患者的反社会行为感到震惊时，他们就应该直接这样说出来（Gedo，1984）。在此种情况下，符合自体心理学方式的共情既是被误导的，也是共谋性的。

即使治疗师有能力驾驭反社会性患者的阻抗所带来的各种阻碍，他们想要产生预期效果的努力也仍然有可能产生适得其反的结果。能够避免被患者摧毁的、胜任的治疗师，是最可能唤起强烈嫉羡的那个人，这种嫉羡可能表现为对有爱心的或理想化的客体（例如治疗师）的憎恨，最终导致难以处理的负性治疗反应。然而尽管有这些隐患，但许多经验丰富的治疗师相信，针对这些患者的心理治疗性努力经常能获得回报，这足以证明这样花费极大力气的治疗是有必要的。

预 防 前 景

研究表明，早期环境可能与特定基因的表达或抑制有很大关系，这给这一领域的预防工作带来了希望。反社会性人格障碍和/或精神变态的成年个体给社会带来了巨大风险，也给治疗者带来了重大挑战。在这个领域中，我们最大的希望或许在于家庭治疗的预防性努力。赖斯等人（Reiss et al.，1995，2000）强调，反社会行为可以部分地由父母对儿童的遗传特征过分严厉的反应所预测。这一观察是能够指导家庭治疗方法的众多观察结果中的一个。

在文献中至少有一篇报告是关于基于家庭的预防性干预的，该研究针对的是有高风险反社会行为的学龄前儿童（Brotman et al.，2007）。在这项调查中，92名违法青年的学龄前兄弟姐妹被随机分配到以下两组：一组参加为期22周、每周一次的给父母和学龄前儿童的团体治疗，伴随每两周一次的共十次的家访，在6～8个月内完成；另一组是由评估和每个月打电话组成的对照条件组。唾液皮质醇水平——一个对研究品行问题和反社会行为很有用的评估指标——在研究开始和结束时都进行了测量。众所周知，低唾液皮质醇水平与品行问题的最终发展有关；并且研究人员推测，早期社会经验有可能改变皮质醇的释放。在该研究中，研究人员提供的社交挑战是让受试者进入一个不熟悉的同辈团体。与对照组相比，干预条件下的儿童在预期有同辈的社交挑战时，其皮质醇水平会升高。换句话说，他们发展出了某种焦虑，这种焦虑与在发展对他人的同情心和关心方面有更好的预后相关。研究人员得出结论，对于有高风险反社会行为的儿童来说，以家庭为基础的预防性干预能够改变他们在预期到有同辈间的社交挑战时的应激反应。在干预之后，这些儿童的皮质醇水平接近那些正常发展的低风险儿童。

这些发现也提高了这样一种可能性，即包含针对父母的个体治疗的早期干预，可用以影响导致反社会行为的基因的表达。个体心理治疗被忽视的好处之一是它对患者**后代**的积极影响。鉴于对治疗反社会性人格障碍的悲观态度，从公共卫生的角度来看，预防策略就承担了至关重要的作用。

参考文献

Adler G, Shapiro LN: Psychotherapy with prisoners. Curr Psychiatr Ther 9:99–105, 1969

American Psychiatric Association: Diagnostic and Statistical Manual of Mental Disorders, 2nd Edition. Washington, DC, American Psychiatric Association, 1968

American Psychiatric Association: Diagnostic and Statistical Manual of Mental Disorders, 3rd Edition. Washington, DC, American Psychiatric Association, 1980

American Psychiatric Association: Diagnostic and Statistical Manual of Mental Disorders, 3rd Edition, Revised. Washington, DC, American Psychiatric Association, 1987

American Psychiatric Association: Diagnostic and Statistical Manual of Mental Disorders, 5th Edition. Washington, DC, American Psychiatric Association, 2013

Black DW: Bad Boys, Bad Men: Confronting Antisocial Personality Disorder (Sociopathy). New York, Oxford University Press, 2013

Blair RJR: Corticol thinning and functional connectivity in psychopathy. Am J Psychiatry 169:684–687, 2012

Blair RJ, Colledge E, Murray L, et al: A selective impairment in the processing of sad and fearful expressions in children with psychopathic tendencies. J Abnorm Child Psychol 29:491–498, 2001

Brennan PA, Raine A, Schulsinger F, et al: Psychophysiological protective factors for male subjects at high risk for criminal behavior. Am J Psychiatry 154:853–855, 1997

Brotman LM, Gouley KK, Huang KY, et al: Effects of a psychosocial family-based preventive intervention on cortisol response to a social challenge in preschoolers at high risk for antisocial behavior. Arch Gen Psychiatry 64:1172–1179, 2007

Cadoret RJ: Psychopathology in the adopted-away offspring of biologic parents with antisocial behavior. Arch Gen Psychiatry 35:176–184, 1978

Cadoret RJ: Epidemiology of antisocial personality, in Unmasking the Psychopath: Antisocial Personality and Related Syndromes. Edited by Reid WH, Dorr D, Walker JI, et al. New York, WW Norton, 1986, pp 28–44

Cadoret RJ, Yates WR, Troughton E, et al: Genetic-environmental interaction in the genesis of aggressivity and conduct disorders. Arch Gen Psychiatry 52:916–924, 1995

Cale EM, Lilienfeld SO: Histrionic personality disorder and antisocial personality disorder: sex-differentiated manifestations of psychopathy? J Pers Disord 16:52–72, 2002

Caspi A, McClay J, Moffitt TE, et al: Role of genotype in the cycle of violence in maltreated children. J Sci 297:851–854, 2002

Cleckley HM: The Mask of Sanity: An Attempt to Clarify Some Issues About the So-Called Psychopathic Personality, 5th Edition. St Louis, MO, CV Mosby, 1941/1976

Cloninger CR, Guze SB: Hysteria and parental psychiatric illness. Psychol Med 5:27–31, 1975

Cloninger CR, Sigvardsson S, von Knorring A-L, et al: An adoption study of somatoform disorders, II: identification of two discrete somatoform disorders. Arch Gen Psychiatry 41:863–871, 1984

Constantino JN, Morris JA, Murphy DL: CSF 5-HIAA and family history of antisocial personality disorder in newborns. Am J Psychiatry 154:1771–1773, 1997

De Brito SA, Hodges S: Antisocial personality disorder, in Personality, Personality Disorder and Violence. Edited by McMurran M. Chichester, UK, Wiley, 2009, pp 144–153

Feinberg ME, Button TM, Neiderhiser JM, et al: Parenting and adolescent antisocial behavior and depression: evidence of genotype X parenting environment interaction. Arch Gen Psychiatry 64:457–465, 2007

Foley DL, Eaves LJ, Wormley B, et al: Childhood adversity, monoamine oxidase A genotype, and risk for conduct disorder. Arch Gen Psychiatry 61:738–744, 2004

Frosch JP: The treatment of antisocial and borderline personality disorders. Hosp Community Psychiatry 34:243–248, 1983

Gabbard GO, Coyne L: Predictors of response of antisocial patients to hospital treatment. Hosp Community Psychiatry 38:1181–1185, 1987

Gao Y, Raine A, Venables PH, et al: Association of poor childhood fear conditioning and adult crime. Am J Psychiatry 167:56–60, 2010

Gedo JE: Psychoanalysis and Its Discontents. New York, Guilford, 1984

Halleck SL: Sociopathy: ethical aspects of diagnosis and treatment. Curr Psychiatr Ther 20:167–176, 1981

Hare RD: Diagnosis of antisocial personality disorder in two prison populations. Am J Psychiatry 140:887–890, 1983

Hare RD: The Hare Psychopathy Checklist—Revised.

Toronto, Ontario, Multi-Health Systems, 1991

Hare RD: Psychopathy: a clinical and forensic overview. Psychiatr Clin North Am 29:709–724, 2006

Hare RD, Hart SD, Harpur TJ: Psychopathy and the DSM-IV criteria for antisocial personality disorder. J Abnorm Psychol 100:391–398, 1991

Hart SD, Hare RD: Association between psychopathy and narcissism: theoretical views and empirical evidence, in Disorders of Narcissism: Diagnostic, Clinical, and Empirical Implications. Edited by Ronningstam EF. Washington, DC, American Psychiatric Press, 1998, pp 415–436

Herpertz SC, Werth U, Lukas G, et al: Emotion in criminal offenders with psychopathy and borderline personality disorder. Arch Gen Psychiatry 58:737–745, 2001

Hodgins S, Kratzer L, McNeil TF: Obstetric complications, parenting, and risk of criminal behavior. Arch Gen Psychiatry 58:746–752, 2001

Holden C: Growing focus on criminal careers. Science 233:1377–1378, 1986

Ishikawa SS, Raine A, Lencz T, et al: Autonomic stress reactivity and executive function in successful and unsuccessful criminal psychopaths from the community. J Abnorm Psychol 110:423–432, 2001

Johnson AM: Sanctions for superego lacunae of adolescents, in Searchlights on Delinquency: New Psychoanalytic Studies. Edited by Eissler KR. New York, International Universities Press, 1949, pp 225–245

Johnson JG, Cohen PA, Brown J, et al: Childhood maltreatment increases risk for personality disorders during early childhood. Arch Gen Psychiatry 56:600–606, 1999

Jones AP, Laurens KR, Herba CM, et al: Amygdala hypoactivity to fearful faces in boys with conduct problems and callous-unemotional traits. Am J Psychiatry 166:95–102, 2009

Karterud S, Pedersen G, Bjordal E, et al: Day treatment of patients with personality disorders: experiences from a Norwegian treatment research network. J Pers Disord 17:243–262, 2003

Kernberg OF: Severe Personality Disorders: Psychotherapeutic Strategies. New Haven, CT, Yale University Press, 1984

Kernberg OF: Pathological narcissism and narcissistic personality disorder: theoretical background and diagnostic classification, in Disorders of Narcissism: Diagnostic, Clinical, and Empirical Implications. Edited by Ronningstam EF. Washington, DC, American Psychiatric Press, 1998, pp 29–51

Khalifa N, Duggan C, Stoffers J, et al: Pharmacological interventions for antisocial personality disorder. Cochrane Database of Systematic Reviews 2010, Issue 8. Art. No.: CD007667

Kiger RS: Treating the psychopathic patient in a therapeutic community. Hosp Community Psychiatry 18:191–196, 1967

Klonsky ED, Jane JS, Turkheimer E, et al: Gender role in personality disorders. J Pers Disord 16:464–476, 2002

Lilienfeld SO, VanValkenburg C, Larntz K, et al: The relationship of histrionic personality disorder to antisocial personality and somatization disorders. Am J Psychiatry 143:718–722, 1986

Lion JR: Outpatient treatment of psychopaths, in The Psychopath: A Comprehensive Study of Antisocial Disorders and Behaviors. Edited by Reid WH. New York, Brunner/Mazel, 1978, pp 286–300

Livesley WJ: Practical Management of Personality Disorder. New York, Guilford, 2003

Luntz BK, Widom CS: Antisocial personality disorder

in abused and neglected children grown up. Am J Psychiatry 151:670–674, 1994

Ly M, Motzkin JC, Philippi CL, et al: Corticol thinning in psychopathy. Am J Psychiatry 169:743–749, 2012

Mannuzza S, Klein RG, Bessler A, et al: Adult psychiatric status of hyperactive boys grown up. Am J Psychiatry 155:493–498, 1998

McGauley G, Yakeley J, Williams A, et al: Attachment, mentalization and antisocial personality disorder: the possible contribution of mentalization based treatment. Eur J Psychother Couns 13:1–22, 2011

Meloy JR: The Psychopathic Mind: Origins, Dynamics, and Treatment. Northvale, NJ, Jason Aronson, 1988

Meloy JR: Antisocial personality disorder, in Treatments of Psychiatric Disorders, Vol 2, 2nd Edition. Edited by Gabbard GO. Washington, DC, American Psychiatric Press, 1995, pp 2273–2290

Meloy JR, Yakeley J: Antisocial personality disorder, in Gabbard's Treatment of Psychiatric Disorders, 5th Edition. Edited by Gabbard GO, Washington DC, American Psychiatric Publishing, 2014

Modlin HC: The antisocial personality. Bull Menninger Clin 47:129–144, 1983

National Institute for Health and Clinical Excellence: Antisocial Personality Disorder: Treatment, Management and Prevention. NICE Clinical Guidelines 77. London, National Institute for Health and Clinical Excellence, 2009

Neugebauer R, Hoek H, Susser E: Prenatal exposure to wartime famine and development of antisocial personality disorder in early adulthood. JAMA 282:455–462, 1999

Nilsson KW, Sjoberg RL, Damberg M, et al: Role of monoamine oxidase-A genotype and psychosocial factors in male adolescent criminal activity. Biol Psychiatry 59:121–127, 2006

Ogloff JRP: Psychopathy/antisocial personality disorder conundrum. Aust N Z J Psychiatry 40:519–528, 2006

Paris J: Personality disorders over time: precursors, course and outcome. J Pers Disord 17:479–488, 2003

Person ES: Manipulativeness in entrepreneurs and psychopaths, in Unmasking the Psychopath: Antisocial Personality and Related Syndromes. Edited by Reid WH, Dorr D, Walker JI, et al. New York, WW Norton, 1986, pp 256–273

Raine A, Venables PH, Williams M: Relationships between central and autonomic measures of arousal at age 15 years and criminality at age 24 years. Arch Gen Psychiatry 47:1003–1007, 1990

Raine A, Venables PH, Williams M: High autonomic arousal and electrodermal orienting at age 15 years as protective factors against criminal behavior at age 29 years. Am J Psychiatry 152:1595–1600, 1995

Raine A, Brennan P, Mednick B, et al: High rates of violence, crime, academic problems, and behavioral problems in males with both early neuromotor deficits and unstable family environments. Arch Gen Psychiatry 53:544–549, 1996

Raine A, Brennan P, Mednick SA: Interaction between birth complications and early maternal rejection in predisposing individuals to adult violence: specificity to serious, early onset violence. Am J Psychiatry 154:1265–1271, 1997

Raine A, Lencz T, Bihrle S, et al: Reduced prefrontal gray matter volume and reduced autonomic activity in antisocial personality disorder. Arch Gen Psychiatry 57: 119–127, 2000

Raine A, Lencz T, Taylor K, et al: Corpus callosum abnormalities in psychopathic antisocial individuals. Arch Gen Psychiatry 60:1134–1142, 2003

Reid WH: The antisocial personality: a review. Hosp Community Psychiatry 36:831–837, 1985

Reid WH, Solomon G: Community-based offender programs, in Treatment of Antisocial Syndromes. Edited by Reid WH. New York, Van Nostrand Reinhold, 1981, pp 76–94

Reid WH, Dorr D, Walker JI, et al (eds): Unmasking the Psychopath: Antisocial Personality and Related Syndromes. New York, WW Norton, 1986

Reiss D, Hetherington EM, Plomin R, et al: Genetic questions for environmental studies: differential parenting and psychopathology in adolescence. Arch Gen Psychiatry 52:925–936, 1995

Reiss D, Neiderhiser JM, Hetherington EM, et al: The Relationship Code: Deciphering Genetic and Social Influences on Adolescent Development. Cambridge, MA, Harvard University Press, 2000

Rutherford MJ, Cacciola JS, Alterman AI: Antisocial personality disorder and psychopathy in cocaine-dependent women. Am J Psychiatry 156:849–856, 1999

Salekin RT, Worley C, Grimes RD: Treatment of psychopathy: a review and brief introduction to the mental model approach for psychopathy. Behav Sci Law 28:235–266, 2010

Strasberger LH: The treatment of antisocial syndromes: the therapist's feelings, in Unmasking the Psychopath: Antisocial Personality and Related Syndromes. Edited by Reid WH, Dorr D, Walker JI, et al. New York, WW Norton, 1986, pp 191–207

Sturup GK: Treating the Untreatable: Chronic Criminals at Herstedvester. Baltimore, MD, Johns Hopkins University Press, 1968

Symington N: The response aroused by the psychopath. International Review of Psychoanalysis 7:291–298, 1980

Vaillant GE: Sociopathy as a human process: a viewpoint. Arch Gen Psychiatry 32: 178–183, 1975

Vaillant GE: Natural history of male alcoholism, V: is alcoholism the cart or the horse to sociopathy? Br J Addict 78:317–326, 1983

Verona E, Sachs-Ericsson, N, Joiner TE: Suicide attempts associated with externalizing psychopathology in an epidemiological sample. Am J Psychiatry 161:444–451, 2004

Walsh Z, Allen LC, Cosson DS: Beyond social deviance: substance use disorders and the dimensions of psychopathy. J Pers Disord 21:273–288, 2007

Woerner PI, Guze SB: A family and marital study of hysteria. Br J Psychiatry 114:161–168, 1968

Woody GE, McLellan AT, Luborsky L, et al: Sociopathy and psychotherapy outcome. Arch Gen Psychiatry 42:1081–1086, 1985

Yang Y, Raine A, Lencz T, et al: Volume reduction in prefrontal gray matter in unsuccessful criminal psychopaths. Biol Psychiatry 57:1103–1108, 2005

Yang Y, Raine A, Narr K, et al: Localization of deformations within the amygdala in individuals with psychopathy. Arch Gen Psychiatry 66:986–994, 2009

Yochelson S, Samenow SE: The Criminal Personality, Vol 1: A Profile for Change. New York, Jason Aronson, 1976

Yochelson S, Samenow SE: The Criminal Personality, Vol 2: The Treatment Process. New York, Jason Aronson, 1977

Young SE, Smolen A, Hewitt JK: Interaction between MAO-A genotype and maltreatment in the risk for conduct disorder: failure to confirm in adolescent patients. Am J Psychiatry 163:1019–1025, 2006

Zlotnick C: Antisocial personality disorder, affect dysregulation and childhood abuse among incarcerated women. J Pers Disord 13:90–95, 1999

第十八章

癔症性和表演型人格障碍

本章目录

DSM-5（American Psychiatric Association，2013）中表演型人格障碍（histrionic personality disorder，HPD）的诊断标准（专栏 18-1）没有包含整合良好且较高功能的癔症性人格（hysterical personality）。而后一种情况在动力学临床医生中有着悠久的传统。遗憾的是，表演型人格障碍的诊断标准过于接近自恋性和边缘性人格障碍患者的临床表现，致使它们并不适合直接用在传统意义上的癔症性患者身上。由于具有高功能的癔症性人格障碍与更为原始的表演性人格障碍在临床上都很常见，为了做出临床上有用的区分并指导治疗，本章将两者都纳入讨论。

癔症性和表演性

在考虑有癔症性或表演性倾向的患者时，DSM-5 中人格障碍诊断标准坚定的非理论性质就特别凸显出问题。要为这个多样化的患者群体确定恰当的治疗，认真仔细地进行精神动力学评估远比对外显行为的描述性分类重要得多。相关文献中的混乱的一个主要根源是：一种依赖于行为特征而非动力学理解的倾向。

专栏 18-1　DSM-5 表演型人格障碍的诊断标准

301.50（F60.4）

　　一种过度情绪化的和寻求他人注意的普遍模式，起始不晚于成年早期，存在于各种背景下，表现为下列五项（或更多）症状。

　　1. 在自己不是他人注意的中心时，感到不舒服。

　　2. 与他人互动时，往往以带有不恰当的性诱惑或挑逗行为为特征。

　　3. 情绪表达变换迅速而表浅。

　　4. 总是利用身体外表来吸引他人对自己的注意。

5. 言语风格过分基于主观印象且缺乏细节。

6. 表现出自我戏剧化、舞台化或夸张的情绪表达。

7. 易受暗示（容易被他人或环境所影响）。

8. 认为自己与他人的关系比实际上的更为亲密。

来源：Reprinted from the *Diagnostic and Statistical Manual of Mental Disorders*, 5th Edition. Washington, DC, American Psychiatric Association, 2013. Used with permission. Copyright © 2013 American Psychiatric Association.

更复杂的是，"癔症性的（hysterical）"这个术语不仅被用来描述一种人格障碍，它也被用于指涉一种主要患者为女性的疾病，其特征是频繁的手术和多种躯体主诉；以及用于意指各种没有生理基础的转换症状（conversion symptoms），比如瘫痪或失明。前者被称为布里凯癔症（Briquet's hysteria）或布里凯综合征（Briquet's syndrome），目前在 DSM-5（American Psychiatric Association，2013）中被归类于躯体症状及相关障碍（somatic symptoms and related disorder）。转换症状也被归类于这组障碍。癔症性转换症状学（Hysterical conversion symptomatology）为弗洛伊德打开了潜意识的大门，并促成了精神分析的发展。弗洛伊德将转换症状理解为象征性的躯体症状，代表了被置换或被压抑的本能愿望。然而，现代精神病学的广泛共识是：癔症性转换症状与癔症性人格障碍在临床上和动力学理解上都没有关联（Chodoff，1974；Gabbard，2014）。虽然转换症状可能在癔症性人格障碍的背景下发生，但它们也可能在多种其他性格诊断中出现。

20 世纪上半叶，与癔症性人格相关的心理内部冲突被认为是源自生殖器 - 俄狄浦斯期的发展性议题。弗洛伊德对癔症性转换症状的研究工作遗产的一部分，是他更为普遍的观点，即被压抑的性欲在性格神经症和神经症性症状中都是最重要的。临床上对这些患者不成功的精神分析治疗使一些人质疑弗洛伊德的构想。但从马默（Marmor）1953 年的经典文章开始，精神病学文献明确地认识到，前生殖器期的议题是癔症性人格障碍病理机制的核心（Chodoff，1974）。

我们已经从过去 40 年的文献中看到了一种观点的趋同，即存在着"健康的"和"病态的"两种癔症患者（Baumbacher & Amini，1980—1981；Blacker & Tupin，1977；Chodoff，1974；Easser & Lesser，1965；Horowitz，1997，2001；Kernberg，1975；Lazare，1971；Sugarman，1979；Wallerstein，1980—1981；Zetzel，1968）。"健康的"癔症患者有各种各样的名称，包括"好的""阳具崇拜的"以及"真正的"癔症患者。有更多标签被用于后一组患者身上——"口欲期癔症""所谓的好的癔症""癔症样"以及"婴儿性人格"患者。有些研究者（Gabbard，2014）认为，后一组

（"病态的"）与边缘性人格障碍有着相当大的重叠。布拉戈夫和韦斯滕（Blagov & Westen，2008）邀请了1201名有经验的临床医生，采用严格的心理测量来描述一位随机的具有人格病理的患者，包括使用修订版的希德勒－韦斯滕评估程序（Shedler-Westen Assessment Procedure-II，SWAP-II）——一种测定成人人格及其病理的Q分类方法。采用基于DSM-IV-TR（*Diagnostic and Statistical Manual of Mental Disorders*，fourth edition，text revision；American Psychiatric Association，2000）的测量，他们识别出符合表演型人格障碍诊断标准的患者，并发现，这些患者身上最具描述性和最独特的特征既包括一些表演性人格障碍的特征，也包括许多边缘性人格障碍的特征。一项对挪威2289名日间住院患者的研究（Bakkevig & Karterud，2010）发现，表演性人格障碍的患病率非常低（0.4%）。而最引人注目的是它的高共病率，尤其是与边缘性、自恋性和依赖性人格障碍的共病。作者得出的结论是，表演型人格障碍这一诊断类别的结构效度很差。为了明确起见，在本章中，我将较为健康的这组称为癔症性人格障碍患者，而更为紊乱的那组称为表演性人格障碍患者。

界定癔症性人格和表演性人格之间确切的相互关系，是一个会引发争议的过程。虽然有些人认为这两者只是一个连续谱上的不同等级（Blacker & Tupin，1977；Lazare，1971；Wallerstein，1980—1981；Zetzel 1968），但其他人认为这两组非常不同，认为它们构成了截然不同的实体（Baumbacher & Amini，1980—1981；Sugarman，1979）。霍洛维茨（Horowitz，1997，2001）指出，根据身份认同的连贯一致性以及对重要他人的尊重的连续性，表现出表演性人格障碍的人际模式特征的患者，可能在精神病学上是健康的、神经症性的、自恋的，或者是边缘性的。这些水平可以根据个体的个人图式中的自体和他人的整合水平来区分。彼此分裂的"全好"和"全坏"的个人图式与边缘性水平有关。在自恋脆弱性水平上组织起来的表演性患者则有一个更为内聚的自体图式，但很容易感到夸大或极度匮乏；这些个体也会把他人视为自己的延伸。在霍洛维茨的模型中，神经症性组织的表演性患者有着长期无法解决的内在冲突，在亲密关系和工作领域中，这些冲突在不断重复的适应不良的关系循环中被活现。为了方便讨论，神经症性组织的表演性患者被认为等同于癔症性人格障碍患者，而在自恋性或边缘性水平上组织人格的患者被归为患有表演性人格障碍的一组。

将癔症性的人与表演性的人联系起来的，似乎是外显行为特征上的重叠，比如不稳定的和肤浅的情绪、寻求关注、紊乱的性功能、依赖和无助，以及自我戏剧化。这些特点与外行使用"癔症性的"来表示戏剧化的过度反应联系了起来。而自相矛盾的是，这些特征在表演性患者身上比在癔症性患者身上更为典型。如同沃勒斯坦（Wallerstein，1980—1981）所指出的："在戏剧性或炫耀卖弄的癔症性性格类型的意义上，那些在行为上看上去更为癔症性的人，正是那些在'好的'或'真正的'癔症患者的动力学意义上看上去不太癔症性的人"（p.540）。泽策尔（Zetzel，1968）也类似地观察到，那些显得浮夸地癔症性的"所谓的好的癔症患者"常常被错误地认为是可以被分析的、高功能的癔症性患者，尽管他们实际上是原始组织的、难以分析的——他们是我在这里所指的有表演性人格的患者。

尽管围绕诊断的效度存在争议，但毫无疑问，获得这一诊断的个体遭受着巨大的折磨和情绪痛苦。有经验的临床医生持续发现，诊断有助于识别一组特征，它们提供了对心理治疗师有帮助的概念框架。此外一些研究表明，在这些患者身上发现的特征特别顽固，可能不会随着成熟而减少。虽然许多人格障碍的症状会随着时间的推移而减少，但一项针对1477名患者的研究（Gutierrez et al.，2012）显示，表演性人格障碍患者在整个生命过程中的临床特征没有表现出线性的减少。另外，他们可能会借助物质滥用来应对他们的痛苦。一项超过40 000名个体的流行病学研究（Trull et al.，2010）显示，在所有人格障碍中，表演性人格障碍与终生药物依赖的共病率最高（29.72%）。表演性人格障碍个体很明显是需要治疗的，临床医生必须仔细评估人格功能的水平，这样，治疗才能够适合个体患者的需要。

外显的人际特征，对于理解这些患者的潜在精神动力学组织可能不是非常有用。例如，霍洛维茨（Horowitz，1997，2001）指出，表现出表演性人格障碍的典型人际风格的患者，就他们的身份认同的连贯一致性和他们对重要他人的尊重的连续性来看，在精神病学上可能是健康的、神经症性的、自恋性的或边缘性的。外显的行为特征，比如寻求关注、自我戏剧化、紊乱的性功能、依赖、无助以及不稳定和肤浅的情绪，在表面上将连续谱上高水平与低水平的患者关联起来。心理治疗师必须在这两个亚组之间做出细致的区分，以制订策略性的干预计划。神经症性组织的个体能够接受精神分析或高度探索性的心理治疗，而那些具有更为原始的心理内部组织的患者则需要一种更为支持性－表达性的治疗方法。

表18-1总结了区分这两组患者的文献，列出了鉴别神经症性组织（癔症性）的人格障碍与更为原始变体的（表演性）人格障碍的特征（Easser & Lesser，1965；Kernberg，1975；Lazare，1971；Sugarman，1979；Zetzel，1968）。真正的表演性人格几乎在所有方面都比癔症性人格更为浮夸。所有DSM-5诊断标准中的症状在表演性的人身上都更为夸张。情绪更不稳定、更冲动以及

更明显的诱惑性都是其特征。这些患者的性欲常常如此直接且不加调节，以至于这可能实际上会让异性"失去兴趣"。他们那种要成为别人注意中心的苛求的、爱表现的需要，可能也会因其无情的性质而无法吸引他人。如此看来，这些患者显然与自恋型人格障碍的患者有许多相同之处。

表 18-1　表演型人格障碍的神经症性变体与原始变体的区别

神经症性（癔症性）变体	原始（表演性）变体
克制和受限的情绪	花哨和泛化的情绪
性欲化的自我表现以及被爱的需要	贪婪的自我表现，带有一种"冷漠"且不吸引人的苛求的、口欲的性质
良好的冲动控制	泛化的冲动性
微妙地吸引人的诱惑力	粗鲁、不恰当和令人疏远的诱惑力
雄心和竞争性	盲目和无助
成熟的、三人的客体关系	原始的、两人的客体关系，以依附、受虐和偏执为特征
能够忍受与爱的客体分离	被爱的客体抛弃时，出现无法承受的分离焦虑
严厉的超我和一些强迫性防御	松懈的超我并以原始性防御为主导，例如应激下的分裂和理想化
性欲化移情愿望逐渐发展，并被视为不现实的	强烈的性欲化移情愿望快速发展，并被视为现实的

　　相比之下，有真正癔症性人格障碍的人在戏剧化和爱表现上更加微妙，他们的性欲可能表达得更加羞涩和吸引人。此外，沃勒斯坦（Wallerstein，1980—1981）认为，有相当大的一组高功能的癔症患者完全不戏剧化或浮夸。他将这些患者描述为"收缩的壁花*（constricted wallflower），在人际交往中羞怯，甚至张口结舌地说不出话，极其胆小，在行为举止和互动上完全受到抑制"（p. 540）。他令人信服地指出，聚焦于外显行为而非深层的心理动力可能导致误诊。

---

* 壁花，指社交聚会中因害羞或不受欢迎而无人邀请跳舞因而干坐在一旁的人。——译者注

癔症性人格障碍患者往往在工作上相当成功，并且展现出雄心和具有建设性的竞争性。这种积极主动的掌控能力与表演性患者盲目、无助和依赖的特性形成对比——这些品质阻碍表演性患者取得成功，除了在被动地操纵他人以满足自己的需求的意义上。真正的癔症性患者获得了以三人俄狄浦斯主题为特征的、成熟的完整客体关系，并能够与父母双方形成有意义的关系；而表演性患者固着在一种更原始的二元客体关系水平上，常常以依赖、受虐和偏执为特征。

癔症性患者可以忍受与他们爱的客体分离，尽管他们可能将这些关系认定为他们主要的困难领域。而表演性患者在与他们爱的客体分离时，常常被分离焦虑所压垮。癔症性患者严厉的超我以及其他强迫性的防御，与表演性患者典型松懈的超我以及占主导地位的更为原始性的防御（比如分裂和理想化）形成了鲜明对比。

当癔症性患者进入心理治疗或精神分析时，性欲化移情愿望会经过一段相当长的时间才逐步发展出来，并且通常被患者自己视为不现实的想法。相反，表演性患者几乎立即发展出了强烈的情欲性移情愿望，且常常将这些愿望视为可实现的期望。当这些愿望遭遇挫败时，患者可能会因为治疗师没有更令他们满足而对治疗师暴怒。泽策尔（Zetzel，1968）指出，癔症性患者区分治疗联盟与移情感受的能力与他们将内在现实和外在现实分开的能力紧密相关，而表演性患者的这种自我功能是受损的。

表演性人格障碍的鉴别性特征凸显了它与边缘性人格障碍的紧密关联。例如，科恩伯格（Kernberg，1975）明确地将这种婴儿性人格概念化构想为具有一种深层的边缘性人格组织。与其说这些患者防御的是生殖器性欲，不如说是防御被动和原始的口欲（Lazare，1971）。

而癔症性人格障碍患者通常呈现的问题，或者围绕生殖器性欲本身，或者围绕与他们生活中的性客体相处时的困难。尽管癔症性女性在传统上被描述成"性冷淡的"或性感缺失的，但她也可能是滥交的或可以完全达到性高潮的，但她基本上对自己的性关系是不满意的。她可能无法对一个适合她的男性做出爱情的或性的承诺，反而会无望地爱上一个无法得到的男性。女性癔症性患者身上反复出现的另一个问题是，男性常常将她的行动错误解读为性勾引，而她一再地惊讶于这种误解——这一事实反映了她的"引诱"所具有的潜意识性质。

性别和诊断

在整个精神病学的历史中，癔症性人格一直与女性联系在一起。这种认为该诊断只与女性相关的倾向可能更多地与文化上对性别角色的刻板印象有关，而非与精神动力有关。霍伦德（Hollender，1971）和勒纳（Lerner，1974）指出，癔症性人格特征反映了关于女性应该如何适应美国社会的文化期待。另一个明显促成了大部分人将癔症性人格视为一种女性疾病的重要原因是，除了少数例外，关于这种障碍的文献全部是由男性写成的（Chodoff & Lyons，1958；Luisada et al.，1974）。

尽管癔症性人格与女性气质之间有主要的关联，但癔症性人格障碍在男性中也有大量的记载（Blacker & Tupin，1977；Bollas，2000；Cleghorn，1969；Halleck，1967；Kolb，1968；Lubbe，2003；Luisada et al.，1974；MacKinnon et al.，2006；Malmquist，1971）。对男性癔症性患者的描述分为两个大的亚型：高度阳刚型（hypermasculine）和被动/阴柔型（passive/effeminate）。那些属于高度阳刚亚型的男性患者，与经典女性癔症性患者直接类似之处在于，他们是男性气质的夸张。如同第十六章所指出的，一项对 655 位大学生的研究（Klonsky et al.，2002）发现，自恋性和表演性的特征都与行为举止通常和自己的性别一致的男性和女性相关。他们可能会像"唐璜（Don Jung）"一样引诱所有女性，甚至从事反社会行为。被动/阴柔亚型的男性可能是"浮夸的"（MacKinnon et al.，2006）、炫耀的同性恋者，也可能是被动的、性无能的、对女性感到恐惧的异性恋者。在男性患者中，同样可以在高功能的癔症性人格和低功能的表演性人格之间做出区分，这在很大程度上也是基于用以区分女性中这两组人格的相同标准。

在一项对 27 位男性癔症性人格障碍患者的研究中，路易萨达等人（Luisada et al.，1974）发现，绝大部分人都是异性恋者，但是所有人都有某些形式的性关系紊乱。反社会行为，例如撒谎和不可靠，是这组人群很常见的问题，此外还包括酒精和药物滥用。这些研究者识别出了被动/阴柔和高度阳刚这两种亚型，不稳定的关系在这两种亚型中都很典型。在这些患者中，许多人可能会被诊断为自恋型人格障碍，有些人有反社会的特征。但就整体而言，他们比真正的自恋性患者对他人有更多的温暖和共情。虽然有一些研究者曾经尝试将精神变态与表演性人格障碍联系起来（Hamburger et al.，1996），但对于"表演性人格障碍是精神变态或反社会性人格障碍的一种女性类型变体"的这一观点，文献提供的支持比较弱（Cale & Lilienfeld，2002）。米切尔（Mitchell，2000）认为，由于癔症症状随着时间的推移所发生的女性化，男性癔症性患者在精神分析理论和实践中变得被边缘化。不过，许多相同的主题出现在癔症性或表演性人格障碍的男女两性患者的身上。这些主题包括诱惑、滥交、性嫉妒、渴望理想的爱、变化无常和性欲化。

认知风格和防御机制

在将癔症性和表演性人格障碍联系起来的心理内部功能中，一个方面是**认知模式**。夏皮罗（Shapiro，1965）识别出这些人格障碍患者的典型认知风格为普遍"全面的、相对弥散的、缺乏清晰度的，尤其是缺乏清晰的细节。简言之，是仅凭印象的"（p. 111）。当一位治疗师询问一位有这种认知风格的患者"周末过得如何？"时，得到的反应很可能是像"棒极了"或是"实在糟透了"这样的回答，而缺乏任何支持性的细节。同样的反应模式也可能应用于描述患者生活中的重要他人。当请一位癔症性患者描述她的父亲时，她回应道："他就是那么棒！"

同样地，当有这种形式的认知风格的患者完成一项任务（比如心理测验）时，他们倾向于避免关注事实，而是凭直觉回应。当有位非常成功且聪明的专业人士受邀估计一下美国的人口时，他会草率地回答说："我不知道。我想是 50 亿左右吧。"当心理学家要求他再想一下这个问题时，这个人才意识到他给出的是全世界的人口，而不是这个国家的人口。这位患者并非无知，但他癔症性的认知风格使他对必须专注于这样的细节感到厌烦。比如，治疗师在获取有关患者家庭背景的生活史事实时可能会遇到相当大的挫折。

这种整体的、仅凭印象的认知风格与癔症性和表演性患者所使用的防御机制有着密切关系（Horowitz，1977a，1997，2001）。这些患者会抑制信息的处理过程，以减弱强烈的情绪。压抑、否认、分离和抑制也是降低情绪唤起的防御策略。这些患者可能会说"我不知道"，但他们真正的意思是"我一定不知道（I must not know）"（Horowitz，1997）。在关于癔症的早期文献中，这种与情绪的联结的减弱常常被描述为"**美丽的冷漠**（la belle indifférence）"，指的是女性患者对于自己的转换症状明显缺乏关心。癔症性的或表演性的认知风格或许可以解释这种在整合或认识体验的意义、后果及细节上的失败。

另一方面，这种对情绪唤起的抑制通常会与旨在引起他人反应的夸大情绪表现一起，来回振荡。癔症性／表演性患者全面而弥散地调用他们的注意，但他们的大部分关注焦点在于其他人是否注意到了他们。

分离状态（dissociative states）就像转换症状一样，往往被归类为癔症性现象，尽管它们也见于多种其他诊断类别的患者身上。分离最极端的表现是分离性身份障碍（dissociative identity disorder，DID），它同时涉及了**分裂**（指不同的自体表征被各自独立地分开保存）和**压抑**（指主要人格通常对分身没有记忆）。表演性患者对于自己情绪爆发的反应类似于分离和分离性身份障碍，尽管是以一种减弱的形式。这些患者往往不太记得自己的行为，他们说那些似乎像是"别人"的行为。

一位同时有分离症状的表演性患者发现自己的左侧胸部有些伤口，但她无法解释它们怎么会在那里。在发现这个之后不久，她的丈夫凌晨三点发现她在浴室里；她当时正处于分离状态，并且正在用剃须刀片轻轻地割着自己的左胸。出于诊断的目的，患者被催眠。在催眠状态中，她说："我必须像我母亲一样受苦。"她的母亲刚刚因为乳腺癌接受了手术。这位患者也表现出了认同的防御机制，这是另一种常见的癔症性防御（MacKinnon et al.，2006）。

最后一种在癔症性和表演性患者身上都可能发现的防御机制是**情绪化**（emotionality）本身。通过变得强烈但又表面和肤浅，情绪化可以防御患者希望回避的更深层的、更真诚的情感（MacKinnon et al.，2006）。膝跳反射式本能做出的情绪化防御反应，与整体性的、仅凭印象的认知风格相呼应，使表演性患者不触及到任何对自己和对他人的真实情感状态或态度。

精神动力学理解

因为两种性别的多种外显行为都被归入了癔症性和表演性人格障碍的类别，所以仔细的精神动力学评估对于有依据地分配恰当类型的心理治疗至关重要。具有癔症性或表演性人格风格的女性患者常常在经典性心理发展的两个阶段遇到困难：她们在口欲期体验到相对的母性剥夺，以及她们在应对俄狄浦斯情境上和在发展明确的性别认同上遇到困难（Blacker & Tupin，1977）。尽管癔症性和表演性患者都有一些口欲期和性器期 – 俄狄浦斯期议题上的困难，但表演性患者显然在更早的发展阶段遇到了更大的困难，而癔症性患者主要是固着在较晚的发展阶段。

在更为原始组织的女性患者中，缺乏母性养育导致她转向父亲来获得对依赖需求（dependency needs）的满足（Blacker & Tupin 1977；Hollender，1971；MacKinnon et al.，2006）。她很快就学到，为了获得父亲的关注，她需要卖弄风情和戏剧化的、自我表现性的情绪展露。在发育成熟后，她知道她必须压抑自己的生殖器性欲来继续做"爸爸的小女孩"。而在小女孩长大后，在她所有的性关系中，典型的原始需要也许可以被称为"乳房 – 阴茎等式（breast-penis equation）"。她常常投入到最终无法令人满足的滥交性行为中，因为男性的阴茎只是起到了作为她潜意识所渴望的母亲乳房替代物的作用。

更为神经症性变体的女性相当成功地度过了口欲期发展阶段。她也对母亲感到失望，但这种失望发生在更高的发展阶段。在充分发展的俄狄浦斯情境之前的性器期发展阶段，小女孩必须接受这样一个事实，她无法像父亲那样在身体上占有母亲。而癔症性个体的目标在于成为他人的欲望客体（Bollas，2000）。就小女孩而言，她可能感到自己已经输给了母亲，她要竭尽所能地成为父亲的欲望客体。这常常会导致一种虚假的自体适应（self-adaptation），在此，她放弃了自己真实的天性，努力成为他人想要的样子。许多癔症性女性通过努力成为她们认为男性最想让她们成为的样子来接近男性，而男性最终还是会失望，因为他们感到被这个女性虚假的自体呈现欺骗了。

博拉斯（Bollas，2000）指出，癔症性的人倾向于将一段生活叙事色情化，她们在其中是其他人的性欲客体。表演性和癔症性人格障碍典型的拥有多个情爱伴侣的现象，通常都是以固定的模式展开的：被选中的男性永远不会是对的人，因此是可以被牺牲的。以这种方式，这些女性将自己留给了父亲。作为小女孩，她们常常理想化自己的父亲，或许是作为唯一值得拥有的男人。这种对父亲强烈的依恋导致她们产生对母亲的竞争性感受，以及积极主动想要取代她的愿望。在治疗或分析的进程中，许多癔症性患者会回忆起这种性质的幻想。如果她们察觉到自己的兄弟仅仅凭借男性性别就在父亲那里获得了特殊的地位，那么她们也可能产生深深的怨恨，并可能变得对男性表现出高度的竞争性。

虽然在传统上，性快感缺失症（anorgasmia）与癔症联系在一起，但实际上性症状学在癔症性或表演性人格障碍的患者中变化很大。有些人可能有相对无症状的性功能，但在性关系中切断了任何真正的对爱和亲密的内在体验。与性相关的身体部位可能通过挑逗性的穿着方式暴露出来，即使情欲的唤起与挑逗的行为之间没有什么关系。事实上，当其他人在对她们的回应中表现出仿佛她们是有诱惑性的或充满性挑逗的时，女性癔症性和表演性患者常见的反应是惊讶。换句话说，在被潜意识地设计出的、要去吸引别人注意的外显性欲化行为与共情性地理解到这样的行为会如何对他人产生影响之间，存在一种分离。因为对父亲的俄狄浦斯依恋，所有的性欲（sexuality）可能都带有乱伦的意味。这些女性也可能会选择不合适的伴侣，作为对放弃俄狄浦斯渴望的进一步防御。不过，这些心理动力往往是隐蔽的，通常只有在仔细评估后才会变得清晰。有些癔症性患者可能对父亲有着外显的、有意识的依恋，而其他癔症性患者可能压抑了这一发展维度。在意识层面，她们对父亲的体验可能带着愤怒，作为对她们深层渴望的防御。同样地，她们可能没有觉察到自己对母亲的敌对情感，在意识层面她们是爱母亲的。癔症性患者身上的神经症性心理动力的证据，可能来自持续的三角关系模式，比如爱上已婚男性；或者来自在移情中缓慢出现的新发展，比如与其他女性患者的强烈竞争。这种心理动力是否被压抑，可能取决于父亲对女儿俄狄浦斯渴望的反应。如果他认为这种感受是难以接受的，那么他会把这种态度传递给女儿，于是她就会感到她必须压抑这些渴望。在同性恋女性中可能会存在一种负性俄狄浦斯情境。换句话说，她们感到对母亲强烈的依恋，与此同时，鄙视作为竞争对手的父亲——他似乎总是能赢得母亲的爱。结果是，她们可能会有一连串另有所属的女性情人，因此并不能真正地得到她们。

这些患者身上典型的夸张戏剧化行为常常与童年早期不被承认的核心体验有关。换句话说，那些过度专注于自己的、过度抑郁的或者对自己孩子的发展需要过度厌恶的父母，可能无视了孩子，没有认识到孩子的内在情感体验。在这一点上，养育者没有发挥必要的涵容功能来帮助孩子处理和消化那些无法抵挡的令人恐惧的情感状态。就像里森伯格－马尔科姆（Riesenberg-Malcolm，1996）所强调的，夸张或夸大可能是患者使自己与自己内在发生的事情保持距离的一种努力，与此同时也让其他人注意到她们那些没有被承认的情绪。

适用于女性患者的许多发展性动力学也以类似的方式适用于男性患者。就像癔症性女性常常是"爸爸的女孩儿"一样，许多癔症性男性则是"妈妈的男孩儿"。在童年时期，他们可能通过色情化那个缺席的客体，来对分离－个体化（separation-individuation）主题做出反应（Bollas，2000）。只要母性客体一离开，他们就会想象母亲与另一个比自己更受宠的男人在一起。因此，许多唐璜式男性癔症性患者备受分离与排斥恐惧的折磨（Lubbe，2003）。这可能导致他们表现出高度阳刚的行为：通过有计划、系统性地引诱女性——其中许多女性已经与其他男性在交往了——以此来证明自己击败了性竞争对手。像女性癔症患者一样，男性癔症患者也希望成为欲望的客体，他可能会经历一段又一段的关系，来寻找母亲的完美替代者，却只发现没有一个人能够提供他所要求的特殊肯定。

其他的适应也是可能的。有些具有癔症性结构的男性会选择独身的生活方式，以在潜意识中保持对母亲始终不渝的忠诚。其他一些男孩则会沉迷于独自的、高度阳刚的活动，比如健美塑身，以此来应对他们所觉察到的生殖器不足。这样，他们就可以安慰自己是个"真爷们儿"，没有什么需要感到自卑的。同性恋男性可能会体验到负性俄狄浦斯情境，他们将母亲感知为父亲的注意力的竞争对手，并且他们可能会寻找年纪大的男性来满足他们的渴望——渴望一个让他们能够感受到亲近的父亲。实际上，伊赛（Isay，2009）曾指出，被其他男孩吸引的小男孩儿可能将他们的父亲体验为是在疏远他们，因为他们不符合父亲的期望。

如果不考虑乱伦和童年期诱惑，关于癔症的讨论就不完整。弗洛伊德最初相信他的许多癔症性患者曾经被她们的父亲所诱感，因为他经常听到患者这样告诉他。后来，他确信许多报告是源自俄狄浦斯愿望的幻想。在关于弗洛伊德的观点是否正确的激烈争论中，许多临床医生采取了一种非此即彼的立场：或者是小女孩真的受到了引诱，或者她们只是在幻想这些引诱。因为许多成为乱伦受害者的女性对乱伦加害者怀有强烈的幻想和渴望，这一事实使这种二分法被进一步复杂化。甚至那些从来没有被父亲侵犯过的女性，也可能对父亲怀有强烈的意识性或潜意识性的性欲望。最后，存在着一个相当大的中间地带，在这里，情欲化的互动会发生，尽管这**没有**导致外显的乱伦发生，但**确实**助长了幻想。

就这种人格障碍的神经症性机制和更原始变体的发展性病理机制而言，在表演性患者身上更可能发现实际的乱伦史。这些患者可能会通过寻找以这样或那样的方式被禁止的男性，例如治疗师、已婚男性或老板，在成年生活中重复最初的创伤。他们可能通过成为发起的一方而非被动屈服的一方，潜意识地试图主动掌控一种被动体验过的创伤。

更高水平的癔症性患者不太可能有明显的乱伦史，但可能有她所觉察到的与父亲的特殊关系。癔症性患者常常有这样一个父亲：他对妻子不满，因而转向患者，以获得在婚姻中得不到的成就和满足。患者可能接收到了一种隐含的信息，即她必须对父亲永远保持忠诚，以将他从不幸福的婚姻中解救出来。在这种情境下的父亲，每当女儿表现出对其他男性感兴趣时，就可能微妙地甚至公开地表示反对。在此种情境下，癔症性患者会发现自己被与乱伦类似的心理动力所围绕，只是以一种减弱的形式。具有这些心理动力和家庭情结的癔症性患者可能会发现，自己无法放弃对父亲的依赖，无法继续她们自己的生活。

治疗方法

个 体 治 疗

两项针对人格障碍心理治疗的荟萃分析（Leichsenring & Leibing，2003；Perry et al.，1999）显示，精神动力学治疗和认知行为疗法对这些障碍都有效果。不过，其中没有一项研究是专门针对表演性人格障碍的。癔症性人格障碍患者普遍对表达性个体心理治疗或精神分析反应良好。那些有着更原始组织的患者所需要的治疗方法，与用于边缘性人格障碍的方法非常类似（参阅第十五章）。例如，强调心智化可能会带来相当大的益处。

虽然有些癔症性人格障碍患者会呈现某个单独的症状，比如性功能障碍，但更常见的是，他们因为对自己关系模式的普遍不满意而进入心理治疗。促发性事件可能是婚姻或是爱情关系的破裂。他们也可能体验到模糊的抑郁或焦虑感受，而这些与他们对当前伴侣的失望相关（MacKinnon et al.，2006）。不像许多有其他人格障碍的患者，癔症性人格障碍患者很容易变得依恋治疗师，并快速发展出治疗联盟，且感到治疗师是有帮助的。如果治疗师坚持几个基本原则，心理治疗的过程通常会很顺利。

技术原则

在表达性治疗工作中，一个经验法则是：在试图解释深层潜藏的内容之前先处理阻抗。对于癔症性患者，这一原则决定了必须首先处理患者的认知模式，因为它与患者的防御结构密切相关。癔症性患者常常是带着一种潜意识期望开始心理治疗的，期望治疗师应该能够凭直觉地、不用言语地和全面地理解他们，而不需要了解他们心理内部世界的细节（Allen，1977；Gabbard，2014）。

这种期待常常与他们心酸的愿望联系在一起——在童年时，他们的母亲和／或父亲应该认可和理解他们。就像这样，在对被看到、被听到和被理解的期待中充斥着希望与失望的混合（Riesenberg-Malcolm，1996）。这些患者害怕他们的表现会被治疗师不屑一顾或贬低。事实上，对夸大的情绪表现的一种常见反移情反应正是那种蔑视。治疗师必须领会到，在夸张的情绪表达中传递了一些重要的东西，以及这些夸张的感受含有一个关于真相的内核。一些绝望的东西被传递给治疗师——它们的效果就等同于说"请认出我！请理解我的痛苦！"。

但即使治疗师对这种情感性交流进行共情，他们也必须向患者传达出一个意思：他们需要更多的细节以更全面地理解患者。这种方法鼓励患者开始用语言清晰地表达出他们在感受中要传达的内容。一些精心计划的问题是有帮助的：患者害怕什么？患者想要什么？患者感受到的冲突是什么（Horowitz，1997）？你在你的关系中所做的，让你得到了你想要的吗？如果没有，怎么做可能更有效？治疗师也可以依据自己的观察，尝试用言语表达患者的感受。这种外部视角（Gabbard，1997）也许可以帮助患者通过内化治疗师如何看待她们而获得更强的自体感。

癔症性或表演性患者的内在体验常常像是风中的一片叶子，受到强烈情感状态的反复冲击。将一种感受与另一种感受联系在一起的想法可能被完全压抑了。在鼓励癔症性患者去反思和仔细关注内在及外在现实的过程中，治疗师帮助患者找回感受之间的概念性联系。如同艾伦（Allen，1977）所指出的，这个过程中的一部分涉及教癔症性患者更深刻、更真诚地感受。表浅的感受防御着更令人不安、更深刻体验到的情感。随着患者对这些更深层情感状态的耐受程度的提高，患者关注细节的能力也会随之提高。

当在表演性连续谱上的患者变得能够识别自己的感受、态度和观念状态时，他们会发展出更强的、在与环境的有效互动中作为施动者的自体感（sense of self-as-agent），而不是作为环境的被动受害者的自体感（sense of self-as-passive-victim）（Horowitz，1977b）。这些患者常常体验到生动的视觉意象和幻想，但他们不会将它们转化为言语，除非治疗师在这个过程中帮助他们。这样，治疗师可以帮助患者识别他们想要什么和感受到了什么。患者也开始，明白拥有某些想法或感受并不危险。

当具有威胁性的想法和感受出现时，更为表演性的或更为原始组织的患者经常会表达想要了解治疗师全部个人生活的愿望。他们非常容易受到暗示，如果治疗师分享许多自己的生活和信念，患者会迅速表现出相似的品质，以此来讨好他们的治疗师，从而回避这项艰巨的任务——触及他们自己的感受和信念。同样地，治疗师应该避免给予神经症性组织的癔症性患者太多建议，因为患者需要开始明白她们自身有相当多可用以处理自己的问题的资源。

接受长程治疗的患者会发现，修正自己认知模式的过程也会带来客体联系的修正。当这些患者开始更细致地关注人际关系情境中的自己和他人时，他们会发展出感知人际关系的新模式（Horowitz，1977b）。患者不再总是将自己视为他人的牺牲品，而是开始理解到，在延续某些与他人建立关系的模式上，他们扮演着一个主动的角色。他们开始发展出一种能力，将人际情境的实际情况与通常强加于外部情境的内在模式去进行比较。最终，癔症性患者非常典型的"被动小孩"的自体表征，被一个更为成熟的、包含了行动与性的自体表征所取代。然而，这种转变可能需要数年时间，因为患者往往将这种癔症性认知模式的失去体验为对基本的身份认同感的一种威胁。

在对癔症性变体的心理治疗中，以及在一定程度上对更为原始变体的心理治疗中，发生在移情中的治疗性工作是改变的首要途径。患者在治疗之外的关系中遇到的问题会在移情中重演。这些患者经常会爱上治疗师和 / 或体验到对治疗师的情欲性渴望。尽管心理治疗对癔症性患者可能是有效且令人满意的；然而错误地处理移情，尤其是情欲性移情（erotic transference），是治疗失败的常见原因。因此，在本章中提供一个对情欲性移情的全面理解是恰当的，但我们知道它并不仅限于表演性连续谱系上的患者。

处理情欲性移情

尽管情欲性移情的现象无处不在，不仅发生在癔症性患者身上，也发生在其他患者身上；但许多治疗师并没有在有效地和治疗性地处理移情感受方面接受过足够的训练。有位女性精神科住院医生挣扎于一名男性患者对她的性感受，她将这个问题带去请教她的心理治疗督导师—— 一位男性精神分析师。他的反应是挠着头回答说："我不知道你们女生怎么处理这个问题。"在历史上，微妙的（或者不那么微妙的）性别歧视曾充斥在心理治疗的培训项目中。因为从弗洛伊德到现在，文献中绝大部分的情欲性移情报告都是女性患者爱上了她们的男性治疗师或分析师；而男性督导师有时不经意地在他们的男性被督导者当中助长了一种对发展出情欲性移情的女性患者的满不在乎且贬低的态度。一位刚开始心理治疗训练的男性住院医生告诉他的男性督导师，他不太确定该如何接触他的第一位心理治疗患者。他的督导师告诉他："这真的很简单。你知道如何引诱一个女人吗？"这位督导师接着把在心理治疗过程中"钩住（hooking）"患者与引诱女性做了类比。这种不专业的态度代表了一种不幸的历史趋势，即"享受"情欲性移情，而不是分析和理解它。

由于这个术语被宽泛地用于描述许多不同的移情发展，因此，对该现象的清晰定义对于讨论对它的处理来说非常重要。珀森（Person，1985）提供了一个既适用于心理治疗也适用于精神分析的简明定义：

> **"情欲性移情**（erotic transference）"这个术语可以与**"移情性的爱**（transference love）"这个术语互换使用。它指的是患者所体验到的对其分析师的某种温柔、情欲和性欲感受的混合，构成了正性移情的一部分。单独的"性欲性移情（sexual transference）"的成分代表了一种被删节的情欲性移情，一种没有充分发展或者没有被充分体验到的情欲性移情。
>
> （p. 161）

在神经症性或癔症性变体的患者中，情欲性移情通常是逐步发展出来的，并伴有相当程度的羞耻和尴尬。对治疗师的性渴望通常被体验为自我不协调的，并且患者知道满足这些愿望是不恰当的。

在表演性连续谱上更为原始组织的患者以及边缘性患者，可能会发展出一种情欲性移情的亚型，通常被称为**"情欲化移情（erotized transference）"**（Blum，1973）。与一般的"移情性的爱"形成对比，处于"情欲化移情"困境中的患者，对性满足有着顽固且自我协调的强烈要求。由于这些患者身上的自我损伤（ego impairments），他们的内在和外在现实是模糊不清的，他们将自己对与治疗师性圆满（sexual consummation）的期望视为合理且值得去做的。他们似乎没有注意到这逾越了象征意义上的乱伦边界，这可能源于童年时期在被父母或者父母式人物实际的性诱惑中受到伤害的历史（Blum，1973；Kumin，1985—1986）。

由于"不在场 / 不存在（absence）"在癔症性患者心中被情欲化，所以心理治疗是一种天然地具有刺激性的情境。在治疗情境中，身体亲密的不存在，加上每次治疗结束时反复的分离，会被许多癔症性患者视为持续令人兴奋的。一些患者甚至可能发展出博拉斯（Bollas，2000）所称的移情成瘾（transference addiction），因为治疗被体验为一种独享的关系。这些患者可能希望治疗永远持续下去，没有兴趣结束治疗。当然，许多癔症性和表演性患者会把接触治疗师当成一种挑战——他们希望成为治疗师的欲望客体。因此，治疗师就应该着迷、为患者倾倒，患者会在穿着、举止和行为上竭尽全力，以试图达到这个目的。

从情欲性移情到情欲化移情的这个连续谱，被珀森（Person，1985）恰当地描述为"既是金矿，也是雷区"（p. 163）。这些移情可能为毁灭性的反移情付诸行动准备好了场景。治疗师与患者的性关系严重地玷污了精神健康专业，摧毁了许多精神科医生和心理治疗师的职业生涯，并且对作为其受害者的患者造成了极为严重的心理伤害（Gabbard，1989；Gabbard & Lester，2003；Pope & Bouhoutsos，1986）。有调查显示，这种形式的边界侵犯并不罕见（Gabbard & Lester，2003），因此它不能被当成只有严重紊乱的治疗师偶尔出现的反常行为而不予重视。在这些不幸的治疗师中，许多人似乎既在为自己寻求疗愈，也在孤注一掷地尝试疗愈他们的患者（Gabbard & Lester，2003）。

情欲性移情的"金矿"一面在于，它们为治疗师提供了过去关系在当下的实景重演，以及在移情关系的情境中一瞥移情外的情爱关系常见模式的机会。这样，当患者与爱及性有关的问题在一段安全的关系中发展出来时，便能够被剖析与理解，而不被剥削或虐待。为了在体验中开采黄金且不被雷区摧毁，治疗师可能会觉得以下四项技术原则是有帮助的（表18-2）。尽管在情欲性移情的表达上存在明确的性别差异，但我会首先整体讨论情欲性移情的一般性处理方式，然后剖析该现象由性别决定的特定方面。

表 18-2　情欲性移情的治疗性管理

检查反移情感受。

以非剥削性的方式接纳情欲性移情，将它作为需要去理解的重要治疗材料。

评估移情在其功能上的多重意义，理解它是对深化治疗进程的一种阻抗。

解释移情与当前及过去关系之间的关联。

检查反移情感受。　治疗师对患者情欲性移情感受的反移情反应，在狭义上可能代表了治疗师过去一段关系的再激活，在广义上可能是对患者某个投射部分的认同，或两者的混合（Gabbard，2010）。尽管患者有可能确实代表了来自治疗师过去的一个被禁止的、但能够引起性唤起的客体，但治疗师对患者的欲望也可能与患者在俄狄浦斯发展阶段对一个父母式人物的实际乱伦欲望有关。因此，与动力性精神病学的实践保持一致，监测反移情的第一步是治疗师要评估自己的"贡献"及患者的"贡献"的相对权重。然而，没有个人接受治疗的经验、而试图在高强度的心理治疗中处理情欲性移情的治疗师，将会处于一种严重不利的位置。

几种常见的反移情模式与情欲性移情有关。

第一种反移情反应通常发生在治疗有魅力的女性患者的男性住院医生身上，在此可能看到实际并不存在的情欲性移情。男性治疗师可能是在对自己的性唤起做出反应，通过投射性地否认性唤起发生在自己身上，而是在他们的患者身上看到，他们给她们贴上"有诱惑性的"标签。在这些情况下，当住院医生被追问细节时，比如为什么患者是具有诱惑性的，或者为什么她对他在性上有兴趣，他往往会不知所措，无法提供令人信服的证据。因为对自己的性感受感到焦虑，他回避了这些感受，非常像癔症性患者试图回避自己的性感受。虽然这种回避可能只是反映了新手治疗师对于在心理治疗中产生了性感受的焦虑，但也可能是重现了患者的父亲在自己对女儿产生性欲望时的反应（Gorkin，1985）。

另外一种可能性是，治疗师对于自己对患者所产生的性感受的投射性否认，可能会微妙地影响患者，使他们发展出情欲性移情。建构主义的观点强调，治疗师的主观性会对患者的移情产生持续的影响。尤其是情欲性移情，它可能反映出治疗师的显著贡献（Gabbard，1996）。这些贡献可能包含多样的因素，包括治疗师的期待、需求、理论观点、反移情，甚至是像治疗师的性别、外貌和年龄等普通的因素。所有这些因素都可能部分地决定了患者如何看待治疗师；而持续的自我审视会帮助治疗师厘清什么是来自患者，以及什么是源自治疗师对患者的影响。处于癔症性－表演性连续谱上的患者非常容易受到暗示的影响，如果他们相信治疗师想要他们在移情中坠入爱河，他们可能会欣然遵从。

第二种反移情反应是，以冷漠的置身事外的方式来对患者坦承自己对治疗师的情欲性渴望做出回应（MacKinnon et al.，2006）。为了控制自己不对患者的感受产生任何与性有关的反移情反应，治疗师可能会变得更加沉默，更少共情，更为疏远。这种对所有情绪的"约束"帮助治疗师严格地维持住对看起来似乎具有威胁性的性冲动的控制。

第三种常见的反移情反应是焦虑，源自害怕性感受——无论是在患者身上的，还是在治疗师身上的——会失去控制。这种焦虑可能导致治疗师把谈话从患者对爱或性唤起的表达上转移开，也可能导致治疗师过早地将这些感受解释为"阻抗"，这是一种对治疗任务的主题的偏离。当一位男性治疗师不恰当地告诉他的女性患者，他不会允许治疗被她对他的感觉带偏时，他可能无意中在强迫患者在治疗之外维持自己的问题，而正是这些问题将患者带入治疗。像这样的想要消除情欲性移情感受的焦虑性尝试，可能会给患者传递这样的信息：性的感受是不被接纳的，可能是令人厌恶的。而这种看法通常镜映了这些患者的感受。治疗师自身深层的厌恶感与强烈的情欲性移情中的隐秘信息有关，即治疗是没用的——只有性或"爱"才能疗愈人心（Gorkin，1985）。

第四种反移情模式可能比其他形式更隐秘。在这种模式中，治疗师可能会为了自己的个人满足而鼓励和培养情欲性感受。这些带着窥淫的愉悦倾听患者性幻想细节的治疗师，可能是因为渴望自己被理想化和被爱而被吸引到这个职业中来的。在这种愿望之下，他们可能从唤起患者徒劳无益的性愿望中获取施虐性的快感。这一模式通常可以追溯到这些治疗师的童年互动。在那些互动中，他们感到自己被异性父母一方唤起了，但结果只是感到挫败。通过实践心理治疗，这些个体可能在尝试反转儿童期的情境。因此，治疗师必须觉察在治疗关系中他们自身的渴望。正如库敏（Kumin，1985-1986）指出的，"无论分析师有能力或无能力准确地解释患者在移情中的愿望，都不仅需要理解患者渴望什么和渴望谁，也需要理解分析师渴望什么和渴望谁"（p. 13）。库敏还认为，治疗师对患者的渴望，可能带来比患者对治疗师的渴望更难以对付的阻抗。许多心理治疗过程在强烈的情欲性移情的困境中陷入僵局，因为治疗师专注于沉浸在性感受的喜悦和满足之中。我们必须记住，当我们要对把边界推向破裂边缘的需求合理化时，我们都能够成为自我欺骗的大师，因为我们会说：在特定的情况下这样做符合患者的最佳利益（Gabbard & Hobday，2012）。

非剥削性地接纳情欲性移情，并将它作为需要理解的重要治疗材料。　治疗师可能希望向患者传达性或爱的感觉是治疗体验中可以被接纳的方面。治疗师可以给予教育性说明，比如"在心理治疗中，你可能会体验到非常广泛的感受——恨、爱、嫉妒、性唤起、恐惧、愤怒以及愉悦——所有这些感受都必须作为可接受的讨论话题以及治疗的重要信息载体来对待"。尽管在治疗中，情欲性移情可能确实会充当阻抗，阻碍其他材料的出现；但立刻将这样的感受解释为阻抗，则通常是一个技术性错误。要想理解是来自过去的什么正在当下重复，就必须允许情欲性移情充分地发展。

弗洛伊德（Freud，1914/1958）首先使用了"**付诸行动**（acting-out）"这一术语来描述，患者以行动来重复来自过去的某些事情、而非去回忆及用言语表达它们的一种倾向。我们可以告诉患者，在治疗中发展出来的感受，会提供有关他们在其他关系（包括过去的和现在的）中所发展出来的感受的重要信息。如果一位患者坚持要求治疗师满足其移情愿望，治疗师可以指出，不去满足这些愿望能够使人更好地理解在患者的其他关系中发生了什么。治疗师应该记住，情欲性移情对患者来说可能是极度令人感觉不舒服的（正如对治疗师来说一样），不仅因为它所带来的挫败感，也因为它可能是令人难堪的。治疗师可能希望对患者的羞耻感传达一种共情性理解："我知道，怀有这些感受并与我去讨论它们，对你来说是非常艰难和痛苦的；但是如果我们能够一同探索它们，也许能够帮助你更充分地理解那些将你带来这里的问题。"

治疗师必须记住，从患者的角度来看，移情感受是极其真实的。因此，想要尽力通过暗示这些感受"是不真实的"而对它们不予理会，可能会适得其反。患者可能会感到被误解，被驳斥，以及被羞辱。

评估移情作为一种阻抗在其功能上的多重意义。 情欲性移情是一种阻抗，这在某种意义上说，是因为某些东西在被重复着，而不是被记住和被言语化地表达出来。然而，阻抗不应等同于"某种必须立刻被消除的坏东西"，如新手治疗师经常认为的那样（Gabbard，2010）。正如刚才提到的，情欲性移情也是一种应该被理解的重要交流。就像所有其他心理现象一样，情欲性移情也是由多重功能原则决定的。它不应该简单地根据表面意思来理解，而应该经由患者的联想、梦和记忆，去探索其多重意义的全部内容，其中有一些可能是潜意识的。在心理治疗性设置中，性别和性取向存在相当大的流动性（Gabbard & Wilkinson，1996）。例如，一位男性患者对一位女性治疗师的情欲性移情可能反映了被动的同性恋渴望，即使治疗师是异性（Torras de Bea，1987）。因为情欲性移情还必须根据它在治疗中的某个特定时刻的功能来理解，因此治疗师必须评估在它发展之前以及在它充分发展之后发生了什么。

一位男性患者在与他的男性治疗师开始治疗会谈时说，在上次治疗中，治疗师的解释对他的帮助非常大。在谈论了治疗师的解释对他在工作上多么有帮助后，患者开始否定他刚刚说过的话，坚持认为他（与治疗师）的关系在恶化。随着患者继续讲话，他透露自己一直对治疗师有性幻想，并且他相信治疗师只有通过性才可能帮助到他。治疗师指出，患者通过持有一种魔幻信念，认为性关系是唯一可以让他获得帮助的方式，从而贬低他在上次治疗中获得的领悟对自己的帮助。患者承认，他需要贬低治疗师对他的帮助，因为在面对他所说的"在奥林匹斯山上的"治疗师时，他感到自己如此之差。治疗师然后解释到，当患者得到帮助时，他的嫉羡也加重了，所以他将移情性欲化以贬低治疗师的帮助。（如果治疗师的洞察和领悟不是特别有效或有帮助，患者就没有什么可以嫉羡的。）作为回应，患者说，获得帮助的解脱感与耻辱感交替出现，因为他不得不承认治疗师知道一些自己不知道的事情，这让他感到自己很脆弱。

在这种情况下，患者的情欲性移情是一种防御方式，通过贬低治疗师的能力，来防御自己对治疗师能力的嫉羡。移情中的性欲化也可以是防御其他感受的一种方式。

　　一位男性患者在他的女性治疗师结束住院医生培训项目离开之前最后一次去见她。他告诉她，前一天晚上他看了一部电影，电影中的一位女性精神科医生吻了她的一位男性患者。他观察到那位患者似乎从治疗师的情感中获得了帮助，并问他的治疗师，她是否会对他做同样的事情。在最开始对这个要求产生了焦虑反应之后，治疗师询问患者，这个出乎意料的要求是否可能与治疗即将终止有关。患者回应说，他宁愿不去想这个话题。治疗师接着向患者指出，他性欲化他们之间关系的愿望，可能是在防御面对与治疗结束有关的哀伤。

性欲化一段关系的结束，是一种常见的现象（在治疗中以及在日常生活中）。它作用于回避与重要人物之丧失相关的哀悼过程。在这个案例片段中，患者希望与治疗师发生身体接触，这也是一种否认治疗结束不可更改的方式：一个亲吻可能会促成一个开始而非结束。实际上，许多治疗师—患者之间的性边限被侵犯的案例都发生在治疗终止时间的前后（Gabbard & Lester，2003）。性欲化可能是一种抵抗丧失的躁狂性质的防御，它会导致治疗性二元关系中的双方进行共同的否认。两个人都会对自己说："这并没有结束——它只是被转化为其他的东西了。"

那些将移情性的爱视为对他们自身巨大性吸引力的自然而合乎情理的反应的治疗师，忽略了情欲性移情较为黑暗的一面。敌意通常就潜藏在患者移情性的爱的表象之下。确切地说，情欲性移情常常掩饰了相当程度的攻击性和施虐性（Kumin，1985—1986）。针对渴望拥有性关系的移情性愿望的探索，经常会揭示出想要伤害、为难或毁灭治疗师的愿望。患者想要越过性界限的要求可能过于折磨人，尤其是在表演性和边缘性患者典型的情欲化变体的情况下，这让治疗师对每次治疗都感到恐惧。治疗师可能感到自己被利用和被变为一个满足需求的客体，唯一的功能是去满足患者不恰当的要求（Frayn & Silberfeld，1986）。

KK 女士是一位 24 岁的同性恋的患者，她是典型的在癔症性－表演性连续谱上处于表演性一端的患者。她有被男性亲属性虐待的历史。她几乎是立刻就对她的女性治疗师产生了强烈的情欲化移情。在治疗中，她用自己的脚轻轻地触碰治疗师的脚来挑逗治疗师，并问道："这让你感到神经紧张吗？"KK 女士坚持认为，她的治疗师只有跟她上过床才能了解她。她还要求知道治疗师的性取向。虽然治疗师挫败了患者想要通过将关系转变为性关系来摧毁她们之间的职业关系的愿望，但患者仍然继续努力地诱惑她。患者会定期谈论她对治疗师明确的性幻想。

无须多说，患者表达这样的幻想会让治疗师感到不舒服和焦虑以及被控制。如果她打断这些幻想，她会感到自己在暴露出对患者移情性感受的不舒服和不赞成。如果保持沉默，她会感到自己是在一种暴露者—偷窥者的配对中共谋。

患者最终透露了一些潜藏的攻击性感受，它们伪装成了情欲化移情。她对治疗师说："你知道我意识到我仍然想激怒你。或许是想强迫你拒绝我。让你恨我。我成功了吗？我真的想让你喜欢我。但既然我知道这是不可能的，那我就要赶走你。这很胡扯，不是吗？你看，我用两种方式看待我们的关系：要么我们做爱，要么我让你恨死我。"

在很大程度上，KK 女士导致治疗师不知所措；因为挫败了患者的愿望，治疗师感到自己残忍且施虐。督导咨询帮助这位治疗师理解了，自己受控于一种投射性认同的过程，以致正常的心理治疗专业界限看起来冷酷无情且不合情理。换句话说，一个来自患者过去的、冷酷而剥夺性的客体被投射到了治疗师身上，而治疗师潜意识地认同了这一被投射的内容。此外，由于患者持续强烈地控制着治疗，治疗师自己对患者的愤怒也促使她感觉到任何干预都会显得冷酷和无情。

随着心理治疗继续进行，事情变得愈来愈清晰，公开的性愿望只是冰山一角。在一次治疗中，KK女士报告了一个梦，在梦中，她身处一间高科技办公室。有台机器能够翻译患者的想法，这样她就不需要把它们讲给治疗师了。当患者对梦进行自由联想时，她承认，她对治疗师的渴望并非真的是关于性的，而是渴望治疗师能够真正深入地了解她。治疗师最终帮助KK女士看到，她对性的渴望包含了一种对融合的愿望——她希望她不需要说出自己的想法，治疗师就能知道。这种退回到母亲－婴儿共生状态的退行性渴望，通常是在女性患者－女性治疗师的二元关系中情欲性或情欲化移情强有力的组成部分。相比于更具威胁性的融合渴望，性欲化的愿望可能更可取。

解释移情与当前及过去关系之间的关联。　阐明情欲性移情之意义和功能的解释，通常会降低在移情性的爱中固有的渴望和阻抗（Kumin，1985—1986）。为了避免过早地做出解释，治疗师可能需要默默地构思如何去解释，以帮助处理反移情欲望。在将解释传达给患者之前，一个明智的做法是，治疗师把解释的话默默地对自己讲四遍。移情解释的时机取决于临场判断（Gabbard，2010）。一个指导原则是，直到移情与过去的关系以及与当前移情外的关系之间深层隐藏的关联接近意识性觉察之时，再去解释它。治疗师可以使用第四章所描述的"领悟三角模型"，来建构移情感受与过去关系之间的联系，以及移情与当前移情以外的关系之间的联系。通过指出移情性的爱是一种对来自过去的某种东西的重复，以及通过询问患者当下的情境是否令她想起了过往的情境，治疗师可以为解释性干预奠定基础。然而，治疗师必须避免这样一种暗示，即那些感觉实际上是针对其他人的，而非针对治疗师的。一种更为有效的治疗路线是帮助这些患者理解，她们所感受到的对治疗师的爱既是真实的，也是错位的——它部分地源自患者所体验到的针对过去客体的感受。

对心理治疗会谈的一段真实的文字记录可以阐明用以解释情欲性移情的一些技术方法。

LL女士是一位26岁的已婚患者，患有神经症性癔症性人格障碍。她在一位男性治疗师那里接受每周两次的、以表达性为主的表达性－支持性心理治疗。她开始接受心理治疗的主诉是性快感缺失、头痛、持续的婚姻问题、害怕"自立"、感到不被爱和不被需要，以及对于自己太过依赖的普遍担心。在治疗第二年的中期，在一次会谈中发生了以下对话。

LL女士：我先生和我的关系一直不太好。我们很少见面，而一旦见面，我们就会争吵。我今天本来还想和你再一次做朋友，但当我走进来后，有些情况变了。今天我不知道该说些什么。我想我真的生你的气，但又不知道为什么。可能是因为我需要关注，而我的丈夫却一点也不关注我。当我没有什么想说的时，这通常是因为我对你有些感受——我刚才说那些时，心里很忐忑。我在这里有两种感觉——一种是当我觉得你像我爸爸时，我想要你轻轻地抱着我，拍拍我的背；另一种是当我想要你紧紧地抱着我……（患者停了下来）。

治疗师：你刚才有一种感受，让你话讲到一半停了下来，那是什么感受？

LL女士：我不想说出来。这很可笑。（带着极大的犹豫）我不能就是到这里来……看着你……并想着"我想跟你做爱"。我不能那样想。那不是我。

治疗师：想到你自己可能有性的感受，这对你来说是如此无法接受，以至于你不能承认那些感受是你的？

LL女士：我就不是那样的人。甚至和我丈夫在一起时也不会那样。我下意识地想要紧紧抓住你，抱紧你；但我的意识想要假装我没有这些感受。我宁愿回到只有那种感觉，就是你像我的爸爸，而我需要你轻轻拍拍我的背。

治疗师：对你来说，对一个你也视为像父亲一样的人产生性的感觉，是特别无法接受的。我想知道，当你还是一个小女孩的时候，在你与父亲的关系中是否发生过同样的事情。

LL女士：我对我爸爸来说一直很特别。当他在我的婚礼上陪我走过红地毯并把我交出去时，他告诉我，我永远是三个女儿里他最喜欢的那个。我不应该像这样讲话。我必须出去，坐进车里，和我丈夫在一起，然后晚上和他在一起，但我的脑子想的都是关于你。

治疗师：听起来，你对我的依恋和你对你爸爸的依恋之间有一种相似之处，它们都让你很难在情感上对你的丈夫投入。

在这个治疗片段中，治疗师将患者的情欲性移情与她对父亲的情感联系起来。在这两种关系中，性的感受都是被禁止的，因为她将这些感受视为与自己通常对父亲和对治疗师父亲般角色的理解是不相容的。在将移情感受和患者与父亲过去的关系联系起来之后，治疗师又将这些渴望和她与丈夫之间的困难联系起来——一个当前移情以外的关系。

即使是有经验的治疗师，也经常会因来自患者的爱与欲望的表达而感到被扰乱。正如诗人一直熟知的那样，激情会模糊判断。就其本质而言，爱和／或欲望的感觉往往会唤起患者与治疗师双方的活现（Gabbard，1994）。换句话说，两个人都容易失去自己对"感受"所具有的移情性和反移情性特征的反思性觉察，因为它们似乎是如此真实和不可抗拒。治疗师必须仔细地监测对自己的标准临床实践的偏离，以此提醒自己警惕反移情活现。在这种形式的边界监测中，有几个警告性迹象尤其有帮助（Gabbard，2003）：延长会谈时间超过通常的长度；降低费用或不向患者收费；向患者自我暴露个人生活；不断地产生关于患者的幻想；在与患者的会面日特别注重自己的外表；拥抱患者或进行其他形式的身体接触；希望在非临床情境下与患者见面；想象自己能够将患者从其悲惨境遇中解救出来（Gabbard & Wilkinson，1994；Gutheil & Gabbard，1993）。当治疗师开始观察到，自己正沿着这些线索偏离，或者正在被对患者的情欲性感受席卷时，向一位受人尊敬的同事寻求咨询或督导，会是明智的选择。确切地说，对所有治疗师而言，在治疗有情欲性移情的患者，或在体验到情欲性反移情时定期去进行咨询，可能都是明智的（Gabbard，1996，2003；Gabbard & Lester，2003）。此外，在治疗二元体身上，性的感受可能是"不同步的"，欲望可能会在治疗师与患者之间来回振荡，只是偶尔同时出现在双方身上。

治疗师也必须意识到，不是所有对治疗师有性感受的患者都会对治疗师的解释性努力做出回应。具有更为原始人格组织的患者可能会将他们的感受转化为行动，他们扑倒在治疗师的脚下，坐在治疗师的腿上，或是在走向治疗室门口时热情地拥抱治疗师。在这样的情况下，治疗师必须设定明确的界线。治疗师可能需要告诉患者，他们必须回到自己的椅子上坐好，并且身体接触是禁止的。有时，教育性的说明也是有帮助的："心理治疗是一种言语治疗，只能在一定的情境下工作。这些情境中的一个就是你坐在你的椅子上，我坐在我的椅子上。"

情欲性移情中的性别差异

文献中涉及情欲性或情欲化移情的案例报告，压倒性的多数都是女性患者对男性治疗师的（Lester，1985）。然而，这种移情在其他性别组合中一点也不罕见。戈尼克（Gornick，1986）指出，一些男性患者觉得，对一位女性表现出被动和依赖，比直接表达性感受要让人难以接受得多。这种对于依赖的羞耻感可能会促使某些男性患者通过"扭转局面（turning the tables）"来防御这样的感受，以及利用移情中的性感受来恢复男性的支配感。

当一名女性治疗师治疗一名男性患者时，另一种性别差异也清晰可见，即侵犯的风险。一般来说，女性治疗师比男性治疗师更有可能经历对她们安全的威胁（Celenza，2006；Hobday et al.，2008）。如果男性患者有严重的反社会性或边缘性人格障碍以及不良的冲动控制，在一间关上门的治疗室中的女性治疗师就可能处于危险中。向一位有攻击性和冲动性的患者解释移情可能毫无用处，必须明确地设定限制。在某些情况下，治疗甚至可能需要被终止，因为治疗师不可能在一个有侵犯威胁的情境中工作。每当男性患者出现情欲性或情欲化移情时，女性治疗师必须做出审慎的决定（Gabbard，2010）。有些男性患者不敢于说出对女性治疗师的性感受，于是可能开始与他们认识的女性发生关系，作为他们移情感受的替代（Person，1985）。另一些男性患者使用粗鲁的性言语干扰治疗师，并在治疗二元体中占据上风。当情欲性感受出现在治疗中时，女性治疗师必须考虑一些特定的问题：这位患者能够通过将性幻想保持在幻想领域并探索它的意义，从而有成效地利用它吗？或者，谈论性幻想是否可能导致某种形式的行动——让男性患者认为女性治疗师是在邀请实际的性接触？换句话说，患者是否会将探索错误地解读为一种活现？

由于文献中出现的女性患者情欲性移情的案例报告要多得多，珀森（Person，1985）观察到，临床医生可能会得到这样一种印象，即在治疗中的性感受，特别地且唯一地与女性心理相关。然而，虽然许多接受男性治疗师治疗的男性患者可能会因为同性恋焦虑而压抑或否认自己的情欲性移情；但有些男性患者确实会对他们的男性治疗师发展出彻底的情欲性或情欲化移情，这种移情需要系统性地得到理解和解释。在许多情况下，性欲化的移情是一种防御，以抵御更为令人不舒服的、难以表达的爱与渴望的感觉（Gabbard，1994）。

团体心理治疗

临床医生经常注意到，适合动力性个体心理治疗的患者也适合动力性团体心理治疗。癔症性患者就是这样，他们经常成为团体中的"明星"。他们因为直接表达感受的能力以及对团体中其他成员的照顾和关心，而受到其他团体成员的高度评价。癔症性患者的认知风格以及与之相关的压抑和否认的防御机制，都可以在团体心理治疗中得到相当有效地处理。团体中的其他患者会帮助癔症性患者看到，他们是如何倾向于通过忽略互动情境中的细节而歪曲对自己和对他人的看法的。例如，一位女性癔症性患者描述，当她只是对工作中的一位男士很友好时，她是如何被误解为具有诱惑性的，团体中的男性患者则指出，她可能忽略了自己在互动中说过什么（或者她是如何说的那些话）。此外，他们还指出，这位患者如何在这个团体中就有相似的表现，以及她如何似乎并没有觉察到自己给予男性的调情信号。

癔症性患者普遍会对团体作为一个整体产生一种积极的母性移情。他们将团体治疗作为获得一些母性养育的机会，而这些是他们觉得自己在童年时期错过的。因此，他们很积极地参加团体治疗，并鼓励其他人将它视为一个宝贵的资源。然而，表演性患者在团体中可能会造成更多问题，因为他们常常会通过过于华丽的情绪化表现要求成为注意的焦点，而"抢了其他患者的风头"。这样的患者只有在同时接受个体心理治疗的情况下，才能够在团体治疗中有效地得到治疗，这与边缘性患者的团体心理治疗非常相似（参见第十五章）。

结　　语

从表演性到癔症性的连续谱包含了一系列性格病理学，位于这一连续谱上的患者各有一系列优点和弱点。在制订治疗计划之前，我们必须首先评估患者的癔症性或表演性特征，并根据这个评估考虑表达性与支持性治疗的相对适合性。这些患者可能会让治疗师感到满足，但我们必须小心，不要忽视在患者希望取悦治疗师的愿望背后所潜藏的负性移情。如同自恋性人格障碍的患者，一些表演性患者可能过度强调他们个人的外表以及吸引他人的能力。他们迷住别人的能力的下降一方面，可能与抑郁倾向有关，但这可能也使患者在他们的情感表达上更为真实可信。另一方面，这种朝气活力与性感染力的下降，可能促使他们在将治疗关系性欲化上更加孤注一掷。治疗师必须对这种发展性危机中固有的自恋伤害保持敏感，并帮助患者认识到，他们有着超越外表与性感的深度。

参考文献

Allen DW: Basic treatment issues, in Hysterical Personality. Edited by Horowitz MJ. New York, Jason Aronson, 1977, pp 283–328

American Psychiatric Association: Diagnostic and Statistical Manual of Mental Disorders, 4th Edition, Text Revision. Washington, DC, American Psychiatric Association, 2000

American Psychiatric Association: Diagnostic and Statistical Manual of Mental Disorders, 5th Edition. Washington, DC, American Psychiatric Association, 2013

Bakkevig JF, Karterud S: Is the Diagnostic and Statistical Manual of Mental Disorders, Fourth Edition, histrionic personality disorder category a valid construct? Compr Psychiatry 51:462–470, 2010

Baumbacher G, Amini F: The hysterical personality disorder: a proposed clarification of a diagnostic dilemma. Int J Psychoanal Psychother 8:501–532, 1980–1981

Blacker KH, Tupin JP: Hysteria and hysterical structures: developmental and social theories, in Hysterical Personality. Edited by Horowitz MJ. New York, Jason Aronson, 1977, pp 95–141

Blagov PS, Westen D: Questioning the coherence of histrionic personality disorder: borderline and hysterical subtypes in adults and adolescents. J Nerv Ment Dis 196:785–797, 2008

Blum HP: The concept of erotized transference. J Am Psychoanal Assoc 21:61–76, 1973

Bollas C: Hysteria. London, Routledge, 2000

Cale EM, Lilienfeld SO: Histrionic personality disorder and antisocial personality disorder: sex-differentiated manifestations of psychopathy? J Pers Disord 16:52–72, 2002

Celenza A: The threat of male-to-female erotic transference. J Am Psychoanal Assoc 54:1207–1231, 2006

Chodoff P: The diagnosis of hysteria: an overview. Am J Psychiatry 131:1073–1078, 1974

Chodoff P, Lyons H: Hysteria, the hysterical personality and "hysterical" conversion. Am J Psychiatry 114:734–740, 1958

Cleghorn RA: Hysteria: multiple manifestations of semantic confusion. Can Psychiatr Assoc J 14:539–551, 1969

Easser BR, Lesser SR: Hysterical personality: a re-evaluation. Psychoanal Q 34:390– 405, 1965

Frayn DH, Silberfeld M: Erotic transferences. Can J Psychiatry 31:323–327, 1986

Freud S: Remembering, repeating and working-through (further recommendations on the technique of psycho-analysis II) (1914), in The Standard Edition of the Complete Psychological Works of Sigmund Freud, Vol 12. Translated and edited by Strachey J. London, Hogarth Press, 1958, pp 145–156

Gabbard GO (ed): Sexual Exploitation in Professional Relationships. Washington, DC, American Psychiatric Press, 1989

Gabbard GO: On love and lust in erotic transference. J Am Psychoanal Assoc 42:385– 403, 1994

Gabbard GO: Love and Hate in the Analytic Setting. Northvale, NJ, Jason Aronson, 1996

Gabbard GO: A reconsideration of objectivity in the analyst. Int J Psychoanal 78:15–26, 1997

Gabbard GO: Miscarriages of psychoanalytic treatment with suicidal patients. Int J Psychoanal 84:249–261, 2003

Gabbard GO: Long-Term Psychodynamic Psychotherapy: A Basic Text, 2nd Edition.Washington, DC, American Psychiatric Publishing, 2010

Gabbard GO: Histrionic personality disorder, in Gabbard's Treatments of Psychiatric Disorders, 5th Edition, Washington, DC, American Psychiatric Publishing, 2014

Gabbard GO, Hobday GS: A psychoanalytic perspective on ethics, self-deception, and the corrupt physician. Br J Psychother 28:221–234, 2012

Gabbard GO, Lester EP: Boundaries and Boundary Violations in Psychoanalysis. Washington, DC, American Psychiatric Publishing, 2003

Gabbard GO, Wilkinson SM: Management of Countertransference With Borderline Patients. Washington, DC, American Psychiatric Press, 1994

Gabbard GO, Wilkinson SM: Nominal gender and gender fluidity in the psychoanalytic situation. Gender and Psychoanalysis 1:463–481, 1996

Gorkin M: Varieties of sexualized countertransference. Psychoanal Rev 72:421–440, 1985

Gornick LK: Developing a new narrative: the woman therapist and the male patient. Psychoanalytic Psychology 3:299–325, 1986

Gutheil TH, Gabbard GO: The concept of boundaries in clinical practice: theoretical and risk management dimensions. Am J Psychiatry 150:188–196, 1993

Gutierrez F, Vall G, Peri JM, et al: Personality disorder features through the life course. J Pers Disord 26:763–774, 2012

Halleck SL: Hysterical personality traits: psychological, social, and iatrogenic determinants. Arch Gen Psychiatry 16:750–757, 1967

Hamburger ME, Lilienfeld SO, Hogben M: Psychopathy, gender, and gender roles: implications for antisocial and histrionic personality disorders. J Psychother Pract Res 10:41–55, 1996

Hobday GS, Mellman L, Gabbard GO: Complex sexualized transferences when the patient is male and the therapist female. Am J Psychiatry 165:1525–1530, 2008

Hollender M: Hysterical personality. Comment on Contemporary Psychiatry 1:17–24, 1971

Horowitz MJ: The core characteristics of hysterical personality (Introduction), in Hysterical Personality. Edited by Horowitz MJ. New York, Jason Aronson, 1977a, pp 3–6

Horowitz MJ: Structure and the processes of change, in Hysterical Personality. Edited by Horowitz MJ. New York, Jason Aronson, 1977b, pp 329–399

Horowitz MJ: Psychotherapy for histrionic personality disorder. J Psychother Pract Res 6:93–107, 1997

Horowitz MJ: Histrionic personality disorder, in Treatments of Psychiatric Disorders, Vol 2, 3rd Edition. Edited by Gabbard GO. Washington, DC, American Psychiatric Publishing, 2001, pp 2293–2307

Isay R: Becoming Gay: The Journey to Self-Acceptance. New York, Owl Books, 2009

Kernberg OF: Borderline Conditions and Pathological Narcissism. New York, Jason Aronson, 1975

Klonsky ED, Jane JS, Turkheimer E, et al: Gender role and personality disorders. J Pers Disord 16:464–476, 2002

Kolb LC: Noyes' Modern Clinical Psychiatry, 7th Edition. Philadelphia, PA, WB Saunders, 1968

Kumin I: Erotic horror: desire and resistance in the psychoanalytic situation. Int J Psychoanal Psychother 11:3–20, 1985–1986

Lazare A: The hysterical character in psychoanalytic theory: evolution and confusion. Arch Gen Psychiatry 25:131–137, 1971

Leichsenring F, Leibing E: The effectiveness of psychodynamic therapy and cognitive-behavioral therapy in the treatment of personality disorders: a meta-analysis. Am J Psychiatry 160:1223–1232, 2003

Lerner HE: The hysterical personality: a "woman's disease." Compr Psychiatry 15: 157–164, 1974

Lester EP: The female analyst and the erotized transference. Int J Psychoanal 66:283–293, 1985

Lubbe T: Diagnosing a male hysteric: Don Juan-type. Int J Psychoanal 84:1043–1059, 2003

Luisada PV, Peele R, Pitard EA: The hysterical personality in men. Am J Psychiatry 131:518–521, 1974

MacKinnon RA, Michels R, Buckley PJ: The Psychiatric Interview in Clinical Practice, 2nd Edition. Washington, DC, American Psychiatric Publishing 2006

Malmquist C: Hysteria in childhood. Postgrad Med 50:112–117, 1971

Marmor J: Orality in the hysterical personality. J Am Psychoanal Assoc 1:656–671, 1953

Mitchell J: Madmen and Medusas. London, Penguin, 2000

Perry JC, Barron E, Ianni F: Effectiveness of psychotherapy for personality disorders. Am J Psychiatry 156:1312–1321, 1999

Person ES: The erotic transference in women and in men: differences and consequences. J Am Acad Psychoanal 13:159–180, 1985

Pope KS, Bouhoutsos JC: Sexual intimacy between therapists and patients. New York, Praeger, 1986

Riesenberg-Malcolm R: "How can we know the dancer from the dance?" Hyperbole in hysteria. Int J Psychoanal 77:679–688, 1996

Shapiro D: Neurotic Styles. New York, Basic Books, 1965

Sugarman A: The infantile personality: orality in the hysteric revisited. Int J Psychoanal 60:501–513, 1979

Torras de Bea E: A contribution to the papers on transference by Eva Lester and Marianne Goldberger and Dorothy Evans. Int J Psychoanal 68:63–67, 1987

Trull TJ, Seungmin J, Tomko RL, et al: Revised NESARC personality disorder diagnoses: gender, prevalence, and comorbidity with substance dependence disorders. J Pers Disord 24:412–426, 2010

Wallerstein RS: Diagnosis revisited (and revisited): the case of hysteria and the hysterical personality. Int J Psychoanal Psychother 8:533–547, 1980–1981

Zetzel ER: The so called good hysteric. Int J Psychoanal 49:256–260, 1968

第十九章

C 类人格障碍：

强迫型、回避型和依赖型

本章目录

在DSM-5（American Psychiatric Associatio，2013）中，被划入C类的三种人格障碍——强迫型（obsessive-compulsive）、回避型（avoidant）和依赖型（dependent）人格障碍——之所以被归在一类，是因为患有这些障碍的人通常都有焦虑或恐惧，这是它们的一个共同的突出特征。这些障碍的另一个特征是，充满了与指向自己及他人的痛苦感受有关的心理内部冲突。在心理治疗研究中，强迫性、回避性和依赖性人格障碍常常被放在一起研究，越来越多的数据表明，所有三种障碍都可以通过动力学心理治疗获得改善（Perry，2014）。

强迫型人格障碍

强迫型人格障碍（obsessive-compulsive personality disorder，OCPD）是一种常见的障碍。2001—2002年美国国家酒精及相关障碍流行病学调查（Grant et al.，2004）发现，强迫型人格障碍是在普通人群中最常见的人格障碍，占比为7.88%。但是，它常常被与强迫症（obsessive-compulsive disorder，OCD）相混淆。

强迫症［或称为强迫性神经症（obsessive-compulsive neurosis）］与强迫性人格障碍之间的区别是症状与持续的性格特征之间的差异。如第九章所述，强迫症患者被反复出现的、令人感到不愉快的想法所困扰，并被驱使着去执行仪式化的行为。这些症状表现通常是自我不协调的（ego-dystonic），患者认识到它们是有问题的，并且通常都希望摆脱这些症状。相比之下，构成DSM-5中强迫型人格障碍诊断的特征（专栏19–1）是持续一生的行为模式，它们可能是自我协调的（ego-syntonic）。这些特征不一定会造成患者自身的痛苦，甚至可能被视为高度适应性的。实际上，针对医生的研究表明，某些强迫性特征对于一位医生的成功有着显著的贡献（Gabbard，1985；Vaillant et al.，1972）。除了医学，强迫性特质的人典型的对工作坚定不移的奉献精神，使他们也能在其他必须关注细节的职业中取得很高的成就。但是，在工作领域的成功常常会让这些人付出高昂的代价。他们的重要他人常常觉得很难和他们生活在一起，并经常敦促他们来接受精神病学的护理。

专栏 19–1　DSM-5 强迫型人格障碍的诊断标准

301.4（F60.5）

　　一种沉湎于秩序、完美以及精神和人际控制，而以牺牲灵活性、开放性和效率为代价的普遍模式，起始不晚于成年早期，存在于各种背景下，表现为下列四项（或更多）症状。

1. 沉湎于细节、规则、条目、秩序、组织或日程安排，以至于忽略了活动的要点。
2. 表现出妨碍任务完成的完美主义（例如，因为不符合自己过分严格的标准而无法完成一个项目）。
3. 过度投入工作或追求绩效，以至于无法顾及休闲娱乐活动及友谊（不能用明显的经济需要来解释）。
4. 对道德、伦理和价值观过度在意、小心谨慎和缺乏弹性（不能用文化或宗教认同来解释）。
5. 不愿丢弃旧损的或无价值的物品，即使它们没有情感纪念价值。
6. 不愿意将任务委托给他人或与他人合作，除非他人能完全精确地按照自己的方式行事。
7. 对自己和他人都采取吝啬的消费方式；把金钱视作为了应对未来的灾难而应被囤积起来的东西。
8. 表现出僵化和固执。

来源：Reprinted from the *Diagnostic and Statistical Manual of Mental Disorders*, 5th Edition. Washington, DC, American Psychiatric Association, 2013. Used with permission. Copyright © 2013 American Psychiatric Association.

　　虽然在 DSM-5 中对强迫症与强迫型人格障碍的区分清晰且有用，但关于这两个诊断实体之间的重叠程度仍然存在一些争议。在对强迫性人格障碍患者的精神分析性治疗中，也报告过短暂出现具有强迫性质的症状的情况（Munich，1986）。实证研究表明，一系列人格障碍都可能发生在强迫症患者身上。在一项研究中，有不到一半的强迫症患者符合强迫型人格障碍的诊断标准（Rasmussen & Tsuang，1986）。事实上，在这个样本中最常见的性格学诊断是一种具有回避性、依赖性及被动–攻击性特征的混合人格障碍。在一项评估了 96 名强迫症患者的研究（Baer et al.，1990）中，只有 6% 的患者同时有强迫型人格障碍的诊断。其他调查发现，强迫型人格障碍在强迫症患者中明显比在惊恐障碍和重性抑郁症患者中更常见（Diaferia et al.，1997）；而且相比于其他人格障碍的特征，强迫思维的症状更可能与强迫型人格障碍的特征相关联（Rosen & Tallis，1995）。在一项对强迫症和人格障碍共病的斯堪的纳维亚研究（Bejerot et al.，1998）中，有 36% 的强迫症患者也被诊断为强迫型人格障碍。一项包括 72 名强迫症患者和 198 名一级亲属的对照研究

（Samuels et al.，2000）发现，在强迫症患者的家人中，强迫型人格障碍的患病率相当高，提示强迫症和强迫型人格障碍可能存在一些共同的家族性病因学。尽管不确定这两种障碍是否确实相关，但强迫型人格障碍与强迫症通常是被分开讨论的，因为对这两者的治疗方法有着相当大的差异。

精神动力学理解

早期精神分析的贡献（Abraham，1921，1942；Freud，1908，1959；Jones，1948；Menninger，1943），是将某些特定的性格特征——特别是固执、吝啬以及有序——与性心理发展的肛欲期联系起来。具有这些人格特征的患者，被认为是从与俄狄浦斯期发展阶段相关的阉割焦虑退行到肛欲期的相对安全状态。被一个惩罚性的超我所驱使，他们可能采用特征性的自我防御操作，包括情感隔离、理智化、反向形成、抵消和置换（见第二章）。例如，他们强迫性地讲究秩序被概念化构想为一种反向形成，以防御一种想要参与肛欲期混乱及其衍生物的深层愿望。强迫性人格者在表达攻击性上有相当大的困难，这和与母性人物围绕着排便训练所发生的早期权力斗争有关。强迫性个体的固执也可以被视为这些斗争的产物。

现代的贡献（Gabbard，1985；Gabbard & Menninger，1988；Gabbard & Newman，2005；Horowitz，1988；Josephs，1992；McCullough & Maltsberger，2001；Salzman，1968，1980，1983；Shapiro，1965）已经超越了肛欲期的发展变迁，而聚焦于自尊议题、情感恐惧症（affect phobia）、完美主义、人际关系议题、乐趣或愉悦的缺乏、工作与爱情关系的平衡以及控制自己和他人的努力。强迫性人格障碍个体有相当严重的自我怀疑。在儿童时期，他们未曾感觉到被父母充分地重视和疼爱。在某些情况下，这种感知可能与父母式人物真实的冷漠或疏离有关；而在其他情况下，与普通孩子相比，这些孩子可能就是需要更多的保证和关爱，才能感受到父母的认可。针对这些患者的精神动力学治疗显示，因为父母在情感上没有给予他们更多的支持，因此他们对父母有着强烈的、未得到满足的依赖性渴望和积蓄的愤怒。因为强迫性患者发现，愤怒和依赖，这两者在意识上都是不可接受的，于是他们使用例如反向形成和情感隔离这样的防御机制，来防御这些感受。在一种否认对任何人有依赖的反依赖努力中，许多强迫性个体会竭尽全力地展示他们的独立性和他们"坚定的个人主义"。同样地，他们努力彻底地控制所有的愤怒，他们甚至可能表现出恭敬顺从和谄媚奉承，以避免给人留下怀有愤怒情绪的印象。

　　亲密关系对强迫性患者来说是一个严重的问题。亲密感会增加被强烈的想要被人照顾的愿望所淹没的可能性，以及同时伴随而来的、这些愿望会受挫的潜在可能性，这会导致仇恨和怨恨的感受以及报复的欲望。亲密关系本身固有的感受是具有威胁性的，因为它们有变得"失控"的可能性，这是强迫性的人最根本的恐惧之一。他们的重要他人经常抱怨他们所爱的强迫性个体过于具有控制性。在这种关系中常常会出现困境和僵局，因为强迫型个体拒绝承认其他人可能有更好的处理事情的方式。这种要去控制他人的需要常常来自一种根本性的担忧，即环境中的滋养来源非常匮乏并且似乎随时都会消失。在每个强迫性个体心中都有一个感到不被爱的小孩。这种与童年时不被重视的感觉相关联的低自尊常常导致一种臆断，即其他人不愿意忍受强迫性的人。潜伏在强迫性个体潜意识中的高度的攻击性和强烈的摧毁欲望，也促成了这种对于失去他人的恐惧。这些患者常常害怕他们的破坏性会赶走别人，或者会导致别人的反击——一种来自他们自身暴怒的投射。

　　尽管强迫性人格障碍患者努力做到尽责、体贴和顺从，但他们对于"自己会使他人疏远自己"的恐惧，常常成为一种自我实现的预言。强迫性行为往往会惹恼和激怒那些与之接触的人。不过，表现出这种强迫行为的人可能会被他人以不同的方式感知，这取决于关系中的权力差异（Josephs，1992）。对于下属，患有强迫性人格障碍的个体给人以盛气凌人、吹毛求疵、控制欲强的印象。对于上司，他们可能会显得奉承和谄媚，但所用的方式听起来很虚假。讽刺的是，如此一来，他们所追求的认可和关爱反而被破坏了，而且因为强迫性人格障碍的个体以一种令自己饱受折磨的方式努力获得他们所渴望的他人的认可，他们长期地感到不被赏识。

　　强迫性个体还有一个特征就是追求完美。他们似乎藏着一个秘密的信念，就是他们只要达到一种完美无瑕的超俗境界，最终就会获得在童年时所缺失的来自父母的认可与尊重。这些孩子在成长过程中常常坚信他们只是不够努力；而长大后，他们一直感觉自己"做得不够"。似乎永远不满意的父母被内化为一个严厉的超我，这个超我从患者身上期望得越来越多。许多强迫性个体变成了工作狂，因为他们潜意识地受到一个信念驱使，即只有通过卓绝的努力在他们所选择的职业中达到非凡的高度，才能获得爱和认可。然而，在这种对完美的追求中，具有讽刺意味的是，强迫性个体似乎很少会对自己的任何成就感到满意。他们似乎更多地是被想要从那个折磨人的超我中解脱出来的愿望所驱使，而不是被一种真正的追求快乐的愿望所驱使。

　　这些精神动力学的基础导致了一种特征性的认知风格（Horowitz，1988；Shapiro，1965）。相对于癔症性和表演性患者倾向于过度重视情感状态而忽略了缜密的思考，强迫性个体正好相反。就像《星际迷航》（*Star Trek*）中的斯波克先生，强迫性个体在每一次努力中都力求做到完全的理性和符合逻辑。他们害怕任何情绪失控的情况，他们完全不带情感的、机械性的倾向可能会让周围人恼火。此外，他们的思考只在某些狭隘的范围内才是合乎逻辑的。他们的思维模式以僵化和教条为特征（Shapiro，1965）。从动力学的角度来看，这些特征可以被理解为一种补偿，补偿困扰着强迫性个体的深层的自我怀疑和矛盾心理。

与癔症性患者的认知风格相反，强迫性个体的认知风格是非常关注细节，但几乎完全缺乏自发性或灵活性，凭借印象的直觉会被自动地贬抑为"不合逻辑"。强迫性个体会投入大量的精力来维持他们僵化的认知与注意风格，以至于在他们所做的事情中没有一件是不费力气的。一整套适应不良的信念困扰着强迫性人格障碍患者，其中包括："每件事都做到完美是很重要的""在执行中有任何一点瑕疵或缺陷都可能导致一场灾难""人们应该按照我的方法做事""细节极其重要"（Gabbard & Newman，2005）。对于真正的强迫性个体来说，去度假甚至是放松，通常都没有任何吸引力。

尽管这些人很多都是高成就者，但有些人也会发现自己的性格风格损害了自己在工作中取得成功的能力。强迫性个体可能会无休止地反刍一些细小的决定，因而惹恼周围的人。他们经常陷入细节的泥沼而忘记手头任务的主要目标。在动力学上，他们的犹豫不决可能与深层的自我怀疑感有关。他们可能觉得犯错误的风险是如此之大，以至于无论如何也无法做出明确的决定。与此类似，他们担心一个项目的最后结局可能不够完美，这可能也是他们犹豫不决的原因。很多强迫性的人在口头上非常善于表达，但在写作上会遇到严重的心理阻碍，因为他们担心最终的结果无法完美无瑕。

强迫性个体行为中固有的"被驱使"的性质，被夏皮罗（Shapiro，1965）很好地描述为："看起来被超越了行为人（自身）兴趣的某个东西所压迫或推动。他似乎并不那么有热忱。换句话说，他对这项活动的真正兴趣似乎无法解释他致力于从事这项活动时投入的强度"（p. 33）。这些患者永远被他们内在的监督者所驱使，这些监督者发出他们"应该"或"应当"做什么的命令。从动力学上来看，他们在自己的超我命令面前几乎没有什么自主性。他们怎么做，是因为他们必须如此，不管他们的行为会如何影响到其他人。

强迫性个体过度生长的超我对于完美的要求是不间断的。当这些要求长期得不到满足时，可能就会引发抑郁。强迫性性格和抑郁之间的这种动力学联系，已经被临床医生观察到许多年。强迫性个体在中年罹患抑郁症的风险特别高，因为年轻时的理想主义梦想随着年龄的增长被时光亡逝的现实击得粉碎。这些患者可能会在生命周期的这个节点出现自杀风险，可能需要住院治疗，尽管长期以来他们在工作环境中功能运转得相当良好。许多在第八章中被描述为患有特别难治性疾病的、有完美主义倾向的抑郁症患者都是受到强迫性人格特征所驱使的。

如第八章所描述的，抑郁症经常与一种感觉联系在一起，即一个人没有成为自己应该成为的样子或做到应该做到的事情。这种评判自己总是达不到要求的完美主义倾向也与焦虑有关。许多强迫性人格障碍患者描述了让他们彻夜难眠的焦虑，比如当他们努力想弄清楚如何在一个特定的时间框架内完成议事日程上的所有事情时。完美主义不利于任务的完成，因此他们开始思考为了完成工作，他们还能够牺牲什么。

尽管许多强迫性人格障碍患者认为他们自己在遵循由其父母所撰写的"脚本"，但遗传因素显然也在起作用。一项针对来自美国密歇根州立大学双胞胎登记处的 292 名年轻成年女性双胞胎（Moser et al., 2012）的研究发现，焦虑和适应不良的完美主义具有中度遗传性，估计范围在 0.45 ~ 0.66。作者认为遗传因素是这两个测量实体之间有关联的主要原因。由焦虑和完美主义带来的相同困境也可能促成了强迫性个体在将任务委派给他人方面遇到的问题。在关于事情应该如何完成上的僵化可能使他们坚信只有他们才能以正确的方式完成任务。在这方面值得注意的是，在协作性纵向人格障碍研究（Collaborative Longitudinal Personality Disorders Study；McGlashan et al., 2005）中的一项发现显示，在强迫性人格障碍患者中，僵化和问题委派在超过 2 年的时间里是最普遍和改变得最少的判定标准。

强迫性人格障碍患者复杂的性格结构可以被概括为，包含一个公开的自体感（a public sense of self）、一个私密的自体感（a private sense of self）和一个潜意识的自体感（an unconscious sense of self）（Josephs，1992）。这三者中的每一个都有一个维度更适用于上级，而另一个则和与下属的关系有关。比如，在与上级的关系中，公开的自体感是一个负责可靠、认真勤恳的员工，他们在所有情境中都是认真严肃、考虑周到和社交得体的，而且是言行可预测的。在与下属的关系中，公开的自体感是一个深思熟虑的导师或一个有建设性的批评者，给那些愿意倾听的人提供有价值的反馈。但不幸的是，这些主观体验到的、公开的自体感并不总是被他人感知到的内容。事实上，他人的反应会引发一种私密的自体感，当事人对这种感受完全是有意识的，但在很大程度上不为他人所知。强迫性人格障碍患者经常有一种不受赏识的感觉，并因此感到受伤和愤怒。缺乏认可导致他们被自我怀疑折磨。这种不安全感必须在上级面前掩藏起来，因为强迫性人格障碍患者害怕与自我怀疑的这一面被暴露出来有关的羞辱与羞耻感。他们常常坚信他人认为他们是虚弱和爱抱怨的，而与私密的自体感的这一面并存的，是一种在下属面前对道德优越感的彻底确信。强迫性人格障碍患者小心地防御着自己的施虐性与攻击性，他们不想显得藐视别人。他们努力掩盖私密的自体感的这一面，以避免显得自命不凡、炫耀自负或吹毛求疵。如此一来，他们就可以为自己对"低于自己的"人如何体贴和自持而感到自豪。

潜意识的自体感的两个维度可以被概括为：对上级谄媚性的受虐和对下级控制性的施虐（Josephs，1992）。一方面，想要给那些不服从他们控制的人施加痛苦——这种施虐性的、刻薄的潜意识愿望对强迫性人格障碍患者来说是完全无法接受的，因此必须被压抑，否则就会违背他们的高道德标准。另一方面，在与权威人物的关系中，这些患者害怕在顺从与渴望爱的情境中遭受羞辱，所以他们受虐性地顺从于自己过分严苛的道德标准，并会因为自己没有达到这些期望而折磨自己。这种自我折磨使他们免于遭受他们真正害怕的东西——被他人控制性、支配性和施虐性地羞辱。在此，被传递给上级的潜意识信息是："你不需要批评和攻击我，因为你能看到，我已经在无情地折磨我自己了。"

心理治疗要点

强迫性人格障碍通常能够通过强调表达性的精神分析或个体心理治疗获得显著改善（Gabbard & Newman，2005；Gunderson，1988；Horowitz，1988；McCullough & Maltsberger，2001；Munich，1986；Salzman，1980）。温斯顿等人（Winston et al.，1994）报告了一项针对25名接受动力学治疗的C类障碍患者的对照研究，平均疗程为40.3次治疗。虽然许多患者需要更长时间的治疗，但与等候治疗名单上的对照组患者相比，该样本中的患者在所有的测量指标上均有显著的改善。在治疗完成后平均1.5年的随访中，患者显示了持续的受益。研究数据也显示，在治疗终止后可能会有持续的改善。如在第四章中提到的，斯瓦特贝格等人（Svartberg et al.，2004）随机地将C类人格障碍患者分配到动力学治疗或认知疗法组中，每周治疗一次，共四十次。在治疗期间和2年的随访期间，整个患者组在所有测量指标上都显示出具统计学意义上的显著改善。该研究发现，在接受治疗后症状困扰有显著改变的，发生在接受动力学心理治疗组的患者中，而在认知疗法组的患者中没有。在治疗结束后2年，有54%的动力学治疗组患者以及42%的认知治疗组患者在症状上获得痊愈，两组中都有接近40%的患者在人际问题和人格功能上获得康复。虽然核心的人格病理在治疗过程中只有轻微的改善，但2年后有35%～38%的患者改善明显。因此，这里存在一种"延时释放"的效果，表明许多患者内化了治疗性对话，并且在治疗终止后继续在使用它们。

考虑到在对强迫性患者进行心理治疗的过程中常常遭遇阻抗，我们必须首先共情动力学心理治疗对这些患者可能产生的影响。"潜意识"这个概念本身就会威胁他们的控制感。为了应对被威胁的感觉，强迫性个体可能会将治疗师所有的洞察和领悟贬低为"没什么新鲜的"。在一开始，强迫性患者可能不愿意承认治疗师说的都是他们没有意识到的（Salzman，1980）。阻抗可以被理解为患者在心理治疗的过程中表现出来的典型的防御性操作。这些防御包括情感隔离、理智化、抵消、反向形成和置换。此外，情感隔离本身可能表现为对任何指向治疗师的情感缺乏觉察，尤其是依赖或愤怒。患者可能大段地谈论过去和现在情境中的事实信息，而对这些事件没有明显的情绪反应。当治疗师从一个漫长的假期回来时，强迫性患者可能不愿意承认对分离有任何情绪反应。如果反向形成是主要的防御方式，那么患者可能会回应："噢，没有，我一点也不介意。我只是希望你玩得开心，感觉精神焕发。"利用公开的、私密的与潜意识的自体表征之间的区分，我们可以将主要阻抗描述为：试图将私密的自体感隐藏在那个尽职尽责、认真勤恳的公开的自体表征之后（Josephs，1992）。

强迫性个体也会用强迫性漫谈对强烈的情感威胁做出反应，将这种漫谈作为烟幕弹以掩盖他们的真实感受。更准确地说，它可能作为一种麻醉气体起作用，让其他人进入睡眠。当患者漫游得离最初的话题越来越远时，治疗师可能会失去将患者的联想联系起来的线索，并且可能开始"不理睬"患者。因为这些个体可能将想法体验为与行动一样有影响力，所以患者可能感到有必要抵消已经说过的话，比如：

> 周末去探望我父母，我对我父亲有些恼火。嗯，我不会真的说我很恼火，我的意思是我对他并不真的生气。只是他坐在那里看电视，似乎完全没兴趣跟我讲话。在某个时刻，我想要关掉电视，跟他对质，但是我当然没有真的那么做。我从来不会真的对任何人那么粗鲁。

在心理治疗中，强迫性患者典型的说话模式是杂乱无章的，他们经常撤销刚刚用言语表达过的想法或愿望。此外，思维的过度宽泛导致患者谈论许多外围事件，使得散乱的内容更加偏离了治疗会谈的主要主题。

许多强迫性患者会努力成为"完美的患者"。他们可能会试图准确地说出他们认为治疗师想听的话，带着一种潜意识幻想，即他们最终会得到他们觉得在孩童时期未曾体验过的爱与尊重。正如麦卡洛和马尔茨伯格（McCullough & Maltsberger，2001）指出的，"患者将治疗性的相遇仪式化，可能通过从不迟到、及时付费以及在治疗的回合中变得在表面上非常'好'而将治疗师围挡起来"（p. 2346）。强迫性人格障碍患者很难理解自发的评论、偶尔的迟到或是延迟的付费也许可以帮助双方加深对过程的理解。因为他们确定，任何对愤怒的表达都会带来否定，所以他们可能在意识上体验不到愤怒，同时在潜意识上通过完全独占整个治疗时间来表达他们的愤怒。一位强迫性患者滔滔不绝地讲了 50 分钟的话，然后准时地停了下来，没有让治疗师插进一句话。通过这种方式，患者能够在不必承认有任何愤怒感受的情况下表达他的愤怒。

其他强迫性患者会通过在与治疗师的移情关系中重新建立与父母的权力斗争，来表现他们的阻抗。

　　MM 先生是一位强迫性的印刷商，他前来接受每周两次的精神分析性治疗。他最初表现为一个相当顺从而被动的"好孩子"，完全无法在治疗中表达任何愤怒。不过，他发展出了一种模式，在 50 分钟的治疗中有将近一半的时间不讲话，而且不支付费用。当他的这个行为被提出来加以讨论时，尽管他否认了对治疗师有任何愤怒，但他又发展出了一种模式，即在离开治疗前发泄他的愤怒。有一天，在他没能表达出自己对于治疗师在治疗过程中"盯着"他的愤怒之后，他大步走到门边，说："我猜想你没有感染上我的感冒。"他所指的是他之前表达过的可能会把感冒传给治疗师的担心。另一次，在被治疗师对质他没有付费的事之后，他在离开时说了一句话："别冻死了！"此后不久，在另一次治疗结束时，他说："别在冰上滑倒！"

　　MM 先生最令人印象深刻的一段退场白，是在一次他在其间的大多数时间里都保持沉默的治疗后做出的。在那次治疗中，他只对自己没有付费的事发表了一句临时的评论。治疗师将他不付账单和他在治疗中不讲话联系起来。在一段很长的沉默之后，MM 先生被告知时间到了。当他走到门边时，他转身对治疗师说："我昨天在促销时差点给你买了一本书。那是一位医生写的，书名是《直肠科临床实践 30 年》。"然后他摔门而出。在下一次治疗中，治疗师对他似乎想给他买礼物的善意愿望发表了评论。那一次，MM 先生有能力探索自己的感受了：他感觉治疗师在试图从他这里榨取金钱和言语，就像一根插入他肛门的手指，试图掏出他的粪便。

在移情中，MM 先生重现了他与母亲之间非常矛盾的关系，涉及拒绝给予和控制的议题。他将治疗师体验为就像他严苛的母亲，随时随地命令他排便（言语和金钱）。为了反抗这些他觉得是施虐性的和不合理的命令，他会把大便保留到最后一刻，然后在他自己的控制下排出它们。他试图通过这种方式化被动为主动，在愤怒的评论语中宣泄他施虐性的攻击。正如这些例子所阐明的，他的特征性的防御——反向形成——在每次退场白中都让他占尽上风。看穿反向形成，那些退场白可以被听成如下内容："别在冰上滑倒了！"的意思是"我希望你在冰上滑倒"；"别冻死了！"的意思是"我希望你会冻死"。即使 MM 先生试图把他的治疗师等同于一个施虐性和侵入性的母亲，在强行榨取他身体里的东西；但他的这种意图不得不掩藏在给治疗师买礼物的想法中。而尽管使用了反向形成，他在这些退场白中的愤怒还是被传递给了治疗师。由于 MM 先生对于自己的愤怒所具有的毁灭性力量有着全能式的担忧，所以他在表达任何敌意之后不得不立刻离开。他担心治疗师会严重地受到这些言语的影响，以致会以一种极具破坏性的方式进行报复。于是，MM 先生只有在要离开治疗室时才能表达愤怒，以脱离被报复的危险（Gabbard，1982）。

处理强迫性患者所具有的这些特征性阻抗的治疗性方法，是从仔细地关注反移情开始的。治疗师可能会感到一种强大的牵引，想要从患者对事实材料杂乱无章而机械化的呈现中解脱。治疗师可能会像患者一样开始隔离自己的情感，而不是将恼怒和愤怒作为需要向患者解释的、治疗过程的重要一部分来体验。例如，当治疗师开始因材料而感到无聊和疏离时，这样的回应可能是有帮助的："有没有可能，你呈现给我这些事实材料是一种在情绪上与我保持距离的方式？"对治疗师来说，另外一个反移情陷阱是，治疗师由于自身的强迫性倾向而忽视或回避患者精神病理学的某些特定方面。因为强迫性特质在完成医学院学习和精神科住院培训的过程中是高度适应性的

（Gabbard，1985），治疗师可能容易忽略，这些相同的特征可能如何对患者的人际关系造成着负面影响。承认强迫性倾向对人际关系的影响可能会让治疗师感到不舒服，因为患者的情况可能与治疗师在自身个人关系中的相似倾向产生共鸣。

对具有强迫性性格结构的患者，心理治疗中的一个有效策略是：穿透言语的烟幕，直接追寻感受。治疗过程经常会陷入患者寻找事实以回避感受的泥沼中，如下面的例子所示。

NN 先生是一名 29 岁的研究生，前来寻求心理治疗。他的主诉是没有办法完成自己的学位论文。治疗师是一位比他年纪稍轻的精神科住院医生。在最初的几次会谈中，患者不断地试图确定某些事实，纠结于对治疗师年龄的担心。

NN 先生：你看上去恐怕还没到成为一名充分受训的精神科医生的年龄。我猜你的年纪大概跟我差不多，是吗？

治疗师：是的。我的年纪跟你差不多。

NN 先生：当然，我猜你受过相当多的心理治疗训练，是这样吗？

治疗师：是的，我受过训练。

NN 先生：不过，精神科住院医生的培训要多久？

治疗师：4 年。

NN 先生：那你受训几年了？

治疗师：我现在是第三年。

NN 先生：不过，我猜你可能会有一个督导，是吧？

此时，这位住院医生开始意识到，这种一问一答是在绕过患者的感受。于是，代替只是回答患者所有与事实有关的提问，治疗师选择去探讨过程本身。

治疗师： NN 先生，在我看来，这种尝试去确定我的受训事实的努力，是一种让你不去讨论自己感受的方式，就是当你看到一个与你年龄差不多且正在受训的治疗师时，你心里会有的感受。我想知道，对于被分配给一位住院医生，你是不是觉得有些生气，甚至感到有点受辱。

这个治疗片段阐明了治疗师应该如何直率地处理患者的感受，即使患者否认它们的存在。强迫性患者也会通过撤退到对过去遥远事件的长篇大论，来从移情感受中逃离。治疗师可能必须将患者带回移情中的此时此地，并努力弄清楚在当前情境中正在发生什么，导致了患者要在过去寻求庇护（Salzman，1980，1983）。在脑中牢记治疗的某些首要主题和目标——通常就是患者最初带来接受治疗的那些主题和目标——这样，治疗师就能够为治疗过程保持住锚点（Salzman，1980，1983）。当患者无休止地反刍一些看起来不重要的细枝末节时，治疗师可能必须打断这些反刍，并把患者带回到开启这次治疗的中心主题或议题上。团体心理治疗在处理这类问题上通常非常有效，因为患者可能会接受来自同伴的这类反馈——不带着治疗师的反馈所伴随的那种权力斗争。

围绕感受的冲突是强迫性人格障碍的动力学心理治疗的核心。这包括：对愤怒感到内疚，对哭泣感到尴尬，对亲密关系感到痛苦和焦虑，以及对自己的缺点感到羞耻。聚焦于情感恐惧症（affect phobia）已经成为针对强迫型人格障碍和其他 C 类人格障碍的一种系统性的治疗方法（Svartberg & McCullough，2010；Towne et al.，2012）。该治疗方法的主要目标包括：通过识别出对潜意识冲突性感受的回避模式来重构防御；通过暴露和脱敏来重构情感；通过降低与自体意象相关的羞耻感，来建立一种适应性的自体感和他人感；降低预期；鼓励接触积极的感受。治疗师必须在言语和非言语上追踪患者的情感；以及注意任何针对情感所采取的防御，并在它们出现时指出来。在这种方法中同样至关重要的是，帮助患者去体验在此时此地的感受，而不只是把它们当作抽象空泛的概念去谈论。一项严谨的研究澄清了哪些类型的治疗师干预在处理情感恐惧症上最有帮助（Town et al.，2012）。与自我暴露、询问问题或提供信息相比，治疗师使用对质、澄清和支持会引发较高水平的即刻情感。这些经过分析处理而得的数据来自对六个短程动力学心理治疗个案的会谈录像的研究。尝试将压力引向对情感发自内心的体验，或者引向患者对感受的防御，这样的对质性干预会引发最高水平的即刻情感体验。

除了对质和解释患者的特征性防御，以及帮助患者表达这些防御背后的感受之外，心理治疗或精神分析的另一个总体目标是：缓和及修正严厉的超我态度。用最简单的话来讲，这意味着这些患者必须接纳自己的人性。他们必须接受，自己想要超越愤怒、憎恨、欲望和依赖等感受的愿望注定落空。感受，必须最终被欣然接纳为人类状态的一部分。它们必须被整合为一个人自体体验的一部分，而不是被抑制、否认、压抑，或被认为属于他人而否认与自己有牵连。要实现使超我成为一个更为良性结构的目标，安慰很少能起作用。类似"你没有真的像你自己想的那么糟"或"你对自己太苛刻了"这样的评论，对患者来说非常空洞。

超我的改变更可能是随着时间的推移，通过对患者围绕依赖、攻击和性的冲突进行详细解释，并与治疗师温和善意且有帮助的在场相呼应而发生。通过保持非评判性的态度，治疗师帮助患者发现，自己根据由过去的关系所锻造的模版而形成的对治疗师的感知是歪曲的。虽然患者会反复地试图将治疗师视为批评性的和评判性的，但治疗师可以通过指出患者是在将自己心里的批评性、评判性态度归于治疗师的身上来提供帮助。

当这些患者开始理解，他人其实并不像他们自己那样具有批判性时，他们的自尊可能就会相应地提升。他们开始意识到，其他人对他们的接纳自始至终都比他们自己想象的多得多。当他们体验到，自己的治疗师接纳了自己本来的样子时，他们便也获得了更多的自我接纳。当他们了解到自己与攻击和依赖有关的冲突是源自童年情境时，他们就获得了对这些感受更好的把握，并将它们接纳为作为人的一部分。治疗师可以定期地对质患者对自己不切实际的期望。比如，一位患者因自己在一次圣诞节家庭聚会中对哥哥的竞争性感受而在心理治疗中严厉地斥责自己。治疗师评论道："你似乎相信，你应该有能力超越所有与你哥哥竞争的感受，而如果你做不到，你就是一个失败者。"

如同对大部分患者的心理治疗一样，在解释深层潜藏的内容之前，要先解释阻抗。但是，不尊重患者的防御可能导致不明智的、过早的解释。被激惹或恼怒，并解释患者私密或潜意识的自体感的治疗师，可能是在以一种对患者来说极具羞耻性或羞辱性的方式暴露患者。如果治疗师能够涵容反移情恼怒，患者才可能开始表达个人内心的疑虑和不安全感，以及被隐藏的对他人的蔑视。在患者能够足够清晰地看到自己的防御模式并将它与深层潜藏的愤怒联系起来之前，可能需要一段时间去处理对愤怒的防御，比如反向形成。比如，治疗师可能需要传递如下解释："每当我宣布要休假时，我注意到你都会说'没问题！'。我在想，这种反应是否掩盖了一些更难以被接纳的其他感受。"当强迫性患者最终能够体验并表达针对治疗师的、不加掩饰的愤怒时，他们就会学到那并没有他们想的那么具有破坏性。治疗师是一个始终如一、持久存在的人，周复一周地在那里，显然没有被患者愤怒的表达所伤害。类似地，这些患者发现，他们自己并没有因为自己的愤怒而变成具有破坏性的怪物。

强迫性人格障碍患者常常被"思想犯罪（thought crimes）"所折磨。在患者的潜意识中，想到一个愤怒的想法与在某人鼻子上揍一拳之间没有什么差别。在动力学治疗或精神分析中发生的超我修正，有一部分涉及帮助患者意识到：敌意的冲动、感受或想法并不等同于行动。患者最终会明白，想法与感受不受与破坏性行为相同的道德标准约束。接纳自己的内在生活也能减少焦虑。

对强迫性患者而言，性的感受通常就像愤怒或依赖一样无法令人接受。同样地，移情会成为童年情境再度活现的平台，在这里，患者将治疗师视为一位反对性行为的父母。通过避免采取一种评判性反对的立场，治疗师最终使患者理解，这些"禁止"是内部的，而非外部的。这样，归咎于治疗师的（会被阉割或失去爱的）威胁就能够被患者理解为一种产生自他们内在的错觉。

在与强迫性人格障碍患者一起工作时，一个有帮助的策略是争取他们的合作，以积极地探索强迫性思维是如何用于防御丧失的（Cooper，2000）。通过反刍各种可供选择的选项到了因犹豫不决而让自己无法正常运转的程度，这些患者可能是在避免放弃任何东西。而通过想到存在着无限多的选项，他们让所有可能性保持鲜活地存在。治疗师可以积极地与患者探索这种幻想，这也许可以帮助他们哀悼这种丧失——失去拥有他们所渴望的一切。许多强迫性人格障碍患者都有深层潜藏的抑郁主题，因此这些患者有相对较高的重性抑郁症患病率也就不足为奇了。

最后，对强迫性人格障碍患者进行成功的心理治疗或精神分析的另一个关键，是对羞耻和内疚的共情。这种羞耻和内疚与私密的和潜意识的自体感中不能被接纳的部分相关，它们使这些患者自我厌恶。干预措施如果能够承认患者的恐惧——他们害怕别人发现他们施虐性的冲动、顺从的渴望以及无处不在的不安全感——就可能有助于创造一个抱持性的环境，在这里，心灵中较为幽深的部分可以得到探索。

回避型人格障碍

回避型人格障碍（avoidant personality disorder）这一存在争议的分类，旨在描述一组与分裂样患者相区别的社交退缩性个体。不同于分裂样患者（见第十四章），回避性患者渴望亲近的人际关系，但同时又害怕它们。这些个体回避关系和社交情景，因为他们害怕与失败相关的羞辱以及与被拒绝相关的痛苦。他们羞怯的、自我谦避的自我呈现，使他们对关系的渴望可能不是那么明显。

关于广泛性社交恐惧症（generalized social phobia）与回避型人格障碍之间的区别，存在着相当大的争议。相比于针对社交恐惧症已经有大量的研究，只有相对较少的研究聚焦于回避型人格障碍，尤其是针对治疗干预的研究。比较社交恐惧症与回避型人格障碍的文献综述（Alden et al.，2002；Rettew，2000）得出的结论是，从现象学、人口统计学、病因学、病程及治疗的角度来看，几乎没有证据表明这两种障碍之间存在实质性的性质差异。两者之间能够被查明的任何差异似乎更多地与严重程度相关，而非与任何症状上的差异有关。

回避型人格障碍的诊断标准（专栏 19–2）经常在临床人群中被识别出来。一项挪威的研究（Torgersen et al.，2001）发现，它是最常见的人格障碍，患病率为 5%；在美国，其患病率为 2.36%（Grant et al.，2004）。然而，这种障碍很少是临床实践中的主要或唯一的诊断（Gunderson，1988）。最常见的情况是，它是另一种人格障碍或诊断的附加诊断。羞耻在回避性患者身上的中心地位，提供了他们与某些类型的自恋性患者的精神动力学之间的联系（特别是现象学上的过度警觉型，以及科胡特所描述的一些类型）。事实上，一些数据（Dickinson & Pincus，2003）显示，过度警觉型的自恋性个体可能会被误诊为回避型人格障碍，因为他们明显呈现出对于与他人产生联系的巨大恐惧，对于启动和保持社交关系的信心缺乏，以及当他们的需求没有在关系中被满足时对于羞耻和失望的害怕。回避性人格障碍患者和过度警觉型自恋患者都有被他人喜欢和接纳的需要，但是自恋性人格障碍典型的安静的夸大和应得的权利感，不会出现在回避性患者身上。此外，过度警觉型自恋患者需要被赞赏，不管这是不是他应得的。

专栏 19–2 DSM-5 回避型人格障碍的诊断标准

301.82（F60.6）

一种社交抑制、能力不足感和对负性评价极其敏感的普遍模式，起始不晚于成年早期，存在于各种背景下，表现为下列四项（或更多）症状。

1. 因为害怕被批评、否定或拒绝而回避涉及重要人际接触的职业活动。
2. 不愿与人打交道，除非确定能被喜欢。
3. 因为害怕被羞辱或被嘲弄而在亲密关系中表现拘谨。
4. 有在社交场合会被批评或被拒绝的先占观念。

5. 因为能力不足感而在新的人际情境中受到抑制。

6. 认为自己拙于社交、缺乏个人吸引力或低人一等。

7. 极其不愿冒个人风险或参加任何新的活动，因为它们可能会令人感到困窘。

来源：Reprinted from the *Diagnostic and Statistical Manual of Mental Disorders*, 5th Edition. Washington, DC, American Psychiatric Association, 2013. Used with permission. Copyright © 2013 American Psychiatric Association.

精神动力学理解

人们可能因为各种原因而害羞和回避。他们可能有一种回避应激性情境的体质性倾向——这种倾向基于先天气质，并继发性地在他们整个人格风格中得到展开（Gunderson，1988）。例如，在克洛宁格等人（Cloninger et al.，1993）的心理生物学模型中被称为"**伤害 – 回避**（*harm-avoidance*）"的维度可能是大部分回避性人格障碍患者共有的生物学因素。一些研究数据表明，害羞（shyness）这一特征有着遗传 – 体质性的起源，但它需要一种特定的环境性体验以发展为一种全面的特征（Kagan et al.，1988）。纳赫米亚斯等人（Nachmias et al.，1996）发现，依恋状况调节了气质性抑制（temperamental inhibition）的表达。对于对抑制和害羞有生物学易感性的儿童来说，如果他们的依恋是不安全的，那么相比于安全依恋状态的儿童，他们在面对陌生人时会表现出更高的自主神经系统唤起。不良的环境经验也出现在另一项对有回避性人格障碍症状的大学生的研究（Meyer & Carver，2000）中。有这些症状的大学生报告了显著更多的负面童年记忆，比如孤立无援、被拒绝，以及遭受不良童年社交经历。害羞或回避防御了尴尬、羞辱、拒绝和失败。如同对待任何其他形式的焦虑，治疗师必须探索焦虑的精神动力学意义，以充分地理解它们在每一位个体患者身上的起源。而针对有这些担忧的个体进行的心理治疗和精神分析性治疗常常揭示出，羞耻感是他们的一种核心的情感体验。

羞耻感与自我暴露紧密相关。回避性患者通常害怕的是任何让他们必须暴露自己的脆弱之处的情境。内疚感涉及担心因违反了某些内在规则而受到惩罚；而羞耻感更多地与认为自己不够好、没有达到一种内在标准的自体评价有关。在这个意义上，内疚感与结构模型中的超我更为关系密切；而羞耻感则与自我理想更为联系紧密（见第二章）。回避性人格障碍患者可能会觉得必须回避社交情景，因为他们的不足之处会被展示给所有人。他们可能对自己的许多方面都感到羞耻，比如，他们可能会感到自己虚弱无力，没有能力竞争，身体上或心理上有缺陷，混乱和令人讨厌，无法控制身体功能，或有裸露倾向（Wurmser，1981）。

　　羞耻（shame）在词源学上源自"躲藏（to hide）"这个动词（Nathanson，1987），回避性患者出于"藏起（hide out）"高度令人不舒服的羞耻情感的愿望，常常从人际关系和暴露情境中撤退。羞耻感无法简化性地与儿童生活中的某一个发展时刻联系起来；相反，它似乎是在不同年龄段的许多不同的发展性体验中逐步形成的（Nathanson，1987）。羞耻感显然从生命的非常早期开始就已经存在，在儿童大约 8 个月大开始出现陌生人焦虑（stranger anxiety）时，它无疑已经很明显了（Broucek，1982）。羞耻感还与把大小便拉在裤子里以及内化了父母通常对此的训斥带来的感受有关。一个光着身子开心玩耍的 2 岁孩子在被严厉的父亲或母亲打断活动并被坚持要求先穿上衣服后，可能也会发展出羞耻感（Gabbard，1983）。当暴露在对患者来说很重要的某个人群或某个个体面前时，所有这些发展性体验都可能在回避性患者身上被重新激活。

　　依恋理论为我们提供了非常多对回避性患者的理解。具有回避型依恋模式的成年人通常在童年时感到过被父母或照料者拒绝，因此在成年后害怕发展爱的关系（Connors，1997）。他们常常感到，他们的发展性需求是过度的或不恰当的，并且他们未能体验过充足的自体客体回应（Miliora，1998）。

心理治疗方法

　　尽管针对回避性人格障碍的动力学治疗的实证研究有限，但两个不同的研究（均在本章较早前对强迫性人格障碍的讨论中被提及过）表明，这种方法是有帮助的。在温斯顿等人（Winston et al.，1994）进行的一项对照研究中，接受动力学治疗的 C 类人格障碍患者的表现优于等待名单对照组。在斯瓦特贝格等人（Svartberg et al.，2004）的研究中，C 类人格障碍患者的动力学治疗效果非常好，并且在治疗终止后仍有进一步改善。

　　在一项特别针对回避性人格障碍的研究中，在 62 位患此障碍的患者被分配到二十次的认知行为疗法组、二十次的短程动力学治疗组或等待名单对照组（Emmelkamp et al.，2006）。两个治疗组的患者在焦虑症状、回避行为以及与回避和依赖相关的核心信念方面，都显示出统计学意义上的显著改善。但是在 6 个月随访时，在回避性人格障碍的缓解率方面，认知行为疗法的效果优于短程动力学治疗。在接受短程动力学治疗的患者中，36% 的患者仍符合回避型人格障碍的诊断标准；而接受认知行为疗法治疗的患者只有9%仍符合诊断标准。尽管如此，两个治疗师分别64%和91%的缓解率仍然令人印象深刻。

如果与坚定地鼓励患者将自己暴露于恐惧情境的方法相结合，回避性人格障碍患者可能对表达性 – 支持性心理治疗的反应最好（Gabbard & Bartlett，1998；Sutherland & Frances，1995）。当然，鼓励患者面对所害怕的情境，必须和对患者与暴露相关的尴尬和羞辱的共情性理解相结合。我们之所以可以说这是一种表达性 – 支持性治疗，是因为表达性元素涉及探索羞耻感的深层原因以及它们与过去发展性经验之间的联系；而支持性的元素则涉及共情性地鼓励患者面对所害怕的情境，而不是在恐惧中退缩。这种方法可以结合选择性 5- 羟色胺再摄取抑制剂来处理生物学气质上的问题。

与在撤退的防御姿态中相比，在实际的暴露情境中会有更多的焦虑和幻想被激活。这一事实可以通过教育性干预向患者解释，以帮助他们认识到主动寻找他们所害怕的情境的价值。治疗师应该为此做好心理准备，即患者赞同去面对令人害怕的情境的必要性，但随后却无法完成指定的任务。回避性患者可能因为害怕受到治疗师的反对和批评而不敢在治疗中提到这一点（Newman & Fingerhut，2005）。

最初的探索性工作可能令人沮丧，因为回避性患者不能完全确定他们害怕的是什么。回避性患者经常诉诸精神病学上的陈词滥调，诸如"拒绝"。治疗师必须从实际的情况中探求更多的细节，以帮助患者跨越这种对"回避"的模糊解释。治疗师可以询问："当你昨天和同事一起坐在餐厅里时，对于他们怎么看你，你实际的想象是什么？"同样地，也可以在移情的环境中对特定的幻想进行探索。回避性患者通常对心理治疗中固有的暴露心怀大量的焦虑。当患者因为刚说过的话而脸红时，治疗师可以询问："你可以跟我说说，在此时此刻，是什么让你觉得尴尬？你能想象到我对你刚说的话有什么反应吗？"通过对特定情境的细节探寻，患者会发展出对与羞耻情感相关的认知成分的更多觉察。

OO 女士是一位24岁的护理系学生，因为对自己的生活不满意、与异性建立关系困难以及在社交情境中感到焦虑而前来寻求心理治疗。她描述自己长期有在男性面前感到胆怯害羞的问题。因为她特别有吸引力，所以经常有人约她出去，但每一次约会她的焦虑都会加剧，以至于不得不通过喝酒来放松。她告诉治疗师，她觉得自己有发展成酒精依赖的危险，因为只有在酒精的作用下她才能够在男人面前"放得开"。OO女士也注意到，当她发现自己与别人在一起"放松下来"的时候，比如与护理学校的同伴在一起时，也有同样的焦虑体验。

她尝试过几个月的团体心理治疗，但发现自己在团体中会舌头打结说不出话，感到局促不安。她很少开口说话，因为怕"说错话"。当她开始缺席团体心理治疗时，她会合理化自己的缺席，说这无关紧要，因为反正她也没有在参与。OO女士之所以决定寻求个体心理治疗，因为她觉得对一个人打开心扉比对8个人容易得多。

在第三次心理治疗中，她开始不断陷入沉默。治疗师在这些沉默发生时很有耐心。而在几次治疗之后，治疗师注意到，OO女士的沉默似乎发生在她即将体验到强烈感受的时候。她承认她非常害怕在情感强烈时失控。治疗师问OO女士，她是否对在她表达了情绪后他会如何反应感到担心。OO女士回答，她觉得他肯定会批评她，并"羞辱"她"表现得像个婴儿"。

这时，治疗师问OO女士，这种害怕是否基于任何类似的过去经验。她开始详尽地描述她父亲如何把她当作一个小孩来对待。她说，他是个"大男人，不能接受批评，但是很会批评别人"。每当她带成绩单回家时，他都会吼她，质问她，"你为什么没有拿到A？"。她也记得自己把牛奶洒在了餐桌上，然后被父亲狠狠斥责，抱怨她，"你为什么不能多像你姐姐一点儿？"。她非常尴尬地说，父亲从来没有让她对于身为女性感到舒服自在。在她第一次经历月经来潮时，他嘲笑她，说现在她每个月都有一个表现"糟糕"的借口了。她记得自己当时感到非常羞耻，在房间里哭了好几个小时。有一天，她非常兴奋地回到家，因为她被选为啦啦队队长，但她父亲说她"自以为是而且被宠坏了"。她深深地确信，她永远达不到父亲的期望。

在治疗的某个时刻，OO女士谈到了她在聚会上或其他社交场合中的困难。治疗师再一次询问过去发生的、可能与这种恐惧有关的情境。OO女士想起在她还是个小女孩时，母亲会把她打扮得漂漂亮亮，带她去朋友家，而所有人都会称赞她有多么"可爱"。她还记得自己听到这些赞美时的尴尬感，好像她在"炫耀"。当治疗师帮助她进一步探索这种感受时，她意识到，在某种程度上，她享受这种暴露，因为她获得了如此积极的反馈，这与来自父亲的不断批评形成了鲜明的对比。治疗师鼓励她接受邀请参加一些社交活动，看看当焦虑突然发作时，头脑中会出现什么其他联想。

当 OO 女士在不先喝醉的情况下开始更多地与人交际时，她意识到，她害怕感到快乐。如果她享受社交聚会上围绕着她的男士们的赞美，她就更确信自己正像父亲说的，"自以为是而且被宠坏了"。这种确信让她觉得自己是个"坏女孩"。

OO 女士的案例说明，在人际交往的情境中，成功常常可能像失败一样可怕。自我表现性的展示所带来的兴奋可能会自动地触发早年父母对"炫耀（showing off）"的斥责。许多回避性人格障碍个体害怕在成为别人关注的焦点时会陷入自我陶醉。这种心理动力是"怯场（stage fright）"体验的核心（Gabbard，1979，1983）。与 OO 女士害怕享受自己在舞台中央的时刻共存的是另外一种恐惧，即她害怕自己达不到她为自己设定的高期望。这些期望是在与一个有过高期望的父亲生活在一起时被内化的。在治疗中，她最终能够承认她对父亲强烈的愤怒，因为他不断地羞辱她，让她对于自己的性别和自己的女性特征感到内心充满矛盾冲突。米勒（Miller，1985）注意到，对愤怒的抑制与羞耻体验之间始终存在关联。OO 女士从来都无法自由地表达对父亲的愤怒，她甚至为自己有这样的感受而感到羞愧。

依赖型人格障碍

依赖就像拒绝一样，已经成为某种精神病学上的陈词滥调。每个人都有某种程度上的依赖性，并且在临床情境中，大多数患者都对自己的依赖性感受有一些内心冲突。尤其在美国文化中，一种强大的神话是以坚定的个人主义和独立性为中心的，"依赖"这个词常常被贬义地使用的。然而，自体心理学家会认为，真正的独立既不可能也不可取（参见第二章）。我们中的大多数都需要各种各样的自体客体功能，比如认可、共情、确认和赞美，以此支撑我们并调节我们的自尊。

　　DSM-5的依赖型人格障碍（dependent personality disorder，DPD）这一类别，意在描绘一种极端到呈现出病理性的依赖（专栏19-3）。这些个体无法为自己做决定，异乎寻常地顺从，总是需要保证，并且在没有其他人照顾他们的情况下无法良好地运行功能。

专栏 19-3　DSM-5 依赖型人格障碍的诊断标准

301.6（F60.7）

　　一种弥散而过度的对于被他人照顾的需要，以至于产生顺从和黏附行为以及对分离的恐惧，起始不晚于成年早期，存在于各种背景下，表现为下列五项（或更多）症状。

1. 如果没有他人过度的建议和保证，便难以做出日常决定。
2. 需要他人为其大多数主要生活领域承担责任。
3. 因为害怕失去支持或赞同而难以表达与他人不同的意见（注：不包括对被报复的现实担心）。
4. 难以自己启动项目或做事情（因为对自己的判断或能力缺乏信心，而非缺乏动机或精力）。
5. 为了获得他人的培养或支持而过度努力，甚至甘愿做令人不愉快的事情。
6. 因为过于害怕不能自我照顾而在独处时感到不舒服或无助。
7. 在一段密切的人际关系结束时，迫切寻求另一段关系作为照顾和支持的来源。
8. 不切实际地沉浸于害怕只剩自己照顾自己的先占观念。

来源：Reprinted from the *Diagnostic and Statistical Manual of Mental Disorders*, 5th Edition. Washington, DC, American Psychiatric Association, 2013. Used with permission. Copyright © 2013 American Psychiatric Association.

　　与回避型人格障碍一样，依赖型人格障碍很少被用作主要或唯一的诊断。很多研究（Bornstein，1995；Loranger，1996；Skodol et al.，1996）已证实，依赖型人格障碍患者的共病率很高。经常与依赖型人格障碍共病的障碍包括：重性抑郁症、双相障碍、某些焦虑障碍以及进食障碍。斯科多尔等人（Skodol et al.，1996）认为，依赖性人格障碍与抑郁症之间并无特定的关联。依赖性人格障碍只是呈现了一系列适应不良的行为和特征，它们广泛涉及一系列人格精神病理学，并与各种类型的心理困扰相关。实际上，大多数研究表明，被诊断为依赖型人格障碍的患者也会符合其他一些人格障碍的诊断标准。尽管在被诊断为依赖型人格障碍的患者中，有超过50%的人也会得到边缘型人格障碍的诊断，但这两种诊断可以基于他们关系模式的关键方面来进行区分。

边缘性患者对"被抛弃"的反应是暴怒与操纵，而依赖性患者则会变得顺从和黏人（Hirschfeld et al., 1991）。此外，边缘性患者的人际关系有强烈且不稳定的特性；在依赖性人格障碍患者的人际关系中，并没有发现这样的特性。

一项挪威的调查发现，依赖型人格障碍的患病率为 1.5%，女性的患病率为男性的 2 倍（Torgerson et al., 2001）。不过，这一事实可能与文化中根深蒂固的性别刻板印象有关，它暗示了依赖在女性身上比在男性身上更容易被接受，并且允许女性更为夸张地表达依赖。

精神动力学理解

尽管早期的精神分析作者相信，依赖的问题与性心理发展过程中口欲阶段的紊乱有关，但这一观点在今天不被广泛地采纳（Gunderson，1988）。这样的构想存在与精神病理的其他阶段特异性解释相同的问题。一种贯穿所有发展阶段的、父母对依赖性进行强化的普遍模式，更可能在依赖性人格障碍患者的背景中起作用。一项实证研究（Head et al., 1991）发现，与临床对照组和健康对照组的家庭相比，依赖性人格障碍患者的家庭以低表达性和高控制性为特征。另一项针对早期家庭环境的研究（Baker et al., 1996）发现，依赖性人格障碍患者的家庭的独立性低且控制性高。

不安全的依恋关系是依赖性人格障碍的标志，针对依赖性人格障碍患者的研究（West et al., 1994）发现了一种"纠缠（enmeshed）"的依恋模式。在成长过程中，许多患者的父母都以这样或那样的方式向他们传达了一个意思：独立是充满危险的。他们可能因为对父母保持忠诚而微妙地获得奖励；而在面对他们迈向独立的任何举动时，父母似乎都会拒绝。除了促成临床表现的环境因素，人际间的依赖似乎也受到一定程度的遗传影响（O'Neill & Kendler, 1998），因此生物性气质也可能是整体情况中的一个致病性因素。

伯恩斯坦（Bornstein, 1993）强调，不应把依赖性与被动性自动画上等号。依赖性人格障碍患者的核心动机是获得及维持滋养性和支持性关系。为了实现这个目标，他们可能会表现出相当具有适应性的坚定果敢而且积极主动的行为。例如，依赖性人格障碍患者更可能在心理学测验中寻求反馈，在实验情境下解决困难问题时请求帮助，以及在出现躯体症状时就医。

对他人的顺从姿态可以有无数种含义。正如回避性患者会在多重决定性的潜意识因素的作用下回避暴露一样，依赖性患者会由于潜藏在表面之下的焦虑而寻求照顾。临床医生应该询问每位患者："关于独立或分离，是什么让你如此害怕？"依赖性的黏附常常掩盖着攻击性。这可以被视为一种妥协形成，其意思是，它防御着同时也被表达出来的敌意。正如很多心理健康专业人士从一手经验中了解到的，成为依赖性患者黏附客体的人可能将患者的要求体验为有敌意的和折磨人的。

依赖行为也可能是一种避免既往创伤体验被再度激活的方式。治疗师应该与患者一起探索有关既往分离的任何记忆以及它们的影响。

　　　PP 先生是一位 29 岁的已婚邮局职员。他患有长期的恶劣心境障碍，长期抱怨失眠，精力不济，难以做决定，以及焦虑。尽管如此，他努力尽职尽责地工作，虽然当别人期望他主动时，他觉得难以做到。在他因为自杀想法和愿望而进入精神科接受住院治疗之前，他的上司说他的工作没有做好，PP 先生在这位上司面前泪流满面。

　　　在入院访谈中，PP 先生对于在住院期间要离开妻子表达了极度的担忧，尽管他意识到他的自杀愿望十分危险，需要住院治疗。PP 太太解释，她丈夫从来都不喜欢离开她。在家里，他依赖她去做所有决定；没有她，他就无法很好地发挥自身功能。在入院后，PP 先生几乎立刻就缠住了一位与他年纪相仿的女性患者，并向她寻求指导，就像他与妻子的关系一样。他的每一餐都跟她一起吃，在没有参加治疗活动时，他所有的闲暇时间都跟她一起度过。他对这位女性患者没有任何性意图，只是说在她的陪伴下，他觉得安全。

　　　PP 先生的生活史揭示了一种终生的焦虑性依赖模式。一想到要单独做一件事或者不请教别人就启动任何行动计划，他就总是会感到非常焦虑。他刚开始上小学时就有学校恐惧症，他妈妈说他会一直哭，直到她带他回家。类似地，在 10 岁时，他有一次被送去舅舅家过夜，他哭得特别厉害，以至于他妈妈不得不返回舅舅家把他带走。高中毕业后，同龄人中所有的朋友都应征入伍了，所以他也就跟着参军了。退伍后，他们去了邮局工作，他也跟着一起去应聘。任何独立的行动似乎都会重新激活他心中与早年分离有关的痛苦的焦虑。他表现得仿佛深信自己会因任何自主的行为而遭到遗弃。

当他的母亲开始往医院给他打电话时，PP 先生的依赖性及分离焦虑的起源变得清晰起来。她抱怨他做了住院的决定："你就这样离开我们，怎么说得过去呢？你的情况不可能那么糟。如果我们需要你做些事，而你又不在，那怎么办？"患者解释道，即使是成年人了，他还是每周都应母亲的要求到她家里做各种杂务琐事。他继续说道，他的父母几乎互不交流，而他母亲一直依赖于与他聊天。在 PP 先生的原生家庭里，他的母亲向他传递了一个强烈的信息——她需要他来代替在感情上疏远的丈夫。因此，独立被认为是一种具有攻击性且不忠诚的行为，那会让他失去母亲的爱。

心理治疗要点

如本章先前所述，两个随机对照实验（Svartberget al.，2004；Winston et al.，1994）表明，进行 40 周每周一次的动力学心理治疗对 C 类人格障碍非常有效。与其他人格障碍相比，依赖性人格障碍患者的脱落率往往更低（Karterud et al.，2003；Shea et al.，1990）。根据情感恐惧症模型（affect phobia model；Svartberg & Mc-Cullough，2010），我们会寻求对他人深层的依恋感受，以及所有根植于一个人与他人关系感受中的问题。父母的过分溺爱是问题的一个来源，它可能会造成一种愤怒与依赖的结合，通常被称为**敌意性依赖**（hostile dependency）。在早年生活中被给予高度独立性或被高度孤立孩子也可能会对独立产生焦虑，这与不安全依恋有关；他们可能表现出黏附或依赖的行为，来应对这种焦虑。对这些患者的心理治疗呈现出一种直接的治疗性两难困境——对他们来说，要战胜依赖问题，就必须首先发展出对治疗师的依赖。这种两难困境常常会发展成为一种特定形式的阻抗，在此，患者将对治疗师的依赖视为目标本身，而非达成目标的一个手段。在一段时间的治疗后，这些患者可能会忘记将他们带入治疗的那些困扰的本质，而他们唯一的目的变成了维持对治疗师的依恋。因为害怕治疗结束，他们可能会反复提醒治疗师，自己感觉如何糟糕，以确保治疗会继续。如果治疗师提到患者在任何方面的进步，患者可能反而会恶化，因为想到改善就等同于治疗的结束。

要记住，治疗依赖性患者的一个经验法则是，他们说他们想要的，很可能并不是他们所需要的。他们会努力让治疗师告诉他们该做什么，允许他们继续依赖；并在他们回避做决定或在坚持他们的愿望上，让治疗师与他们共谋。治疗师必须能够坦然地挫败这些愿望，并促使患者独立地思考和行动。治疗师必须向患者传递一个信念，即这种挫败带来的焦虑是可以忍受的，而且是建设性的，因为它可能会促成对依赖的起源以及对与之相关的恐惧的联想。

另一个常见的移情发展是对治疗师的理想化（Perry，2014）。患者可能开始认为治疗师无所不知，并表现出一种要把做所有重要决定的责任都移交给治疗师的意愿。患者经常幻想他们所有问题的解决方法就是变得像治疗师一样。发现一个真实的、与治疗师相分离的自体感是一项艰苦的工作，随着治疗的进行，患者想要绕过这项艰苦工作的愿望需要被解释和被对质。患者甚至可能会试图破坏治疗目标，以证明自己如果不依赖治疗师就无法思考或发挥自身功能。

有时间限制的动力学心理治疗在这样的患者身上取得了成功（Gunderson，1988）。从心理治疗一开始，患者就知道治疗关系会在十二次、十六次或二十次治疗后结束，这迫使患者去对质他们对于丧失和独立的最深层的焦虑。此外，这种方法也帮助患者处理关于养育性人物可以永远都在的强烈幻想。当长期的开放式的治疗陷入僵局时，治疗师可以通过设定结束日期来应用改良的时限技术。当治疗结束在即时，潜伏的焦虑会很快地浮出水面。

依赖性患者的一个亚组不能或不愿使用短程心理治疗框架。想到"治疗刚开始"就要失去治疗师，会让他们产生太多焦虑。因为自我力量较弱或分离焦虑较严重，这些患者需要经过一段较长的时间去发展一种对治疗师的正性依赖性移情。不过，正如沃勒斯坦（Wallerstein，1986）的研究所记录的，这种支持性策略有可能带来相当大的治疗收获（在第四章中已讨论过）。作为与治疗师"移情交易"的一部分，一些患者发生了改变（Wallerstein，1986，p. 690）。他们愿意在自己的生活中做出某些改变，作为对治疗师的认可的回报。而另外一些患者可能会成为"无期徒刑犯"，只要他们知道治疗师会永远为了他们而存在于那里，他们就能够保持变化。即使治疗师将治疗减少到几个月一次，只要不存在治疗结束的威胁，这些患者就可能表现得很好（Gabbard，2009）。

对于依赖性人格障碍患者的个案来说，在诊断性理解和治疗计划的制订中，必须考虑到文化议题。在某些文化中，依赖不仅是被期待的，而且被赞许为对年长家庭成员的一种忠诚。当家人陪着患者前来咨询时，我们有机会更深入地理解家庭和文化对于依赖的看法，并把它们纳入治疗之中。当患者不断增加的自主性被体验为一种对家庭的威胁时，治疗师可能要考虑将家庭治疗作为辅助治疗（Perry，2005）。

依赖性人格障碍患者通常会在他们的治疗者身上唤起与依赖冲突相关的反移情问题。通常，医生，尤其是精神科医生，可能会对自身的依赖性感到矛盾冲突（Gabbard，1985；Gabbard & Menninger，1988；Vaillant et al.，1972）。心理治疗师必须警惕对依赖性患者的反移情蔑视或轻视。患者的渴望可能会与治疗师的潜意识渴望发生共鸣，而与这样的依赖愿望保持共情性调谐可能非常不舒服。否认患者的渴望的治疗师，可能也在否认他们自己的渴望。其他的反移情困境还包括享受患者的理想化，这导致治疗师回避面对患者缺乏实际的变化这一事实（Perry，2014）。治疗师也可能变得过度专制和具指导性，尤其是如果患者继续留在虐待性的关系中，而不听从治疗师对"这种关系具有破坏性"的警告。

精神动力学心理治疗的一个基本原则是，它是非强制性的——没有人能强迫任何人做任何事。因此，一种应该避免的反移情立场是，治疗师比患者更努力地工作，以试图让患者获得"成长"或与他们的家庭分离。患者与家庭可能有他们喜欢待在一起的理由，这些理由胜过了治疗师为帮助他们分离所做的任何努力。从试图让患者离开家庭的立场后退，转而关注家庭是如何看待这种情况的，通常会产生悖论性的效果。也就是说，治疗师可以询问家庭和患者："如果允许患者继续与家庭生活在一起，对于这种可能性，你们怎么想？"这种方法使治疗师不再显得试图想把患者从家庭系统中"撬出来"。这也促使家庭和患者对此进行内省：他们自己到底想要什么；以及如果发生任何变化，他们害怕的是什么。今天，治疗师经常遇到"启动失败（failure to launch）"的年轻人，他们被嵌在一个充斥着焦虑的家庭系统中。对依赖性患者来说，对那些恐惧进行深入彻底的探索，可能是最佳且最为非评判性的方法。

其他特定和非特定的人格障碍

在我们完成对 DSM-5 中有关人格障碍的探讨之后，值得说明的是，患者通常不会表现为任何一种人格障碍的"纯培养物"。常见的是，患者表现出一种以上的 DSM-5 人格障碍的特征或特点。在 DSM-5 中，临床医生在这些情况下有两种选择。一种选择是应用其他特定人格障碍（other specified personality disorder）的类别，这一类别可用于这种情况，即临床医生想要传达患者的表现不符合任何特定人格障碍的诊断标准是有明确原因的。

另一种选择是应用非特定人格障碍（unspecified personality disorder）的类别，即在社交或职业功能领域表现出临床上显著的困扰或损害症状，但不符合DSM-5中任何一种人格障碍的诊断标准。非特定人格障碍这一类别可用于这种情况，即临床医生选择不去明确说明患者不符合任何一种人格障碍的诊断标准的原因。使用这一类别也包括还需要采集更多信息的情况。

关于不完全符合"类别"的人格特征的讨论，是结束本书的一个吉利的注脚。动力性精神病学家对个体的独特性和特质感兴趣。事实上，他们更感兴趣于患者之间如何相区别，而非他们如何相似。这一原则在人格障碍的情况下最具重要意义。然而，无论诊断是什么，动力性精神科医生总是同时在治疗人和疾病，因为他们知道，前者总是会影响后者。

参考文献

Abraham K: Contributions to the theory of the anal character (1921), in Selected Papers of Karl Abraham, MD. London, Hogarth Press, 1942, pp 370–392

Alden LE, Laposa JM, Taylor CT, et al: Avoidant personality disorder: current status and future directions. J Pers Disord 16:1–29, 2002

American Psychiatric Association: Diagnostic and Statistical Manual of Mental Disorders, 5th Edition. Washington, DC, American Psychiatric Association, 2013

Baer L, Jenike MA, Ricciardi JN, et al: Standardized assessment of personality disorders in obsessive-compulsive disorder. Arch Gen Psychiatry 47:826–830, 1990

Baker JD, Capron EW, Azorlosa J: Family environment characteristics of persons with histrionic and dependent personality disorders. J Pers Disord 10:81–87,1996

Bejerot S, Ekselius L, von Konorring L: Comorbidity between obsessive-compulsive disorder (OCD) and personality disorders. Acta Psychiatr Scand 97:398–402, 1998

Bornstein RF: The Dependent Personality. New York, Guilford, 1993

Bornstein RF: Comorbidity of dependent personality disorder and other psychological disorders: an integrative review. J Pers Disord 9:286–303, 1995

Broucek FJ: Shame and its relationship to early narcissistic developments. Int J Psychoanal 63:369–378, 1982

Cloninger CR, Svrakic DM, Pryzbeck TR: A psychobiological model of temperament and character. Arch Gen Psychiatry 50:975–990, 1993

Connors ME: The renunciation of love: dismissive attachment and its treatment. Psychoanalytic Psychology 14:475–493, 1997

Cooper S: Obsessional thinking: the defence against

loss. Br J Psychother 16:412– 422, 2000

Diaferia G, Bianchi I, Bianchi ML, et al: Relationship between obsessive-compulsive personality disorder and obsessive-compulsive disorder. Compr Psychiatry 38: 38–42, 1997

Dickinson KA, Pincus AL: Interpersonal analysis of grandiose and vulnerable narcissism. J Pers Disord 17:188–207, 2003

Emmelkamp PM, Benner A, Kuipers A, et al: Comparison of brief dynamic and cognitive-behavioral therapies in avoidant personality disorder. Br J Psychiatry 189:60–64, 2006

Freud S: Character and anal erotism (1908), in The Standard Edition of the Complete Psychological Works of Sigmund Freud, Vol 9. Translated and edited by Strachey J. London, Hogarth Press, 1959, pp 167–175

Gabbard GO: Stage fright. Int J Psychoanal 60:383–392, 1979

Gabbard GO: The exit line: heightened transference-countertransference manifestations at the end of the hour. J Am Psychoanal Assoc 30:579–598, 1982

Gabbard GO: Further contributions to the understanding of stage fright: narcissistic issues. J Am Psychoanal Assoc 31:423–441, 1983

Gabbard GO: The role of compulsiveness in the normal physician. JAMA 254:2926–2929, 1985

Gabbard GO: What is a "good enough" termination? J Am Psychoanal Assoc 57:575–594, 2009

Gabbard GO, Bartlett AB: Selective serotonin reuptake inhibitors in the context of an ongoing analysis. Psychoanalytic Inquiry 18:657–672, 1998

Gabbard GO, Menninger RW: The psychology of the physician, in Medical Marriages. Edited by Gabbard GO, Menninger RW. Washington, DC, American Psychiatric Press, 1988, pp 23–38

Gabbard GO, Newman CF: Psychotherapy of obsessive-compulsive personality disorder, in Oxford Textbook of Psychotherapy. Edited by Gabbard GO, Beck J, Holmes JA. Oxford, England, Oxford University Press, 2005

Grant BF, Hasin DS, Stinson FS, et al: Prevalence, correlates and disability of personality disorders in the United States: results from the National Epidemiologic Survey on Alcohol and Related Conditions. J Clin Psychiatry 65:948–958, 2004

Gunderson JG: Personality disorders, in The New Harvard Guide to Psychiatry. Edited by Nicholi AM Jr. Cambridge, MA, Belknap Press, 1988, pp 337–357

Head SB, Baker JD, Williamson DA: Family environment characteristics and dependent personality disorder. J Pers Disord 5:256–263, 1991

Hirschfeld RMA, Shea MT, Weise R: Dependent personality disorder: perspectives for DSM-IV. J Pers Disord 5:135–149, 1991

Horowitz MJ: Introduction to Psychodynamics: A New Synthesis. New York, Basic Books, 1988

Jones E: Anal-erotic character traits, in Papers on Psycho-Analysis, 5th Edition. Baltimore, MD, Williams & Wilkins, 1948, pp 413–437

Josephs L: Character Structure and the Organization of the Self. New York, Columbia University Press, 1992

Kagan J, Reznick JS, Snidman N: Biological bases of childhood shyness. Science 240: 167–171, 1988

Karterud S, Pedersen G, Bjordal E, et al: Day treatment of patients with personality disorders: experiences from a Norwegian treatment research network. J Pers Disord 17:243–262, 2003

Loranger AW: Dependent personality disorder: age, sex, and Axis I comorbidity. J Nerv Ment Dis 184:17–

21, 1996

McCullough PK, Maltsberger JT: Obsessive-compulsive personality disorder, in Treatments of Psychiatric Disorders, Vol 2, 3rd Edition. Edited by Gabbard GO. Washington, DC, American Psychiatric Publishing, 2001, pp 2341–2352

McGlashan TH, Grilo CM, Sanislow CA, et al: Two-year prevalence and stability of individual DSM-IV criteria for schizotypal, borderline, avoidant and obsessive-compulsive personality disorders: toward a hybrid model of Axis II disorders. Am J Psychiatry 162:883–889, 2005

Menninger WC: Characterologic and symptomatic expressions related to the anal phase of psychosexual development. Psychoanal Q 12:161–193, 1943

Meyer B, Carver CS: Negative childhood accounts, sensitivity, and pessimism: a study of avoidant personality disorder features in college students. J Pers Disord 14:233–248, 2000

Miliora MT: Facial disfigurement: a self-psychological perspective on the "hide-and-seek" fantasy of an avoidant personality. Bull Menninger Clin 62:378–394, 1998

Miller S: The Shame Experience. Hillsdale, NJ, Analytic Press, 1985

Moser JS, Slane JD, Burt SA, et al: Etiologic relationships between anxiety and dimensions of maladaptive perfectionism in young adult female twins. Depress Anxiety 29:47–53, 2012

Munich RL: Transitory symptom formation in the analysis of an obsessional character. Psychoanal Study Child 41:515–535, 1986

Nachmias M, Gunnar M, Mangelsdorf S, et al: Behavioral inhibition and stress reactivity: the moderating role of attachment security. Child Dev 67:508–522, 1996

Nathanson DL: A timetable for shame, in The Many Faces of Shame. Edited by Nathanson DL. New York, Guilford, 1987, pp 1–63

Newman CF, Fingerhut R: Psychotherapy for avoidant personality disorder, in Oxford Textbook of Psychotherapy. Edited by Gabbard GO, Beck JS, Holmes JA. Oxford, England, Oxford University Press, 2005

O'Neill FA, Kendler KS: Longitudinal study of interpersonal dependency in female twins. Br J Psychiatry 172:154–158, 1998

Perry JC: Dependent personality disorder, in Oxford Textbook of Psychotherapy. Edited by Gabbard GO, Beck J, Holmes JA. Oxford, Oxford University Press, 2005

Perry JC: Cluster C personality disorders: avoidant, obsessive-compulsive and dependent, in Gabbard's Treatment of Psychiatric Disorders, 5th Edition. Edited by Gabbard GO. Washington, DC, American Psychiatric Publishing, 2014

Rasmussen SA, Tsuang MT: Clinical characteristics and family history in DSM-III obsessive-compulsive disorder. Am J Psychiatry 143:317–322, 1986

Rettew DC: Avoidant personality disorder, generalized social phobia, and shyness: putting the personality back into personality disorders. Harv Rev Psychiatry 8: 283–297, 2000

Rosen KV, Tallis F: Investigation into the relationship between personality traits and OCD. Behav Res Ther 33:445–450, 1995

Salzman L: The Obsessive Personality: Origins, Dynamics, and Therapy. New York, Science House, 1968

Salzman L: Treatment of the Obsessive Personality. New York, Jason Aronson, 1980

Salzman L: Psychoanalytic therapy of the obsessional

patient. Curr Psychiatr Ther 22:53–59, 1983

Samuels J, Nestadt G, Bienvenu OJ, et al: Personality disorders and normal personality dimensions in obsessive-compulsive disorder. Br J Psychiatry 177:457–462, 2000

Shapiro D: Neurotic Styles. New York, Basic Books, 1965

Shea MT, Pilkonis PA, Beckham E, et al: Personality disorders and treatment outcome in the NIMH Treatment of Depression Collaborative Research Program. Am J Psychiatry 147:711–718, 1990

Skodol AE, Gallaher PE, Oldham JM: Excessive dependency and depression: is the relationship specific? J Nerv Ment Dis 184:165–171, 1996

Skodol AE, Stout RL, McGlashan TH, et al: Co-occurrence of mood and personality disorders: a report from the Collaborative Longitudinal Personality Disorders Study (CLPS). Depress Anxiety 10:175–182, 1999

Sutherland SM, Frances A: Avoidant personality disorder, in Treatments of Psychiatric Disorders, Vol 2, 2nd Edition. Edited by Gabbard GO. Washington, DC, American Psychiatric Press, 1995, pp 2345–2353

Svartberg M, McCullough L: Cluster C personality disorders: prevalence, phenomenology, treatment effects, and principles of treatment, in Psychodynamic Psychotherapy for Personality Disorders: A Clinical Handbook. Edited by Clarkin JF, Fonagy P, Gabbard GO. Washington, DC, American Psychiatric Publishing, 2010, pp 337–367

Svartberg M, Stiles TC, Seltzer MH: Randomized, controlled trial of the effectiveness of short-term dynamic psychotherapy and cognitive therapy for Cluster C personality disorders. Am J Psychiatry 161:810–817, 2004

Torgersen S, Kringlen E, Cramer V: The prevalence of personality disorders in a community sample. Arch Gen Psychiatry 58:590–596, 2001

Town JM, Hardy GE, McCullough L, et al: Patient affect experiencing following therapist interventions in short-term dynamic psychotherapy. Psychother Res 22:208–219, 2012

Vaillant GE, Sobowale NC, McArthur C: Some psychologic vulnerabilities of physicians. N Engl J Med 287:372–375, 1972

Wallerstein RS: Forty-Two Lives in Treatment: A Study of Psychoanalysis and Psychotherapy. New York, Guilford, 1986

West M, Rose S, Sheldon-Keller A: Assessment of patterns of insecure attachment in adults and application to dependent and schizoid personality disorders. J Pers Disord 8:249–256, 1994

Winston A, Laikin M, Pollack J, et al: Short-term psychotherapy of personality disorders. Am J Psychiatry 151:190–194, 1994

Wurmser L: The Mask of Shame. Baltimore, MD, Johns Hopkins University Press, 1981